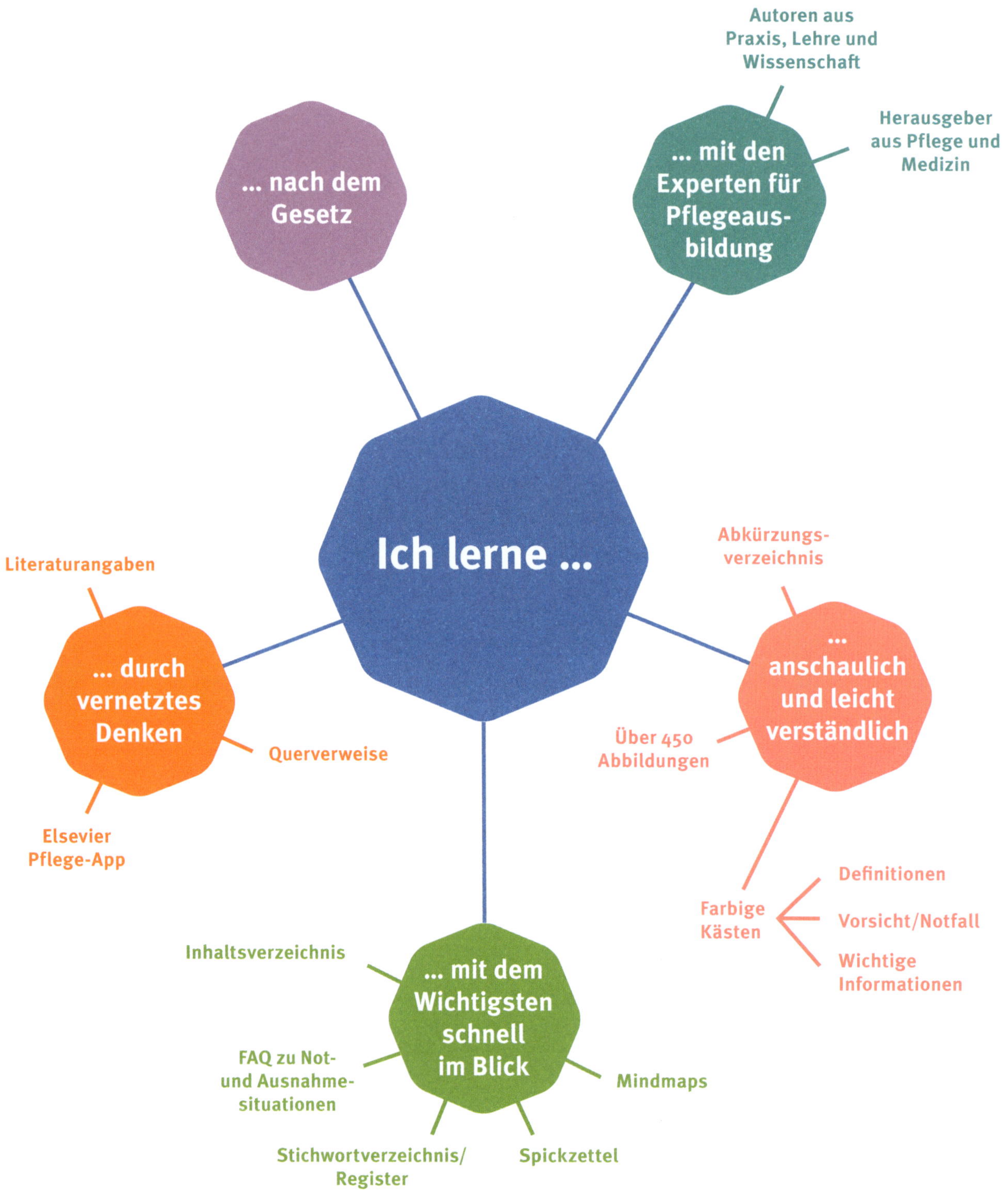
Ich lerne …
… nach dem Gesetz
… mit den Experten für Pflegeausbildung
Autoren aus Praxis, Lehre und Wissenschaft
Herausgeber aus Pflege und Medizin
… anschaulich und leicht verständlich
Abkürzungs-verzeichnis
Über 450 Abbildungen
Farbige Kästen
Definitionen
Vorsicht/Notfall
Wichtige Informationen
… mit dem Wichtigsten schnell im Blick
Inhaltsverzeichnis
FAQ zu Not- und Ausnahme-situationen
Stichwortverzeichnis/ Register
Spickzettel
Mindmaps
… durch vernetztes Denken
Literaturangaben
Querverweise
Elsevier Pflege-App

V. Schraut, J. Trögner (Hrsg.)

PflegeHeute
Geriatrische Pflege

Dieses **Pflege**Heute
begleitet mich durch
Ausbildung und Beruf

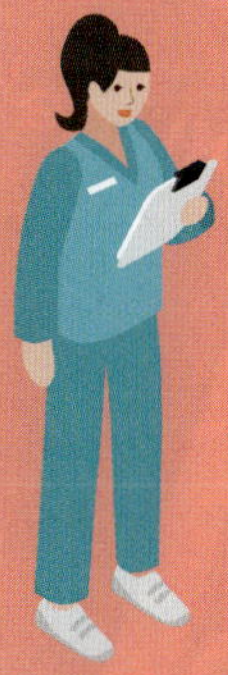

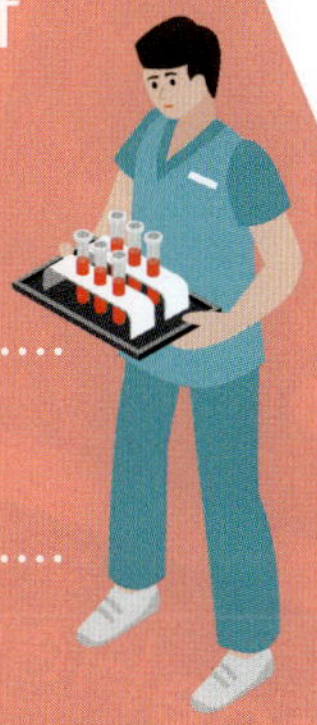

Mit diesem **Pflege**Heute lernt:

....

Ich bin im Kurs:

....

Meine Ausbildungsstätte ist:

....

Meine Kontaktdaten sind:

....

3.1 Verwirklichung des Selbstbestimmungskonzepts

Das Recht auf **Selbstbestimmung** bildet einen fundamentalen Grundgedanken der allgemeinen Menschenrechte. Auch gesetzlich ist dieser Kerngedanke in Artikel 2, Absatz 1 des deutschen Grundgesetzes verankert und schützt dadurch das Recht auf „freie Entfaltung seiner Persönlichkeit."

DEFINITION

Selbstbestimmung im Gesundheitswesen: Was dies u. a. für die pflegerische Versorgung bedeutet, ist im Pflegeversicherungsgesetz unter **§ 2 SGB XI Selbstbestimmung** festgelegt und baut auf der Bestimmung in Abs. 1 auf:

„Die Leistungen der Pflegeversicherung sollen den Pflegebedürftigen helfen, trotz ihres Hilfebedarfs ein möglichst selbständiges und selbstbestimmtes Leben zu führen, das der Würde des Menschen entspricht. (...)"

Selbstbestimmt leben zu können, bedeutet somit vor allem, die Möglichkeit zu haben, ohne Bevormundung und Beschränkungen durch andere eigenständige Entscheidungen treffen zu können. „Ohne Beschränkungen" bedeutet hierbei, dass für Patienten und Bewohner eine tatsächliche Wahlfreiheit in ihrer Entscheidungsfindung bestehen muss. Dies setzt eine Auswahlmöglichkeit zwischen verschiedenen Alternativen voraus.

Damit Patienten und Bewohner in einer Behandlung zwischen verschiedenen Optionen selbstbestimmt wählen und entscheiden können, müssen ihnen durch pflegerisches und medizinisches Fachpersonal die notwendigen Kompetenzen vermittelt werden (vgl. → Kap. 17.4). Das bedeutet, die Betroffenen müssen befähigt werden zu:

- Verstehen wesentlicher Informationen
- Beurteilen dieser Informationen im Lichte eigener Werte
- Entwicklung einer Haltung zu den möglichen Ergebnissen der verschiedenen Optionen
- Freiem Treffen und Äußern der eigenen Entscheidung gegenüber Dritten.

3.2 Selbstbestimmung und Demenz

Im Gesundheitswesen besteht jedoch eine hohe Gefahr, dass das Selbstbestimmungsrecht der Patienten oder Bewohner aufgrund bestimmter Aspekte angezweifelt wird. Die häufigsten Gründe sind meist bestimmte Erkrankungen oder auch ein hohes Lebensalter, die eine Hilfs- und Pflegebedürftigkeit nach sich ziehen. Gerade in diesen Situationen ist es jedoch umso wichtiger für Betroffene, den Grundsatz ihres Rechts auf Selbstbestimmung zur Geltung zu bringen, anstatt sie aus den notwendigen Entscheidungsprozessen auszuschließen.

Von ganz besonderer Bedeutung ist die Selbstbestimmung u. a. in der Pflege und Versorgung von Menschen mit **Demenz.** Wenn unter bestimmten Umständen die Kompetenz Betroffener, eine selbstbestimmte Entscheidung zu treffen, stark angezweifelt wird, darf dies nicht einfach so abgetan werden, sondern es muss die Frage erörtert werden, ob es eine untere Grenzlinie gibt, unterhalb derer keine Möglichkeit zur Selbstbestimmung mehr besteht. Mögliche Grundsatzfragen hierzu sind:

- Gibt es Menschen, die so stark an kognitiven Kompetenzen eingebüßt haben, dass sie nicht mehr oder nur noch zum Teil selbstbestimmt entscheiden können?
- Wie wird in solchen Fällen eine Patientenentscheidung in die Praxis umgesetzt?
- Wie bindend ist eine solche Entscheidung?
- Kann die Verantwortlichkeit von Ärzteschaft und Pflegenden durch eine solche Entscheidung eingegrenzt bzw. ersetzt werden?

Ziel dieser Fragen ist es zu ermitteln, inwiefern Entscheidungsfähigkeit besteht, in welchem Grad diese eingeschränkt ist und inwieweit entsprechende Willensbekundungen trotz schwerwiegenderer Erkrankungen beachtet und miteinbezogen werden können.

3.2.1 Graduierung der Selbstbestimmungsmöglichkeiten

In der Pflege und Versorgung von Menschen mit Demenz müssen *Entscheidungs- und Einwilligungsfähigkeit* differenziert betrachtet werden. Es geht hierbei nicht darum, den Blick auf die Defizite, sondern verstärkt auf die individuellen Kompetenzen und Potenziale der Betroffenen zu richten – auch bei schwerster Demenz. Abzugrenzen sind:

- Volle Entscheidungs- und Einwilligungsfähigkeit
- Eingeschränkte, nur graduell vorhandene Einwilligungsfähigkeit mit noch vielerlei Mitwirkungsmöglichkeiten
- Stark eingeschränkte Einwilligungsfähigkeit mit zunehmend schwer verständlichen Selbstäußerungen.

Orientierung am Recht auf Selbstbestimmung

- Miteinbeziehung der demenziell erkrankten Person, so weit als möglich, bei *allen* Entscheidungen!
- Auf jeder Stufe der Demenz sind noch Kompetenzen des Verstehens, des Bewertens und der Selbstäußerung vorhanden, jedoch eingeengt und instabil.
- Gänzliches Absprechen einer Selbstbestimmungsmöglichkeit ist indiskutabel.

Um dieses Grundrecht der Betroffenen wahren zu können, muss das Fachpersonal in der Pflege, Betreuung und Therapie von Menschen mit Demenz spezielles Wissen und Fachkenntnisse über die *besonderen Ausdrucksformen* des Willens besitzen. Wesentliche Kompetenzen des Personals sind hierbei Sensibilität sowie Erfahrung in der Beobachtung und Wahrnehmung demenziell erkrankter Personen.

3.2.2 Demenz und Willensbildung

Je nach der Phase der **Demenz** ergeben sich vielfältige Folgen für die **Willensbildung** des Betroffenen (→ Tab. 3.1).

Dimensionen der Willensbildung bei Menschen mit Demenz

- **Differenziertheit der Denkinhalte:** Entscheidungsfragen müssen für Betroffene in einen konkreten und anschaulichen Erlebensnahraum gestellt werden – ein abstrakter und rational logischer Denkraum ist für sie zunehmend nicht mehr greifbar.
- **Beurteilungsbasis:** Entscheidungen von Menschen mit Demenz basieren meist weniger auf kognitiver Werteorientierung, sondern hauptsächlich auf Bedürfnissen und Vorlieben.
- **Entscheidungskonstanz:** Eine Entscheidung wird meist unmittelbar in einer Situation getroffen und ist oft nicht mehr stabil oder gedächtnisgestützt.

Wahrnehmung des Willens durch Fremdbeurteilung

Damit bei demenziell erkrankten Menschen überhaupt eine Chance zur Wahrnehmung des vorhandenen Willens sowie ihrer individuellen Bedürfnisse und Wünsche besteht, bedarf es eines ausgeprägten Grades an Sensibilität, Erfahrung und Zeit.

Tab. 3.1 Demenz und Willensbildung.

Phase der Demenzentwicklung und Symptome	Folgen für die Willensbildung
Erste Phase	
• Gedächtnisverlust, Zerstreutheit, Sprach- und Wortfindungsstörungen • Gestörtes räumliches und zeitliches Vorstellungsvermögen • Abnehmende Fähigkeiten und Schwierigkeiten bei komplexen Tätigkeiten • Antriebsdefizit, Krankheitsverleugnung, Angst, Depression, sozialer Rückzug	• Einsichts-, Urteils- und Entscheidungsfähigkeit prinzipiell vorhanden, Willensbildung aber beeinträchtigt von Gemütsschwankungen • Wille nicht rechtlich eingeschränkt • Wichtig: wohlwollende Atmosphäre, Zeit für Willensbildung v. a. bei komplexeren Entscheidungen • Entscheidungen für Zeiträume, in denen Betroffene nur noch eingeschränkt einwilligungsfähig sind, sind problematisch (schwere Vorhersagbarkeit, z. B. zeitliche Befristung einer Ernährungssonde)
Zweite Phase	
• Desorientiertheit, hochgradige Vergesslichkeit, Sprachzerfall • Handlungsunfähigkeit/Hilflosigkeit • Störungen Tag-/Nachtrhythmus • Verhaltensprobleme • Ruhe-/Rastlosigkeit • Gereiztheit/Misstrauen • Leben in der Vergangenheit	• Willensbildung anschauungsgebunden oder leicht vorstellbar (z. B. Präsentierteller Wurst/Käse) entsprechend alten Wahrnehmungsmustern (Phase des „anschaulichen Denkens" von Jean Piaget zuzuordnen) • Entscheidungen durch verbale und Handlungsebene ermöglichen; wenig Stabilität getroffener Entscheidungen • Entscheidungen über Ausgaben, Umzüge, längerfristige Planungen können nicht mehr von Betroffenen gefällt werden, sie sollten aber beteiligt werden! • Abwägung zwischen vorhandenem Willen und Wohl
Dritte Phase	
• Schwerster geistiger Abbau • Situations- und Personenverkennung • Apathie, körperliche Störungen, Agitiertheit • Halluzinationen, wahnhafte Reaktionen • Vollkommene Abhängigkeit	• Affektgeleitete Ja/Nein-Entscheidungen bei unmittelbar Erlebbarem • Basis: Wohlbefinden, Zufriedenheit und Abwehr negativer Gefühle • Intuitive Wahrnehmung von Situationen (angstauslösende Entscheidungsfragen und Konfrontationen mit Veränderungen vermeiden etc.) • Symptomatische Zuordnung: „Sensomotorische Intelligenz" nach Jean Piaget; Entscheidungen nach individuellem Wohlbefinden, jeweiliger Zufriedenheit und geringster Abwehr der Betroffenen

Da die kommunikativen Fähigkeiten bei einer Demenz zunehmend nachlassen und verbale Äußerungen schwerer verständlich werden, muss anderen Äußerungsformen auf der *nonverbalen Ebene* besondere Beachtung geschenkt werden. Nur durch **Fremdbeurteilung** wird es dann möglich, Entscheidungen unter Einbeziehung der erkrankten Personen zu treffen.

Kontinuierliche (Selbst-)Reflexion und Austausch

Von äußerst hoher Bedeutung ist in diesem Prozess das Bewusstsein, dass die Beurteilung eines von außen wahrgenommenen – und nicht spezifisch geäußerten – Willens stets der Subjektivität der Beurteilenden ausgesetzt ist. Hierbei besteht die Gefahr der Vermischung eigener Werte mit denen der Betroffenen!

Damit diese Gefahr verringert und umsichtig damit umgegangen werden kann, bedarf es einer beständigen **(Selbst-)Reflexion** und des **Austauschs** mit anderen am Versorgungsprozess beteiligten Personen. Nur durch verschiedene Perspektiven und Wahrnehmungen kann ein größeres und vollständigeres Bild erzielt werden, um durch eine Fremdbeurteilung den *mutmaßlichen Willen* der Betroffenen einschätzen zu können. Wichtig ist hierbei, dass Pflegende und Betreuende klar unterscheiden zwischen Wahrgenommenem und Beobachtetem einerseits und eigenen Bewertungen andererseits.

Eigene Werte (→ Kap. 17.1), die in die Einschätzung einfließen, müssen erkannt werden. Das abschließende Ergebnis der Entscheidungsfindung muss immer dokumentiert werden.

3.2.3 Wille und Wohl

DEFINITION

Wille-Wohl-Entscheidungen: Kennzeichnen Situationen in Medizin und Pflege, in denen
- der eigene Wille von Patienten oder Bewohnern nicht mehr in ausreichendem Maß selbstständig geäußert werden kann,
- die Willensäußerung aufgrund des körperlichen oder psychischen Zustands nicht als endgültig angesehen werden kann.

Konfliktsituationen in der Abwägung von Wille und Wohl

In der Pflege und Betreuung von Menschen mit Demenz kommt der **Wille-Wohl-Abwägung** durch das Umfeld, wegen der fortschreitenden Erkrankung und Symptomatik, eine hohe Bedeutung zu. Wille-Wohl-Abwägungen können zwei Konstellationen bergen, die einen **Konflikt** auslösen:
- Wille-Wohl-Konflikt
- Wille-Urteils-Konflikt.

Wille-Wohl-Konflikt

Vorstellungen oder Wünsche und Willensbekundungen (**Wille**) von Betroffenen stehen im Widerspruch zu ihrem individuellen physischen, geistigen und/oder seelischen **Wohl:**
- Es entsteht eine Konfliktsituation zwischen dem Recht auf *Selbstbestimmung* und der *Fürsorgeverpflichtung* (vgl. → Kap. 3.3).
- Die Nichtbeachtung des Selbstbestimmungsrechts wird *intrinsisch* mit dem Individualwohl des Betroffenen begründet.

Entscheidungen bei Wille-Wohl-Konflikten

Bei einem **Wille-Wohl-Konflikt** kann das Spannungsverhältnis nicht vollständig aufgelöst werden. Entscheidungen müssen immer von Neuem und auf individueller Basis ausgehandelt werden. Hierbei kommt Pflegenden, Betreuenden und/oder gesetzlichen Vertretern eine wesentliche situations- und fallbezogene Verantwortung zu!

Wille-Urteils-Konflikt

Der **Wille** der Betroffenen steht dem gesicherten **Urteil** Pflegender und Betreuender entgegen (z. B. allgemeine Berufsauffassung, strafrechtliche Konsequenzen, Zweifel an unbeeinflusster Willensäußerung):

- Es entsteht ein Konflikt zwischen *Individual-* und *Gemeinschaftswohl.*
- Die Nichtbeachtung des Willens des Betroffenen wird *extrinsisch* mit berufsethischen oder rechtlichen Prinzipien begründet.

3.2.4 Auswirkungen einer vorzeitigen Willensäußerung

Besonders im Bereich der Demenzpflege ist die Auseinandersetzung mit **Nachwirkungen einer früheren Willensäußerung** (z. B. in Patientenverfügungen) von großer Relevanz. Hierbei muss sehr genau bedacht werden, ob sich ein in einem früheren Lebenszeitpunkt geäußerter Wille stabil und parallel zum Krankheitsbild und Erkrankungsstadium entwickelt oder ob sich dieser Wille tatsächlich so massiv verändert, dass die vormalige Willensäußerung nicht mehr gültig ist, aber auch nicht mehr widerrufen werden kann.

In der Diskussion um die Patientenverfügung können zwei sehr unterschiedliche Positionen eingenommen werden:

- **Position A:** *Bindende Wirkung* des festgelegten Willens, auch bei späterem Krankheitszeitpunkt, selbst wenn eine aktuelle Willensbekundung dem entgegensteht. Hierbei gilt der im Status klarer Entscheidungsfähigkeit gefällte Wille als höherwertig gegenüber einer Entscheidung, die allenfalls noch intuitiv oder situativ getroffen werden kann.
- **Position B:** Der z. B. in einer Patientenverfügung festgelegte Wille wird als *rechtsbeachtlich* anerkannt, jedoch muss stets in verbindlicher Weise eine *Abwägung mit der aktuellen Willensäußerung und dem Wohlbefinden* der Betroffenen vorgenommen werden.

Praxisbeispiel

Der Fall Marjorie Nighbert, Florida 1995

Wie massiv die Folgen eines festgelegten Willens zu einem späteren Zeitpunkt für einen Menschen sein können, wird häufig unterschätzt. Dies wird an folgendem Beispiel deutlich:

Marjorie Nighbert hatte im Status klarer Entscheidungsfähigkeit festgelegt, dass sie im Falle einer eintretenden tödlichen Erkrankung keine künstlichen lebensverlängernden Maßnahmen wünscht. Für den Fall, dass sie in einer solchen Situation nicht mehr selbstständig eine adäquate Entscheidung treffen kann, stellte sie ihrem Bruder eine Bevollmächtigung bezüglich ihrer Gesundheitsentscheidungen aus. Im Alter erlitt Marjorie Nighbert einen Schlaganfall, woraufhin sie in eine Pflegeeinrichtung verlegt wurde. Aus rechtlicher Sicht hatte Marjorie Nighbert es abgelehnt, künstlich ernährt zu werden, falls sie tödlich erkranken sollte. Als sich ihr Gesundheitszustand verschlechterte, richtete sich die Pflegeeinrichtung nach den Anweisungen des bevollmächtigten Bruders, und der Patientin wurde vierzehn Tage keine Nahrung gegeben.

Als Marjorie Nighbert jedoch plötzlich selbst um Essen bat, wurde richterlich beschlossen, dass sie außerstande sei, die Bevollmächtigung – ihren festgelegten Willen – durch diese aktuell geäußerte Willensbekundung verbindlich zu widerrufen. Um zu verhindern, dass sie sich anschließend selbstständig Nahrung beschaffen konnte, wurde sie während der verbleibenden zehn Tage bis zu ihrem Tod fixiert.

SPICKZETTEL

- Menschen mit Demenz besitzen in jeder Phase ihrer Erkrankung ein Recht auf Selbstbestimmung.
- Selbstäußerungen müssen sensibel, kompetent, verantwortungsvoll und mit der nötigen Zeit wahrgenommen werden.
- Abwägung des persönlichen Wohls mit ggf. früher getroffenen Willensentscheidungen der Betroffenen ist notwendig.
- Keine Patentlösung möglich, sondern stetig neue, individuelle Entscheidungen.
- Fürsorgepflicht ist bedeutend, darf aber auch nicht als Ausrede für eigene Ängste missbraucht werden.

3.3 Ethische Willensbildung und ethisches Handeln in der Pflege

3.3.1 Medizinethik

Die genannten Spannungsfelder in der Versorgung pflegebedürftiger Menschen sind nicht die einzigen, die Konflikte mit sich bringen. Pflegende sind in ihrem Berufsalltag in vielerlei Hinsicht mit komplexen und schwierigen Situationen konfrontiert, die sie vor ethische Konflikte und Fragen stellen. Solche *ethischen Dilemmata* (→ Kap. 17.2) müssen systematisch erfasst und bearbeitet werden, um ganzheitliche Lösungen zum Wohl des Patienten oder Bewohners erreichen zu können.

Die heutige Perspektive der **Medizinethik** vertritt die Auffassung, dass alle Professionen im Gesundheitswesen ihr Handeln auf das Wohl ihrer Klienten ausgerichtet haben und im Behandlungs- und Versorgungsprozess alle vorhandenen Ressourcen miteinbezogen werden müssen. Dies bedeutet auch, dass das Selbstbestimmungs- und Entscheidungsrecht immer bei den Betroffenen als selbstbestimmten und autonomen Personen liegen muss.

Medizinische Ethik beschäftigt sich hierbei mit allen moralischen Aspekten, die in die Entscheidungsfindung einer Therapiemaßnahme einfließen. Grundlegende Voraussetzung hierfür ist, dass in diesen Entscheidungsverlauf alle am Behandlungsprozess beteiligten Akteure mit einbezogen werden (z. B. Klient, Arzt, Pflegende, Therapeuten, Angehörige etc.), der Betroffene aber immer im *Mittelpunkt* der Willensbildung steht.

3.3.2 Prinzipienethik – Die vier Prinzipien ethischen Handelns nach Beauchamp und Childress

Die **Prinzipienethik** von *Tom Lamar Beauchamp* (geb. 1939) und *James Franklin Childress* (geb. 1940) dient im Gesundheitswesen als Richtlinie für das in solchen Situationen notwendige ethische Handeln. Hierbei werden vier Prinzipen unterteilt (→ Abb. 3.1):

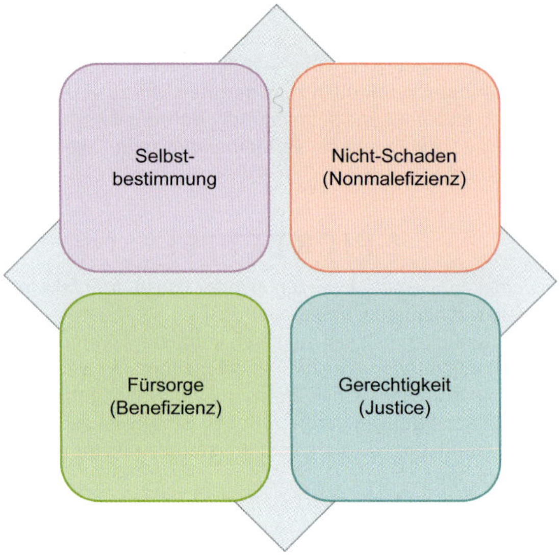

Abb. 3.1 Prinzipienethik nach Beauchamp und Childress. [L143]

Recht auf Selbstbestimmung (Respekt vor der Autonomie)

- Das Recht, eigene Ansichten zu haben, eigene Entscheidungen zu fällen und eigene Handlungen zu vollziehen
- Freiheit von äußerem Zwang und manipulativer Einflussnahme
- Recht auf Förderung der Entscheidungsfähigkeit (Forderung nach *informed consent*)
- Autonomieprinzip richtet sich gegen wohlwollende ärztliche und pflegerische Bevormundung (Paternalismus, → Kap. 17.4)
- Berücksichtigung der Wünsche, Ziele und Wertvorstellungen der Patienten.

Prinzip des Nicht-Schadens (Nonmalefizienz)

- Dem Patienten/Bewohner soll kein Schaden zugefügt werden
- Bei zum Teil sehr eingreifenden Behandlungsverfahren der modernen Medizin jedoch häufige Kollision dieses Prinzips mit dem Prinzip der Fürsorge
- Unterlassungsprinzip, z. B.
  - Chemotherapie könnte in manchen Fällen mehr schaden als nützen
  - Positionierung in den letzten Lebensstunden?!?

Prinzip der Fürsorge (Benefizienz)

- Das Wohl der Patienten und Bewohner fördern
- Nützlichkeit der medizinischen und pflegerischen Handlungen
- Fürsorgeprinzip verpflichtet zu aktivem Handeln
- Das Beste für Patienten und Bewohner umsetzen.

Prinzip der Gerechtigkeit (Justice)

- Faire Verteilung von Gesundheitsleistungen:
  - Zeit
  - Finanzielle Ressourcen
  - Behandlungsmöglichkeiten
  - Kompetenzen
- Berücksichtigung der Charta der Rechte hilfs- und pflegebedürftiger Menschen.

SPICKZETTEL

Ethische Aspekte von Selbstbestimmung und Autonomie

Medizinethik:

- Ausrichtung alles medizinischen und pflegerischen Handelns auf das Wohl des Patienten
- Einbeziehung aller Ressourcen und aller beteiligten Akteure in den Versorgungsprozess
- Der Betroffene steht im Mittelpunkt jeder Willensbildung.

Prinzipienethik (Beauchamp und Childress):

- Selbstbestimmung
- Schadensvermeidung
- Fürsorge
- Gerechtigkeit.

TRANSFERAUFGABEN

1. Diskutieren Sie in der Kleingruppe den oben beschriebenen Fall Marjorie Nighbert. Wie würden Sie die Entscheidungen des Gerichts und der Pflegeeinrichtung unter ethischen Gesichtspunkten bewerten?
2. Stellen Sie in der Kleingruppe unterschiedliche ethische Konflikte Ihrer beruflichen Praxis vor. Einigen Sie sich auf einen Konflikt und zeigen Sie die dabei miteinander kollidierenden Prinzipien nach Beauchamp und Childress auf. Verschriftlichen Sie den ethischen Konflikt sowie beide Prinzipien stichpunktartig auf Flipchart und stellen Sie dies anschließend im Plenum vor. (Zeit ca. 20 min.)

4

DIE WÜRDE DES (ALTEN) MENSCHEN IST UNANTASTBAR – BIS ZULETZT

Antonia Kremmer

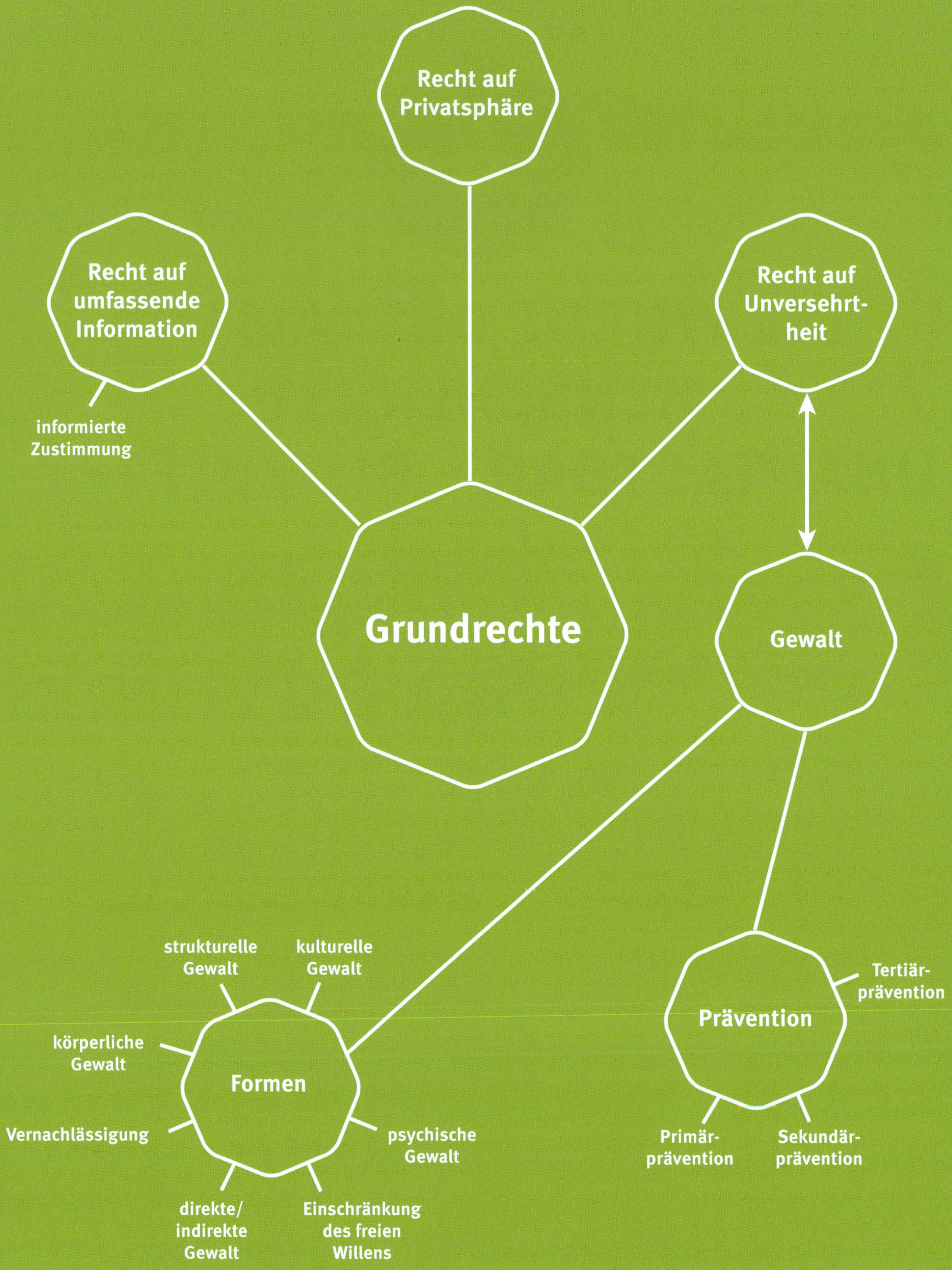
Recht auf Privatsphäre
Recht auf umfassende Information
informierte Zustimmung
Recht auf Unversehrt-heit
Grundrechte
Gewalt
strukturelle Gewalt
kulturelle Gewalt
körperliche Gewalt
Formen
Vernachlässigung
psychische Gewalt
direkte/ indirekte Gewalt
Einschränkung des freien Willens
Prävention
Tertiär-prävention
Primär-prävention
Sekundär-prävention

Humanität wird als Menschlichkeit, Geisteshaltung und Gesinnung beschrieben. Fast alle gängigen Pflegemodelle orientieren sich an einem humanistischen Weltbild. Der Mensch steht im Mittelpunkt eines jeden Handelns. Er wird als Teil des Ganzen und doch als Individuum mit all seinen Bedürfnissen verstanden [1].

Diese Menschlichkeit und Achtsamkeit stehen im Pflegealltag im Vordergrund. Ethische Grundsätze sind Voraussetzung einer Pflegebeziehung. Ethik beinhaltet immer das reflektierte Handeln unter den Gesichtspunkten Moral, Werte, Prinzipien und Ehrlichkeit (→ Kap. 17).

Vom Gesundheitsbereich erwartet unsere Gesellschaft die Orientierung an moralischen Werten, die mit der Menschenwürde in Verbindung stehen. Darunter fallen:

- Wohltätigkeit, Hilfsbereitschaft, Mitmenschlichkeit
- Fairness, Ehrlichkeit, Treue
- Wertschätzung, Freundlichkeit, Respekt
- Soziales Verantwortungsbewusstsein, Solidarität
- Freiheit. [1]

4.1 Grundrechte für Heimbewohner

Im Grundgesetz der Bundesrepublik Deutschland sind die Respektierung der Menschenwürde und die Wahrung der Grundrechte eines jeden Menschen verankert. Dies gilt selbstverständlich auch für Menschen, die in sozialen Institutionen leben. Die Grundrechte können zwar nicht Sorgenfreiheit, Gesundheit und Glück garantieren; sie geben aber die Bedingungen vor, um ein Leben in Würde führen zu können.

Wie können die Menschenrechte in sozialen Institutionen umgesetzt werden? Eine gute soziale Institution wird versuchen, folgende Forderungen zu erfüllen:

- Eine antidiskriminierende und humane Behandlung sicherstellen und dafür sorgen, dass die Bewohner nicht gegen ihren Willen zu Tätigkeiten gezwungen werden
- Die Teilnahme an politischen Prozessen und frei gewählten Aktivitäten sowie Glauben, Denken und Wissen fördern
- Das Recht auf Freiheit bewahren, auch wenn dies bedeutet, notwendige Maßnahmen der Behandlung und Pflege auf Wunsch des Bewohners zu unterlassen
- Einen vertrauensvollen Umgang mit dem privaten und familiären Leben der Bewohner pflegen und Respekt gegenüber der Privatsphäre und den persönlichen Angelegenheiten zeigen
- Sexuelle und andere Beziehungen der Bewohner untereinander oder mit Außenstehenden ermöglichen und akzeptieren
- Gesellschaftliche oder anderweitige Treffen innerhalb und außerhalb der Institution ohne Auflagen zulassen
- Eine umfassende Information gewährleisten und die Bewohner in der Wahrnehmung ihrer Rechte unterstützen
- Die Bewohnerschaft mit ihren individuellen Rechten vor jedweder Art von Diskriminierung schützen, sei es aufgrund des Alters, des Geschlechts, der Hautfarbe, der Sprache, der Religion oder einer politischen oder anderweitigen Haltung
- Sicherstellen, dass freiheitseinschränkende Maßnahmen oder sonstige Interventionen (zum Schutz anderer und zum Eigenschutz) dokumentiert werden und ihre Notwendigkeit dem Betroffenen und den Beteiligten gegenüber begründet, erklärt und in regelmäßigen Abständen überprüft wird
- Die Sicherstellung der Rechte der Bewohnerschaft durch eingerichtete Verfahren gewährleisten. [2]

4.2 Das Recht auf umfassende Information

„Das Prinzip der Achtung vor der Würde des Menschen beinhaltet dessen Recht, informierte, freiwillige Entscheidungen zu treffen, was wiederum eine umfassende Information erfordert. Umfassende Information bedeutet, dass die Pflegefachkraft ihr Handeln und Tun, das Recht der pflege- und hilfsbedürftigen Person auf Verweigerung der Teilnahme, die Verantwortungen der zu pflegenden Person sowie die Vor- und Nachteile, die man einginge, in vollem Umfang dargelegt hat." [3].

Informierte Zustimmung

Insbesondere in der Lebenslage eines pflege- und hilfebedürftigen Menschen wird das Recht auf Selbstbestimmung (→ Kap. 3) und umfassende Information problematisch. Ein Grund dafür ist die Unfähigkeit mancher pflege- und hilfebedürftigen Menschen, zu einem gut informierten Urteil über die Vor- und Nachteile zu gelangen [3].

Informierte Zustimmung bedeutet, dass der pflege- und hilfebedürftige Mensch über entsprechende Informationen verfügt, diese Informationen versteht und die freie Entscheidung hat. Dies versetzt ihn in die Lage, aus freiem Willen an Angeboten oder Handlungen im Pflegealltag teilzunehmen oder diese Teilnahme zu verweigern. Pflegekräfte dokumentieren diesen Prozess in der Pflegedokumentation und holen sich eine **Einverständniserklärung** (→ Abb. 4.1).

Einwilligungserklärung

Name, Vorname: ____________________

Geburtsdatum/-ort: ____________________

Ich erteile hiermit die Erlaubnis, meine Wunde(n), insbesondere Dekubitalulzera, fotografisch abzulichten.

Die Fotografien sind ausschließlich für die Pflegedokumentation bestimmt und verbleiben in meiner Bewohnerakte. Ich untersage ausdrücklich, dass die Fotografien Dritten zugänglich gemacht werden, es sei denn, es besteht die gesetzliche Verpflichtung. Im Falle einer gerichtlichen Auseinandersetzung dürfen die Fotografien meiner Wunde(n) als Beweismittel verwendet werden.

____
Ort, Datum

____
Unterschrift des Bewohners

____
Ggf. Unterschrift des gesetzl. Vertreters

____
Ggf. Unterschrift des gerichtlich bestellten Betreuers/Bevollmächtigten

Abb. 4.1 Einwilligung zur Fotodokumentation. [L143]

Beispiel

Herr Kirchhauser ist Heimbewohner in einer Seniorenresidenz und leidet seit Kurzem an einem Dekubitus 2. Grades. Die Pflegefachpersonen haben eine Wunddokumentation erstellt, und um den Wundverlauf lückenlos dokumentieren zu können, möchten sie sich eine „Einverständniserklärung zur Fotodokumentation einer Wunde" von Herrn Kirchhauser einholen (→Abb. 4.1). Dadurch werden seine Persönlichkeitsrechte geschützt, und Herr Kirchhauser kann ebenso von seinem Recht Gebrauch machen, die Maßnahme abzulehnen.

4.3 Das Recht auf Privatsphäre

DEFINITION

Privatsphäre: Bezeichnet den nichtöffentlichen Bereich, in dem ein Mensch unbehelligt von äußeren Einflüssen sein Recht auf freie Entfaltung der Persönlichkeit wahrnimmt. Das Recht auf Privatsphäre gilt als Menschenrecht und ist in allen modernen Demokratien verankert.

Der Schutz der Privatsphäre ist im deutschen Grundgesetz aus dem allgemeinen Persönlichkeitsrecht (Art. 2 Abs. 1 i. V. m. Art. 1 Abs. 1 GG) abzuleiten.

Auch im hohen Alter hat jeder Mensch das Recht auf Sexualität und das Recht auf Privatsphäre. Das Zimmer eines Heimbewohners ist sein privater Raum, gleichzusetzen mit einer eigenen Wohnung. Pflegende sollten respektvoll damit umgehen. Vor dem Eintreten in ein Zimmer sollten sie immer anklopfen und abwarten, ob man sie hereinbittet.

Beispiel

Frau Schlüter und Herr Plottshofer haben sich beim Abendessen im Wohnbereich eines Seniorenheims kennengelernt und sich von Anfang an gut verstanden. Eines Abends möchte die diensthabende Pflegefachfrau Frau Schlüter ihre Nachtmedizin auf ihr Zimmer bringen und tritt ein, ohne vorher anzuklopfen. Frau Schlüter und Herr Plottshofer stehen beide nackt und eng umschlungen vor Frau Schlüters Bett. Diese für alle Beteiligten unangenehme Situation hätte die Pflegefachfrau vermeiden können, wenn sie angeklopft und eine Antwort abgewartet hätte.

SPICKZETTEL

Menschenwürde und Grundrechte

- Gute Pflege orientiert sich an einem humanistischen Weltbild und moralischen Werten.
- Pflegebedürftige haben ein Recht auf respektvolle, antidiskriminierende und humane Behandlung.
- Die Freiheitsrechte Pflegebedürftiger müssen gewahrt werden.
- Pflegebedürftige haben ein Recht auf umfassende Information, um selbstbestimmt Entscheidungen treffen zu können; zu pflegerischen und therapeutischen Maßnahmen ist ihr Einverständnis einzuholen.
- Die Privatsphäre Pflegebedürftiger ist auch im Pflegeheim zu respektieren und zu schützen.

4.4 Gewalt in der Pflege

4.4.1 Was ist Gewalt?

Oft kann man Gewalt nicht einfach erkennen oder identifizieren, wann sie beginnt. Genauso schwer ist es, sie zu definieren. Die WHO versuchte dies allgemein sowie speziell mit Blick auf die Lebenslage der älteren Menschen:

DEFINITION

Gewalt: *„...der absichtliche Gebrauch von angedrohtem oder tatsächlichem körperlichem Zwang oder physischer Macht gegen die eigene oder eine andere Person, gegen eine Gruppe oder Gemeinschaft, der entweder konkret oder mit hoher Wahrscheinlichkeit zu Verletzungen, Tod, psychischen Schäden, Fehlentwicklung oder Deprivation führt"* [4].

Gewalt gegen ältere Menschen: *„...eine einmalige oder wiederholte Handlung oder das Unterlassen einer angemessenen Reaktion im Rahmen einer Vertrauensbeziehung, wodurch einer älteren Person Schaden oder Leid zugefügt wird"* (übersetzt nach [5]).

4.4.2 Wo beginnen Gewalt und Machtmissbrauch?

Gewalt ist teilweise tief im Gefüge zwischenmenschlicher Beziehungen versteckt [6] und hat viele Gesichter. Wie wir Gewalt erleben, ist subjektiv, und jeder Mensch empfindet dies anders. Neben bewusst ausgeübter körperlicher und psychischer Gewalt und Vernachlässigung gibt es eine Vielzahl von Handlungsweisen, die in der Pflege von den Betroffenen als Gewalt empfunden werden, während dies den Pflegenden unter Umständen nicht bewusst ist:

Beispiele für Handlungen, die als Gewalt gewertet werden können

- Der alte Mensch bekommt täglich Schokoladenpudding zum Frühstück.
- Er spürt den Harndrang, bekommt jedoch zur Sicherheit eine Inkontinenzvorlage.
- Er trinkt seinen Kaffee am liebsten ungezuckert, erhält diesen aber jeden Tag schon gezuckert.
- Er kann den ständig laufenden Fernseher nicht selbstständig ausschalten.
- Er erreicht die Patientenklingel nicht.
- Er bekommt seine Getränke aus dem Schnabelbecher.
- Er äußert Schmerzen und erhält keine Schmerzmedikation.
- Ihm wird das Essen eingegeben, obwohl er mit den Fingern essen könnte.
- Er wird nicht zur Sonntagsmesse gebracht, obwohl er dies wünscht.
- Das Pflegepersonal spricht ihn mit Du an.
- Er will spazieren gehen, wird aber immer von den Pflegenden abgefangen und zurückgebracht.
- Bei der Körperpflege lässt das Pflegepersonal immer die Türe auf.

Diese Beispiele zeigen, wie wichtig es ist, sich im täglichen Umgang mit pflege- und hilfsbedürftigen Menschen bewusst zu machen, dass jeder Gewalt anders empfindet. Jeder hat ganz individuelle Bedürfnisse und Maßstäbe, und das muss in diesem Kontext fest verinnerlicht werden. *„Die große soziale Herausforderung in Gesundheitsberufen ist es, die unterschiedlichen Weltbilder zu respektieren und die Individualität jedes Einzelnen zu achten"* [1].

4.4.3 Formen von Gewalt

Direkte und indirekte Gewalt

Direkte Gewalt: Hier stehen sich Täter und Opfer gegenüber. Dies hat immer negative Folgen für den Schwächeren. Direkte Gewalt wirkt aktiv dem Willen des Menschen entgegen und hinterlässt Schäden. [6].
Indirekte Gewalt: Darunter werden die Auswirkungen der unterschiedlichen Formen von Gewalt verstanden, die immer mehrdimensional stattfinden. So geht meist körperliche Gewalt mit psychischer einher und psychische Gewalt mit Vernachlässigung durch Isolation. Da kaum ein Gewaltphänomen alleine auftritt, sind immer mehrere Ebenen zu berücksichtigen [1].

Körperliche Gewalt

Hierzu zählen alle Handlungen, die dem Gegenüber bewusst Schmerzen zufügen, z. B. schlagen, gegen den Willen festhalten, zwangsweise Eingabe von Psychopharmaka, sexueller Missbrauch, Zwangsernährung, Legen von nicht benötigten Kathetern und Sonden. Körperliche Gewalt ist aber auch, wenn man dem Menschen Wärme und Behaglichkeit verweigert.

Psychische Gewalt

Psychische Gewalt ist im Unterschied zu körperlicher Gewalt sehr subtil, oft nicht sichtbar, wenngleich nicht minder verletzend und schädigend. Besonders problematisch ist, dass die Verletzungen der Seele vom Betroffenen oftmals nicht benannt werden können. Gesellschaftlich und auch juristisch findet psychische Gewalt eher wenig Beachtung. Verletzungen der Seele sind allgegenwärtig und richten großes Leid an. Psychische Gewalt geschieht in der Regel unbewusst und aus einer enormen Überforderung heraus [1].

Einschränkung des freien Willens

Im Pflegebereich finden wir Beispiele für die Einschränkung des freien Willens wie:

- Wohnortbestimmung
- Mechanische Freiheitsbeschränkungen, z. B. verschlossene Türen, Gurte, Bettgitter
- Überwachung und elektronische Freiheitsbeschränkungen
- Medikamentöse Freiheitsbeschränkungen
- Eine Androhung der genannten Maßnahmen. [1]

Vernachlässigung

Eine Vernachlässigung ist charakterisiert durch passive oder aktive Unterlassung einer notwendigen Handlung. Unter einer passiven unterlassenen Handlung versteht man das Fehleinschätzen der Bedürfnisse und die dadurch entstehenden Schäden. Von einer aktiven unterlassenen Handlung spricht man, wenn die Maßnahme willentlich von der pflegenden Person unterlassen wird. [1]

Strukturelle Gewalt

Strukturelle Gewalt liegt vor, wenn Vorgaben und Rahmenbedingungen, sei es von der Gesellschaft oder Gesetzgebung, Auslöser für Gewalt sein können. Beispiele hierfür sind:

- Sicherheit hat Vorrang vor Freiheit
- Heim- und Hausordnungen, z. B. feste Essenszeiten, festgelegte Tagesstrukturen
- Personelle Ausstattung, z. B. permanente Unterbesetzung
- Einschränkungen durch Standards und gesetzliche Vorgaben sowie Richtlinien der Kranken- und Pflegekassen
- Vorgaben von Kontrollorganen, die über die Selbstbestimmung des Pflegebedürftigen gestellt werden
- Dokumentation hat Vorrang vor Pflege.

Strukturelle Gewalt hat eine umfassende Ausbreitung und ist Bahnbrecher für viele andere Gewaltformen. Einige funktionale Prozesse stellen die Versorgung der Menschen sicher, dem steht jedoch gegenüber, dass genau diese Prozesse die Individualität des Einzelnen enorm einschränken. [7]

Kulturelle Gewalt

Zum ganzheitlichen Verständnis von Gewalt gehört auch die kulturelle Ebene (z. B. Ideologie, Religion, Wissenschaft). Diese bezieht sich auf immanente Wertvorstellungen und kollektive Vorurteile, die eine Verringerung von Gewalt erheblich erschweren und all jene Aspekte umfassen, durch die direkte und strukturelle Gewalt legitimiert wird. [7]

Die Wertvorstellungen einer Gesellschaft spiegeln sich hier wider. Wie sieht unsere Gesellschaft Krankheit, Alter oder Abhängigkeit? Tatsächlich herrscht überwiegend die Vorstellung, dass alte Menschen nichts mehr für die Gesellschaft tun und uns sehr viel kosten.

SPICKZETTEL

Formen von Gewalt

- Direkte und indirekte Gewalt
- Körperliche Gewalt (z. B. Festhalten, Schlagen, Zwangsernährung und -medikation)
- Psychische Gewalt (Zufügen seelischer Verletzungen)
- Freiheitsbeschränkung oder deren Androhung
- Vernachlässigung (Unterlassen der notwendigen Versorgung)
- Strukturelle Gewalt durch institutionelle Vorgaben und Rahmenbedingungen
- Kulturelle Gewalt (Legitimierung von Gewalt durch Wertvorstellungen und Vorurteile).

4.4.4 Präventionsmaßnahmen

Wir kommen nicht umhin, Maßnahmen zu ergreifen, die Gewaltsituationen in Pflegebeziehungen verhindern sollen. Wünschenswert ist es allemal, eine Welt ohne Gewalt anzustreben, jedoch können wir diesem Ideal nur durch präventive Maßnahmen ein wenig näher kommen. Dies gelingt nur, wenn man sich die Ursachen und Faktoren vor Augen führt, die zu Gewalt führen. Präventive Maßnahmen werden in Primär-, Sekundär- und Tertiärprävention eingeteilt.

Primärprävention

Unter primärer Gewaltprävention versteht man das von Anfang an gezielte Unterbinden von gewaltsamem Verhalten. Dies sollte bereits ab dem Kindesalter geschehen, in der Familie, Schulbildung und späteren Ausbildung. Im Pflegebereich bedeutet Primärprävention, dass die Risikofaktoren erkannt und ausgeschaltet werden. *„Durch eine gute Gesprächskultur, eine reibungslose Kommunikation, den professionellen Umgang mit Gefühlen, ein ausreichendes Fachwissen über Gewalt und durch ein angenehmes Arbeitsumfeld sollen die Entstehungsquellen für Gewalt und aggressives Verhalten weitestgehend minimiert werden"* [8].

Sekundärprävention

Von Sekundärprävention spricht man, wenn eine Eskalation in akute Gewaltsituationen vermieden werden soll. Hier setzt man auf die unmittelbare Reaktion in der Grenzsituation, um die Gewalt zu stoppen beziehungsweise zu erkennen. *„Das Erkennen von Gewalt erstreckt sich nicht nur auf körperliche Symptome, beispielsweise blaue Flecken, son-*

dern ebenso auf psychische Anzeichen, etwa das Bloßstellen oder Herabwürdigen einer anderen Person. Als Hilfestellung für ein ruhiges und überlegtes Vorgehen aller Beteiligten sind bereits im Vorfeld erarbeitete Krisenpläne oder im Team besprochene Vorgehensweisen heranzuziehen, um die Situationen schnellst- und bestmöglich zu entschärfen" [8].

Tertiärprävention

Diese Form der präventiven Maßnahme zielt darauf ab, zukünftige Gewaltsituationen nicht mehr geschehen zu lassen. Somit beschäftigt sich die Tertiärprävention mit der Nachbearbeitung vorgefallener Gewalt. Hier findet eine Analyse des gewalttätigen oder aggressiven Verhaltens statt. Nach einer detaillierten Analyse setzt man sich mit dem Vorgefallenen auseinander und gibt dem Opfer, aber auch dem Täter Gelegenheit, das Geschehene zu reflektieren und zu verarbeiten. Die Konsequenzen für den Täter sollen dafür sorgen, dass Gewalt nicht als etwas Alltägliches verstanden wird, sondern als abnormales Verhalten [8].

SPICKZETTEL

Gewaltprävention

- **Primäre Prävention:** Unterbinden jeglicher Gewalt durch Erkennen und Ausschalten von Risikofaktoren
- **Sekundäre Prävention:** Unmittelbare Reaktion in Grenzsituationen oder bei Anzeichen von Gewalt, um eine Eskalation zu verhindern; Absprachen im Team und Krisenpläne
- **Tertiäre Prävention:** Analyse und Nachbereitung von Gewaltsituationen; Reflexion ermöglichen, aggressives Verhalten sanktionieren, um Wiederholungen entgegenzuwirken.

TRANSFERAUFGABEN

Es ist Sonntagnachmittag. Die Pflegefachfrau Sonja B. ist heute mit einem Pflegehelfer allein auf Station 2b des Pflegeheims. Insgesamt vierzehn Bewohner sind hier zu betreuen, davon sind die meisten dement. Auf dem Flur kommt ihr die 83-jährige Frau Bauer entgegen. Sie trägt Pantoffel, hat einen Mantel über ihren Schlafanzug gezogen und strebt dem Ausgang zu mit den Worten: „Ich muss zu meiner Schwester!" „Ach reden Sie doch keinen Unsinn, Ihre Schwester ist doch längst tot", entgegnet Sonja harsch, packt die widerstrebende alte Dame fest am Oberarm und bugsiert sie in den Speisesaal, wo es gerade Kaffee und Kuchen gibt. „Ich will aber jetzt noch keinen Kuchen, ich will ihn lieber zum Abendessen", schreit Frau Bauer. Sonja beherrscht sich mühsam. „Zum Abendessen gibt es keinen Kuchen. Und wenn Sie hier noch länger so herumschreien, bringe ich Sie auf Ihr Zimmer zurück, und da bleiben Sie dann!"

1. Welche Formen von Gewalt können Sie in diesem Fallbeispiel erkennen?
2. Welche Rechte von Frau Bauer werden durch das Verhalten von Sonja verletzt?
3. Welche Ursachen könnte das aggressive Verhalten von Sonja haben?
4. Welche Präventionsmaßnahmen könnten angesichts der geschilderten Situation sinnvoll sein?

5

SENIORENPOLITIK IN KOMMUNEN UND LANDKREISEN

Johannes Zacher

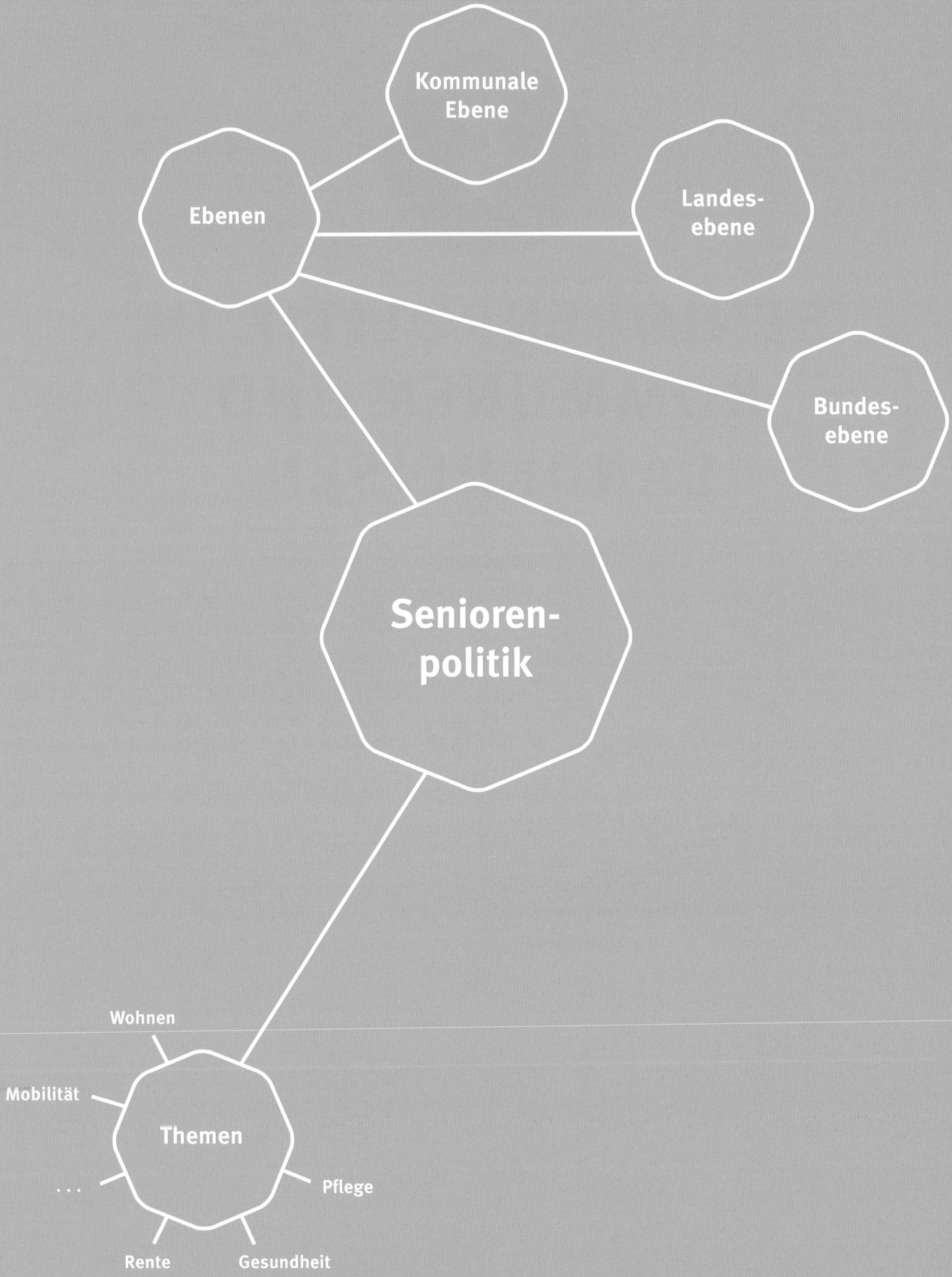

Kommunale Ebene
Ebenen
Landes-ebene
Bundes-ebene
Senioren-politik
Wohnen
Mobilität
Themen
. . .
Pflege
Rente
Gesundheit

6.1 Möglichkeiten des Verbleibs im eigenen Wohnumfeld

6.1.1 Alt werden daheim

Ingeborg Hartmann

Wille des Gesetzgebers: ambulant vor stationär

Schon jetzt werden mehr Pflegebedürftige ambulant versorgt als vor einigen Jahren. Allein im Vergleich zum Jahr 2013 stieg 2015 die Zahl der ambulant Betreuten um 12,4 Prozent. Die Anzahl der in den Heimen versorgten Pflegebedürftigen stieg lediglich um 2,5 Prozent. [1]

§ 3 SGB XI Vorrang der häuslichen Pflege

(1) Die Pflegeversicherung soll mit ihren Leistungen vorrangig die häusliche Pflege und die Pflegebereitschaft der Angehörigen und Nachbarn unterstützen, damit die Pflegebedürftigen möglichst lange in ihrer häuslichen Umgebung bleiben können.
(2) Leistungen der teilstationären Pflege und der Kurzzeitpflege gehen den Leistungen der vollstationären Pflege vor.

Es ist zu erwarten, dass die Versorgung zu Hause durch den Grundsatz „ambulant vor stationär" auch in Zukunft eine hohe Priorität einnimmt. Damit steigt auch die Verantwortlichkeit für jeden älteren Menschen, der zu Hause lebt, für sein körperliches, seelisches und soziales Wohlbefinden Sorge zu tragen und zu versuchen, seine individuelle Lebensqualität so lange wie möglich zu sichern.

Soziale Netzwerke

Auch in der zweiten Lebenshälfte stehen Wünsche älterer Menschen wie
- selbstbestimmt Entscheidungen zu treffen,
- das vertraute Umfeld zu behalten
- und Gemeinschaft zu erleben,

ganz weit oben auf der Prioritätenliste. Soziale Netzwerke können hier Unterstützung bieten.

DEFINITION

Soziale Netzwerke: „Beziehungsgeflechte, die Menschen mit anderen Menschen und Institutionen verbinden. Es gibt verschiedene soziale Netzwerke:
- **Persönliche (primäre) Netzwerke**: halten Personen eines engen Umkreises zusammen (Familie, Freunde und Nachbarn).
- **Gesellschaftliche (sekundäre) Netzwerke:** dienen dem öffentlichen und beruflichen Austausch (Handwerk, Versicherungen, Kaufhäuser, öffentliche Einrichtungen für Bildung und soziale Dienste).
- **Vermittelnde (tertiäre) Netzwerke:** stehen zwischen den primären und sekundären Netzwerken und bieten praktische Alltagshilfe im sozialen Bereich an (Selbsthilfe, Bürgerinitiativen, professionelle Sozialdienste)."

(www. definition-online.de)

Wenn Menschen ihr Älterwerden im häuslichen Umfeld erleben, sind sie und ihre Angehörigen zur Bewältigung des Lebensalltags und bei Problemlagen (z. B. Einsamkeit, gesundheitliche Einschränkungen) auf **soziale Netzwerke** mit den Angeboten an praktischer Alltagshilfe angewiesen.

Angehörigengruppen

DEFINITION

Angehörigengruppen: In Angehörigengruppen können sich pflegende Angehörige auszutauschen. Sie erhalten Ratschläge und Unterstützung von Menschen, die sich mit ähnlichen Problemen konfrontiert sehen, können soziale Kontakte pflegen und durch neue Impulse von außen zu einer neuen Sicht auf die Pflegesituation gelangen.

Angehörigengruppen agieren nach dem Prinzip der Selbsthilfe. Dabei gelten folgende Standards:
- Professionelle Leitung durch eine hauptamtliche Fachkraft
- Kontinuierliche Treffen, meist ein- bis zweimal im Monat
- Kein Einsatz von Ehrenamtlichen
- Leichte Zugänglichkeit: gute Erreichbarkeit, geringer bürokratischer Aufwand, Flexibilität in der Teilnahme und geringe Kosten.

Um pflegenden Angehörigen die Teilnahme zu ermöglichen, werden teilweise auch parallele Betreuungsgruppen für die Pflegebedürftigen angeboten. [2]

Selbsthilfegruppen bei speziellen Erkrankungen

DEFINITION

Selbsthilfegruppen: Zusammentreffen von Menschen, die von der gleichen Erkrankung oder einer ähnlichen besonderen Situation betroffen sind. Selbsthilfegruppen sind eine wertvolle Ergänzung zur ambulanten Therapie oder als Nachsorge zur stationären Behandlung. Sie sind kein Ersatz für eine notwendige Therapie durch Fachkräfte.

In **Selbsthilfegruppen** helfen sich Menschen gegenseitig durch das Teilen ihrer Erfahrungen und den Austausch über Umgangsweisen mit ihrer Erkrankung und Situation. Es gibt Selbsthilfegruppen z. B. im Bereich akuter und chronischer körperlicher Erkrankungen wie Krebs und Rheuma, zu Suchterkrankungen, psychischen Erkrankungen etc.

Angebote von Wohlfahrts- und Selbsthilfeorganisationen

DEFINITION

Wohlfahrtsorganisationen: Gesamtheit aller sozialen Hilfen, die in organisierter Form frei und gemeinnützig geleistet werden. Grundlage ist in der Regel ein durch Religion oder politische Ideale geprägtes Menschenbild.

Neben Angeboten für Kinder, Jugendliche, Mütter, Ehen, Familien, Flüchtlinge und Menschen in besonderen sozialen Schwierigkeiten sind die Wohlfahrtsverbände Träger der **Altenhilfe** [3].

DEFINITION

Altenhilfe: Gesamtheit aller Aktivitäten und Hilfeleistungen, die dazu beitragen, *„Schwierigkeiten, die durch das Alter entstehen, zu verhüten, zu überwinden oder zu mildern und alten Menschen die Möglichkeit zu erhalten, am Leben in der Gemeinschaft teilzunehmen"*. (§ 71 SGB XII)

Die **offene Altenhilfe** zeichnet sich durch folgende Merkmale aus:
- Ausrichtung nach dem Grundsatz der Prävention (Vorbeugung) und Vorrang vor ambulanten, teilstationären und stationären Angeboten
- Bereitstellung von Bildungsangeboten, Kulturarbeit, Prävention und gesellschaftlichem Engagement

- Angebot von generationsübergreifenden Projekten
- Beratung und Unterstützung in allen Fragen der Inanspruchnahme altersgerechter Dienste.

Für ältere Menschen gibt es auch von **Selbsthilfeorganisationen** Beratungsangebote, offene Treffen und Veranstaltungen.

> **DEFINITION**
> **Selbsthilfeorganisationen:** Zusammenschlüsse von mehreren Selbsthilfegruppen. Sie sind in der Regel auf Länder- und/oder Bundesebene als e. V. (eingetragener Verein) organisiert.

Für ältere Menschen in speziellen Lebenssituationen sind u. a. folgende Selbsthilfeorganisationen von Interesse:

- Blinden- und Sehbehindertenbund
- Deutsche Alzheimer Gesellschaft
- Deutscher Hospiz- und PalliativVerband
- und weitere.

Angebote der Kommunen

Mit dem dritten Pflegestärkungsgesetz (→ Kap. 43) wurde die **Rolle der Kommunen in der Pflege** gestärkt. Ziel ist es, die Sozialräume so zu entwickeln, dass pflegebedürftige Menschen so lange wie möglich in ihrem gewohnten häuslichen Umfeld leben können (→ Kap. 5). Der ältere Mitbürger findet bei den Kommunen vor Ort:

- Anlaufstellen für ältere Menschen
- Fachstellen für pflegende Angehörige
- Ämter für Senioren- und Wohnungsfragen, bei denen die Quartiers- bzw. Stadtteilarbeit in Zukunft einen größeren Raum einnehmen wird (→ Kap. 6.1.2).
- Aufsuchende Pflegeberatung
- Bildungs- und Freizeitzentren für Senioren als Treffpunkt für Unterhaltung, Sport, Bewegung, Musik, Reisen, Beratung und Bildung
- Mehrgenerationenhäuser (→ Kap. 6.1.3), die als offene Begegnungsorte für Menschen jeden Alters, verschiedener Herkunft oder mit unterschiedlichem kulturellem Hintergrund gelten.

Angebote der Kirchen

Neben den Kommunen engagieren sich die großen Kirchen und weitere Religionsgemeinschaften in der Seniorenarbeit. Sie haben ein vielfältiges Angebot:

- Seniorencafés
- Vorträge zu Kultur, Geschichte und Reisen
- Qualifizierungskurse für die Seniorenarbeit, z. B. Altersberater(in) im Ehrenamt
- Gottesdienste für Menschen mit Demenz und ihre Angehörigen.

Häusliche Pflege durch Angehörige

Vorteile der Pflege zu Hause

- Momente voller Dankbarkeit, Liebe und Zuneigung
- Beibehalten des sozialen Umfelds
- Leichteres Aufrechterhalten der sozialen Kontakte, damit auch mehr Nachbarschaftshilfe möglich
- Sicherheit durch die gewohnte Umgebung, gerade für Demenzerkrankte
- Verantwortung übernehmen für das Wohlergehen des pflegebedürftigen Partners oder der pflegebedürftigen Eltern
- Finanzielle Einsparungen.

Herausforderungen für pflegende Angehörige

- Mehrfachbelastung durch das Bewältigen des eigenen Berufs- und Familienalltags und der Betreuungs- und Pflegetätigkeit
- Seelischer Druck
- Entlastungsversuche durch Alkohol und Medikamente
- Isolation und Vereinsamung: Mit wachsender Dauer der Pflege steht immer weniger freie Zeit zur Verfügung für die Pflege von Freundschaften und Kontakten zum Umfeld.
- Neue Rollen im Pflegealltag: Die Rollen von Geben und Nehmen werden im Verhältnis von erwachsenen Kindern und zu pflegenden Eltern getauscht. Auch für Ehe-/Lebenspartner ändert sich das Rollenverhältnis, wenn ein Partner pflegebedürftig wird.
- Trauer und Abschiednehmen: Trauer ist die Reaktion auf einen schmerzlichen Verlust, etwa durch den Tod eines Angehörigen, oder auch der Abschied von Zukunftsplänen, die nicht mehr verwirklicht werden können.

Mögliche psychische Folgen für pflegende Angehörige

- Aggression
- Ängste
- Schlechtes Gewissen
- Ekel und Scham, Gefühle heftiger Abneigung
- Stress und Überforderung
- Schlafstörungen
- Körperliche Beschwerden als Warnsignale
- Burnout
- Depression.

Entlastung für pflegende Angehörige

Zur **Entlastung für pflegende Angehörige** hat der Gesetzgeber gesetzliche Rahmenbedingungen geschaffen:

- Entlastung durch Beratung der Pflegebedürftigen (§ 7a Abs. 1 Satz 3 SGB XI), individuelle Pflegeberatung für Angehörige (§ 7a Abs. 2 Satz 1 SGB XI), Rat und Hilfe in Pflegestützpunkten (§ 7c Abs. 2 Satz 1 SGB XI), Pflegekurse für pflegende Angehörige (§ 45 SGB XI, vgl. → Kap. 19)
- Finanzielle Entlastung (§ 36 ff. SGB XI, vgl. → Kap. 45)
- Steuererleichterungen für Pflegepersonen bei der Einkommenssteuer, z. B. Pflege-Pauschbetrag (§ 33b Abs. 6 EStG) und Absetzbarkeit von Pflegeaufwendungen als haushaltsnahe Dienstleistungen (§ 35a Abs. 2 Satz 2 EStG)
- Möglichkeiten der beruflichen Freistellung für die Pflege: besondere Freistellungsmöglichkeiten für die Pflege einer Person nach dem Pflegezeitgesetz (PflegeZG) und dem Familienpflegezeitgesetz (FPfZG)
- Soziale Absicherung der Pflegeperson (§ 44 SGB XI): Die Pflegekassen bzw. die privaten Versicherungsunternehmen entrichten Beiträge zur Renten- und Arbeitslosenversicherung sowie zur gesetzlichen Unfallversicherung. Die Kranken- und Pflegeversicherung muss eine Pflegeperson selbst bezahlen.

Nachbarschaftshilfe

> **DEFINITION**
> **Nachbarschaftshilfe:** Bürgerschaftliches Engagement, also die gegenseitige Hilfe von und für Bürgerinnen und Bürger in der Gemeinde oder in den Stadtteilen. Organisiert werden diese Hilfen meist durch Vereine, kommunale oder kirchliche Institutionen.

Nachbarschaftshilfe bietet eine generationenübergreifende Unterstützung im Alltag (→ Abb. 6.1) – unabhängig von Konfession, Geschlecht

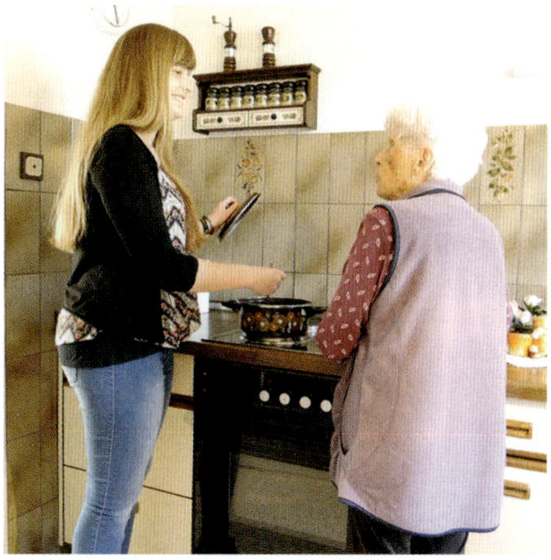

Abb. 6.1 Bei der Nachbarschaftshilfe begegnen sich Alt und Jung. [P666]

oder Weltanschauung. Sie trägt zum Verbleib im eigenen Zuhause und zum Erhalt von Sozialkontakten bei.

Beispiele für Nachbarschaftshilfen

- Regelmäßige Besuche und Einkaufsservice
- Unterstützung bei Behördenangelegenheiten
- Hilfe im Garten, im Haus oder beim Winterdienst
- Organisation von Treffs, Vorträgen oder Ausflügen
- Bring- und Abholdienste sowie Fahr- und Begleitdienste
- Anlaufstelle und Information zum Thema Älterwerden.

Nachbarschaftshilfeverein

Ein **Nachbarschaftshilfeverein** ist keine Konkurrenz zu gewerblichen Dienstleistern wie Hauswirtschaftlern, Handwerkern und Sozialdiensten. Er ist vielmehr eine Ergänzung zu bestehenden Angeboten. Pflegerische Leistungen werden nicht angeboten.

Der Hilfeeinsatz wird von einem Koordinator an bürgerschaftlich Engagierte vermittelt. Der Koordinator ist auch am Aufbau einer verlässlichen Struktur maßgeblich beteiligt, damit die Senioren ein soziales Netzwerk vorfinden, das zur Lösung der individuellen Probleme beiträgt.

Die Hilfen leisten Menschen, die mit ihrem Engagement die Lebensqualität der Region mitgestalten wollen. Dabei ist es unerheblich, wie viel freie Zeit die Helfer aufbringen können. Dies kann eine Stunde in der Woche sein oder auch mehrere.

Seniorengenossenschaft

Eine Sonderform der Nachbarschaftshilfe stellt eine **Seniorengenossenschaft** dar.

DEFINITION

Seniorengenossenschaft: Selbstverwaltetes Vorsorgesystem, welches die gegenseitige Betreuung und Versorgung seiner Mitglieder organisiert. Die Seniorengenossenschaft stellt eine Zwischenstufe zwischen ehrenamtlicher Tätigkeit und dem Leistungsaustausch auf Verrechnung nach dem Prinzip der Tauschringe dar. Auch wenn Seniorengenossenschaften der Genossenschaftsidee folgen, sind sie häufig als eingetragener Verein organisiert.

Die engagierten Mitglieder bekommen für ihren Einsatz ein entsprechendes Entgelt ausgezahlt oder lassen sich die investierte Zeit gutschreiben. Wer z. B. 100 Stunden durch geleistete Arbeit anspart, kann später 100 Stunden kostenfrei abrufen. Dabei wird jede Tätigkeit gleichwertig honoriert. Darüber hinaus können Leistungen auch in Form von Schenken und Tauschen organisiert werden. Zielgruppe einer Seniorengenossenschaft sind ältere Menschen, deren Familien und das soziale Umfeld.

Wohnen für Hilfe

Eine weitere direkte Nachbarschaftshilfe ist **Wohnen für Hilfe.**

DEFINITION

Wohnen für Hilfe: Wohnpartnerschaft zwischen Jung und Alt, bei der Wohnraum gegen Hilfeleistung angeboten wird. Zielgruppe sind:

- Ältere Menschen, die über ungenutzten Wohnraum verfügen (mind. ein Zimmer zur Alleinnutzung sowie mind. Küche/Bad zur gemeinsamen Nutzung)
- Junge Menschen/Studierende, die eine Wohnung suchen und gerne älteren Menschen helfen.

Wohnen für Hilfe setzt auf das Konzept der Gegenseitigkeit und bringt Menschen in verschiedenen Lebensphasen zusammen. Was hier besonders gut gelingt, ist die konkrete Hilfestellung durch junge Menschen, um älteren Menschen ein Leben in der vertrauten Umgebung zu ermöglichen (→ Abb. 6.2).

Durch die Übernahme von Arbeitsaufgaben zahlen die Helfenden keine oder nur wenig Miete. Als Faustregel gilt: 1 m^2 Wohnfläche für 1 Stunde Arbeit monatlich. Mietet also z. B. ein Student ein Zimmer mit 15 m^2, beträgt die Hilfeleistung im Monat 15 Stunden. Die beiden Parteien vereinbaren frei, welche Tätigkeiten verrichtet werden – Pflegeleistungen sind davon ausgenommen. Die bloße Gewissheit, dass jemand da ist, ist für viele ältere Menschen schon beruhigend.

Ausländische Kräfte im Privathaushalt

Ausländische Haushalts- und Pflegekräfte brauchen eine Arbeitserlaubnis. Das gilt zumindest für alle Personen, die nicht aus der Europäischen Union stammen.

Einsatzmöglichkeiten ausländischer Haushalts- und Pflegekräfte

- Körperbezogene Pflegemaßnahmen bei der Grundpflege, beim Toilettengang, beim mundgerechten Zubereiten oder der Aufnahme

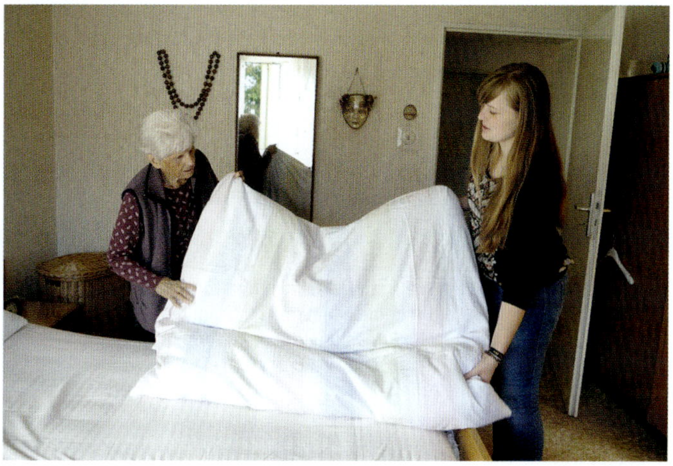

Abb. 6.2 Eine Studentin hilft der Vermieterin beim Bettenbeziehen. [P666]

der Nahrung, beim Gehen und Treppensteigen und beim Verlassen und Wiederaufsuchen der Wohnung
- Pflegerische Betreuungsmaßnahmen, wie die Begleitung im Alltag, die Beaufsichtigung zur Verhinderung bzw. Reduzierung von Gefährdungen, bedürfnisgerechte Beschäftigung, Hilfen bei der Aufrechterhaltung sozialer Kontakte, Hilfen bei der Einhaltung eines bedürfnisgerechten Tag-/Nacht-Rhythmus und Unterstützung bei emotionalen Problemlagen
- Hilfen bei der Haushaltsführung.

VORSICHT! Nicht in den Tätigkeitsbereich der Haushalts- und Betreuungshilfen gehört die **Behandlungspflege.** Es besteht die Gefahr von Gesundheitsrisiken bei fehlender Qualifikation der Pflege- und Betreuungskräfte. Von privaten Anbietern wird häufig mit dem Angebot einer **24-Stunden-Betreuung** geworben. Dies ist jedoch irreführend. Eine 24-Stunden-Betreuung kann nicht durch eine Betreuungskraft allein gewährleistet werden!

Vor- und Nachteile ausländischer Haushalts- und Pflegekräfte

→Tab. 6.1 gibt einen Überblick über die Vor- und Nachteile, die mit dem Einsatz ausländischer Haushalts- und Pflegekräfte verbunden sind.

Kosten und Finanzierung

Bei einer angestellten ausländischen Haushalts- und Betreuungshilfe betragen die **Kosten der Beschäftigung** zwischen 1.800 und 2.500 €. (Stand 2018). Bei Einhaltung des Arbeitszeitgesetzes müssen für eine 24-Stunden-Betreuung mehrere Arbeitskräfte im Turnus beschäftigt und parallel bezahlt werden.

Die Kosten für eine ausländische Haushalts- und Betreuungskraft müssen vom Pflegebedürftigen selbst bzw. seinen Angehörigen gezahlt werden. Diese werden nicht von der Pflegekasse übernommen wie bzw. Pflegesachleistungen beim ambulanten Pflegedienst. Leistungen der Pflegeversicherung wie Pflegegeld oder die Leistungen für Verhinderungs- und Kurzzeitpflege können jedoch für diesen Zweck verwendet werden.

Ambulanter Pflegedienst

Wenn Angehörige einen schwer pflegebedürftigen Menschen versorgen, stellt sich die Frage nach der (Mit-)Versorgung durch einen professionellen **ambulanten Pflegedienst.** Hilfe zu holen ist keine Schwäche, sondern vernünftig. Je früher Unterstützung organisiert wird, desto eher können Angehörige eigene Freiräume schaffen, um Kraft zu tanken und um die Pflege dauerhaft zu leisten.

Leistungsspektrum eines ambulanten Pflegedienstes

Grundpflegerische Leistungen betreffen
- Körperpflege (→Abb. 6.3)
- Ernährung
- Ausscheidung
- Mobilität
- Vorbeugung (*Prophylaxen*)
- Förderung von Alltagsfähigkeiten und Kommunikation.

Behandlungspflege ist häusliche Krankenpflege nach § 37 SGB V als Leistung der gesetzlichen Krankenversicherung. Darunter fallen folgende Aufgaben:
- Medikation – orale Medikation, Augen- oder Ohrentropfen, Zäpfchen und Medikamentenpflaster
- Verbandswechsel – Wundversorgung z. B. chronischer Wunden wie Ulcus cruris
- Injektionen – Injektionen unter die Haut oder in einen Muskel sowie Infusionen unter die Haut
- Einreibungen mit ärztlich verordneten Salben und Emulsionen, Kälte- und Wärmeanwendungen
- Messung und Deutung von Körperzuständen wie Blutdruck, Puls, Blutzucker, Temperatur, Gewicht, Flüssigkeitshaushalt auf ärztliche Anordnung (→Abb. 6.4)
- Körpernahe Hilfsmittel – An- und Ablegen von Prothesen, Zahnspange, Orthesen, Brille, Hörgerät, Kompressionsstrümpfen etc., inkl. Reinigung
- Versorgung mit Stoma – Pflege künstlicher Körperöffnungen wie Tracheostoma, PEG, suprapubischer Blasenkatheter, Urostoma, Kolo- oder Ileostoma.

Ambulante Pflegedienste bieten auch **Beratung** der Pflegebedürftigen und ihrer Angehörigen bei pflegerischen Fragestellungen, u. a. aufsuchende Pflegeberatung nach § 37 Abs. 3 SGB XI zur Sicherung der Qualität der häuslichen Pflege.

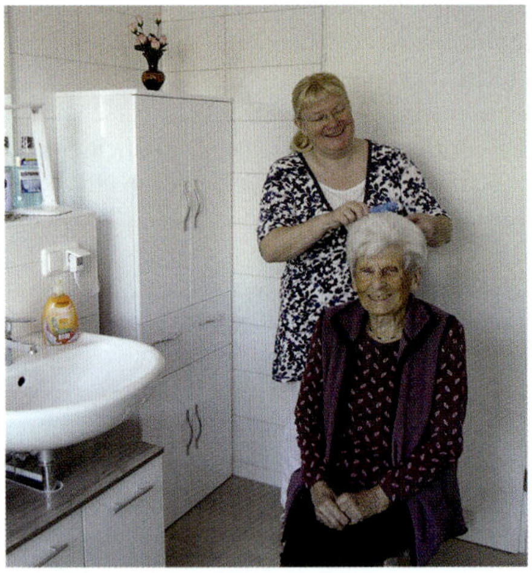

Abb. 6.3 Grundpflege – Das äußere Erscheinungsbild wirkt sich auf das Wohlbefinden des Pflegebedürftigen aus. [P666]

Tab. 6.1 Vor- und Nachteile ausländischer Haushalts- und Pflegekräfte.

Vorteile	Nachteile
• Sicherstellung der Betreuung zu Hause in der gewohnten Umgebung • Betreuung rund um die Uhr gemeinsam mit den Familienangehörigen • Körperliche und psychische Entlastung der Angehörigen • Beschäftigung einer ausländischen Pflege- und Betreuungskraft günstiger als deutsche Arbeitskraft oder die Unterbringung im Pflegeheim • Vermittlung geeigneter Haushalts- und Betreuungskräfte durch Agenturen	• Missverständnisse durch kulturelle Unterschiede und Sprachbarrieren • Unterschiedliche berufliche Qualifikationen der Betreuungskräfte • Entlastung der Angehörigen nur bei körperbezogenen Pflegemaßnahmen, daher weitere Hilfen durch ambulante Pflegedienste notwendig • Neben der fälligen Vergütung Übernahme von Kost und Logis für Betreuungskräfte erforderlich • Gefahr von Schwarzarbeit (Missachtung arbeitsrechtlicher, sozialversicherungsrechtlicher und steuerlicher Regelungen) • Soziale Isolation und Heimweh der ausländischen Betreuungskraft durch die Entfernung von Familie und Heimatstaat

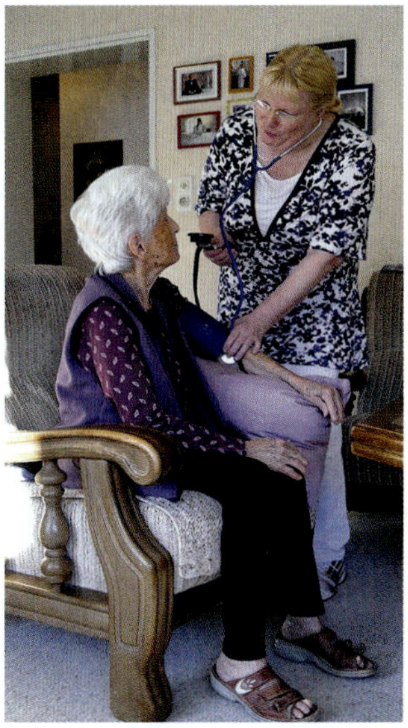

Abb. 6.4 Behandlungspflege – Die Kontrolle des Blutdrucks nach ärztlicher Anordnung gehört zu den Aufgaben des ambulanten Pflegedienstes im Rahmen der Behandlungspflege. [P666]

Die **hauswirtschaftliche Versorgung** umfasst z. B. Einkaufen, Kochen und Reinigen der Wohnung. Im Rahmen der **häuslichen Betreuung** können verschiedene Hilfen bei der Alltagsgestaltung in Anspruch genommen werden, z. B. Spazierengehen, Vorlesen, Kartenspielen oder Fotoalben anschauen. Das ist insbesondere für die demenziell erkrankten Menschen und ihre Angehörige eine große Erleichterung. Weitere mögliche Leistungen sind:

- Essen auf Rädern
- Hausnotrufsystem
- Vermittlung von Dienstleistungen wie Frisör, medizinische Fußpflege und Haushaltshilfen
- Organisation von Fahrdiensten und Krankentransporten.

Qualitätsmerkmale ambulanter Pflegedienste

Anforderungen an die Mitarbeiter in ambulanten Pflegediensten

- Ausgeprägte Beobachtungsgabe
- Fachwissen über die Beratung und Hilfestellung beim Einsatz von Pflegehilfsmitteln und technischen Hilfsmitteln
- Gefährdungsbeurteilungen treffen können und Lösungen zur Reduzierung von Unfallgefahren anbieten, z. B. Sturzprophylaxe
- Fortbildungsbereitschaft
- Hohe Sozialkompetenz und Einfühlungsvermögen
- Flexibilität
- Bereitschaft zu einem breiten Tätigkeitsspektrum: Grund- und Behandlungspflege, Dokumentation, aber auch hauswirtschaftliche Tätigkeiten wie Zubereitung von Mahlzeiten und Wäschepflege, Autofahren zu jeder Jahreszeit und unter Zeitdruck
- Sprachrohr und Interessenvertretung für die Pflegekunden sein
- Interaktionsfähigkeit im Umgang mit Angehörigen
- Selbstorganisiertes Arbeiten in Eigenverantwortung innerhalb der Tourenpläne
- Fähigkeit zur Emotionsarbeit, d. h., eigene Gefühle auch „zurückstellen" können, um die fachlichen Aufgaben objektiv und kompetent zu erfüllen
- Anwendung des Achtsamkeitsprinzips bei der eigenen Person, z. B. auf rückenschonendes Arbeiten im Arbeitsalltag vor Ort achten; ausgeglichene Work-Life-Balance.

- **Qualifikation der Mitarbeitenden:** Das Team sollte sich hauptsächlich aus Gesundheits-, Kranken- und Altenpflegefachpersonen mit mindestens dreijähriger Ausbildung zusammensetzen. Durch Rahmenabkommen zwischen den Kranken- bzw. Pflegekassen und den Verbänden der Pflegedienste in den Bundesländern sind Vorgaben für die Anbieter ambulanter Pflege bei der Personalausstattung verpflichtend.
- **Qualitätszertifikate:** Zertifikate haben eine größere Aussagekraft, wenn sie von unabhängigen Instituten vergeben werden.
- **Regelmäßige Überprüfung** durch den MDK sichert die Pflegequalität.
- **Kontinuität in der Pflege:** Eine gute pflegerische Versorgung basiert auf einem Vertrauensverhältnis zwischen Pflegekraft und Pflegebedürftigem. Deshalb sollte der Dienst so organisiert sein, dass im Durchschnitt innerhalb einer Pflegewoche nur drei bis vier Pflegekräfte zum Einsatz kommen.
- **Eingehen auf individuelle Wünsche:** Hierzu zählen z. B. flexible Einsatzzeiten.
- **Ausstattung der Pflegedienste:** Der Arbeitgeber muss seinem Personal Arbeitshilfen (Pflegemittel und Pflegehilfsmittel) im erforderlichen Umfang zur Verfügung stellen. Der Pflegedienst hilft bei der Beschaffung von besonderen Hilfsmitteln, die vom Arzt verordnet werden und die Kranken- bzw. Pflegekasse genehmigen müssen wie Pflegebetten und Zubehör, Spezialmatratzen zur Druckentlastung, Toilettenstühle, Infusionsständer, Inhalationsgeräte, Sauerstoffgeräte und Badewannenlifter.

Unverbindliches Beratungsgespräch und Pflegevertrag

In einem **unverbindlichen Beratungsgespräch** steht für den pflegebedürftigen älteren Menschen und seine Angehörigen die Klärung aller Fragen, die seine individuelle Situation betreffen, im Vordergrund. Neben einer konkreten Leistungsbeschreibung wird gemeinsam ein Pflegeplan ausgearbeitet und ein schriftlicher Kostenvoranschlag erstellt.

Im **Pflegevertrag** bildet der Pflegeplan die Basis für die Leistungsbeschreibung. Im Vertrag steht, welche Leistungen vereinbart wurden, wie häufig sie erbracht werden und welche Entgelte abgerechnet werden. Es muss erkennbar sein, welche Gesamtkosten entstehen – was die Kranken- und Pflegekassen zahlen und wie hoch der Eigenanteil ist.

Der Pflegevertrag ist verpflichtend für alle Pflegedienste und Voraussetzung dafür, dass diese tätig werden dürfen. Alle individuellen Absprachen mit dem Pflegedienst werden im Vertrag festgehalten.

Probleme und Lösungen in der Pflegepraxis

- Auch wenn feste Absprachen über die Pflegezeit bestehen, kann es immer wieder vorkommen, dass sich die Pflegekraft verspätet. Ein guter Pflegedienst meldet sich in diesem Fall telefonisch.
- Ein ständiger Wechsel des Pflegepersonals ist der Pflegequalität nicht zuträglich und sollte daher vermieden werden.
- Es kann zu Missverständnissen führen, wenn niemand die Tür öffnet. Pflegekunden sollten darauf hingewiesen werden, dass sie durch rechtzeitige Information Noteinsätze vermeiden können.
- Auch in der Pflege kann es passieren, dass zwei Menschen nicht zusammenpassen, obwohl sie sich Mühe geben. In solchen Fällen sollte für diesen Einsatz so bald wie möglich eine andere Pflegekraft eingesetzt werden. Pflege ist ein Prozess, der Zeit braucht, damit sich die Beteiligten aneinander gewöhnen können. [4]

SPICKZETTEL

Alt werden daheim

- **Soziale Netzwerke:** Angehörigengruppen, Selbsthilfegruppen, Angebote von Wohlfahrtsverbänden, Kommunen und Kirchen
- **Pflegende Angehörige:** Entlastung durch Beratung, finanzielle Hilfen, Steuererleichterungen, berufliche Freistellung, soziale Absicherung
- **Nachbarschaftshilfe:** Unterstützung alter Menschen im Alltag durch Ehrenamtliche, Nachbarschaftshilfevereine und Seniorengenossenschaften, Wohnen für Hilfe
- **Ausländische Haushalts- und Betreuungshilfen:** Grundpflege, Hilfe bei der Haushaltsführung, pflegerische Betreuungsmaßnahmen – keine Behandlungspflege!
- **Ambulante Pflegedienste**
  - Leistungen: Grundpflege, Behandlungspflege, Beratung, hauswirtschaftliche Versorgung etc. Beschaffung von Hilfsmitteln
  - Grundlagen: unverbindliche Beratung, Festlegung eines Pflegeplans, Pflegevertrag mit genauer Leistungsbeschreibung
  - Qualitätsmerkmale: Durchführung hauptsächlich durch ausgebildete Pflegefachpersonen, Kontinuität im Personaleinsatz, regelmäßige Qualitätskontrollen durch den MDK und Qualitätszertifikate.

6.1.2 Quartiersarbeit

Johannes Zacher

Begriff und Überblick

Quartiersarbeit ist ein Begriff, der im Kontext des demografischen Wandels und mit der zunehmenden Bedeutung kommunaler und nachbarschaftlicher Seniorenpolitik immer häufiger genannt wird. Die Quartiersarbeit soll auch die Herausforderungen der Bewältigung der Pflege bei abnehmender Fachkräftezahl unterstützen und zur Prävention von Gebrechen, Einsamkeit und Versorgungsengpässen beitragen. Daher ist Quartiersarbeit auch für zukünftige Pflegefachpersonen von hoher Relevanz.

Was ist ein Quartier? Leider gibt es darauf keine eindeutige Antwort. Als erste Annäherung mögen die Übereinstimmungen mit den Worten Stadtteil, Wohnviertel (in manchen Teilen Deutschlands auch Stadtquartier oder Wohnquartier, Kiez oder Veedel genannt) oder auch mit dem Dorf und der Dorfgemeinschaft hilfreich sein. Quartier meint ein zusammenhängendes Wohngebiet – bei größeren Wohngebieten (wie in Großstädten) auch unterteilt in einzelne Teil-Wohngebiete. Aber nicht jedes zufällig ausgewählte bewohnte Gebiet ist zugleich ein Quartier (→ Abb. 6.5) [4].

Um Quartiersarbeit in den Blick zu nehmen, müssen die Teil-Wohngebiete, die Quartiere, sinnvoll gewählt oder eingeteilt werden. Diese Einteilung ist am Ziel von Quartiersarbeit auszurichten. Die Bestimmung eines Quartiers und die Aktivität bezüglich Quartiersarbeit hängen also eng zusammen.

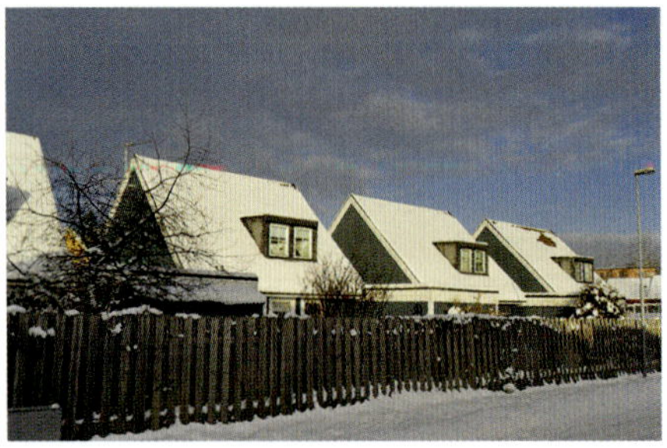

Abb. 6.5 Nicht jedes bewohnte Gebiet ist ein Quartier. [J787]

Quartiersarbeit ist die gezielte und professionell geplante und geleitete Analyse, Entwicklung und Begleitung von Aktivitäten im Quartier, die der Nahversorgung, der Mobilität, der Teilnahme an Gemeinschaft, der Hilfsbereitschaft, der Lebensfreude, der Gesundheit, der Sicherheit etc. der Bewohner dienen. Manche gebrauchen auch zusammenfassend den Begriff Lebensqualität, aber das ist ein sehr schillernder Begriff für einen schwer messbaren Zustand.

Die Besonderheit der Quartiersarbeit liegt darin, dass sie nicht darauf abzielt, nur von außen Wohlstand und Serviceleistungen ins Quartier zu bringen. Der Kern von Quartiersarbeit besteht darin, dass die Bewohner selbst miteinander in Kontakt kommen und gemeinsam für eine gute Versorgung, eine gute Gemeinschaft und eine passende Auswahl an Aktivitäten und Treffpunkten sorgen [5].

Quartiere definieren und abgrenzen

Da die Gründung, Einrichtung und Abgrenzung von Quartieren und die individuellen Ziele von konkreter Quartiersarbeit eng zusammenhängen, ist die Beschreibung der Quartiersbildung ein guter Zugang zum Verständnis von Quartiersarbeit. Im Quartier sollen die Bewohnerinnen und Bewohner miteinander für eine Verbesserung der Versorgung und der Gemeinschaft sorgen. Aus diesem Ziel können grundlegende Kriterien für die Einteilung einer Stadt oder eines Wohngebietes in Quartiere abgeleitet werden.

Kriterien für Quartiere

1. Ein Quartier sollte so groß sein, dass die Menschen eine Chance haben, sich zu kennen oder kennenzulernen. Besonders geeignet ist ein Dorf oder Stadtteil, der nicht mehr als 5.000 Bewohner umfasst. Es können auch weniger sein, zum Beispiel 1.000 Bewohner [6].
2. Quartiere sollten so gewählt sein, dass die Menschen eine gemeinsame Mitte haben, ein Zentrum. Das Zentrum kann der Platz sein, wo die Bürger einkaufen, wo sie sich treffen, wo sie zum Sport oder ins Café gehen oder in die Kirche. Die Orte, an denen viele Menschen ihre Besorgungen aller Art erledigen, sorgen für Begegnung, für Identifikation, für ein Gemeinschaftsgefühl, für Orientierung [7].
3. Mit diesem Konzept einer gemeinsamen Mitte ist eng verbunden, dass die Entfernungen von den Wohnungen zu den Orten des Einkaufens, der Dienstleistungen, der Begegnung und der Freizeitgestaltung nicht zu groß sein sollten. Damit auch ältere Menschen (aber auch Kinder) diese Orte fußläufig erreichen können, diskutiert man eine Entfernung von 500 m. Alle Bewohner des Quartiers sollten idealerweise im Umkreis von 500 m um die zentralen Einrichtungen wohnen. Natürlich gibt es ältere Menschen, die nicht einmal 100 m gehen können, andere, die auch weiter gehen können, aber als Orientierung sind 500 m ein guter Wert [8].
4. Quartiersgrenzen können noch andere sinnvolle und logische Gründe haben. Die nächste Kategorie von Argumenten ergibt sich aus der fußläufigen Erreichbarkeit. Diese wird nicht nur von der reinen Entfernung bestimmt. So können hohe Geländeunterschiede mit steilen Straßen zu notwendigen Aufteilungen führen. Oberstadt und Unterstadt, Oberdorf und Unterdorf sind traditionelle Bezeichnungen in Orten, in denen sich wegen der natürlichen Gegebenheiten verschiedene Zentren, verschiedene Viertel und heute verschiedene Quartiere entwickeln. Desgleichen können Flüsse, Schnellstraßen, Bahndämme oder Industrieanlagen solche Barrieren darstellen, welche die Wohnbevölkerung fast von selbst in verschiedene Quartiere unterteilen [9]. In der Quartiersarbeit ist es sinnvoll, solche natürlichen Barrieren zu beachten.

5. Nachdem in der Quartiersarbeit angestrebt wird, dass Menschen sich kennen, zusammenarbeiten und sich helfen, sind neben den natürlichen Grenzen auch die Grenzen in den Köpfen zu beachten. Meist gibt es Traditionen, die das Zugehörigkeitsgefühl zu einem Ortsteil oder einem Stadtteil geprägt haben. So kann die Zugehörigkeit zu Kirchengemeinden, zu einem großen Arbeitgeber, zu einer Migrationsgruppe, zu Vereinen oder zu geschichtlich gewachsenen Stadtteilen zu einem starken Zugehörigkeitsgefühl führen. Menschen identifizieren sich mit ihrer Wohnumgebung, mit einem gemeinsamen Zentrum. Diese Zugehörigkeit, diese Identifikation und diese Traditionen gilt es – wo möglich – zu nutzen und nicht zu zerstören [10].

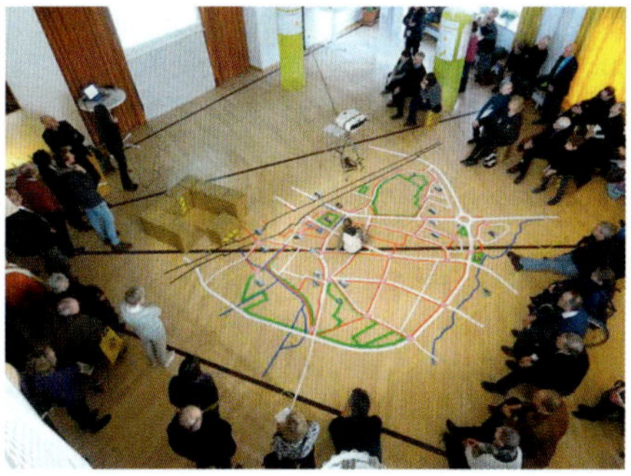

Abb. 6.6 Im „Forum Quartierarbeit" werden die Wünsche und Anregungen aller Beteiligten zusammengetragen. [V876]

Für die Quartierseinteilung sind nun viele Prinzipien, Argumente, Anregungen und Entscheidungshilfen vorgestellt worden. In der Praxis ist das ein Prozess, der von der kommunalen oder städtischen Verwaltung gemeinsam mit Bürgern, Vereinen, Kirchen, Wohlfahrtseinrichtungen und lokalem Gewerbe durchgeführt wird. Dazu gibt es Bürgertreffen, Workshops, Umfragen und auch wissenschaftliche Analysen.

Inhalte und Ziele der Quartiersarbeit

Mit der Quartiersarbeit soll erreicht werden, dass den Gefahren des demografischen Wandels begegnet wird. Ein Mangel an professionellen Dienstleistungen durch Fachpersonal soll durch nachbarschaftliche und ehrenamtliche Hilfestellung ausgeglichen werden [11]. Eine steigende Zahl von pflegenden Angehörigen braucht Unterstützung, Begleitung, Abwechslung, Entlastung. Auch viele sehr alte Menschen, die nicht pflegebedürftig sind und in ihren Wohnungen selbstständig bleiben möchten, brauchen Unterstützung bei Einkäufen und Arztbesuchen. Sie benötigen Sportangebote, Unterhaltung und Begegnung möglichst in ihrer Wohnumgebung [12]. Dafür muss dem Trend entgegengewirkt werden, dass alle kleinen Läden und dezentralen Dienstleistungen zurückgehen zugunsten großer Einkaufsmalls, zentraler Ärztehäuser etc.

Wie kann Quartiersarbeit diese Risiken ausgleichen? Ideen hierfür sind die Gründung von Fahrgemeinschaften, von Einkaufsdiensten, von Besuchsdiensten, Dorfläden, Bürgertreffs, Stadtteil-Cafés und Ähnlichem.

Weitere Ziele für Quartiersarbeit können neben der Altenarbeit auch die Mehrgenerationenarbeit, die Familienförderung, die Inklusion von Menschen mit Migrationshintergrund und Menschen mit einer Behinderung sein.

Um diese Ziele zu erreichen, gibt es professionelle Quartiersmanager. Sie haben die Aufgabe, zunächst in einem Analyseprozess die Bedarfe und die Ressourcen im Quartier festzustellen. Eine zweite wichtige Aufgabe ist es, alle Bewohnerinnen und Bewohner zu informieren und zur Mitwirkung einzuladen.

Die Hauptaufgabe ist es dann, für Netzwerke, Begegnungsorte, Gelegenheiten zum lockeren Kennenlernen und ersten gemeinsamen Festen zu sorgen. So soll eine positive und vertraute Atmosphäre im Quartier entstehen [13]. Auf dieser Basis können dann – durch die interessierten Bürger selbst mit Unterstützung des Quartiersmanagers – Nachbarschaftshilfe, Gesprächsgruppen, Angehörigenunterstützung, Einkaufsdienste und Fahrdienste etc. entwickelt werden (→ Abb. 6.6).

Quartiersarbeit ist eine Netzwerkaufgabe

Quartiersarbeit ist aber nicht nur die Aufgabe einer Person. Quartiersarbeit ist auch nicht nur eine Selbsthilfe der Bürger. Quartiersarbeit braucht die fundamentale Unterstützung der Kommune. Diese muss zum einen in Geld, Gebäuden, Räumen, Gestaltung des öffentlichen Raumes und Bezahlung der Personalstellen für Quartiersarbeit bestehen. Zum anderen muss die Kommune auch hinter der Dynamik und den Veränderungen des Zusammenlebens im Quartier stehen [14].

Bürgermeisterinnen und Bürgermeister, Stadträtinnen und Gemeinderäte müssen vor Ort präsent sein, ins Gespräch kommen und ihre Anerkennung zum Ausdruck bringen. Zudem kann die Kommune wesentlich zur Quartiersentwicklung beitragen, wenn sie ihre Dienstleistungen auch vor Ort erbringt. Behördenangelegenheiten sollten in Außensprechstunden erledigt werden können. Ebenso sollten die Sozial-, Wohn- und Seniorenberatung der Kommune, wenn das Rathaus weit entfernt ist, zu den Bürgern ins Quartier kommen.

Generell ist der Informations- und Beratungsbedarf für ältere Bürger, Pflegebedürftige, Angehörige und ihre Nachbarn sehr groß. Daher ist mit Quartiersarbeit auch immer verbunden, dass Beratungsangebote geschaffen werden [15]. Diese können zusammengesetzt sein aus kommunalen Beratungen, aus Beratungen der Kranken- und Pflegekassen, der Sozialverbände und der Wohlfahrtseinrichtungen.

Für eine erfolgreiche Quartiersarbeit sind weitere Netzwerkpartner erforderlich und daher einzubinden. Das ist in jedem Quartier je nach Situation verschieden. Dennoch sollten die ambulanten und stationären Pflegeeinrichtungen auf jeden Fall mitwirken [5]. Neben diesen sind es die Kirchen und Wohlfahrtsverbände, die ähnliche Ziele verfolgen und gute Erfahrungen und Traditionen in der gegenseitigen Hilfe haben. Aber auch das lokale Gewerbe ist sehr wichtig. Die Versorgung mit Lebensmitteln, Gütern des täglichen Bedarfs, aber auch Dienstleistungen im Haushalt oder am Menschen (Friseur, Fußpflege etc.) und Handwerksbetriebe sind für einen Verbleib im angestammten Quartier und in der eigenen Wohnung wichtig [16].

Konkrete Beispiele für Bedarfe der täglichen Versorgung sind:

- Wer bringt Lebensmittel ins Haus?
- Wer repariert die Waschmaschine?
- Wer wäscht Wäsche?
- Wer verkauft und erklärt ein Handy?
- Wer baut einen Handlauf ins Treppenhaus?

Ein wichtiger Netzwerkpartner sind auch die Wohnungsunternehmen, zum Beispiel die örtliche gemeinnützige Baugenossenschaft. Diese sind gefragt, wenn neue, seniorengerechte, barrierearme und gemeinschaftsfördernde Wohnangebote entstehen sollen. Sie sind aber auch wichtige Partner, wenn es um die Betreuung von Mietern geht, die in ihrer Wohnung nicht mehr gut alleine zurechtkommen. Neben Wohnungsumbauten und Umzügen wirken viele Wohnbaugesellschaften außerdem an der Quartiersentwicklung mit, wenn dadurch die Mieter auch im Alter einen guten Zugang zur Nahversorgung haben [17].

Bedeutung für Pflegeberufe

Die pflegerische Versorgung als ganzheitliche Aufgabe (von der Körperpflege über die hauswirtschaftliche Versorgung bis zur seelischen

Betreuung etc.) wird wegen des demografischen Wandels immer öfter nicht mehr nur von einer Person, einer Familie oder einem Pflegedienst erbracht werden. Vielmehr wirkt eine größere Gruppe von beteiligten Unterstützern zusammen. Ein ganzes Netz von Angehörigen, Fachkräften, Ehrenamtlichen und Nachbarn ergänzt sich, damit möglichst viele Menschen zu Hause und im Quartier alt werden können, weil es nicht genug Pflegeheime geben kann.

Für die Angehörigen von Pflegeberufen bedeutet das eine gravierende Veränderung. Sie werden in Zukunft im Wesentlichen nur mehr denjenigen Teil der Leistung erbringen, für den eine Fachkraft oder eine fachlich angeleitete Kraft erforderlich ist. Gleichwohl hat die Pflegefachkraft eine hohe Verantwortung für den ganzen Pflegeprozess. Angehörige von Pflegeberufen werden sich mehr abstimmen müssen, sie werden in Fallkonferenzen mit überlegen dürfen, wer am besten welche Teilaufgabe übernimmt. Pflegefachkräfte müssen gut strukturieren und überlegen:

- Wer braucht welche Informationen?
- Wer braucht Anleitung?
- Wie viele Hilfspersonen werden gebraucht?
- Wer ist schon überfordert oder überlastet?

Pflegeberufe werden viel öfter mit anderen Berufen und Personen zusammenarbeiten müssen als heute [18].

In all diesen Veränderungen ist es gut, wenn die Pflege in einem definierten und aktiven Quartier stattfindet. Dort gibt es bereits Beratung und Ansprechpartner. Es gibt Helferkreise und Angehörigengruppen. Es gibt Läden, Dienstleister und Lieferanten, die sich auf die besonderen Herausforderungen eingestellt haben. Allerdings bedeutet das nicht nur eine Entlastung und Verbesserung für den Pflegedienst. Die Partnerschaft mit dem Quartier muss auch gepflegt und entwickelt werden [19]. Mitarbeitende des Pflegedienstes müssen Kontakt halten zum Quartiersmanagement, sie müssen die Beratungs- und Versorgungsangebote kennen und zu gemeinsamen Besprechungen gehen. Das heißt, dass sich die Arbeitsweise der Pflegekräfte, insbesondere in ambulanten Diensten, vom Einzelkämpfercharakter zur Netzwerkarbeit im Quartier wandeln wird.

SPICKZETTEL

Quartiersarbeit ...

- Belebt Wohnumgebungen neu
- Macht das Wohnumfeld fit für die Versorgung und Sicherheit
- Vermeidet Einsamkeit von alternden und immobilen Menschen
- Hilft, pflegerische Aufgaben trotz Personalnot zu meistern
- Verteilt die Aufgaben aus Pflege, Haushalt und Unterhaltung auf viele Schultern
- Braucht viel Zeit, Geld und Engagement zur Etablierung
- Erfordert viel Kommunikation und Austausch der einzelnen Dienstleister
- Fördert Gemeinschaftsgefühl, Hilfsbereitschaft, Zugehörigkeit und vielleicht damit auch die Lebensfreude.

6.1.3 Gemeinschaftliche Wohnformen für Senioren

Ursula M. Borgiel

Der Wunsch vieler Menschen nach einem möglichst selbstbestimmten Leben bis ins hohe Alter hat die Entstehung **gemeinschaftlicher Wohnformen** befördert. In den letzten Jahrzehnten entwickelten sich verschiedene Modelle des Wohnens als Alternative zu einem Einzug in ein Altenheim oder Pflegeheim.

Wohngemeinschaften

In **Senioren-Wohngemeinschaften** leben ältere Menschen zusammen in einer Wohnung. Jeder bewohnt ein eigenes Zimmer – Küche und Bad werden gemeinsam genutzt. Außerdem gibt es in der Regel ein Gemeinschaftszimmer, das allen zur Verfügung steht. Diese Art des gemeinschaftlichen Wohnens kann finanziell vorteilhaft sein. So ist der Mietpreis für den Einzelnen geringer, die Kosten für eine Haushaltshilfe und Anschaffungen wie eine Waschmaschine können geteilt werden. Auch Pflegeleistungen können gemeinsam in Anspruch genommen werden (*poolen*). Ein weiterer Vorteil von Wohngemeinschaften liegt in der Reduzierung von Vereinsamung. Zudem hilft der Stärkere dem Schwächeren (→ Abb. 6.7).

Nachteil ist, dass sich die Privatsphäre der Senioren auf ein einzelnes Zimmer beschränkt und in vielen Alltagsdingen (z. B. Nutzung von Küche und Bad) Absprachen getroffen werden müssen.

Hausgemeinschaften

In **Hausgemeinschaften** leben mehrere Senioren in einem Haus zusammen. Im Unterschied zur Wohngemeinschaft besitzt jeder Bewohner eine eigene, abgeschlossene Wohneinheit, zusätzlich gibt es Gemeinschaftsräume, die von allen genutzt werden können.

Seniorenhäuser bieten viele der Vorteile von Wohngemeinschaften ohne deren Nachteile. Die Bewohner können zwanglos gemeinsam aktiv werden und sich gegenseitig helfen. Zugleich hat jeder die Möglichkeit zum Rückzug in die eigene Wohnung.

Mehrgenerationenhäuser

In **Mehrgenerationenhäusern** lebt eine aktive und bunte Gemeinschaft aus Kindern, Erwachsenen und Senioren miteinander, nicht nebeneinander. Diese Wohnform wird auch *integrative Wohnform* genannt. Zumeist handelt es sich bei diesen Wohnprojekten um größere Wohnkomplexe. In der Regel sind alle Wohnungen und die Gemeinschaftsflächen barrierefrei und damit für alle Bewohner zugänglich und nutzbar. In einem Mehrgenerationenhaus lebt jeder in einer eigenen Wohnung, und zusätzlich werden Räume und meist ein Garten gemeinschaftlich genutzt. Hier treffen sich auch ehrenamtliche Helfer und entwickeln zusammen mit den Generationen Projekte.

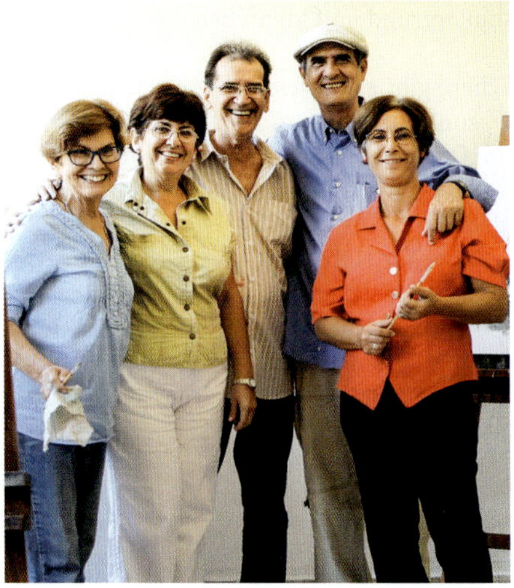

Abb. 6.7 Gemeinsames Wohnen im Seniorenalter: Lebensqualität durch gegenseitige Unterstützung im Alter und Schutz vor Vereinsamung. [J787]

Zusatzleistungen

Um ihr Angebot attraktiv zu gestalten, bieten teilstationäre Einrichtungen häufig **Zusatzleistungen** an. So kommen beispielsweise medizinische Fußpflege oder der Friseur in die Tagespflege. Krankengymnastik, Ergotherapie (→ Abb. 6.12) oder auch andere therapeutische Angebote werden in Absprache mit Angehörigen und Ärzten für die Gäste organisiert. Diese Leistungen sind nicht im Tagessatz enthalten.

Auszug aus einem exemplarischen Wochenplan

- 8:00–9:30 Uhr Ankommen und gemeinsames Frühstück
- 9:30–10:00 Uhr Morgenrunde (Ritual, Lied, Gedicht)
- 10:00–10:30 Uhr Zeitungsrunde – Vorlesen und Verknüpfen der Inhalte mit eigener Erinnerung
- Angebot: Toilettentraining
- 10:45–12:00 Uhr Sitztanz und Frühlingslieder mit Gitarrenbegleitung,
- *Alternativ: „Ich tue, was mir guttut!" z. B. ein Nickerchen im Sessel oder ein Spaziergang im Garten*
- 12:00–13:00 Uhr Gemeinsames Mittagessen
- Angebot: Toilettentraining
- 13.00–14:00 Uhr Mittagsruhe
- 14:00–15:00 Uhr „Der Frühling kommt – Zeit für schöne Nägel". Die Kosmetikerin kommt in die Tagespflege
- *Alternativ: Tischkegelgruppe*
- Angebot: Toilettentraining
- 15:15 Uhr Kaffeeklatsch
- 16:00 Uhr Abschlussrunde mit Abschlussritual (Lied, Gedicht)
- 16:30 Uhr Abholung bzw. Heimfahrt mit dem Fahrdienst.

Alle Angebote und auch die Teilnahme daran richten sich nach den persönlichen Bedürfnissen der Tagesgäste.

6.2.6 Hin- und Weglaufgefährdung von Tagesgästen

Örtlich und situativ desorientierte Besucher sind nicht selten **hin- und weglaufgefährdet.** Dies stellt Einrichtungen vor große Herausforderungen. Tagespflegen sind offene Einrichtungen und dürfen entgegen den Vorstellungen vieler Angehöriger ihre Türen nicht verschließen. Hier ist zu Beginn der Betreuung dringend Aufklärung erforderlich. Angelegte Gärten mit Endloswegen (→ Abb. 6.13) sind eine Möglichkeit, dem hohen Bewegungsdrang demenzerkrankter Gäste entgegenzukommen.

6.2.7 Finanzierung der Tagespflege

Die Finanzierung eines Tagespflegebesuches ist eine Leistung der Pflegekasse. Den Versicherten steht für den Besuch ein eigenes Budget zur Verfügung. Dieses ist vom jeweiligen Pflegegrad der betreuten Person abhängig.

Der Tagessatz wird von den Trägern mit dem zuständigen Pflegekassenverband verhandelt. Er beinhaltet die soziale Betreuung, Beschäftigung und die notwendigen pflegerischen Hilfen. Auch ärztlich verordnete behandlungspflegerische Maßnahmen sind enthalten.

Besucher müssen pro Tag einen Eigenanteil entrichten. Dieser setzt sich aus Unterkunft, Verpflegung und Investitionskosten zusammen.

Leistungen der Pflegekasse für die Tages- und Nachtpflege

Pflegegrad 1: 125 Euro Betreuungs- und Entlastungsleistungen
Pflegegrad 2: 689 Euro
Pflegegrad 3: 1.298 Euro
Pflegegrad 4: 1.612 Euro
Pflegegrad 5: 1.995 Euro
Ab Pflegegrad 2 ist es zusätzlich möglich, die Betreuungs- und Entlastungsleistungen für den Eigenanteil zu verwenden.

6.2.8 Angehörigenarbeit in der Tagespflege

Besucher einer Tagespflege leben teilweise noch alleine in der eigenen Häuslichkeit. Häufig sind **Angehörige** in die Pflege involviert. Sie sind der Ansprechpartner für die Mitarbeitenden einer Tagespflege. Im Rahmen von regelmäßigen Angehörigentreffen erfolgt ein Austausch in der Gruppe. Die anwesende Pflegefachkraft berät Angehörige und Zugehörige zu den unterschiedlichsten Themen, z. B.:

- Umgang mit herausforderndem Verhalten
- Essen und Trinken bei Menschen mit Demenz
- Erinnerung pflegen – eine Chance für Betroffene und deren Angehörige.

6.2.9 Teamrollen und Zuständigkeiten

Das **Team** in einer Tagespflege muss nach bestehenden Qualitätsvorgaben zusammengesetzt sein. Die folgende Aufstellung beinhaltet einen Auszug der jeweiligen Zuständigkeiten:

- **Leitung:** Verantwortliche Pflegefachkraft nach § 71 SGB XI: Organisation der Belegung, wirtschaftliche Verantwortung, Personalführung, Angehörigenarbeit, Qualitätsmanagement, Schulung der Mitarbeitenden
- **Pflegefachkräfte:** Organisation der Tagesstruktur, pflegefachliche Betreuung der Tagesgäste, Dokumentation, grundpflegerische Hilfen, Durchführung und Dokumentation der behandlungspflegerischen Leistungen
- **Gerontopsychiatrische Fachkräfte:** Organisation der Beschäftigungs- und Aktivierungsangebote in Zusammenarbeit mit den Betreuungskräften, Fallbesprechungen bei herausforderndem Verhalten
- **Betreuungskräfte** nach § 53c SGB XI: Planung und Durchführung der Betreuungsangebote

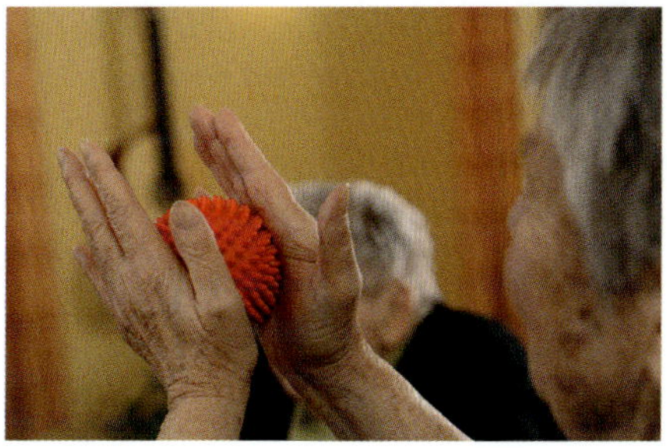

Abb. 6.12 Ergotherapie als zusätzliches Angebot. [K407]

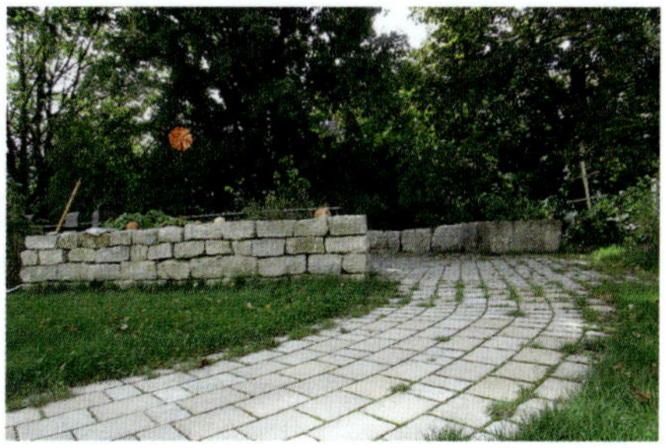

Abb. 6.13 Auf Rundgängen durch den Garten können demenzkranke Besucher ihren Bewegungsdrang ausagieren. [O693]

- **Hauswirtschaftskräfte:** Organisation und Durchführung von hauswirtschaftlichen Tätigkeiten unter Einbeziehung der Tagesgäste
- **Verwaltungskraft:** Abrechnung, Schriftverkehr.

6.2.10 Das Risiko beim Betrieb einer Tagespflege

- Der Betrieb einer Tagespflegeeinrichtung stellt für die Betreiber ein **finanzielles Risiko** dar.
- Vor allem solitäre Einrichtungen sind aufgrund ihrer beschränkten Plätze kaum rentabel.
- Ein besonderes Risiko sind die Kosten des Fahrdienstes. Tagespflegen sind gesetzlich dazu verpflichtet, ihre Gäste von zu Hause abzuholen und wieder nach Hause zu bringen. Die Kosten hierfür übersteigen vor allem bei Rollstuhltransporten häufig die Refinanzierung durch die Pflegekassen. Das Risiko bleibt beim Träger der Tagespflege bestehen.

SPICKZETTEL

Teilstationäre Angebote

Formen:
- Solitäre Tages- und Nachtpflege
- Kombination von Tagespflege und ambulanter Pflege
- Tagespflegeplätze in stationären Einrichtungen.

Leistungsangebot:
- Beschäftigung und Betreuung
- Behandlungspflege und pflegerische Hilfen
- Versorgung mit Mahlzeiten
- Fahrdienst und Zusatzleistungen
- Angehörigenarbeit.

Finanzierung:
- Leistungen aus der Pflegeversicherung in Abhängigkeit vom Pflegegrad
- Eigenanteil der Pflegebedürftigen pro Besuch.

Risiken des Anbieters:
- Finanzielle Risiken (mangelnde Rentabilität, hohe Kosten durch Fahrdienst)
- Hin- und Weglauftendenz bei Menschen mit Demenz.

6.3 Leben in Institutionen

6.3.1 Senioren- und Pflegeheime

Mirjana Rahmer

Senioren- und Pflegeheime sind Einrichtungen, die eine 24-Stunden-Betreuung für die Senioren anbieten.

Der Begriff „Senioren- und Pflegeheime" wird oft auch für die teilstationären Einrichtungen (Tages- und Nachtpflege) und für die Kurzzeitpflegeeinrichtungen verwendet. Auf die teilstationären Einrichtungen wurde bereits in → Kap. 6.2 eingegangen, die Kurzzeitpflegeeinrichtungen werden in diesem Kapitel mit behandelt.

Vor allem allein lebende Senioren, die nicht mehr in der Lage sind, ihren Alltag selbstständig zu bewältigen, und durch verschiedene Erkrankungen pflegebedürftig geworden sind, finden in Senioren- und Pflegeheimen eine Unterkunft und ihr neues Zuhause. Idealerweise haben sie sich schon im Vorfeld über die Einrichtung informiert und haben ggf. sogar ein Probewohnen in Anspruch genommen. Die Realität entspricht diesem Idealfall jedoch häufig nicht.

Die Suche nach einem Pflegeheimplatz findet oft erst im Anschluss an einen Krankenhausaufenthalt oder nach einem Unfall statt. In diesen Fällen werden die Entscheidungen über eine vollstationäre Unterbringung meistens durch die Angehörigen oder die Betreuer getroffen. Dabei werden die Wünsche der Betroffenen nicht immer berücksichtigt. Dies passiert nicht aus Desinteresse an der betroffenen Person, sondern aus Mangel an Pflegeplätzen.

Viele Pflegeheime nehmen Senioren ohne Pflegegrade gar nicht mehr auf. Um einen Pflegeplatz in einem Pflegeheim zu bekommen, muss die betroffene Person mindestens in einen Pflegegrad 3 eingruppiert werden. Anders sind die Kosten, die durch einen Aufenthalt im Pflegeheim entstehen, nur schwer zu finanzieren.

Definition der Pflegeheime

Der Begriff **Pflegeheim** wird durch das Heimgesetz genau beschrieben und definiert. Seit 2007 ist jedes Bundesland dafür zuständig, ein eigenes Gesetz für die Senioren und Pflegeheime zu entwerfen. Das heißt, dass Heimgesetze auf der Landesebene geregelt werden.
- Beispiel Bayern: Gesetz zur Regelung der Pflege-, Betreuungs- und Wohnqualität im Alter und bei Behinderung (Pflege- und Wohnqualitätsgesetz – PfleWoqG), beschlossen am 8.7.2008
- Beispiel Baden-Württemberg: Gesetz für unterstützende Wohnformen, Teilhabe und Pflege (Wohn-, Teilhabe- und Pflegegesetz – WTPG), beschlossen am 20.5.2014.

Die Bundesländer, die noch kein Gesetz entworfen haben, orientieren sich am Bundesheimgesetz.

DEFINITION

Pflegeheime Definition nach dem Gesetz für unterstützende Wohnformen, Teilhabe und Pflege (Wohn-, Teilhabe- und Pflegegesetz – WTPG) 2014:

„(1) Stationäre Einrichtungen sind Einrichtungen, die dem Zweck dienen, volljährige Menschen mit Pflege- und Unterstützungsbedarf oder mit Behinderungen aufzunehmen, ihnen Wohnraum zu überlassen sowie mit der Wohnraumüberlassung verpflichtend Pflege- und sonstige Unterstützungsleistungen mit umfassendem Versorgungscharakter zur Verfügung zu stellen oder vorzuhalten, die in ihrem Bestand von Wechsel sowie Zahl der Bewohner unabhängig sind und entgeltlich betrieben werden.
(2) Eine stationäre Einrichtung liegt auch vor, wenn die Wohnraumüberlassung und die Erbringung von Pflege- und sonstigen Unterstützungsleistungen Gegenstand getrennter Verträge und die Verträge strukturell voneinander abhängig sind. Eine strukturelle Abhängigkeit ist insbesondere dann gegeben, wenn die freie Wählbarkeit der Pflege- und sonstigen Unterstützungsleistungen rechtlich oder tatsächlich eingeschränkt ist. Die freie Wählbarkeit der Pflege- und sonstigen Unterstützungsleistungen ist dann eingeschränkt, wenn der Dienstleistungsanbieter mit dem Wohnraumanbieter rechtlich oder tatsächlich verbunden ist. [...]"

Geschichtliche Entwicklung der Pflegeheime

In Deutschland entstehen die ersten Pflegeheime nach dem Zweiten Weltkrieg. Bis dahin wurden die alten Menschen in Hospizen und Armenanstalten gepflegt. Generell kann die Entwicklung der Pflegeheime, von Anfang bis heute, in fünf Generationen aufgeteilt werden.
- Erste Generation: Anstalten; Leitbild: Verwahranstalten
- Zweite Generation: Pflegeheime; Leitbild Krankenhaus
- Dritte Generation: Wohnheime; Leitbild Wohnheim
- Vierte Generation: Hausgemeinschaften; Leitbild familiäre Wohngruppe
- Fünfte Generation: Quartiershäuser; Leitbild Leben in Privatheit, in der Gemeinschaft, in der Öffentlichkeit.

Tab. 6.4 Vor- und Nachteile segregativer Versorgungsformen.

Vorteile	Nachteile
Menschen mit Demenz (MmD)	
• Keine kontinuierliche Überforderung und Konfrontation mit eigenen Defiziten • Reduktion von Stresserleben und herausfordernden Verhaltensweisen • Reduzierung von Psychopharmaka und freiheitsentziehenden Maßnahmen	• Auftreten von Ängsten bei einer Konfrontation mit einem Klienten in einem weiter fortgeschrittenen Demenzstadium • Risiko der Stigmatisierung • Gegenseitige Verstärkung des herausfordernden Verhaltens in einer Gruppe von MmD • Fehlende wohnortnahe Versorgung in spezialisierten Einrichtungen • Ggf. Verlegung bei Veränderungen des Krankheitsbildes (je nach konzeptioneller Ausrichtung)
Personal	
• Hohe gerontopsychiatrische Fachkompetenz • Gezieltes demenzspezifisches Betreuungsangebot möglich	• Gefahr der Überlastung aufgrund des komplexen Versorgungs- und Betreuungsbedarfs der MmD

- Unterstützung der Orientierung (Uhren, Kalender, Farben, Namen, Bilder, Lichtführung, Raumgestaltungen, Bodenbeläge)
- Förderung der sozialen Interaktion und Kontaktaufnahme (Gemeinschafträume, Wohnküchen, etc.)
- Tierbesuche oder Haustiere
- Ausreichend Rückzugsmöglichkeiten.

Special Care Unit – SCU

Die in den USA entwickelte Wohn- und Betreuungsform der **Special Care Units (SCU)** sind *geschlossene* oder *beschützende Wohnbereiche* für Menschen mit Demenz. Anders als in der integrativen Wohn- und Betreuungsform haben hier die spezifischen Bedürfnisse der Bewohner Priorität und nicht das Normalisierungsprinzip.

Um in diesen speziellen Pflegebereichen eine adäquate und hochwertige 24-Stunden-Pflege und Betreuung der Menschen mit demenziellen Erkrankungen sicherzustellen, ist das Pflegepersonal spezifisch auf das Krankheitsbild und die besonderen Verhaltensweisen geschult und der Personalschlüssel entsprechend erhöht. Das Beschäftigungsangebot wie auch das gesamte Milieu sind auf die komplexen demenzspezifischen Anforderungen ausgerichtet. Um eine optimale Umgebung für die Bewohner zu ermöglichen, wird die Umgebung in Special Care Units gestaltet durch:

- eine klare räumliche Abgrenzung von anderen Bereichen und
- eine Angliederung an weitere Freibereiche mit zusätzlichem Bewegungsfreiraum zum Spazieren und Wandern.

Beschützende Bereiche

Die meisten speziellen Wohnbereiche für Menschen mit Demenz sind so gestaltet, dass die Bewohner nicht unbemerkt vom Wohnbereich nach draußen gehen können. Die Ausgänge sind jedoch nicht verschlossen, sondern durch besondere Maßnahmen so gestaltet, dass ein Verlassen des Wohnbereichs lediglich erschwert ist.

Beispiele für Interventionen, die in **beschützenden Wohnbereichen** häufig eingesetzt werden, um ein unbemerktes Verlassen der Pflegeeinrichtung durch Bewohner zu verhindern, sind:

- Farb- und Lichtgestaltung der Wohnbereiche lenkt von den Ausgängen ab und richtet den Fokus auf andere Bereiche
- Türgriffe sind über der Augenhöhe angebracht
- Türen sind farblich oder durch eine Fototapete unkenntlich gemacht oder durch Vorhänge versteckt
- Technische Hilfsmittel, wie beispielsweise Funkschranken oder spezielle Sensoren.

Geschlossene Bereiche

Eine andere Wohnbereichsform für Personen mit demenziellen Erkrankungen sind **geschlossene Pflegebereiche.** Hier sind die Ausgänge permanent abgesperrt. Für einen Einzug in einen geschlossenen Wohnbereich ist eine richterliche Genehmigung notwendig, denn das Freiheitsrecht der Bewohner wird hier stark eingeschränkt. Es muss richterlich festgelegt werden, dass das Schutzbedürfnis des Betroffenen tatsächlich eine Einschränkung seines Rechts auf persönliche Freiheit erfordert.

Sonderform Pro Acht

Die Sonderform **Pro Acht** ist spezielles Bau- und Raumkonzept für die stationäre Versorgung von Menschen mit demenzieller Erkrankung. In Deutschland wurde 2003 die erste Einrichtung mit diesem Konzept eröffnet. Der Grundriss eines Wohnbereichs der Pro-Acht-Form ist in Form einer Endlosschleife gestaltet, die der starken Unruhe und dem hohen Bewegungsdrang von Menschen mit Demenz Rechnung tragen soll.

Die Wohnbereichsgestaltung und die halböffentlichen Bereiche mit Endloswanderschleifen zielen darauf ab, die Mobilität der Bewohner zu fördern und ihnen die Möglichkeit zu bieten, ihren Bewegungsdrang in hohem Maße ausleben können.

VORSICHT! Bei Raumkonzepten wie „Pro Acht" ist es wichtig, folgende Aspekte zu berücksichtigen:

- Demenziell erkrankte Bewohner laufen in diesen Grundrissformen teilweise bis zu 20 km am Tag und erscheinen dem Personal deshalb oft weniger auffällig und störend. Durch den *Hamsterradeffekt* überschreiten diese Bewohner jedoch oft ihre körperlichen Belastungsgrenzen.
- Die wahren Bedürfnisse, die hinter der ausgeprägten Unruhe stecken, werden oft wenig beachtet.
- Des Weiteren ist zu beachten, dass Demenzerkrankte mit einem erhöhten Bewegungsdrang auch einen deutlich *höheren Energiebedarf* haben.
- Problematisch sind auch sehr gleichförmig gestaltete Wege mit *wenig Sinnesanregungen.* Dies kann die Desorientierung der Bewohner noch verstärken, da sie sich während des Laufens kaum orientieren können, wo sie sind.

Domus Units

Die **Domus Units** sind das deutsche Gegenstück zu den Special Care Units und bilden spezielle Pflegeheimplätze für Bewohner mit demenziellen Erkrankungen, die dort eine spezialisierte und professionelle 24-Stunden-Betreuung erhalten.

In dieser Versorgungsform leben zwölf Bewohner in einem demenzgerechten Wohnbereich *(Domus)* zusammen und werden speziell nach ihren psychologischen und emotionalen Bedürfnissen versorgt und betreut. Domus Units sind besonders auf Bewohner mit stark ausgeprägten herausfordernden Verhaltensweisen ausgerichtet. Strukturelle und organisatorische Aspekte sind:

- Pflegebereich ist ausschließlich mit Einzelzimmern ausgestattet
- Gemeinschaftsräume mit eigener Wohnküche und Gartenbereich zur Förderung der sozialen Interaktion
- Das versorgende Team besteht aus 18 Pflegekräften (davon fünf für hauswirtschaftliche Tätigkeiten) und einer gerontopsychiatrischen Fachkraft
- Unterstützung durch Betreuungskräfte, von denen tagsüber vier und nachts mindestens zwei Personen anwesend sind.

In Domus Units ist es den Bewohnern möglich, ihren Lebensabend bis hin zum Endstadium ihrer Krankheit zu verbringen. Eine Veränderung oder Verschlechterung des Krankheitsbildes führt nicht zu einer Verlegung.

Pflegeoasen

Auch sog. **Pflegeoasen** gehören zu den segregativen Wohn- und Betreuungsformen (→ Abb. 6.15). Das ursprüngliche Modell der Pflegeoase stammt aus der Schweiz und wurde bereits im Jahr 1998 entwickelt. Ziel war es, Menschen mit einer schweren Demenz einen besonders geschützten Rahmen in der letzten Phase ihres Lebens zu bieten. Dadurch sollten die Betroffenen mehr Zuwendung erfahren als auf normalen Stationen in einem Einzel- oder Doppelbettzimmer. Eine Pflegeoase:

- bietet innerhalb einer stationären Pflegeeinrichtung einen geschützten Lebensraum für eine kleine Gruppe von Menschen mit schweren demenziellen Erkrankungen, die einen hohen Pflege- und Unterstützungsbedarf haben,
- ist ausgerichtet auf bestmögliche Lebensqualität der Bewohner,
- ist geprägt von einer kontinuierlichen Präsenz der Pflegenden,
- gibt der Zielgruppe Sicherheit in der Befriedigung ihrer physischen, psychischen und sozialen Bedürfnisse,
- hat ein spezielles Raumkonzept mit einem Mehrpersonenraum mit einer kommunikativen Mitte und einem Individualbereich, einem Rückzugsraum sowie einem Pflegebad und einer Küchenausstattung,
- sichert die Teilhabe und Mobilität der Bewohnerinnen innerhalb dieses Lebensortes.

Eine Sonderform der Pflegeoase stellt eine Tagesoase dar. Hier werden die Betroffenen nur tagsüber versorgt.

SPICKZETTEL

Segregative Wohn- und Betreuungsformen

Ziele:
- Anpassung des Lebensraumes an die Bedürfnisse von Menschen mit Demenz
- Verminderung von Fixierungen
- Reduzierung von Beruhigungsmitteln
- Vermeidung von Auseinandersetzungen
- Entlastung der Pflegenden
- Gezielte Angehörigenarbeit
- Verbesserung des baulichen Standards und Attraktivitätssteigerung
- Belegungssicherheit
- Finanzierung der Demenzbetreuung.

Formen
- Special Care Unit
- Beschützender Bereich
- Geschlossener Bereich
- Pro-Acht-Konzept
- Domus Unit
- Pflegeoase.

6.3.3 Besonderheiten bei Senioren mit geistiger Behinderung

Regina Wegmann

DEFINITION

Geistige Behinderung: *„Signifikant verringerte Fähigkeit, neue oder komplexe Informationen zu verstehen und neue Fähigkeiten zu erlernen und anzuwenden (beeinträchtigte Intelligenz). Dadurch verringert sich die Fähigkeit, ein unabhängiges Leben zu führen (beeinträchtigte soziale Kompetenz). Dieser Prozess beginnt vor dem Erwachsenenalter und hat dauerhafte Auswirkungen auf die Entwicklung."* [31]

Eine eindeutige, allgemeine Definition ist schwierig. Geistige Behinderung ist begrifflich schwer zu fassen. Die biologisch-medizinische, die psychosoziale und die soziologische Ebene können betrachtet werden.

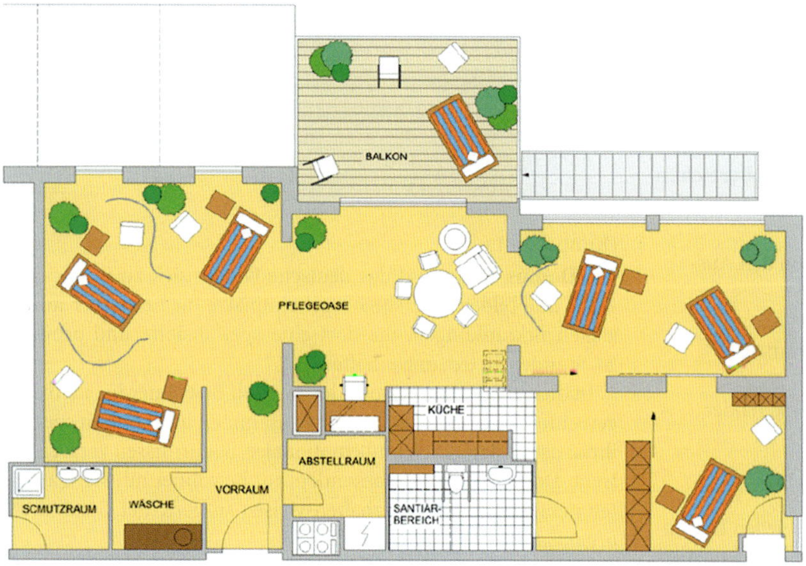

Abb. 6.15 Grundriss einer Pflegeoase. [W1117]

Die unterdurchschnittliche intellektuelle Leistungsfähigkeit kann mit körperlichen und psychischen Beeinträchtigungen einhergehen, ebenso mit massiven Schwierigkeiten bei Kommunikation, Alltagskompetenz und Verantwortlichkeit.

Zudem birgt eine Definition die Gefahr der Verallgemeinerung und Diskriminierung. Jeder Mensch sollte als eigene Persönlichkeit wahrgenommen werden, bei der nicht nur die Defizite im Vordergrund stehen, sondern Fähigkeiten, Ressourcen und Potential zu Entwicklung erkannt werden [32].

Durch Inklusion, Teilhabe und Selbstbestimmung soll den behinderten Menschen ein Leben in Würde und größtmöglicher Freiheit auch im Alter garantiert werden.

Erhöhter Hilfebedarf

- Menschen mit geistiger Behinderung haben einen besonders hohen Förderungs- und Unterstützungsbedarf. Sie benötigen Hilfe bei den Aktivitäten des täglichen Lebens und der Gestaltung sozialer Beziehungen [33].
- Sie können ihre Bedürfnisse nach Gesundheit und Wohlergehen, nach Sicherheit, Geborgenheit und Kontinuität, einem ruhigeren Lebensrhythmus, nach Aktivität und individueller Zuwendung und Betreuung nicht allein erfüllen [34].

Wie altern Menschen mit geistiger Behinderung heute?

- Derzeit gibt es nur wenige Erfahrungen. Durch die systematische Vernichtung von Menschen mit geistiger Behinderung durch die Nationalsozialisten konnten viele das Seniorenalter nicht erreichen.
- Verbesserungen in der Gesundheitsvorsorge, der Ernährung und Hygiene ermöglichen es heute immer mehr Menschen mit Behinderung, ein höheres Lebensalter zu erlangen. Dieses nähert sich mittlerweile dem der Allgemeinbevölkerung an.
- Einerseits scheint es, dass Menschen mit geistiger Behinderung früher altern als Nichtbehinderte. Viele gehen schon mit 50 bis 55 Jahren in die Rente. Fähigkeiten und Kompensationsstrategien gehen vergleichsweise früh verloren. Körperliche Ermüdung und psychische Erschöpfung nehmen besonders stark zu, während der Antrieb verringert ist.
- Andererseits sehen Menschen mit geistiger Behinderung oft deutlich jünger aus, als sie sind – sie können demzufolge falsch eingeschätzt und evtl. auch überfordert werden.

Biografische Besonderheiten

Kindheit und Jugend

Senioren mit geistiger Behinderung haben in ihrer Kindheit in der Regel wenig Wertschätzung erfahren. Man hielt diese Personengruppe für „nicht förderungsfähig und -bedürftig". Wichtig war eine gute Versorgung und „Verwahrung". Dies führte häufig zu Unselbstständigkeit und „erlernter Hilflosigkeit". Nicht selten wurden sie auch zu Opfern von körperlicher, seelischer oder sexueller Gewalt.

Mangelndes Wissen in der Gesellschaft, die Scham der Eltern und fehlende Strukturen verhinderten häufig die Förderung der Kinder mit Behinderung und damit die Entwicklung eines positiven Selbstbildes.

Berufsleben und Rente

Schulische und berufliche Ausbildung fand selten statt. Das Leben in „Anstalten" (so der damals übliche Ausdruck), häufig wechselnde Betreuungspersonen und wenig Möglichkeiten zur Selbstbestimmung prägten den Alltag.

In den 1960er und 1970er Jahren wurden Werkstätten für Menschen mit Behinderung errichtet. Die Identifikation mit der dort ausgeübten beruflichen Tätigkeit ist für viele dieser Menschen stark ausgeprägt. Dementsprechend fällt ihnen der Austritt aus dem Berufsleben oft schwer. Dieser Schritt wird als Verlust an Wichtigkeit und Anerkennung erfahren.

Biografiearbeit

Mit dem Wissen um die lebensgeschichtlichen Besonderheiten und Schwierigkeiten von Menschen mit geistiger Behinderung können Pflegende mehr Verständnis für die Betroffenen und deren Angehörige aufbringen. Hier kommt der Biografiearbeit eine ganz besondere Bedeutung zu. Die jeweilige Lebensgeschichte sollte gemeinsam betrachtet und evtl. auch aufgearbeitet werden.

Praxisbeispiel

Irene Schneider ist früher gerne verreist. Wenn sie dann wieder zu Hause war, konnte ihre Mutter sie bei schlechter Laune aufmuntern. „Irene, weißt du noch, wie schön warm das Wasser im Meer war?" Seit dem Tod der Eltern ist Irene Schneider darauf angewiesen, dass sich andere Menschen zusammen mit ihr erinnern. Die Betreuungskraft stellt mithilfe ihrer Schwestern ein Fotoalbum zusammen. Wirkt Irene Schneider traurig, wird sie aufgefordert, ihr Urlaubsbuch zu bringen. Sofort zeigt sie es her mit einem fröhlichen „Irene – Baden!".

Die soziale Situation von Senioren mit geistiger Behinderung

- Durch ihr Lebensalter und die geistige Behinderung sind die Senioren in doppelter Weise sozial benachteiligt und stigmatisiert.
- Der Großteil verfügt über ein sehr reduziertes soziales Netzwerk, da Kommunikationsmöglichkeiten und Aktionsradius eingeschränkt sind. Die Gründung einer eigenen Familie oder das Aufbauen eines Freundeskreises und einer festen Partnerschaft sind meist nicht möglich.
- Viele Menschen mit geistiger Behinderung verfügen kaum über Kontakte zu Personen außerhalb ihrer Wohngruppen. Mitbewohner und Betreuer sind oft die einzigen Ansprechpartner und Familienersatz, wenn sich der Kontakt zu Arbeitskollegen und Familienangehörigen reduziert.

Gestaltung des sozialen Umfelds

Menschen mit geistiger Behinderung benötigen umfangreiche Hilfe und Unterstützung beim Gestalten ihrer sozialen Beziehungen und ihrer Freizeit, um sie vor Isolation zu bewahren. Von zentraler Bedeutung sind die Alltagsgestaltung durch eine sinnvolle Tagesstruktur, das Erhalten von Fähigkeiten und die Gewährleistung von Lebensqualität: „So viel Selbstbestimmung wie möglich und so viel Fürsorge wie nötig".

Hilfreich sind Interventionen wie Psychotherapie, kognitives Training, Validation, Musik- oder Reittherapie.

Ansprache

In vielen Behinderteneinrichtungen ist es üblich, dass sich Bewohner und Betreuer gegenseitig mit „Du" ansprechen. Dies ist keinesfalls ein Zeichen mangelnden Respekts oder fehlender Wertschätzung. Vielmehr soll hier eine Haltung der Vertrautheit und der Zusammengehörigkeit zum Ausdruck kommen. Zudem haben viele Menschen mit geistiger Behinderung Probleme, sich sprachlich auszudrücken, und die Anrede mit „Du" fällt ihnen leichter.

Bezüglich der Anrede („Du“ oder „Sie“) sollte Rücksprache mit der betroffenen Person, aber auch mit den Betreuern oder Angehörigen gehalten werden.

Praxisbeispiel

„Herr Müller, Ihr Essen steht am Tisch. Guten Appetit!“ Peter Müller liegt seit drei Tagen im Krankenhaus. Auf die Aufforderung des Pflegefachmanns reagiert er nicht. Er starrt zur Zimmerdecke. „Herr Müller, Zeit zum Essen!“ Der Pflegefachmann wird lauter und rüttelt an seinem Arm. Peter Müller schüttelt die Hand ab. Er fühlt sich nicht angesprochen und weiß nicht, was der Fremde von ihm will. Dass er zu Hause von allen nur „Pit“ genannt wird, weiß hier leider niemand.

Gesundheitsaspekte bei Senioren mit geistiger Behinderung

Geistige Behinderung ist oft verbunden mit körperlichen und auch psychischen Problemen. Besonders betroffen sind Sinnesorgane, Stütz- und Bewegungsapparat, Herz- und Kreislaufsystem, Verdauungs- und Immunsystem, Niere und Blase, Geschlechtsorgane und die Schilddrüse [32].

Mit zunehmendem Alter ist zusätzlich das Risiko deutlich erhöht, altersbedingte Krankheiten zu bekommen. Gesundheitliche Probleme – vor allem chronische Erkrankungen – sind wesentlich häufiger und früher anzutreffen als bei Nichtbehinderten [35].

Körperliche und psychische Erkrankungen führen schon bei jungen Menschen mit Behinderung zu einer erhöhten Medikationseinnahme. Weit über die Hälfte aller Menschen mit geistiger Behinderung, die in Pflegeeinrichtungen leben, erhalten Antiepileptika oder auch Psychopharmaka wie Antipsychotika und Antidepressiva. Gleichzeitig sind sie besonders anfällig für Nebenwirkungen [36].

Viele geistige Behinderungen gehen mit Spastiken, Lähmungen und Einschränkungen der Feinmotorik einher. Die Betroffenen sind häufig in jungen Jahren schon auf Hilfsmittel und personelle Unterstützung angewiesen, dies verstärkt sich im Alter. Daher sind sie in einem ganz besonderen Maß betroffen von:

- Multimorbidität (→ Kap. 20)
- Polymedikation (→ Kap. 21.2)
- Immobilität.

Herausforderung für die Pflege

- Senioren mit geistiger Behinderung verfügen oft nicht über die nötige Kommunikationskompetenz, um auf ihre gesundheitlichen Probleme hinzuweisen. Deshalb ist erhöhte Aufmerksamkeit, Empathie und Verständnis geboten, damit Schmerzen, Obstipation, schlechtes Hören und Sehen, psychische Probleme oder auch Symptome von Arzneimittelnebenwirkungen erkannt werden.
- Arztbesuche oder Krankenhausaufenthalte müssen sehr gut vorbereitet werden. Eine fremde Umgebung und fremde Personen lösen große Unsicherheit aus. Wünschenswert wäre hierbei eine Begleitperson, die Sicherheit gibt.

Demenz bei Menschen mit Down-Syndrom

Offensichtlich besteht für Menschen mit Down-Syndrom ein höheres Risiko, an einer Alzheimer-Demenz zu erkranken. Die Ursachen hierfür sind noch nicht ausreichend erforscht.

Die Diagnosestellung durch Assessments (→ Kap. 11.4) gestaltet sich besonders schwierig, da die bestehende individuelle Behinderung berücksichtigt werden muss. Die gängigen Tests setzen ein Zahlen- und Sprachverständnis voraus, das bei den Betroffenen i. d. R. nicht erfüllt ist. Hier kommt der intensiven Verhaltensbeobachtung ein hoher Stellenwert zu. Dabei geht es nicht nur darum, Beeinträchtigungen festzustellen, sondern auch deren Veränderung. Durch häufigen Wechsel der Betreuer werden diese Veränderungen aber oft nicht erkannt [32]. Zudem wird auffälliges Verhalten oft auf die Behinderung zurückgeführt.

Demenz und geistige Behinderung

Für die Pflege bedeutet dies, Veränderungen im Verhalten sehr genau zu beobachten und zu dokumentieren. Oft fallen Verschlechterungen bei Verrichtungen des täglichen Lebens zuallererst auf. Stimmungsschwankungen, sozialer Rückzug und herausforderndes Verhalten können ebenfalls ein Hinweis sein.

Wohnformen für Senioren mit geistiger Behinderung

Für Senioren mit geistiger Behinderung gibt es verschiedene Wohnmöglichkeiten [32]:

Wohnen im Elternhaus

Eine Betreuung durch die Familie wird von vielen Betroffenen favorisiert. Auch hochbetagte Eltern wollen sich so lange wie möglich selber um ihr Kind kümmern.

Komplexeinrichtungen

Am gleichen Standort werden verschiedene Dienste angeboten:

- Wohnmöglichkeit
- Schulen, Werkstattangebote
- Fachdienste
- Freizeitgestaltung
- Medizinische Versorgung.

Dies spart viele Wege, widerspricht jedoch einer „normalen“ Wohnsituation. Deshalb wird momentan eine Dezentralisierung angestrebt.

Wohnortnahe Einrichtungen (Wohnheime)

Wohnen und Arbeiten finden nicht unter einem Dach, sondern wie im „normalen Leben“ an getrennten Orten statt. Für Bewohner im Rentenalter wird eine Tagesstruktur angeboten. Die Betreuung wird von einem multiprofessionellen Team aus Pflegefachkräften, Heilpädagogen und Erzieherinnen geleistet. Die Durchmischung aller Altersstufen mit sehr unterschiedlichen Bedürfnissen stellt eine große Herausforderung dar.

Ambulante Wohnformen

Beim Wohnen in der eigenen Wohnung unter Einbeziehung von Fachdiensten wird ein großes Maß an Selbstständigkeit vorausgesetzt. Menschen mit einem erhöhten Hilfebedarf können dort zurzeit noch nicht ausreichend versorgt werden [37].

Seniorenheime

Viele Menschen mit geistiger Behinderung haben den Großteil ihres Lebens in einer Wohneinrichtung verbracht. Hier möchten sie im Alter auch wohnen bleiben, ein Umzug in ein Pflegeheim würde sie aus ihren sozialen und lokalen Bezügen herausreißen und ihre Lebensqualität beeinträchtigen [38].

Spezialisierte Altenheime verbinden altersgerechte pädagogische Betreuung mit pflegerischen Leistungen, sind aber eine große Seltenheit. In Regelaltenheimen ist eine behindertengerechte Betreuung kaum gewährleistet. Daher wird die Unterbringung in solchen Heimen von Behindertenverbänden sehr kritisch gesehen. Sie ist aber oft die einzige

Möglichkeit für stark pflegebedürftige Senioren. Gründe für einen Umzug sind:

- Zu hoher Pflegeaufwand
- Belastung der Mitarbeitenden
- Überforderung der Mitbewohner
- Demenzielle Veränderungen [39].

Die geeignete Wohnform soll dem Bedürfnis nach Sicherheit, Wohlergehen und Geborgenheit, aber auch nach Aktivität und Beschäftigung im Alter entsprechen. Angestrebt werden kleine, gemeindeintegrierte Wohnformen mit ambulanten Hilfsdiensten. Hier liegt Deutschland im Vergleich zu anderen westlichen Industrienationen weit zurück [32]. Das Zusammenleben von Menschen mit und ohne Behinderung soll gegenseitige Hilfe gewährleisten, die durch professionelle Angebote ergänzt wird. Das Etablieren dieser Wohnformen ist eine Herausforderung für die Zukunft.

SPICKZETTEL

Senioren mit geistiger Behinderung

Charakteristika:

- Signifikant verringerte kognitive Fähigkeiten, hoher Förder- und Unterstützungsbedarf im Alltag
- Früheres Einsetzen des Alterungsprozesses bei gleichzeitig jünger wirkendem Aussehen
- Häufig zusätzliche körperliche und psychische Probleme (Multimorbidität, Polymedikation, Immobilität)
- Häufig Erfahrung von Benachteiligung und Stigmatisierung
- Reduziertes soziales Netzwerk.

Besonderheiten im Umgang:

- Ausgewogenes Verhältnis zwischen Fürsorge und Erhalt der Selbstständigkeit
- Ansprache mit „Du" häufig bevorzugt
- Zur Einschätzung von Gesundheitszustand und Wohlbefinden intensive Verhaltensbeobachtung erforderlich.

Wohnformen:

- Komplexeinrichtungen (umfassen Wohnraum, Schulen, Werkstätten, medizinische Versorgung und Freizeitangebote)
- Wohnortnahe Einrichtungen: Wohnheim und Arbeitsstätte getrennt; im Rentenalter Betreuung durch ein multiprofessionelles Team
- Umfassende ambulante Betreuung bei Verbleib in der eigenen Wohnung
- Seniorenheim.

TRANSFERAUFGABEN

Das kinderlose Ehepaar Schmidt, beide 85 Jahre alt, wohnt im vierten Stock eines Mehrfamilienhauses ohne Aufzug. Zu den Nachbarn hat das Ehepaar wenig Kontakt.

Herr Schmidt beobachtet mit Sorge, dass das Verhalten seiner Frau sich sehr verändert hat. Sie sitzt oft teilnahmslos im Wohnzimmer, vernachlässigt ihr Äußeres, und auch die Hausarbeit geht ihr nicht mehr von der Hand. Außerdem wird sie immer vergesslicher, reagiert aber sehr ungehalten, wenn man sie darauf hinweist.

Herr Schmidt hat sich früher mit dem Haushalt nie abgegeben, und der Rollenwechsel fällt ihm schwer. Der Speiseplan wird immer eintöniger, für das Mittagessen gibt es mehr und mehr Fertigprodukte, wenn überhaupt gekocht wird. Frau Schmidt zeigt sich darüber sehr unzufrieden. Auch bemängelt sie die Art und Weise, wie ihr Mann ihr hilft, die verordneten Kompressionsstrümpfe anzulegen, und wird schnell ungeduldig.

Für die täglichen 30-minütigen Spaziergänge, die der Arzt Herrn Schmidt empfohlen hat, kann er seine Frau nicht motivieren. Wenn er alleine geht, hat er ein schlechtes Gewissen, und so verzichtet er immer öfter darauf, die Wohnung zu verlassen.

1. Diskutieren Sie in Kleingruppen, welche Unterstützungsmöglichkeiten infrage kommen, damit das Ehepaar Schmidt in seiner häuslichen Umgebung verbleiben kann.
2. Überlegen Sie, welche Chancen der Besuch einer teilstationären Einrichtung für Pflegebedürftige Menschen bietet. Gibt es Grenzen, die den Besuch einer Tagespflege ausschließen?
3. Reflektieren Sie, welche Form des Betreuten Wohnens Ihrer Meinung nach als Wohnform der Zukunft bezeichnet werden kann, und begründen Sie Ihre Meinung.
4. Hintergrund für segregative Wohn- und Betreuungsform sind die besonderen Bedürfnisse von Menschen mit Demenz, die sich von den Bedürfnissen anderer Bewohnergruppen teilweise in hohem Maße unterscheiden. Diskutieren Sie die Unterschiede in Kleingruppen.
5. Recherchieren Sie im Internet die Pflegeleitbilder einer Wohlfahrtspflegeeinrichtung, einer privatwirtschaftlich geführten und einer kommunalen Pflegeeinrichtung und vergleichen Sie diese. Versuchen Sie zu identifizieren, an welchen Grundprinzipien sich das jeweilige Pflegeleitbild orientiert.

7

MEDIZINISCHE VERSORGUNG ÄLTERER MENSCHEN

Gerald Quitterer (7.1), Marianne Gerusel-Bleck (7.2), Jens Trögner (7.3), Claus Uecker (7.4), Johannes W. Kraft (7.5), Gerthild Stiens und Dirk K. Wolter (7.6)

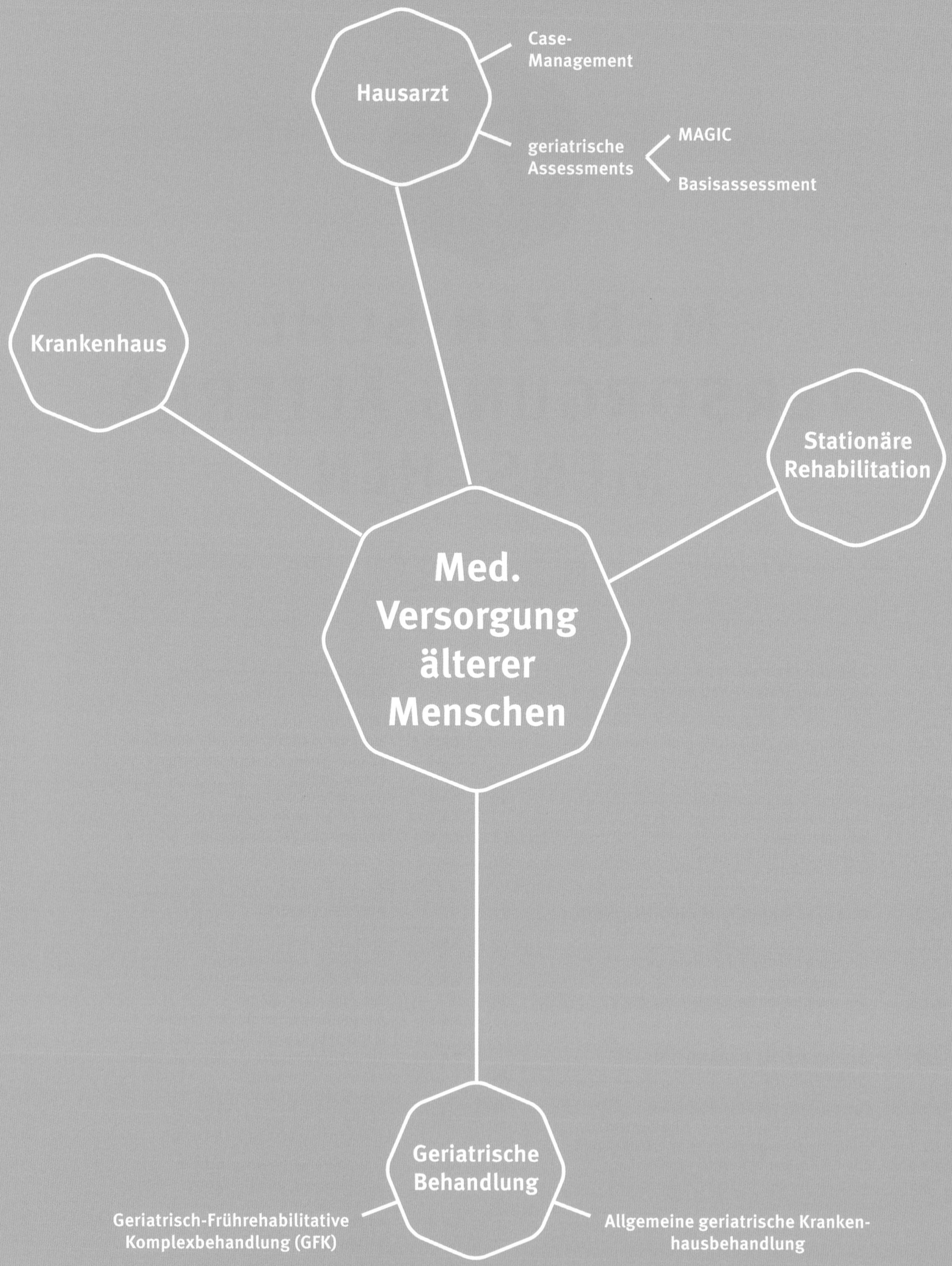

Hausarzt
Case-Management
geriatrische Assessments
MAGIC
Basisassessment
Krankenhaus
Stationäre Rehabilitation
Med. Versorgung älterer Menschen
Geriatrische Behandlung
Geriatrisch-Frührehabilitative Komplexbehandlung (GFK)
Allgemeine geriatrische Kranken-hausbehandlung

7.1 Hausärztliche Versorgung geriatrischer Patientinnen und Patienten

Gerald Quitterer

Der ältere Patient in der Hausarztpraxis ist Versorgungsalltag, was der Tatsache geschuldet ist, dass die Menschen hier während ihres gesamten Lebens mit all ihren Gesundheitsstörungen betreut und behandelt werden. Gesundheitliche Probleme treten selten von heute auf morgen und unerwartet auf. Bezogen auf die im Alter sich entwickelnden Einschränkungen der Aktivitäten des täglichen Lebens, die Multimorbidität und die damit verbundene Polypharmazie, den Verlust von Autonomie und psychischer Stabilität kommen dem Hausarzt und auch seinem Team in der Betreuung dieser Patientengruppe eine besondere Verantwortung und auch Koordinierungsfunktion zu.

Langjährig betreuende Hausärzte kennen nicht nur die aktuellen Diagnosen und Behandlungen, sondern auch das häusliche und soziale Umfeld der Patienten. Funktionsstörungen bahnen sich unter Umständen schon über Jahre hinweg an und können so frühzeitig einer präventiven Maßnahme zugeführt werden. Im Alter stehen dabei nicht mehr die Organerkrankungen, sondern vielmehr die Funktionsverluste im Vordergrund.

Hausärztliche Versorgung geriatrischer Patienten findet ganzheitlich statt. Die Behandlung richtet sich hierbei nicht nach den Einzelerkrankungen, sondern es erfolgt unter Einbeziehung aller Lebens- und Umgebungsfaktoren, der Patientenziele wie auch bestehender Ressourcen ein in partizipativer Entscheidungsfindung getragener individualisierter Ansatz [1].

Schon heute wird in Haus-, aber auch in Facharztpraxen ein großer Anteil geriatrischer Patienten behandelt, auf deren Erkrankungen und Gesundheitsstörungen altersentsprechend eingegangen werden muss. Viele dieser Patienten wurden dabei schon in früheren Jahren gemeinsam betreut (→ Abb. 7.1).

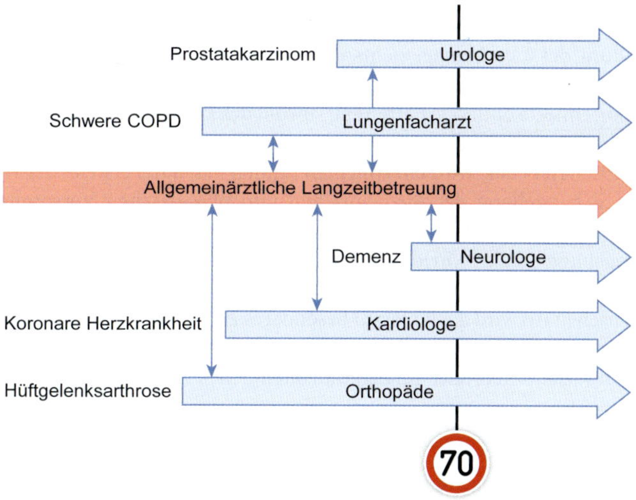

Abb. 7.1 Beispiele von fachärztlicher Mitbetreuung des Patienten im Laufe seines Lebens. [L143]

7.1.1 Definition der hausärztlich-geriatrischen Betreuung

Die hausärztliche Betreuung geriatrischer Patienten ist auch im Einheitlichen Bewertungsmaßstab (EBM) definiert, dessen Leistungsinhalt sich wie folgt darstellt:

Obligate und fakultative Leistungen

Obligat:

- Persönlicher Arzt-Patienten-Kontakt
- Einleitung und/oder Koordination der Behandlung, ggf. Durchführung therapeutischer Maßnahmen zur Behandlung von geriatrischen Syndromen, z. B.
  - Stuhl- und/oder Harninkontinenz
  - Sturz, lokomotorische Probleme (z. B. Schwindel, Gangunsicherheit)
  - Frailty-Syndrom
  - Immobilität und verzögerte Remobilität
  - Hemiplegiesyndrom
  - Kognitive und neuropsychologische Störungen einschließlich Depression und Demenz
  - Metabolische Instabilität
- Überprüfung, ggf. Priorisierung und Anpassung aller verordneten Arzneimittel und der Selbstmedikation sowie ggf. Überprüfung der Arzneimittelhandhabung
- Erstellung und/oder Aktualisierung eines Medikationsplans.

Fakultativ:

- Verordnung und/oder Einleitung von physio- und/oder ergotherapeutischen und/oder logopädischen Maßnahmen
- Koordination der pflegerischen Versorgung.

Fragestellungen für die hausärztliche Intervention

Daraus ergeben sich die Aufgaben und die Interventionsmöglichkeiten für den Hausarzt in der Versorgung des geriatrischen Patienten. Folgende Fragen stellen sich [2]:

- Wie koordiniere ich als Hausarzt zusammen mit den Angehörigen die Versorgung eines Patienten, der für sich selbst nicht mehr sorgen kann?
- Wann sehe ich den Zeitpunkt für gekommen, sozialmedizinische Maßnahmen anzuregen und gegebenenfalls einzuleiten?
- Wie schätze ich die Leistungsfähigkeit der Patienten ein? Welche Assessment-Tests stehen zur Verfügung, wann setze ich sie ein? Wie belastbar sind die Ergebnisse?
- Welche Hilfsmittel stehen zur Verfügung, um dem Patienten die Selbstständigkeit zu erhalten und bei Wunsch einen Verbleib im häuslichen Umfeld zu ermöglichen?
- Wie erkenne ich eine vorliegende Mangelernährung, welche Ernährungsempfehlungen kann ich geben?
- Welche Empfehlungen zur Bewegung kann ich dem alten/geriatrischen Patienten geben?
- Wie kontrolliere und reduziere ich die Selbstmedikation? Welche Medikamente sind im Alter mit erhöhtem Risiko behaftet?
- Wie erreiche ich eine effektive Sturzprävention? Welche Heilmittel und Hilfsmittel sind sinnvoll?
- Wie kann ich ältere Patienten aktivieren und sozialer Isolation vorbeugen?
- Welcher Hilfebedarf liegt vor?
- Welche Ressourcen stehen meinem Patienten zur Verfügung?

7.1.2 Case Management

Aus diesen Fragestellungen resultiert letztlich die Übernahme des Case Managements für den geriatrischen Patienten, das immer eine gemeinsame Definition von Zielen zur Grundlage hat. Untersuchung des Patienten, multiaxiales Assessment, Ermittlung des Hilfebedarfs und Gestaltung des Case Managements werden Hand in Hand mit dem Praxisteam erarbeitet, sodass eine auf den Einzelfall ausgerichtete ressourcenorientierte optimale Betreuung sowohl des Patienten als auch seiner Angehörigen möglich ist (→Kap. 12.3). Je nach dem im Assessment ermittelten Bedarf wird ein Hilfeplan für den Patienten erstellt, der von der Sicherstellung der medizinischen und pflegerischen Versorgung über die Antragstellung eines Pflegegrades bis hin zu Anpassung der Umgebung an die individuelle Leistungsfähigkeit reichen kann.

Nachdem die soziale Isolation ein grundlegendes Problem des älteren Menschen ist, wird auch hierauf besonderes Augenmerk gelegt, wenn es darum geht, Hilfen rund um die Pflege, die Rehabilitation, Einbindung in ein soziales Netz oder Teilhabe am öffentlichen Leben zu ermöglichen.

7.1.3 Funktionsverluste im Alter

Es gilt zu berücksichtigen, dass nicht jede Einschränkung im Alter mit Krankheit assoziiert ist. Körper, Geist und Sinne unterliegen altersbedingten Einschränkungen, die struktureller und funktioneller Natur sind und sich nur bedingt vermeiden lassen (→Kap. 9).

Krankheiten und teilweise auch Medikamente verstärken diese Einschränkungen und machen eine ursächliche Therapie erforderlich. Der Hausarzt ist also hier in zweifacher Hinsicht gefordert: Die Grunderkrankung möglichst nebenwirkungsarm zu therapieren und gleichzeitig Funktionsstörungen so gut wie möglich zu kompensieren.

Dies geschieht, wo erforderlich, im interprofessionellen Team, also in der Zusammenarbeit mit weiteren Fachärzten, Physio- und Ergotherapeuten, ambulanter und stationärer Pflege, sozialen Hilfen, und nicht zuletzt durch Einleitung einer geriatrischen Rehabilitation.

SPICKZETTEL

Leistungen der hausärztlich-geriatrischen Versorgung

- Koordination und ggf. Durchführung therapeutischer Maßnahmen zur Behandlung von geriatrischen Syndromen
- Überprüfung und ggf. Anpassung aller verordneten Arzneimittel und der Selbstmedikation, ggf. Überprüfung der Arzneimittelhandhabung, Erstellung eines Medikationsplans
- Verordnung/Einleitung von physio-/ergotherapeutischen und/oder logopädischen Maßnahmen
- Koordination der pflegerischen Versorgung
- Case Management
- Kompensation von Funktionsverlusten.

7.1.4 Geriatrisches Assessment in der Hausarztpraxis

Grundsätzlich geht der Behandlung von Erkrankungen und Störungen älterer Patienten ein umfassendes Assessment voraus. Hierfür gibt es eine aktuelle Leitlinie **„Geriatrisches Assessment in der Hausarztpraxis“** der Leitliniengruppe Hessen [1].

Das Assessment des geriatrischen Patienten erfasst seinen gesundheitlichen und funktionellen Status ganzheitlich. Systematisch werden dabei folgende Faktoren erfasst:

- Relevante körperliche Erkrankungen und Einschränkungen
- Bestehende Therapien
- Alltagskompetenzen und kognitive Fähigkeiten
- Sturzgefährdung
- Lebenszufriedenheit
- Ökonomische, familiäre und soziale Faktoren sowie das Wohnumfeld.

Die festgestellten Defizite bestimmen die Notwendigkeit von Interventionen und haben damit Einfluss auf die Prognose.

Eine besondere Herausforderung in der hausärztlichen Betreuung älterer, zumeist auch multimorbider Patienten besteht darin, beginnende Einschränkungen in den Funktionen und Alltagskompetenzen der Patienten frühzeitig zu erkennen. Im hausärztlichen Setting wirkt jedoch eine große Zahl älterer Patienten „fit und aktiv“; beginnende Einschränkungen und Risiken sind häufig nicht augenfällig und können daher übersehen werden. Deshalb bedarf es eines Instruments, um Patienten mit „Prefrailty“ oder „Frailty“ zu erkennen.

Vorauswahl

Da nicht alle älteren Patienten von einem Assessment profitieren, empfiehlt die Leitlinie eine einfache Vorauswahl mit zwei Signalfragen, die den älteren Patienten im Wartezimmer gestellt werden können:

- Fühlen Sie sich voller Energie?
- Haben Sie Schwierigkeiten, eine Strecke von 400 m zu gehen?

Anlässe für eine Vorauswahl können Gesundheits- oder Vorsorgeuntersuchungen, Impfungen, erster Kontakt nach Krankenhausaufenthalt, Kontakt zu neuen Patienten oder zu Patienten mit seltenen, weit auseinanderliegenden Arztbesuchen sein.

Manageable Geriatric Assessment (MAGIC)

Nach erfolgter Vorauswahl wird dem klassischen hausärztlich geriatrischen Basisassessment das sogenannte MAGIC vorangestellt, um den Präventions-, Therapie- und Rehabilitationsbedarf der Patienten mit vertretbarem Aufwand ermitteln zu können.

MAGIC nimmt typische Alltagsprobleme alter Menschen in den Blick, die oftmals bei einem Arztkontakt nicht ausreichend thematisiert werden. Das Instrument gliedert sich in neun Bereiche:

- MAGIC 1: Leistungsfähigkeit im Alltag
- MAGIC 2: Sehen
- MAGIC 3: Hören
- MAGIC 4: Stürze
- MAGIC 5: Harninkontinenz
- MAGIC 6: Depressivität
- MAGIC 7: Soziales Umfeld
- MAGIC 8: Impfstatus
- MAGIC 9: Tests zur kognitiven Leistung.

Die Leitliniengruppe empfiehlt, als fakultativen Leistungsinhalt noch zusätzlich Fragen aufzunehmen:

- Chronische Schmerzen
- Schwindel
- Mobilität und Beweglichkeit
- Ungewollter Gewichtsverlust
- Medikationscheck.

Das Assessment kann durch geschulte Medizinische Fachangestellte (MFA) durchgeführt werden, die Ergebnisse bespricht der Arzt mit dem Patienten.

Hausärztlich-geriatrisches Basisassessment

Wesentlich umfangreicher und aufwendiger als MAGIC ist das klassische hausärztlich-geriatrische Basisassessment. Nach Ziffer 03360 des Einheitlichen Bewertungsmaßstabs (EBM) kann es abgerechnet werden bei Patienten ab dem vollendeten 70. Lebensjahr mit geriatrietypischer Morbidität (Mobilitätsstörungen, komplexe kognitive, emotionale oder verhaltensbezogene Beeinträchtigungen, Frailty, Dysphagie, Inkontinenz, chronische Schmerzen, Demenzen, Parkinson-Syndrom) und/oder einem Pflegegrad.

SPICKZETTEL

Geriatrisches Assessment

- Vorauswahl mittels zweier Signalfragen zur Ermittlung des Risikos einer Prefrailty oder Frailty
- MAGIC als vereinfachtes Assessmentinstrument zur ersten Einschätzung alterstypischer Einschränkungen im Alltag
- Hausärztlich-geriatrisches Basisassessment bei Patienten ab 70 Jahren mit geriatrietypischer Morbidität, Demenzen, Parkinsonkrankheit und/oder einem Pflegegrad.

7.1.5 Ziele in der hausärztlichen Versorgung

Ausgehend von den Ergebnissen des geriatrischen Assessments empfiehlt es sich, hinsichtlich des weiteren Vorgehens eine gemeinsame Entscheidung mit dem Patienten zu treffen. Dessen Einschätzung unterscheidet sich häufig von derjenigen des Arztes. Lebenswünsche und realistische Ziele stehen dabei im Vordergrund. Hilfepläne müssen dem SMART-Prinzip folgen: spezifisch, messbar, akzeptiert, realistisch und terminiert. Hier sind zum Teil hochkomplexe Entscheidungen zu treffen, die im hausärztlichen Bereich durchaus gewährleistet sind und auch mögliche schädliche oder unnötige Therapien vermeiden helfen [1].

Verbesserung des Gesundheitszustands

Dies geschieht durch optimierte Therapie von Grunderkrankungen, die meist in Kombination vorliegen. Die leitliniengerechte medikamentöse Therapie alterstypischer Grunderkrankungen führt nicht automatisch zu einer Verbesserung des Gesundheitszustands, weil jedes verordnete Medikament auch mit einer Reihe von Nebenwirkungen und Interaktionen verbunden sein kann. Eine Priorisierung unter Einbeziehung des Patienten nach entsprechender Aufklärung kann hier die richtige Entscheidung sein. Wichtig ist, dass beim Hausarzt die gesamte Medikation des Patienten erfasst ist.

Der Erhalt des Gesundheitszustands geht auch mit der Erfassung von Ernährungsstörungen einher, die vielfältige Ursachen haben, mittels eines Assessments verifiziert und einer entsprechenden Therapie zugeführt werden können.

Erhalt der Lebensqualität

Einen wesentlichen Anteil an der Lebensqualität hat die Kommunikationsfähigkeit des Patienten. Hausärztliche Aufgabe ist es deshalb, frühzeitig Hör-, Seh- und sonstige Sinnesstörungen zu erfassen und sie einer Versorgung zuzuführen, um dem älteren Menschen die Teilnahme an bisher gewohnten Freizeitaktivitäten so lange wie möglich zu erhalten. Dazu gehört auch die Einschätzung der Fahrtüchtigkeit im Alter. Chronischer Schmerz, Depression und Angst beeinträchtigen den Gesundheitszustand des älteren Menschen häufig erheblich und manifestieren sich wie auch andere Erkrankungen in diesem Alter oft maskiert. Im Rahmen der hausärztlichen Langzeitbetreuung sollen diese Erkrankungen frühzeitig erkannt und entsprechende Therapien eingeleitet werden.

Erhalt der individuellen Selbstständigkeit und Autonomie

Der Verlust der Selbstständigkeit geht oft mit einem Verlust von Autonomie einher. **Selbstständigkeit** bezieht sich dabei auf objektiv erfassbare oder messbare somatische Parameter, auf die funktionellen Fähigkeiten des Patienten sowie seine diesbezüglichen Einschränkungen [3].

Autonomie beschreibt die Fähigkeit des Individuums, sich zu kennen, frei entscheiden zu können und für seine Handlungen verantwortlich zu sein [3]. Die Tatsache, auf einen Rollstuhl angewiesen zu sein, bedeutet nicht, dass dies nicht mehr möglich ist.

Der Verlust von Selbstständigkeit und Autonomie hat häufig eine Ausgrenzung und Isolierung des Patienten zur Folge. Gleiches gilt bei einer kognitiven Störung, die oft vorschnell zu einer Bevormundung des Menschen einerseits oder einer Infantilisierung andererseits führt (→ Abb. 7.2). Der Hausarzt ist hier Anwalt seines Patienten, ihn in seinen Anliegen situationsgerecht zu unterstützen.

Verminderung von Funktionsstörungen

Durch funktionelle und strukturelle Veränderungen des Körpers im Alter entstehen

- Nachlassende Beweglichkeit des Gelenksystems
- Nachlassen des Tastsinns
- Nachlassen des Koordinationsvermögens
- Nachlassende Kraft
- Nachlassende Sehfähigkeit
- Nachlassende Hörfähigkeit.

Diese Funktionsverluste erklären die erhöhte Sturzgefahr im Alter, die durch Stolperfallen nicht nur im häuslichen, sondern auch im öffentlichen Bereich verstärkt wird. Gleichzeitig führt die reduzierte Beweglichkeit der Gelenke zu verminderter Reaktion auf Störungen des Gleichgewichts und damit auch der Körperbalance. Die Durchführung eines Sturzassessments gibt Aufschluss über Art und Schwere der Mobilitätseinschränkung.

In der Konsequenz wird der Patient durch geeignete Hilfsmittel und Heilmittel versorgt, die insbesondere die Sturzgefahr mindern und den Muskelaufbau sowie die Verbesserung der Geh- und Stehbalance fördern sollen. Unterschieden werden hierbei die physikalische Therapie mit Krankengymnastik (auch am Gerät) und die Ergotherapie, welche geeignet ist, beispielsweise den sicheren Umgang mit einem Rollator zu erlernen. Patienten mit neurologischen Grunderkrankungen wie Morbus Parkinson oder Zustand nach Schlaganfall profitieren von Krankengymnastik für das zentrale Nervensystem.

Daneben ist es notwendig, im häuslichen Umfeld für eine Beseitigung von Stolperfallen, Anbringen von Haltegriffen vor allem im Bad und ausreichende Beleuchtung zu sorgen. Darüber hinaus gilt es, die Compliance bei der Medikamenteneinnahme und mögliche Einnahmefehler zu überwachen und gegebenenfalls für Hilfe zu sorgen, beispielsweise durch Verordnung häuslicher Krankenpflege. Dies alles geschieht durch das intraprofessionelle Team in der Hausarztpraxis (→ Abb. 7.3).

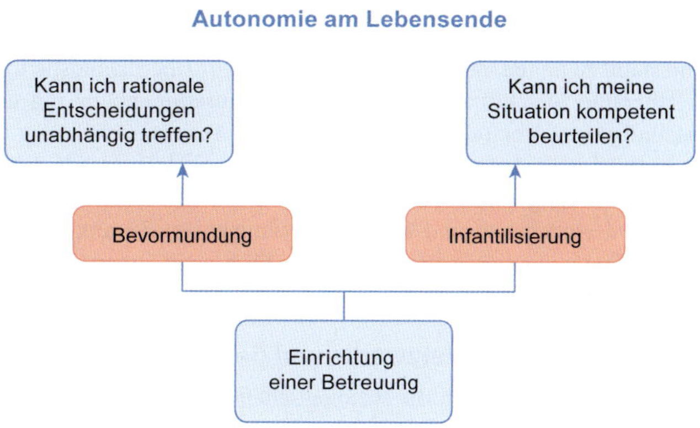

Abb. 7.2 Einschränkung der Autonomie am Lebensende. [L143]

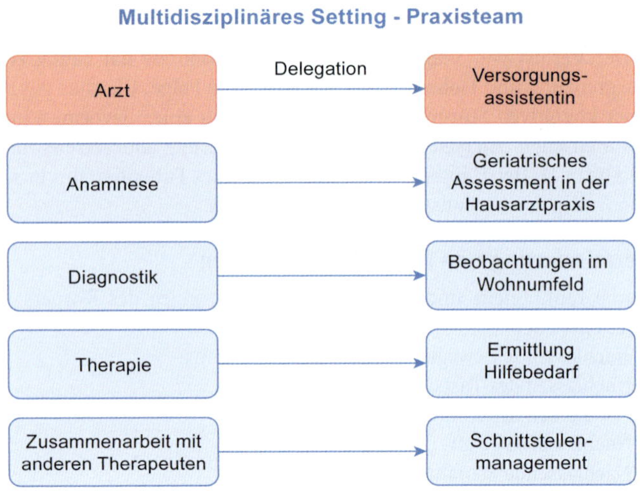

Abb. 7.3 Versorgung durch das Team der Hausarztpraxis. [L143]

Beratung zu bestehenden Gesundheitsstörungen

Der geriatrische Patient mit seiner oft bestehenden Multimorbidität, insbesondere wenn Funktionsverluste oder kognitive Beeinträchtigungen hinzukommen, bedarf einer individuellen und vorausschauenden, auf seine Gesundheitsziele abgestimmten Beratung hinsichtlich seiner Gesundheitsstörungen. Die Therapie folgt, wie bereits beschrieben, einer partizipativen Entscheidungsfindung, in die auch die Angehörigen oder Pflegenden mit einzubeziehen sind. Gerade die Entwicklung einer Demenz erfordert ein proaktives Vorgehen im Hinblick auf:

- Bevorstehende Einschränkungen
- Teilhabe am gesellschaftlichen Leben
- Verkehrstüchtigkeit
- Autonome Entscheidungen
- Erstellung einer Vorsorgevollmacht mit Patientenverfügung
- Erfordernis medikamentöser oder physikalischer Therapie
- Prognose der Erkrankung.

Hier ist der Hausarzt in besonderer Weise gefragt, da er die Langzeitversorgung übernimmt und koordiniert. Auf diese Weise sind ein Monitoring der durchgeführten Interventionen und letztlich auch eine Evaluation sichergestellt.

Prävention und Vorsorgevollmacht/Patientenverfügung

Die Prävention spielt auch beim geriatrischen Patienten eine wichtige Rolle. Insbesondere gilt es, bestehende Gesundheitsstörungen weitgehend stabil zu halten, den Patienten aber auch vor Überdiagnostik und Übertherapie zu schützen. Die Beratung im Zusammenhang mit der Erstellung einer Vorsorgevollmacht und einer Patientenverfügung ist vornehmlich eine Aufgabe des Hausarztes, vermag doch gerade dieser aus der Betreuung seines Patienten heraus auf diesen sensiblen Bereich individuell einzugehen und alle Fragestellungen im Zusammenhang mit den Therapieoptionen am Lebensende bis hin zur Organspendebereitschaft mit dem Patienten zu klären.

Erhalt des sozialen Netzwerks und der Teilhabe

Vergegenwärtigt man sich die soziologischen Probleme im Alter, wie Ausscheiden aus dem Beruf, Prestigeverlust, Funktions- und Rollenlosigkeit, Abbau sozialer Beziehungen, Verlust körperlicher und kognitiver Leistungsfähigkeit, so wird deutlich, in welcher Weise die Hausarztpraxis hier Hilfestellung geben kann. Wichtig sind die Zuweisung von Aufgaben, Wertschätzung in der Familie, Betreuung durch mobile soziale Dienste, Sicherung der medizinischen Versorgung und Ansprechpartner in Gesundheitsfragen.

Einbindung in ein hausarztgeleitetes multiprofessionelles Team

Gerade für die Fallbetreuung des geriatrischen Patienten sind die Schnittstellen zu anderen Partnern im Gesundheitswesen von entscheidender Bedeutung. Dazu gehören weitere Fachärzte, Physio-, Ergotherapeuten, Logopäden, Beratungsstellen, Selbsthilfegruppen, ambulante, mobile und stationäre Rehabilitation, Pflegedienste und mobile soziale Dienste. Eine Netzwerkdatei beim Hausarzt ermöglicht eine schnelle und umfassende Einbindung.

Betreuung durch ein geschultes Praxisteam

Die Versorgungsassistentin/der Versorgungsassistent in der Hausarztpraxis (VERAH®) ist in besonderer Weise für die Mitwirkung an der Betreuung geriatrischer Patienten qualifiziert. Die Ausbildung umfasst die Themenbereiche

- Versorgung älterer Patienten in der Häuslichkeit unter Berücksichtigung von Polymorbidität und Multimedikation
- Case-Management
- Erhebung von Assessments
- Erstellung und Umsetzung eines Hilfeplans einschließlich der Kenntnisse zur Verordnung von Heil- und Hilfsmitteln
- Angehörigenberatung und Koordination sozialer Hilfen.

VERAH® sind in der Lage, beim Case-Management und in der Betreuung geriatrischer Patienten durch Delegation von Leistungen mitzuwirken. Insbesondere kommt ihnen in der Beobachtung und Einschätzung des Patienten in seiner Häuslichkeit eine tragende Rolle zu. Sie übernehmen bei der Versorgung chronisch kranker Patienten Koordinierungsaufgaben und unterstützen dadurch bei der Sicherstellung einer umfassenden Patientenbetreuung.

Im Rahmen der durch den Hausarzt übertragenen Aufgaben haben VERAH® die Möglichkeit, den Patienten hinsichtlich seiner Gesamtsituation mit zu beurteilen, Defizite zu erkennen und ihre Beobachtungen mit dem Hausarzt zu besprechen.

Versorgung mit Heil- und Hilfsmitteln

Die hausärztliche Verordnung von **Hilfsmitteln** unterstützt die Selbstständigkeit und kann viele Defizite ausgleichen. Beispielhaft sind hier Gehhilfen, Orthesen, Greifhilfen, Haltegriffe im Bad, Toilettensitzerhöhungen, Rollstühle, Badewannenlifter und vieles mehr. Sie gleichen Defizite aus, vermeiden einen Mobilitätsverlust, erhöhen die Sicherheit im täglichen Leben und erleichtern die Pflege, wenn sich diese nicht vermeiden lässt.

Die hausärztliche Verordnung von **Heilmitteln** reicht von der Physiotherapie über die Ergotherapie bis zur Logopädie und podologischen Komplexbehandlung. Sie folgt den im Assessment festgestellten Funktions- und Fähigkeitsverlusten des Patienten und führt diesen einer möglichen Wiederherstellung zu. Dabei können nicht nur bestehende Sturzrisiken verringert werden. Auch die Folgen einer schweren Erkrankung können durch ein hausärztlich koordiniertes Therapiekonzept in einem multiprofessionellen Team so weit zurückgedrängt werden, dass eine häusliche Selbstversorgung wieder möglich wird. Voraussetzung dafür ist der Wunsch und das Einverständnis des Patienten, was in einer gemeinsamen Entscheidungsfindung mit und Beurteilung durch den Hausarzt geschehen kann.

Im Vordergrund der Behandlungskonzepte steht die Verbesserung der Alltagsfunktionen, des Bewegungsmaßes, der Kraft, Ausdauer, Balance und Koordination, der subjektiven Sicherheit sowie, wenn erforderlich, der Schmerzreduktion und Wundversorgung.

Soziale Hilfen

Im Alter schwindet das soziale Umfeld des Patienten. Isolation und Vereinsamung sind oft die Folge. Die Versorgung in der Familie ist in vielen Fällen nicht gegeben, der Freundes- und Bekanntenkreis und damit die Teilhabe am gesellschaftlichen Leben reduzieren sich. Vielfach sind die älteren Menschen oder ihre Angehörigen auf Beratung zu sozialen Hilfen, ambulanter Krankenpflege oder vorhandenen Pflegestützpunkten, zu niedrigschwelligen Betreuungsleistungen, der Einstufung in Pflegegrade oder der Beantragung einer Schwerbehinderung angewiesen. Die Hausarztpraxis ist hierbei der Ort für eine entsprechende Unterstützung.

Verminderung von Pflegebedürftigkeit

Das Ziel in der Betreuung geriatrischer Patienten ist, Pflegebedürftigkeit so lange wie möglich hinauszuschieben. Das gelingt in unterschiedlichem Maße und wird sich nicht immer vermeiden lassen. Die Verordnung häuslicher Krankenpflege durch den Hausarzt unterteilt sich in Grund- und Behandlungspflege und hat zum Ziel, eine Krankenhausbehandlung zu vermeiden oder die ärztliche Behandlung zu sichern.

Stationäre geriatrische Akutversorgung

Der Hausarzt entscheidet im Falle einer notwendigen stationären Versorgung, wann der geriatrische Patient, soweit dies möglich ist, auf eine geriatrische Abteilung eingewiesen wird, in der auf seine funktionellen Störungen zielgerichteter eingegangen werden kann. Zu bedenken ist dabei, dass jeder geriatrische Patient im Krankenhaus ein Risikopatient ist. Hausärztliche Aufgabe ist die Übernahme des Patienten nach Entlassung ins gewohnte Lebensumfeld und die Einleitung der weiter erforderlichen Maßnahmen. Die VERAH® in der Hausarztpraxis kann hier unterstützend tätig werden, beispielsweise durch einen poststationären Hausbesuch, wenn der Patient die Praxis nicht aufsuchen kann.

Rehabilitation

Sind die Ziele der Wiederherstellung oder Verbesserung der Alltagsfunktionen, des Erhalts der Selbstständigkeit oder der Vermeidung von Pflegebedürftigkeit im ambulanten Setting nicht erreichbar, kann eine geriatrische Rehabilitation angezeigt sein. Erfolgt diese nicht direkt nach einem stationären Aufenthalt, kann durch den Hausarzt eine Antragstellung erfolgen.

Pflege und Heimbetreuung

Ist eine Versorgung im häuslichen Umfeld nicht mehr in ausreichendem Maße möglich, stehen verschiedene Formen betreuen Wohnens oder die Heimbetreuung zur Option. Hier kann der Hausarzt bei der Suche nach der geeigneten Form der Unterbringung behilflich sein und auch zu Themen wie Kurzzeitpflege oder Verhinderungspflege informieren. Die weitere Betreuung in der stationären Einrichtung wird ebenfalls durch ihn und sein Team gewährleistet, idealerweise sogar in einem geriatrischen Praxisverbund, wobei jedoch geklärt sein muss, wer die Verantwortlichkeit für die Koordination übernimmt.

SPICKZETTEL

Ziele der hausärztlichen Versorgung

- Verbesserung des Gesundheitszustands
- Erhalt der Lebensqualität, der individuellen Selbstständigkeit und Autonomie
- Verminderung von Funktionsstörungen (auch Inkontinenz)
- Beratung zu bestehenden Gesundheitsstörungen
- Prävention und Vorsorgevollmacht/Patientenverfügung
- Erhalt des sozialen Netzwerkes und der Teilhabe
- Einbindung in ein multiprofessionelles Team
- Betreuung durch ein geschultes Praxisteam
- Versorgung mit Heil- und Hilfsmitteln
- Vermittlung sozialer Hilfen
- Verminderung von Pflegebedürftigkeit
- Stationäre geriatrische Akutversorgung
- Rehabilitation
- Pflege und Heimbetreuung.

7.2 Der alte Mensch im Krankenhaus

Marianne Gerusel-Bleck

Die Zahl der über 70-jährigen Patienten im Krankenhaus ist zwischen 2006 und 2015 bereits von 1,1 auf 2 Millionen angewachsen [4].

Für den deutschsprachigen Raum wurde eine Definition des geriatrischen Patienten von den maßgeblichen deutschen Fachgesellschaften erarbeitet: Deutsche Gesellschaft für Geriatrie e. V. (DGG), Deutsche Gesellschaft für Gerontologie und Geriatrie e. V. (DGGG) und Bundesverband Geriatrie e. V. (BV Geriatrie). Der geriatrische Patient ist dabei nicht primär über das Lebensalter (kalendarisch) gekennzeichnet, sondern durch Multimorbidität und andere geriatrietypische Faktoren (biologisch).

DEFINITION

Geriatrischer Patient:

- Gekennzeichnet durch geriatrietypische Multimorbidität und höheres Lebensalter (70 Jahre und älter). Die geriatrietypische Multimorbidität ist hierbei vorrangig vor dem kalendarischen Alter zu sehen

oder

- Alter 80 + und
  - Erhöhte Vulnerabilität (*Empfindlichkeit*)
  - Auftreten von Komplikationen und Folgeerkrankungen
  - Gefahr der Chronifizierung
  - Erhöhtes Risiko eines Verlustes der Autonomie mit Verschlechterung des Selbsthilfestatus.

Circa 80 % der Krankheiten geriatrischer Patienten sind chronisch und begleiten ihn bereits seit langer Zeit, in der Regel bis zum Lebensende. Daher steht in der Geriatrie die Wiederherstellung von Lebensqualität und größtmöglicher Gesundheit im Vordergrund. Diese Patientengruppe leidet an multiplen akuten und chronischen Erkrankungen und weist eine hohe **Frailty** auf (→ Kap. 27). Eine ganzheitliche Versorgung durch ein interdisziplinäres Team ist notwendig, um auf alle Diagnosen und Probleme (z. B. Psychologie, Soziales, Selbstversorgung, Mobilität und Ernährung) eingehen zu können (→ Kap. 11). Geriatrische Medizin/Versorgung bezieht die verschiedensten Berufsgruppen ein und geht über eine organzentrierte Behandlung hinaus. Auf diese Weise können die Optimierung des funktionellen Status, Verbesserung von Lebensqualität und Wiedererlangen der Selbstständigkeit erreicht werden.

7.2.1 Beziehungsgestaltung

Wichtig ist es, den Menschen ganzheitlich mit seinen **Ressourcen,** aber auch mit seinen Einschränkungen und Bedürfnissen zu sehen und diese, neben der medizinischen Behandlung, in Pflege und Therapie einzubeziehen. Deshalb bildet die Beziehungsgestaltung eine wichtige Brücke, denn nur im Rahmen einer vertrauensvollen Beziehung kann sich der Patient auf die Unterstützungsprozesse des interdisziplinären Teams einlassen, nimmt an Angeboten aktiver teil, erfährt Gemeinschaft, kann Ängste reduzieren und dem Tag wieder Struktur geben.

Nach einer Vermutung von Demenzexperten wie beispielsweise *Tom Kitwood* (→ Kap. 15.1) haben Menschen mit zunehmender Demenz nur in der Begegnung mit anderen das Gefühl, selbst ein „Mensch" zu sein, gewinnen Klarheit über sich selbst und erfahren sich als Person. Fehlt ein solches „Hilfs-Ich", ist vermehrt mit herausforderndem Verhalten und einer reduzierten Lebensqualität zu rechnen [5].

Respektvoller Umgang

Grundsätzlich müssen Patienten und Bewohner von Pflegeheimen mit Respekt behandelt werden. Dazu gehört auch die korrekte Ansprache in der Sie-Form und mit dem Nachnamen.
Bei stark kognitiv beeinträchtigten Menschen kann es besser sein, die Patienten beim Vornamen zu nennen und in die Du-Form zu wechseln. Vorangegangene Namensänderungen und der Familienname werden nicht unbedingt erinnert. Über die Anrede mit „Du" kann in diesen Fällen eine Beziehungs- und Vertrauensebene aufgebaut werden. Auf den wertschätzenden Umgang ist hierbei ganz besonders zu achten.

Bei allen Pflegeabläufen und Tätigkeiten sind Präsenz, Aufmerksamkeit, Empathie, respektvoller Umgang, Individualität und Anerkennung von enormer Bedeutung [5]. Dabei können Konzepte wie Validation, Bobath, Basale Stimulation® und aktivierend-therapeutische Pflege (→ Kap. 16) angewandt werden.

7.2.2 Situation bei Klinikaufnahme und im Klinikalltag

Wird ein Patient in die Klinik eingewiesen, sind sicherheitsgebende Aspekte wie eine vertraute Umgebung, die Anwesenheit von Zugehörigen und lieb gewonnene Gewohnheiten nicht mehr vorhanden. Es kommt zu einer Verunsicherung. Selbstbestimmung und Autonomie sowie individuelle Wünsche können im klinischen Alltag nicht immer gewährleistet werden. Trotzdem sollte das Selbstbestimmungsrecht des Patienten im Mittelpunkt stehen. Der freie Wille, solange er dem Gesundungsprozess dienlich ist, sollte akzeptiert werden. Zum Teil ist es schwierig, den Patientenwillen zu erkennen oder auch zu erfragen. Dieses kann mannigfaltige Ursachen haben (wie z. B. eine Demenz oder ein Delir). Häufig stellt sich in Notsituationen die Frage nach der Einwilligungsfähigkeit.

Selbstbestimmung

Das Selbstbestimmungsrecht des Patienten sollte unbedingt respektiert werden. Nicht selten geraten Mitarbeiter des Gesundheitswesens in einen Konflikt zwischen Patientenwillen einerseits und den Wünschen der Angehörigen andererseits. Hier stellt es eine Herausforderung dar, den tatsächlichen Willen des Patienten zu erkennen.

Wichtig ist, bereits bei der Aufnahme nach einer **Vorsorgevollmacht, Betreuungsverfügung oder gesetzlichen Betreuung** zu fragen und dies zu dokumentieren. So kann in möglicherweise schnell entstehenden Notfallsituationen zielgerichtet und im Sinne des Patienten gehandelt werden.

Den Grund der Klinikaufnahme und Behandlung versteht ein geriatrischer Patient unter Umständen nicht. Dem Patienten Sachverhalte verständlich zu erklären nimmt nicht selten viel Zeit in Anspruch und strapaziert die Geduld aller Beteiligten. Positive wie auch negative Erfahrungen aus der Vergangenheit können die Erwartungshaltung und **Adhärenz** *(Therapietreue)* des Patienten beeinflussen.

Von besonderer Bedeutung ist die Einbeziehung von Angehörigen oder auskunftsberechtigten Bekannten in Behandlung und geplante Diagnostik sowie deren Bedeutung und Konsequenzen. Die Schweigepflicht muss hier stets berücksichtigt und beachtet werden. Um eine möglichst hohe Adhärenz des Patienten zu erreichen, sind die geplante Diagnostik und Behandlung in einfachen und verständlichen Worten zu formulieren.

Umfeldgestaltung

Es ist auf eine ruhige und Sicherheit ausstrahlende Umgebung zu achten. Wichtige Punkte, die den Patienten Sicherheit und Vertrauen geben, sind:

- **Orientierung** (z. B. Uhren in den Behandlungs- und Patientenräumen sowie Kalender)
- **Konstanter Ablauf** des Klinikalltags
- **Beständigkeit der behandelnden Personen** (Pflege, Ärzte, Therapeuten, Sozialdienst).

Falls der Patient gewisse Handlungen oder Therapien ablehnt, ist diese Situation zu analysieren. Ursachen können Erlebnisse aus der Vergangenheit oder auch persönliche Vorlieben sein. Starre Strukturen und Zeitvorgaben im Klinikalltag sind zum Teil von geriatrischen Patienten z. B. durch einen reduzierten Allgemeinzustand, Schmerzen, Fieber oder Unruhe nicht einzuhalten. Dies verlangt Flexibilität aller Berufsgruppen. Da Symptome oder körperliche und seelische Beschwerden nicht immer adäquat formuliert werden können, ist die enge Zusammenarbeit aller an der Behandlung beteiligten Berufsgruppen wichtig.

Mittels **Biografiearbeit** (→ Kap. 15.2) kann der Zugang zum Patienten verbessert und eine Vertrauensbasis herstellt werden. Ein wichtiger Punkt sind nicht zuletzt **Rituale** und klare Angaben, wann welche Tätigkeiten durchgeführt werden.

Aktivierend-therapeutische Pflege

Die aktivierend-therapeutische Pflege (ATP) bezieht sich auf Menschen mit Unterstützungs- und Pflegebedarf, z. B. im Rahmen einer Frührehabilitation, und geht über die Grundpflege hinaus (→ Kap. 16.1). Es geht nicht nur um die bekannte „Hilfe zur Selbsthilfe", sondern um ein Trainieren der Aktivitäten des täglichen Lebens. Dies beinhaltet, den Patienten trotz und mit seiner funktionellen Beeinträchtigung die Möglichkeiten seines Handelns selbst erfahren zu lassen und ihn dahingehend zu motivieren, mit pflegerischer Unterstützung Aktivitäten wieder zu erlernen und einzuüben.

Der Patient wird freundlich und unterstützend zur Eigenaktivität aufgefordert. Bei Pflegehandlungen, welche der Patient nicht selbst ausführen kann, wird er vom Pflegepersonal unterstützt, oder sie werden ersetzend durchgeführt. Dabei ist es wichtig, geplante Handlungen zu kommunizieren, anzukündigen und verbal zu begleiten.

Je nach kognitivem und gesundheitlichem Zustand werden Handlungen und Bewegungen täglich nach demselben Schema wiederholt, um einen Automatismus zu erreichen. So können in Vergessenheit geratene oder durch eine Erkrankung verloren gegangene Informationen und Abläufe vom Patienten wieder reaktiviert werden.

II

ALLGEMEINE ALTENPFLEGE UND GERIATRIE

8

ENTWICKLUNG DER ALTENPFLEGE UND GERIATRIE

Thomas Öller (8.1–8.5), Lara Adess (8.6)

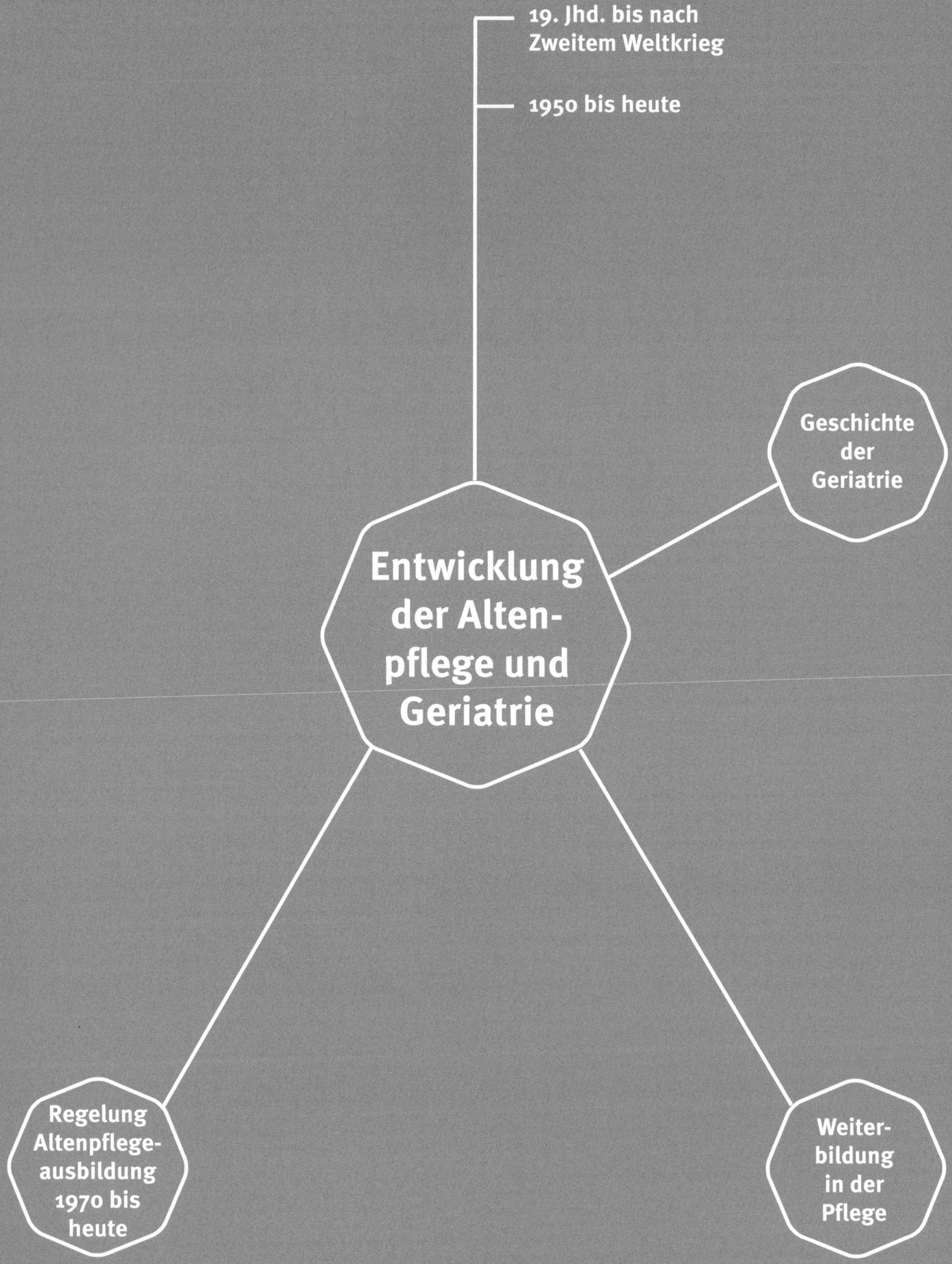
19. Jhd. bis nach Zweitem Weltkrieg
1950 bis heute
Geschichte der Geriatrie
Entwicklung der Altenpflege und Geriatrie
Regelung Altenpflegeausbildung 1970 bis heute
Weiterbildung in der Pflege

9.1 Alterstheorien

Daniela Speckamp

9.1.1 Sinn und Nutzen von Theorien

Kaum einem Begriff gelingt es in Seminaren, Weiterbildungen oder in der Ausbildung, ein derart schnelles Gähnen und den Wunsch nach mehr Praxisnähe hervorzurufen.

Für viele ist der Begriff **Theorie** „der Inbegriff lebensferner Wissenschaft", eine „fremde Sprache" oder „eine Art Geheimcode" unter Wissenschaftlern [1].

Fragen, die sich die Gerontologie stellt, sind beispielsweise:

- Warum altert der Mensch so, wie er altert?
- Wie kann es sein, dass ein Mensch mit 90 Jahren noch aktiv und vital ist, hingegen ein 60-Jähriger gebrechlich wirkt? Wie hilfreich ist es, aktiv zu bleiben im Alter?
- Einige ältere Menschen erscheinen emotional sehr zufrieden mit ihrem Leben, obwohl sie einige Verluste erleben mussten – wie gelingt ihnen das?

Aber was genau kann eigentlich unter einer wissenschaftlichen Theorie verstanden werden? Welche Aussagen werden in den sogenannten Alterstheorien getroffen? Gibt es **Sinn und Nutzen** dieser Theorien für die Praxis?

Eine Theorie ermöglicht es, Ereignisse innerhalb eines bestimmten Wirklichkeitsbereichs zu beschreiben, zu erklären und vorauszusagen. Die wichtigsten Alterstheorien werden hier anhand des folgenden Fallbeispiels erörtert.

Fallbeispiel

Frau Meier, 67 Jahre alt, kommt zur Beratung ins städtische Seniorenbüro. Sie will sich informieren, welche Freizeit-, Kultur- und Bildungsangebote es in der Region gibt. Im Gespräch wird allerdings deutlich, dass sie vor allem auf der Suche nach Kontakten ist, weil sie seit der Pensionierung vor mehr als zwei Jahren nur noch wenig soziale Bezüge hat. Frau Meier berichtet, dass sie nach ihrer Scheidung und seit die Kinder aus dem Hause sind, schon lange allein lebe, was während der Zeit der Berufstätigkeit kein Problem dargestellt habe. Damals habe sie oft viel und lange gearbeitet. Dadurch sei aber ihr ohnehin kleiner Freundeskreis immer mehr geschrumpft, zudem sei eine sehr enge Freundin kürzlich verstorben. Die erste Zeit als Rentnerin ohne Verpflichtungen habe sie sehr genossen – sie habe sich eher zurückgezogen und sich die Zeit genommen, die Dinge für sich zu ordnen. Nun aber merke sie, dass es höchste Zeit werde, sich wieder nach außen zu orientieren und etwas Sinnvolles zu tun, denn ihr falle die Decke auf den Kopf.

9.1.2 Disengagementtheorie

Die Lebenssituation von Frau Meier entspricht ihren Schilderungen zufolge zunächst den Bedingungen und Vorstellungen eines gelingenden Alters. Dieses Bild vom erfolgreichen Altern findet sich in einer der ursprünglichsten Alternstheorien, der **Disengagementtheorie** (*Elaine Cumming,* 1961), wieder. Die Kernaussage dieser Rückzugstheorie besagt, dass sowohl die älteren Menschen selbst als auch die Gesellschaft eine Ausgliederung dieser älteren Personen aus dem aktiven gesellschaftlichen Leben (z. B. Rente, Politik, Öffentlichkeit) anstreben (→ Abb. 9.1). So können sich Rentner ins Private zurückziehen, den Ruhestand genießen und sich auch damit zufriedengeben, sich langsam aus dem Leben zu verabschieden, während die jüngere Generation die Leitung der Gesellschaft übernimmt.

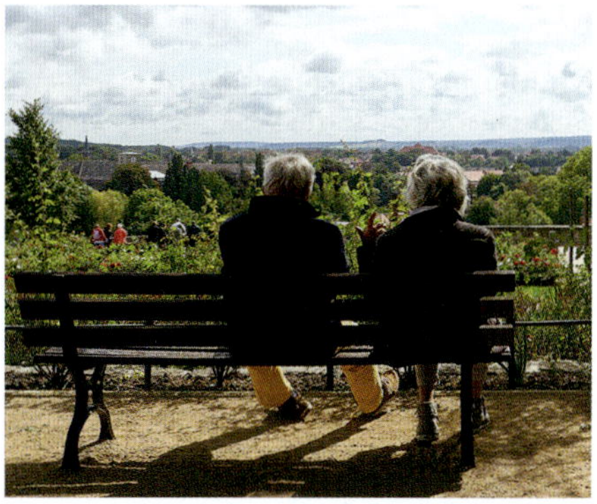

Abb. 9.1 Disengagement-Theorie: Freiwilliger Rückzug aus dem aktiven gesellschaftlichen Leben. [J787]

Den Rückgang der damit verbundenen Sozialkontakte beschreibt die Disengagementtheorie als einen natürlichen und wechselseitigen Prozess zwischen dem alternden Menschen und der Gesellschaft, verbunden mit dem zentralen Gedanken der Entpflichtung. Aber im Fall von Frau Meier wird deutlich, dass der soziale Rückzug langfristig zu Unzufriedenheit führt, obwohl die neu gewonnene Freizeit zunächst durchaus willkommen war. Sie sucht bewusst den Kontakt zu dem Seniorenbüro auf. Dieser Schritt fällt vielen Menschen sehr schwer, die zum Beispiel über wenig Kompetenzen in der Selbstsorge verfügen. Dann kann nämlich Rückzug auch dafür sorgen, dass man sich sehr stark sozial isoliert und dies mit depressiven Episoden einhergeht.

9.1.3 Aktivitätstheorie

Die Aktivitätstheorie (*Robert Havinghurst,* 1963) geht – im Kontrast zur Disengagement-Theorie – davon aus, dass der Rückzug der Gesellschaft gegen den Willen des älteren Menschen stattfindet. Sie nimmt an, dass nur derjenige Mensch Lebenszufriedenheit erlangt, der aktiv ist, etwas leisten kann und von anderen Menschen gebraucht wird. Demnach fördert ein aktiver Lebensstil ein positives Selbstbild. Es gilt also, den aktiven Lebensstil aufrechtzuerhalten und die alten Rollen, die wegfallen, durch neue Aufgaben zu kompensieren (→ Abb. 9.2). Im Fall von Frau Meier geht es also im Sinne der Aktivitätstheorie darum, ihr diese Erfahrung wieder zugänglich zu machen. Durch Angebote, die an ihren Lebensthemen und individuellen Interessen anknüpfen, könnten ihr Möglichkeiten und Wege eröffnet werden, sich aus ihrer sozialen Rückzugssituation zu lösen, um so ihre Lebensqualität zu verbessern.

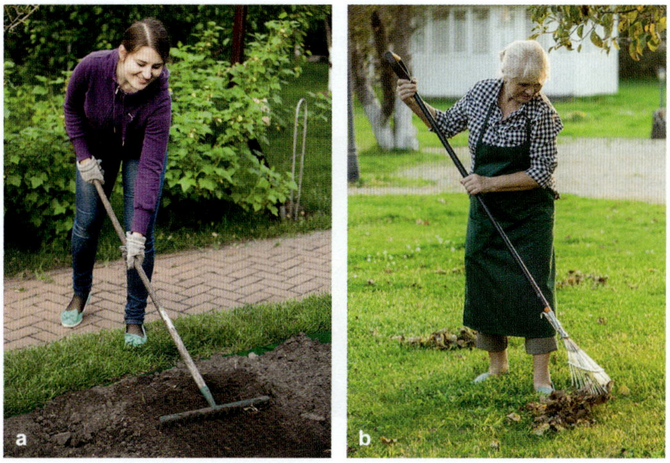

Abb. 9.2 Aktivitätstheorie: Neue Aufgaben, die an bisherige Erfahrungen anknüpfen, fördern das Selbstwertgefühl. [J787]

9.1.4 Kontinuitätstheorie

Die **Kontinuitätstheorie** (*Robert C. Atchley,* 1989) geht davon aus, dass Menschen dann zufriedener altern, wenn es ihnen gelingt, ihren Lebensstil durch die verschiedenen Lebensphasen kontinuierlich beizubehalten. Dabei setzen ältere Menschen auf bewährte Strategien, auf vertraute Muster, Menschen und Orte. Der Mensch ist umso zufriedener, je ähnlicher die Lebenssituation im Alter den mittleren Lebensjahren ist (→ Abb. 9.3).

9.1.5 Selektion, Optimierung und Kompensation (SOK)

Das Modell der **Selektion, Optimierung und Kompensation** (*Margaret M. Baltes und Paul Baltes,* 1990, *Margaret M. Baltes und Laura L. Carstensen,* 1996 [2]) ist eine Alterstheorie, bei der es um individuelle Anpassungsstrategien geht, mit den unvermeidbaren Veränderungen des Lebens im Alter konstruktiv umzugehen (→ Kap. 9.3).

Die **SOK-Theorie** geht davon aus, dass es gelingen kann, ein zwar eingeschränktes, aber dennoch selbstwirksames Leben zu führen. Voraussetzung dafür ist, dass Selektion und Optimierung bewusst erfolgen, um dadurch eine Kompensation für erlebte Verluste und Einbußen erfahren zu können.

- **Selektion** bedeutet, unter den biografisch erworbenen und für die einzelne Person besonders bedeutsamen Interessen und Aufgaben eine bewusste Entscheidung und Auswahl derjenigen Beschäftigungen zu treffen, die trotz altersbedingter Einschränkungen noch möglich sind.
- **Optimierung** meint die Konzentration auf diese bewusst ausgewählten Interessen und Aufgaben und die gezielte Nutzung der entsprechenden Ressourcen, um Verluste zu kompensieren, die angesichts des Alterungsprozesses unvermeidbar sind (→ Abb. 9.4). Im Fall von Frau Meier geht es um den Verlust der beruflichen Rolle und damit auch um das Wegbrechen sozialer Bedeutsamkeit.
- Eine **Kompensation** kann dann gelingen, wenn Frau Meier an die ihr wichtigen Themen und Aufgaben anknüpft und dadurch neue soziale Kontakte aufbaut.

9.1.6 Kompetenztheorie

Die **Kompetenztheorie** (*Christa Olbrich,* 1987) knüpft an die SOK-Theorie an. Hier stellt sich die Frage, inwieweit es dem einzelnen Menschen gelingt, im Prozess des Alterns vorhandene Kompetenzen wie die lebenslang erworbenen Kenntnisse, Fähigkeiten und Fertigkeiten *situationsgenau* einzusetzen und so im Sinne einer Performanz nach außen abzubilden (→ Abb. 9.5). Olbrichs Konzept beruht auf den persönlichen Fähigkeiten und spiegelt die alltäglichen Anforderungen der sozialen Umwelt und die biografischen Bedingungen wider.

Während **Kompetenz** die möglichen Leistungen eines Menschen beschreibt, die er aufgrund seiner Fähigkeiten erbringen könnte, meint die **Performanz** dagegen die tatsächlich gezeigten Leistungen. Dabei beeinflussen Belastungserlebnisse diese Performanz. Einflussfaktoren im Alter sind kritische Lebensereignisse (z. B. Partnerverlust, Erleben eigener Krankheit und Pflegebedürftigkeit, Verlust der vertrauten Umgebung durch Übersiedlung in eine stationäre Einrichtung oder Ähnliches). [3]

Im Fallbeispiel fällt auf, dass Frau Meier eher zu den privilegiert alternden Menschen gezählt werden kann, die über die notwendigen Reflexions- und Selbstorganisationskompetenzen verfügen, um für sich gut sorgen zu können. In vielen vergleichbaren Situationen sind aber eher negative Einflussfaktoren dominant, die verhindern, dass die Neuorientierung nach Beruf und Familie aus eigenem Antrieb und eigener Kraft gelingen kann.

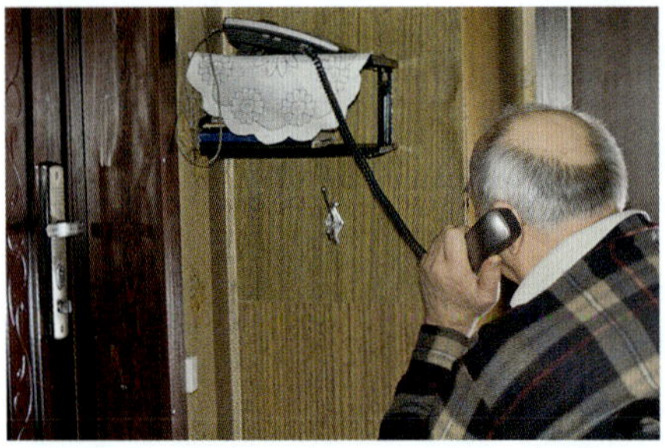

Abb. 9.3 Kontinuitätstheorie: Die Beibehaltung des gewohnten Lebensstils im Alter führt zu höherer Zufriedenheit. [J787]

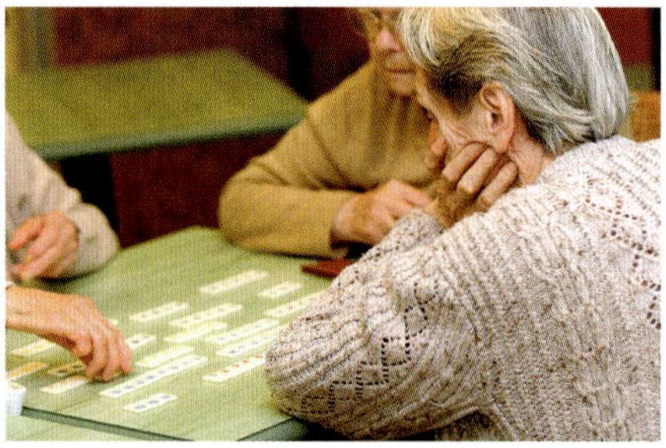

Abb. 9.4 SOK: Die Konzentration auf bewusst ausgewählte Interessen, denen im Alter noch nachgegangen werden kann, kompensiert unvermeidbare Verluste anderer Fähigkeiten. [J787]

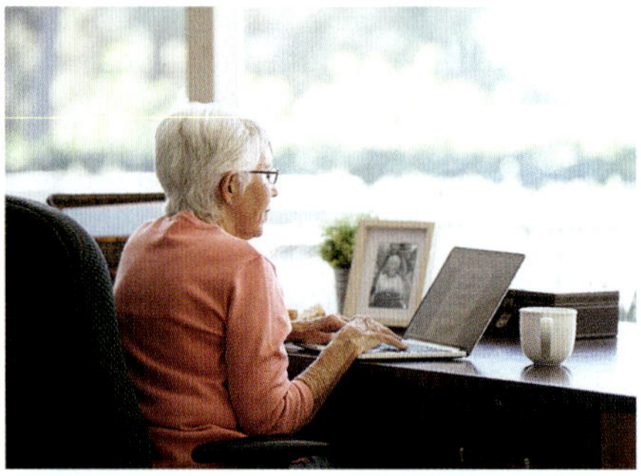

Abb. 9.5 Kompetenztheorie: Gezielter Einsatz vorhandener Ressourcen und Fähigkeiten, um die alltäglichen Anforderungen zu meistern. [J787]

SPICKZETTEL

Alterstheorien

- **Disengagementtheorie:** Freiwilliger Rückzug aus dem aktiven gesellschaftlichen Leben
- **Aktivitätstheorie:** Zufriedenheit im Alter durch einen aktiven Lebensstil und das Gefühl, gebraucht zu werden.
- **Kontinuitätstheorie:** Zufriedenheit durch bestmögliche Aufrechterhaltung des gewohnten Lebensstils
- **Selektion, Optimierung und Kompensation:** Gezielte Auswahl und Vertiefung noch vorhandener Fähigkeiten und Interessen, um unvermeidliche altersbedingte Verluste zu kompensieren.
- **Kompetenztheorie:** Optimale Gestaltung des eigenen Lebens durch gezielten Einsatz verbliebener Fähigkeiten und externer Ressourcen

10.1 Traumatisierung und Traumafolgen

Ein häufiger Grund für **Traumata** und daraus resultierende **posttraumatische Belastungsstörungen** (→ Kap. 38.11) sind neben Naturkatastrophen und persönlichen Gewalterfahrungen die direkte Beteiligung an Krieg und Kriegsfolgen. Kriegsereignisse wie körperliche Verletzungen, Todesängste, Heimatverlust durch Vertreibung, gewaltsamer Tod von Bezugspersonen, emotionale Vernachlässigung und Mangelerleben sind Auslöser und führen häufig zu sehr komplexen Traumata.

DEFINITION

Trauma: Traumata sind kurz oder langanhaltende Ereignisse oder Geschehen von außergewöhnlicher Bedrohung mit katastrophalem Ausmaß, die nahezu bei jedem tiefgreifende Verzweiflung auslösen würden [1]. Um ein Trauma zu durchleben, kann es genügen, direkter Zeuge eines solchen Ereignisses zu sein.

Posttraumatische Belastungsstörung (PTBS): Die Posttraumatische Belastungsstörung (PTBS) entsteht als verzögerte Reaktion auf ein Trauma. Zur Diagnostik einer Posttraumatischen Belastungsstörung fordert die ICD 10 einen zeitlich erkennbaren Zusammenhang des belastenden Ereignisses und der auftretenden Symptomen [2].

In Deutschland war die Zeit zwischen 1933 und 1945 geprägt vom Zweiten Weltkrieg und dem Regime des Nationalsozialismus. Nach Kriegsende erlebten die Menschen in Deutschland die Befreiung durch die Alliierten und die Zeit der Verwaltung durch die Siegermächte Amerika, Großbritannien, Frankreich und Russland.

Für etwa 14 Millionen Menschen waren in der Zeit ab Oktober 1944 Flucht, Vertreibung und Deportation stark traumatisierende Erlebnisse. Deutschsprachige Bewohner in den ehemaligen Ostgebieten des Deutschen Reiches mussten ihr Zuhause verlassen. Lange Flüchtlingszüge aus Ostpreußen, Pommern, Brandenburg und Schlesien setzten sich durch das zerstörte Gebiet in Richtung Westen in Gang. Schlecht ausgerüstet mit dem notwendigsten Hab und Gut und mit viel zu wenig Lebensmitteln, machten sich die Menschen auf den Weg. Bahnverbindungen gab es durch zerstörte Gleise so gut wie keine mehr, und über Kraftfahrzeuge verfügte nur die Wehrmacht. Zu Fuß, mit Leiterwagen und schweren Koffern kamen die Leidenszüge der Flüchtlinge im beginnenden Winter nur langsam voran. Die Rote Armee hingegen rückte zum nahenden Kriegsende jeden Tag etwa 70 km täglich Richtung Westen vor und überrollte teilweise die Flüchtlingszüge. Für viele Menschen auf der Flucht bedeutete dies Tod, Vergewaltigung und Misshandlung. Folglich erlebten Senioren der Jahrgänge 1941 und früher ihre Kindheit während des Krieges, auf der Flucht und während der Nachkriegsbesatzung in Deutschland.

Spätfolgen der Traumatisierung

Eine Studie von Kuwert et al. zeigt, dass 60 Jahre nach Kriegsende noch 10,8 % der Probanden der Jahrgänge 1933–1945 unter signifikanten Symptomen im Sinne einer posttraumatischen Belastungsstörung leiden [3]. Dabei spielen direkte Kriegserlebnisse als Soldat an der Front keine Rolle mehr: Der letzte im Krieg mobilisierte Jahrgang war der Jahrgang 1928. Ein großer Teil dieser ehemaligen Soldaten ist inzwischen verstorben.

Es sind vor allem die erlebten Ereignisse zum Kriegsende, welche bei den damaligen Kindern zu einer Traumatisierung führten (→ Abb. 10.1). Die Bombennächte in den Bunkern, erlebte Vergewaltigungen der Mütter durch die Soldaten der Siegermächte und der Wiederaufbau der zerstörten Städte mit dem täglichen Kampf um Brot und Brennholz im Winter hinterließen bei vielen der damaligen Kinder deutliche Spuren.

Aufgrund der vorliegenden statistischen Zahlen und der Studie von Kuwert et al. muss davon ausgegangen werden, dass alleine in Bayern über 11.000 Bewohner stationärer Altenpflegeeinrichtungen an posttraumatischen Belastungsstörungen infolge des Zweiten Weltkriegs leiden.

Später erworbene, zivile Traumen sind in dieser Schätzung nicht berücksichtigt. Eine Behandlung und Betreuung traumatisierter Menschen war in den Jahren nach dem Krieg nicht gegeben.

Ein weiteres einschneidendes Erlebnis war die Teilung Deutschlands nach dem Zweiten Weltkrieg. Die Gründung der Deutschen Demokratischen Republik (DDR) wurde bereits 1946 in einem ersten Verfassungsentwurf von der damaligen Sowjetunion geplant. Zur Gründung der DDR kam es dann, nach der Verabschiedung des Grundgesetzes in Westdeutschland, am 7. Oktober 1949.

Von diesem Zeitpunkt an war Deutschland für fast 41 Jahre in zwei Staaten geteilt. Im Jahr 1961 begannen Grenzpolizisten der DDR mit dem Bau der Berliner Mauer. Das sehr restriktive Vorgehen bezüglich der Ein- und Ausreise in der Sowjetzone und der daraus resultierenden späteren DDR trennte Tausende deutsche Familien für lange Zeit.

Symptome einer posttraumatischen Belastungsstörung

Zu den Hauptsymptomen einer PTBS zählen:

- Nachhallerinnerungen (Flashbacks)
- Vermeidungsverhalten
- Psychische Sensitivität und Erregtheit.

Die Betroffenen sind von sich wiederholenden Träumen und Bildern geplagt. Sie meiden Situationen oder Örtlichkeiten, die in Zusammenhang mit dem Trauma stehen. Häufig leidet der Patient unter Reizbarkeit und Wutausbrüchen, unter Konzentrationsschwierigkeiten und einer erhöhten Schreckhaftigkeit (→ Kap. 38.11).

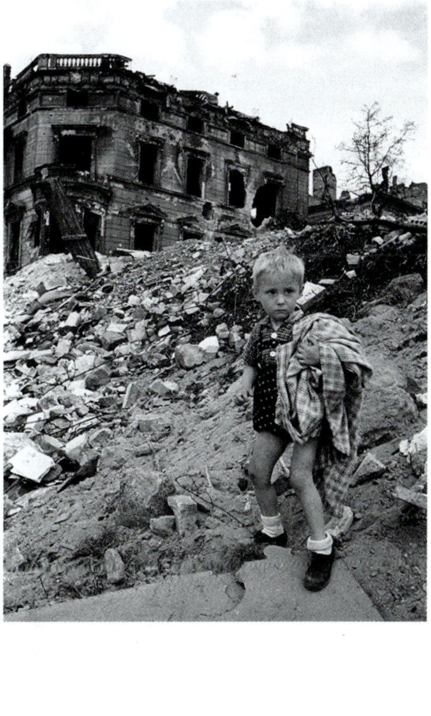

Abb. 10.1 Kindheit im kriegszerstörten Deutschland. [J560-006]

SPICKZETTEL

Traumatisierte alte Menschen

- **Traumata:** Ereignisse von außergewöhnlicher Bedrohung mit katastrophalem Ausmaß, die eine tiefe Verzweiflung auslösen
- **Posttraumatische Belastungsstörung:** verzögerte psychische Reaktion auf ein Trauma
- **Häufige Traumata** in der Generation heutiger Seniorinnen und Senioren in Deutschland:
  - Direktes Erleben von Kriegshandlungen und Bombardierungen
  - Gewalttaten gegen die Zivilbevölkerung durch Soldaten der Siegermächte
  - Vertreibung, Flucht und Deportation
  - Teilung Deutschlands mit der Folge der Trennung von Familien

10.2 Migration

Die Situation der in Deutschland lebenden **Migranten** und **Migrantinnen** wird seit Ende des letzten Jahrhunderts vermehrt diskutiert. Dabei konzentriert sich die Auseinandersetzung oft auf die Arbeitsmigranten. In den 1960er Jahren holte man Tausende Menschen, besonders aus dem Mittelmeerraum, nach Deutschland, um das Fehlen von Arbeitskräften in den Wirtschaftswunderjahren auszugleichen (→ Abb. 10.2). Anfangs war man der Meinung, dass die Menschen aus Italien, Griechenland und der Türkei nach ihrer aktiven Arbeitszeit in Deutschland wieder in ihre Heimatländer zurückkehren. Mittlerweile weiß man, dass dies bei einer großen Mehrheit nicht der Fall ist. Sie sind in Deutschland heimisch geworden und leben teilweise bereits in der dritten Generation hier.

Anwerbeabkommen und Zahl der Einwanderer zwischen 1960 und 1973

- Die Zahl der Einwanderer betrug ab den ersten Anwerbeabkommen bis 1973 etwa 3,9 Millionen Arbeitseinwanderer.
- Ein erstes Anwerbeabkommen, welches den Arbeitskräftemangel in der Landwirtschaft lindern sollte, wurde am 22. Dezember 1955 mit Italien geschlossen.
- Anfang der 1960er Jahre folgten schnell weitere Anwerbeabkommen mit Spanien und Griechenland (1960), der Türkei (1961), Marokko (1963), Portugal (1964), Tunesien (1965) und Jugoslawien (1968) [4].
- Als Konsequenz dieser Abkommen kam es zur ersten großen Einwanderungswelle in die noch junge Bundesrepublik.

Die erste Einwanderergeneration ist jetzt im Seniorenalter angekommen und braucht, ebenso wie die deutsche Bevölkerung, Unterstützung im Lebensalltag. Ein besonderes Problem dabei sind die oft prekären Erwerbsverläufe. Viele der Migranten und Migrantinnen übten Berufe aus, die eher dem Niedriglohnsektor zuzurechnen sind. Die oft schwere Arbeit und die schlechten Arbeitsbedingungen hinterließen auch körperlich deutliche Spuren. Nachgewiesen ist auch die oft schlechtere Wohnsituation von Arbeitseinwanderern und die teilweise erlebte soziale Ungleichheit. Dies alles setzt sich im höheren Alter fort und ist gekennzeichnet durch niedrige Rentenansprüche, starke körperliche Einschränkungen und soziale Isolation.

Eine zusätzliche Belastung ist die „innere Zerrissenheit". In jungen Jahren war das Leben der Arbeitsmigranten oft geprägt vom Pendeln zwischen Deutschland und dem Heimatland. Eine Zugehörigkeit zu dem einen oder anderen Land zu empfinden fällt ihnen im Alter schwer, und dieses Problem ist in der zweiten Generation vielfach noch ausgeprägter. Häufig wird dieser Umstand als fehlgeschlagene Integration und als fehlgeschlagener Lebensentwurf gedeutet. Zu diesem Thema gibt es so gut wie keine Forschungsdaten.

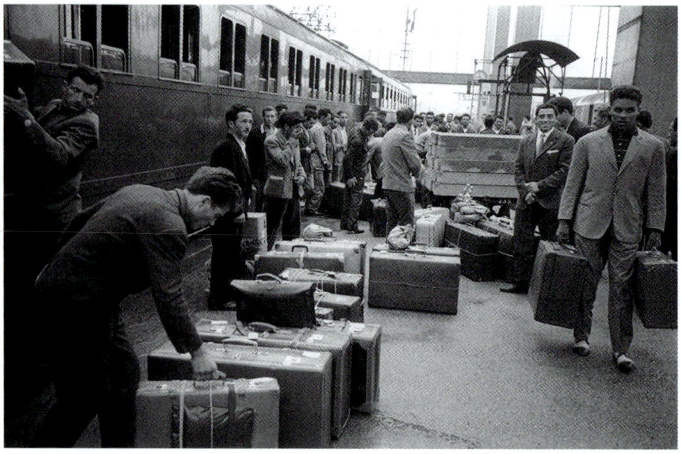

Abb. 10.2 Ankunft griechischer Gastarbeiter in München. [X374]

Als Zielgruppe in der Altenhilfe werden die Migranten und Migrantinnen erst seit ein paar Jahren entdeckt. Stationäre Einrichtungen öffnen sich einer interkulturellen Pflege und Betreuung. Schlagworte wie „kultursensible Pflege" und damit verbundene Konzepte mit dem Fokus auf Arbeitsmigranten gewinnen zunehmend an Bedeutung.

Dabei besteht die Gefahr, die Heterogenität innerhalb der Gruppe der Migranten und Migrantinnen außer Acht zu lassen. Die Situation der vergangenen Jahre zeigt, dass Menschen auch aus anderen Gründen und aus ganz verschiedenen Ländern nach Deutschland kommen.

SPICKZETTEL

Alte Menschen mit Migrationshintergrund

- **Klientel:** Erste Einwanderergeneration der Arbeitsmigrantinnen und -migranten aus den 1960er Jahren heute im Seniorenalter
- **Probleme:** prekäre Erwerbsverläufe, schlechtere Wohnsituation, Erfahrungen sozialer Ungleichheit und Isolation, innere Zerrissenheit im Spannungsfeld der unterschiedlichen Kulturen
- **Konsequenzen für die Pflege:** Konzepte kultursensibler und interkultureller Pflege sowie Beachtung der Heterogenität in der Gruppe der Migrantinnen und Migranten.

10.3 Sexuelle Orientierung und Alter

Die Gruppe der **Älteren** und **Alten** ist keine homogene Masse. Bereits 2001 bemerkte das Bundesministerium für Familie, Senioren, Frauen und Jugend, dass „eine deutliche Ausdifferenzierung verschiedenster Lebensstile hochaltriger Menschen" zu erkennen sei. Dabei sind Geschlecht, Religion, Sexualität, Herkunft und Hautfarbe nur einige Merkmale der Diversität unserer Gesellschaft.

Ein Teil dieser vielfältigen, älter werdenden Gesellschaft sind Menschen mit einer nicht heteronormativen sexuellen Orientierung, also homosexuelle und bisexuelle Frauen und Männer sowie Transmenschen. Die Forschung zu den Bedürfnissen und Wünschen von älteren und alten Lesben, Schwulen, Bisexuellen und Transgender (LGBT) in Deutschland ist jedoch so gut wie nicht vorhanden und beschränkt sich bisher auf wenige Studien und Untersuchungen. Besonders ältere Lesben und Schwule in Deutschland sind geprägt von unterschiedlichen zeitlichen Phasen der Diskriminierung und Benachteiligung in der Gesellschaft.

Erfahrungen mit diskriminierenden Gesetzen und einer benachteiligenden Politik führten bei vielen homosexuellen Menschen zu einem gesundheitsbeeinträchtigenden Minderheitenstress. Wer beispielsweise als Lesbe oder Schwuler in den Jahren zwischen 1930 und 1960 in Deutschland geboren wurde, erlebte eine Gesellschaft mit klaren Rollenzuweisungen und Erwartungen.

Homosexuelle Menschen verweigerten sich häufig diesen klaren Stereotypen und organisierten ihr Leben in zwei Bereichen – ein nach außen gerichtetes Leben mit zum Schein eingegangenen Ehen und einer klaren Kontrolle von Informationen nach außen, und im Gegensatz dazu ein privates Leben.

Noch in den Anfängen der Bundesrepublik Deutschland, nach dem Zweiten Weltkrieg, gab es Strafverfolgungen für praktizierte Homosexualität nach dem § 175 StGB. Dieser bereits vor dem Zweiten Weltkrieg bestehende Gesetzestext wurde in der Zeit des Nationalsozialismus noch einmal verschärft. Diese Kriminalisierung von Homosexualität führte gerade bei den älteren Lesben und Schwulen zu Traumatisierung und oft starken Einschnitten in der Lebensbiografie. Bei der nach dem Krieg geborenen Generation kommt noch die Belastung durch die HIV-Krise der 1980er Jahre hinzu. Nicht selten verloren schwule Männer einen oder mehrere Bekannte aus ihrem Freundeskreis an das HI-Virus. Die damals von den Folgen dieser Krankheit betroffenen Personen kommen jetzt in das Seniorenalter. Die Situation für homosexuelle Menschen in Europa und Amerika änderte sich erst durch den Kampf von Lesben und Schwulen für ihre Rechte in den 1970er Jahren. Dadurch veränderten sich auch die Lebensläufe betroffener Personen teilweise gravierend.

Umdenken in der Pflege

Die wenigen Studien zeigen, dass ein offenes Leben ohne Diskriminierung als homosexuelle Frau oder homosexueller Mann oder als Bisexueller und Transgender auch im Alter für die meisten sehr wichtig ist. Auf die im mittleren Lebensalter erkämpfte Akzeptanz und Offenheit möchte man im Alter (zum Beispiel beim Einzug in ein Altenheim) nicht verzichten [5]. Daher wurden vor einigen Jahren bereits die ersten Rufe nach einer Öffnung von stationären Einrichtungen der Altenhilfe für LGBT-Menschen laut.

Erste Großstädte führten daraufhin verschiedene Pilot- oder Leuchtturmprojekte durch. In der bayerischen Landeshauptstadt München hat die München Stift GmbH, nach einer Versuchsphase mit drei stationären Einrichtungen, im Jahr 2018 alle ihre Altenheime für die LGBT-Community geöffnet. Ersichtlich ist dies durch einen Regenbogenaufkleber an der Eingangstür der Einrichtung. Kernpunkt dabei ist die Fortbildung der Mitarbeiter zur besonderen Lebenssituation und Biografie von Lesben, Schwulen, Bisexuellen und Transmenschen [5]. Die Vernetzung zur Szene und Subkultur ist ein weiterer wichtiger Faktor, gerade für das Überleitungsmanagement der Heime.

Dabei geht es den homosexuellen Menschen nicht um eine segregative Unterbringung und Versorgung in Einrichtungen nur für LGBT-Menschen. Vielmehr geht es um eine gelungene Integration in die bestehende Einrichtung.

SPICKZETTEL

Alte Menschen mit nicht heteronormativer sexueller Orientierung

- **LGBT:** Homo- und bisexuelle Menschen sowie Transgender-Personen
- **Probleme:** Minderheitenstress aufgrund von Diskriminierung durch Gesetze, Politik und Gesellschaft, Belastungen und Verluste durch die HIV-Krise der 1980er Jahre
- **Konsequenzen für die Pflege:** Öffnung der Pflegeeinrichtungen für LGBT-Personen, Integration in bestehende Einrichtungen, Vernetzung zur Szene und Subkultur.

TRANSFERAUFGABEN

Versuchen Sie bei Ihrem Praxiseinsatz generationsspezifische biografische Besonderheiten der einzelnen Pflegebedürftigen zu ermitteln.

1. Welche Herausforderungen im Umgang mit den alten Menschen können Sie auf einschneidende Lebensereignisse zurückführen?
2. Woran erkennen Sie eine posttraumatische Belastungsstörung?
3. Inwieweit wird im Pflegekonzept Ihrer Einrichtung auf die Problemlagen alter Menschen eingegangen, die Traumatisierung und Diskriminierung erfahren haben?

11

GANZHEITLICHE BEHANDLUNG

Jens Trögner (11.1, 11.3), Sandra Schreier (11.2), Petra Benzinger (11.4)

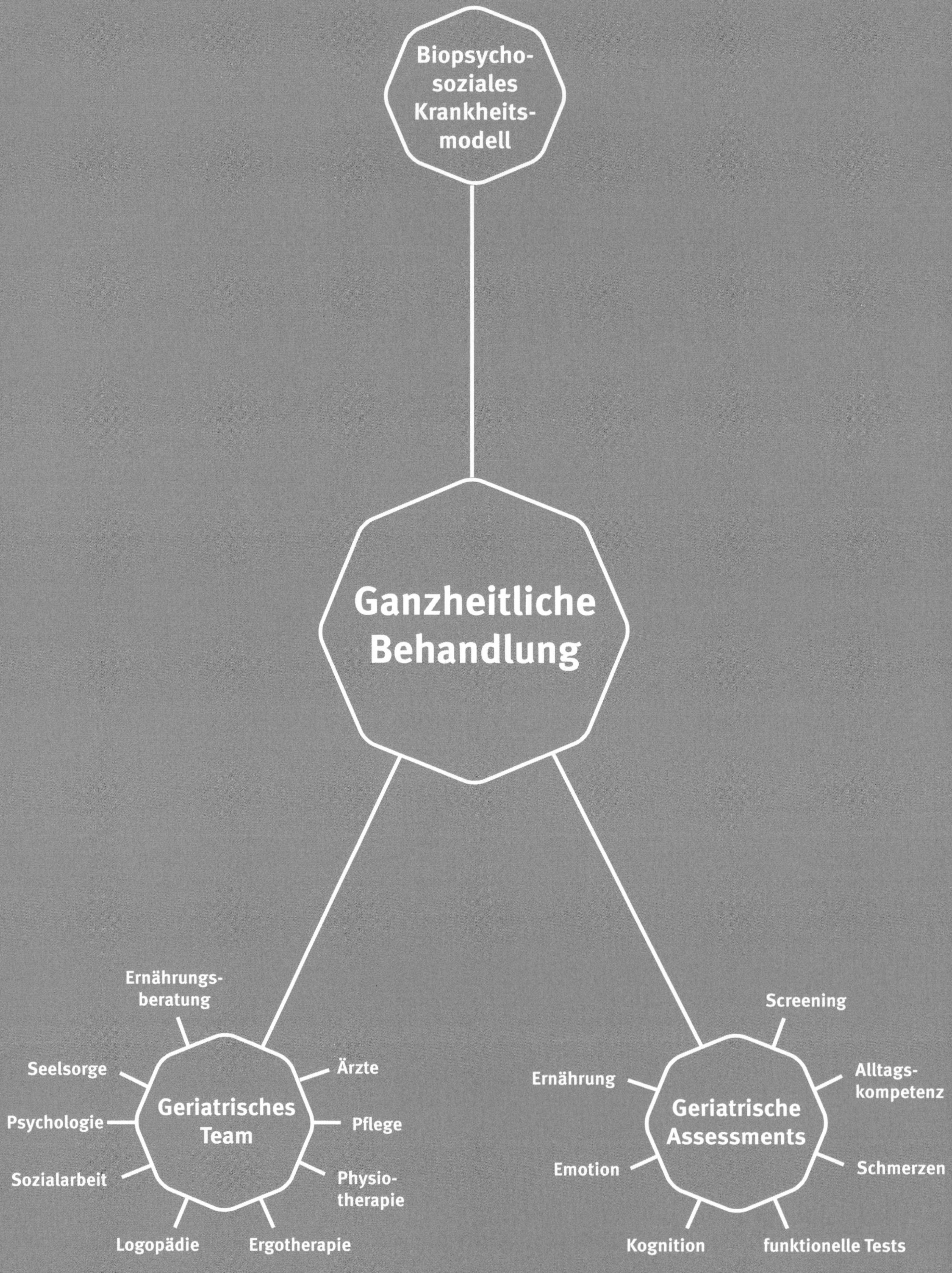

Biopsycho-
soziales
Krankheits-
modell
Ganzheitliche
Behandlung
Geriatrisches
Team
Ernährungs-
beratung
Seelsorge
Psychologie
Sozialarbeit
Logopädie
Ergotherapie
Physio-
therapie
Pflege
Ärzte
Geriatrische
Assessments
Screening
Alltags-
kompetenz
Schmerzen
funktionelle Tests
Kognition
Emotion
Ernährung

11.1 Biopsychosoziales Krankheitsmodell

Jens Trögner

Dem medizinischen Denken liegen Vorstellungen zugrunde vom Aufbau und Zusammenspiel des Organismus, von Ursache und Wirkung bei der Entstehung von Krankheiten. Diese Vorstellungen bezeichnet man auch als „Modell". Die einfachste und am weitesten verbreitete Vorstellung ist das **biomedizinische Krankheitsmodell.**

- Eine definierte **Ätiologie** (*Krankheitsursache*) führt über die
- **Pathogenese** (*Krankheitsentstehung*) zur
- eigentlichen Krankheit,
- für die es eine spezifische Therapie gibt.

Beispiel

Die Zuckerkrankheit als **Ätiologie** führt über eine Begünstigung der Gefäßverengung (Atherosklerose) als **Pathologie** zur akuten Durchblutungsstörung im Herzen (Herzinfarkt) als **Krankheit.** Als **Therapie** kommen die mechanische Gefäßerweiterung (Herzkatheter) und medikamentöse Ansätze zum Einsatz.

Dieses sehr einfache Modell ist gut praktikabel und ermöglicht eine wissenschaftlich fundierte Medizin. Es ist gut geeignet für akute und isoliert auftretende Krankheiten. Einzelne Krankheiten können sehr gut mittels Kodes erfasst werden. Eine solche Klassifikation ist die **ICD** (*International Classification of Diseases*), die von der Weltgesundheitsorganisation (WHO) entwickelt und gepflegt wird. Für Deutschland steht eine angepasste Form (German modification) zur Verfügung **(ICD-GM)** [1].

Für chronische Erkrankungen, Mehrfacherkrankungen und funktionelle Beeinträchtigungen, wie sie bei älteren Menschen häufig vorkommen, ist das biomedizinische Krankheitsmodell aber unzureichend. Denn es fehlen wesentliche Elemente wie Auswirkungen auf die **Psyche,** Beeinträchtigungen von Körperfunktionen, Aktivitäten und gesellschaftlicher Teilhabe. Die WHO hat sich auch angesichts der zunehmenden Langlebigkeit und zur Verbesserung der Rechte von „Behinderten" intensiv mit dieser Thematik beschäftigt. Dabei hat der Begriff der **funktionalen Gesundheit** eine zentrale Bedeutung.

DEFINITION

Funktionale Gesundheit gemäß WHO: Eine Person ist funktional gesund, wenn

- ihre Körperfunktionen und -strukturen allgemein anerkannten Regeln entsprechen,
- sie alle Aktivitäten ausführen kann, die von einem Menschen ohne Gesundheitsprobleme erbracht werden können und
- sie ihr Dasein im Sinne der sozialen Teilhabe so entfalten kann, wie es von einem Menschen ohne Beeinträchtigung der Körperfunktionen und -strukturen oder der Aktivitäten erwartet werden kann [2].

Gesundheit ist also mehr als nur die Abwesenheit von „Krankheit". Es geht um einen umfassenden Zustand des Wohlbefindens, der über das rein somatische (körperliche) Empfinden hinausgeht. Die funktionale Gesundheit umfasst auch die Dimensionen „Aktivitäten ausführen" und „am gesellschaftlichen (sozialen) Leben teilnehmen". Diese komplexeren Zusammenhänge werden zusammengefasst im **biopsychosozialen Krankheitsmodell.** Ein Gesundheitsproblem oder eine Krankheit wirkt sich aus auf Körperfunktionen und Körperstrukturen, Aktivitäten und die soziale Teilhabe. Als zusätzliche Ebene treten Umweltfaktoren und Personenfaktoren hinzu. Alle Elemente stehen in Wechselbeziehung zueinander. Um dieses Modell besser verstehen zu können, werden die einzelnen Begriffe erläutert.

- **Körperfunktionen** meint die normalen Funktionen, die einzelne Organe haben. Das Herz pumpt beispielsweise Blut durch den Kreislauf, die Lunge sorgt für den Gasaustausch, indem Kohlendioxid abgeatmet und Sauerstoff ins Blut aufgenommen wird.
- **Körperstrukturen** sind die konkreten Gewebestrukturen der Organe. Ein Herzinfarkt ist beispielsweise eine Störung der Herzstruktur, indem Herzmuskel beim Infarkt abstirbt und durch eine Narbe (Bindegewebe) ersetzt wird.
- **Aktivitäten** sind das Durchführen von Handlungen. Beispielsweise ist „Gehen in der Ebene" eine typische Aktivität, die ein Gesunder leicht ausführen kann. Aber auch geistige Aktivitäten wie logisches Denken, Erinnern, Lesen, Schreiben und Rechnen fallen darunter.
- **Soziale Teilhabe** (*Partizipation*) ist ein ganz wichtiges Element der umfassenden Gesundheit. Darunter versteht man die Fähigkeit des Menschen, an gesellschaftlichen Aktivitäten teilnehmen zu können. Beispiele sind die Fähigkeit, einen Beruf ausüben und damit Geld verdienen zu können, sich mit Freunden verabreden zu können, ein Konzert besuchen zu können, Auto fahren zu können und vieles mehr.
- **Umweltfaktoren** bezeichnen den Einfluss, den die Umwelt auf die konkrete Gesundheitssituation hat. Wohnt ein Patient, der die Aktivität Treppensteigen nicht mehr ausführen kann, in einer Wohnung im zweiten Stockwerk ohne Lift, so hat dies unmittelbare Auswirkungen auf die soziale Teilhabe und weitere Aktivitäten. Entsteht durch das Nicht-verlassen-Können der Wohnung eine depressive Verstimmung, dann liegt formal eine Störung der Körperfunktion der inneren Stimmung vor.
- **Persönliche Faktoren** sind im Menschen selbst befindliche Eigenschaften. Ein leicht zu entmutigender Mensch tut sich schwerer, eine Lebenskrise oder eine dauerhafte Beeinträchtigung von Körperfunktionen zu überwinden. Eine positive Grundeinstellung hingegen ist auch in Lebenskrisen hilfreich.

Das Zusammenspiel der genannten Faktoren zeigt → Abb. 11.1. Wichtig ist zu verstehen, dass alle Faktoren miteinander in Wechselbeziehung stehen und dass Gesundheit ein komplexes Geschehen ist, das weit über die Abwesenheit körperlicher Erkrankungen hinausgeht. Aktivitäten und Partizipation fasst man auch unter dem Oberbegriff **„Funktionen"** zusammen. Man spricht von funktioneller Beeinträchtigung, wenn Aktivitäten nicht mehr ausgeführt werden können und/oder die

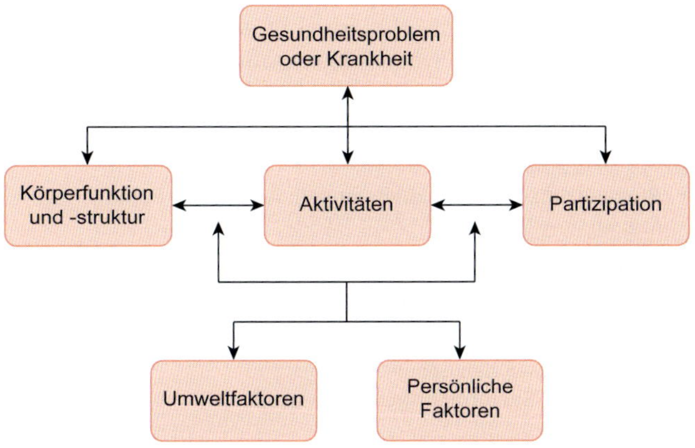

Abb. 11.1 Biopsychosoziales Krankheitsmodell der WHO. [L143]

soziale Teilhabe beeinträchtigt ist. **Kontextfaktoren** umfassen die Umweltfaktoren und die persönlichen Faktoren.

Behinderung – ein diskriminierender Begriff

Der veraltete Begriff **„Behinderung"** sollte vermieden werden. Behinderung klingt eher abwertend und stempelt Menschen als nicht vollwertig ab. In der Fachsprache benutzt man **„funktionelle Beeinträchtigung"** oder **„funktionelle Schädigung"**, wenn ein Kranker bestimmte Aktivitäten nicht mehr ausführen kann und/oder die soziale Teilhabe gestört ist. Es handelt sich hierbei um mehr als nur einen sprachlichen Unterschied. Behinderung stellt die Defizite in den Vordergrund, während der Bezug zu den Funktionen auf einem ganzheitlichen Verständnis des Menschen und der Gesundheit basiert.

So wie Diagnosen durch ICD-Kodes erfasst werden, so können auch die Elemente des biopsychosozialen Krankheitsmodells in einer eigenen Klassifikation dokumentiert werden. Die **Internationale Klassifikation der Funktionen** (*International Classification of Functioning, ICF*) wurde ebenfalls von der WHO entwickelt. Sie bildet Aktivitäten, soziale Teilhabe und alle anderen Elemente des biopsychosozialen Krankheitsmodells ab. Da die Zusammenhänge kompliziert sind, wird die ICF im Alltag kaum eingesetzt und dient eher wissenschaftlichen Zwecken [3].

Das biopsychosoziale Krankheitsmodell ist die Grundlage für das ganzheitliche Verständnis des Menschen in Altenpflege und Altersheilkunde. Es ist auch Grundlage aller medizinischen Disziplinen, die sich mit **Rehabilitation** beschäftigen. Auch die **Palliativmedizin** basiert darauf.

In Kenntnis des Modells und der Einzelkomponenten wird die moderne Definition der Rehabilitation verständlich.

DEFINITION

Rehabilitation: Alle Interventionen, die darauf zielen, eine Funktionseinschränkung nicht zu einer dauerhaften Beeinträchtigung der Teilhabe eines behinderten oder chronisch kranken Menschen an seiner persönlichen, sozialen und beruflichen Umwelt werden zu lassen oder zumindest die Auswirkungen auf die genannten Lebensbereiche zu minimieren [4].

Die Leistungen der gesetzlichen Kranken- und der Pflegeversicherung werden in den insgesamt 12 Sozialgesetzbüchern (SGB) geregelt. Beispielsweise begründet § 11 Abs. 2 SGB V den Anspruch der Versicherten auf Rehabilitation. Das SGB IX regelt die „Rehabilitation und Teilhabe behinderter Menschen". Im SGB XI ist der Grundsatz „Rehabilitation vor Pflege" verankert (§ 31). Daraus folgt, dass vor Eintritt oder Verschlimmerung von Pflegebedürftigkeit geprüft werden muss, ob eine Verbesserung durch Rehabilitationsmaßnahmen möglich ist.

SPICKZETTEL

Krankheitsmodelle

- **Biomedizinisches Krankheitsmodell:** Ätiologie → Pathogenese → Krankheit → Therapie
- **Biopsychosoziales Krankheitsmodell:**
  - Erkrankung hat Auswirkungen auf Körperfunktionen und Körperstrukturen, Aktivitäten und die soziale Teilhabe
  - Umweltfaktoren und personale Faktoren (Kontextfaktoren) beeinflussen den Gesundheitszustand
- **Funktionale Beeinträchtigungen:** Klassifikation in der ICF.

11.2 Das geriatrische Team

Sandra Schreier

Ziele der geriatrischen Rehabilitation

Als oberstes Ziel bei der geriatrischen Rehabilitation wird die Erlangung bzw. die Erhaltung der Selbstständigkeit gesehen; Heilung kann bei einem multimorbiden Menschen nicht erwartet werden. Immobilität und Pflegebedürftigkeit sollen verhindert werden. Des Weiteren soll eine geriatrische Rehabilitation körperliche, seelische und soziale Auswirkungen von Krankheiten behandeln, ausgleichen und mildern.

Um einem geriatrischen Patienten gerecht zu werden, ihm eine komplikationslose Genesung zu gewährleisten und ihn auf ein möglichst eigenständiges Leben nach der Entlassung aus der Rehabilitationseinrichtung vorzubereiten, bedarf es eines ganzen Teams, welches Hand in Hand arbeitet. Zu diesem Zweck gibt es Rehabilitationseinrichtungen, welche auf die Behandlung von ausschließlich geriatrischen Patienten spezialisiert sind. Der Patient kommt je nach Krankheitsbild, Behandlung, Dringlichkeit und Kapazität der Einrichtung entweder direkt aus dem Akutkrankenhaus oder auch von zu Hause in die geriatrische Rehabilitation.

Das dort angestellte sogenannte **geriatrische Team** besteht aus mehreren Disziplinen, weshalb es auch als interdisziplinäres Team bezeichnet werden kann:

- Ärzte
- Pflege
- Physiotherapie
- Ergotherapie
- Logopädie
- Sozialarbeit
- Psychologie
- Seelsorge
- Ernährungsberatung.

Im engeren Sinne zählen auch der Patient und die Angehörigen mit zum Team. Schließlich haben Angehörige und vor allem der Patient Mitspracherecht, wenn es um die Behandlung geht.

Alle Mitglieder dieser Disziplinen leisten einen wertvollen Beitrag zur Verbesserung der Situation des Patienten und müssen miteinander arbeiten, sich regelmäßig austauschen, sich gegenseitig respektieren und voneinander lernen. Nur so kann das Ziel, dem Patienten wieder zu seiner Eigenständigkeit zu verhelfen, gelingen. Das geriatrische Team führt in regelmäßigen Abständen Teamsitzungen oder/und Fallbesprechungen durch, bei denen die beteiligten Professionen zusammen über jeden einzelnen Patienten beraten. Auf dieser Basis werden ein Rehabilitationsziel festgelegt, ein Behandlungsplan erstellt oder der Plan an den positiv oder negativ veränderten Zustand des Patienten angepasst. Jede Disziplin hat ihre eigenen spezifischen Aufgaben, die im Folgenden erläutert werden.

11.2.1 Ärzte

Der Mediziner hat die Pflicht, das geriatrische Team und somit auch den Patienten und die Angehörigen kontinuierlich von der Aufnahme bis zur Entlassung fachärztlich zu begleiten. Der **Arzt** stellt die Diagnose(n) durch eine gründliche Untersuchung zu Beginn der Rehabilitation fest und entscheidet, welche Therapien der Patient im Laufe seines meist dreiwöchigen Aufenthalts durchläuft. Die Art und Häufigkeit der Therapien werden dabei immer wieder an den Genesungsfortschritt

12.1 Entlassmanagement

Tanja Wiedemann

DEFINITION

Entlassungsmanagement: Überleitung von Patienten aus der stationären oder teilstationären (Krankenhaus-)Versorgung in eine weitergehende medizinische, rehabilitative oder pflegerische Anschlussversorgung. Dabei gilt es, eine lückenlose und bedarfsgerechte Weiterversorgung nach der Entlassung zu gewährleisten und die Patienten und deren Angehörige auf die Versorgungssituation zu Hause oder in einer Pflegeeinrichtung vorzubereiten.

Neben dem weitverbreiteten Begriff Entlassungsmanagement werden dafür noch andere Bezeichnungen verwendet, z. B.

- Entlassplanung bzw. Entlassvorbereitung
- Überleitungsmanagement
- Pflegeüberleitung
- Entlassmanagement (SGB V).

Gesetzlich versicherte Patienten haben gemäß **§ 39 Abs. 1a SGB V** einen Anspruch auf ein strukturiertes Entlassungsmanagement. Krankenhäuser sind seit 1. Oktober 2017 sogar verpflichtet, für ihre Patienten nach voll- oder teilstationärem Aufenthalt oder nach Erhalt stationsäquivalenter Leistungen die Entlassung vorzubereiten und die Anschlussversorgung zu organisieren. Die Krankenkassen und die Pflegekassen unterstützen die Durchführung des Entlassmanagements.

Die weiteren Einzelheiten, auch zur Zusammenarbeit der Leistungserbringer mit den Krankenkassen, regelt in Anlehnung an bestehende Expertenstandards ein **Rahmenvertrag Entlassmanagement** [1]. Alle Krankenhäuser müssen gemäß dem Rahmenvertrag die Entlassung standardisieren. Dafür müssen die Abläufe definiert und die notwendigen Strukturen geschaffen werden. Es handelt sich hierbei aber nicht nur um einen krankenhausinternen Prozess, sondern auch um einen Vorgang, der wesentliche Auswirkungen auf die nachgeordneten weiterversorgenden Leistungserbringer (z. B. Hausärzte, ambulante Pflege, Pflegeheime und Rehabilitationszentren) hat.

12.1.1 Herausforderungen des Entlassungsmanagements

Die praktische Umsetzung des Entlassungsmanagements ist mit neuen Herausforderungen verbunden. So beginnt die Überleitung nicht erst, wenn die Entlassung ansteht und der Arzt den Patienten bei der Visite informiert, dass er jetzt entlassen werden kann. Der Prozess muss viel früher beginnen, am besten bereits bei der Aufnahme des Patienten.

Auch kann Entlassmanagement nur in einem **multidisziplinären Team** gelingen. Wie vom Expertenstandard „Entlassungsmanagement in der Pflege" empfohlen, können dabei die Pflegefachpersonen im Entlassungsprozess aufgrund ihrer Nähe zu Patienten und Angehörigen die entscheidende Koordinationsfunktion einnehmen [2]. Sie tragen damit auch die Verantwortung für die Umsetzung des Standards.

Für eine erfolgreiche Zusammenarbeit und zur Vermeidung von Versorgungsbrüchen ist weiterhin die eindeutige Festlegung von Zuständigkeiten und Verantwortlichkeiten unerlässlich. Auch gilt es, eine transparente und einheitliche Dokumentation über die verschiedenen Berufsgruppen hinweg einzurichten. Gerade hierfür ist eine Unterstützung durch die IT-Abteilung und durch das Qualitätsmanagement sinnvoll.

12.1.2 Ziele und Merkmale des Entlassungsprozesses

Folgende **Ziele** werden mit einem gut organisierten Entlassungsmanagement verfolgt:

- Gewährleistung einer lückenlosen und sachgerechten Anschlussversorgung nach dem Grundsatz „ambulant vor stationär"
- Vermeidung von gesundheitlichen Problemen im Anschluss an die Krankenhausbehandlung durch eine patientenindividuelle und bedarfsgerechte Unterstützung
- Vermeidung des sogenannten „Drehtüreffekts", also der kurzfristigen Wiederaufnahme des Patienten.
- Einsparung unnötiger (Folge-)Kosten
- Bessere Kommunikation innerhalb des Krankenhauses durch eine multidisziplinäre Zusammenarbeit von den beteiligten Berufsgruppen
- Bereitstellung von transparenten, schriftlichen Standards für das Entlassmanagement.

Der **Entlassprozess** ist durch die in → Abb. 12.1 dargestellten verbindlichen Merkmale gekennzeichnet:

1. **Information:** Das Krankenhaus informiert den Patienten über das Ziel und den Inhalt des Entlassmanagements mithilfe eines einheitlichen Patienteninformationsblatts. Auch wird der Patient über die mögliche Weiterversorgung nach der Entlassung informiert.
2. **Schriftliche Einwilligung des Patienten und Assessment:** Es erfolgt ein frühzeitiges, standardisiertes Assessment für alle Patienten zur Erfassung des Bedarfs für eine Anschlussversorgung. Für Patienten mit komplexen Problemlagen, die sich zum Beispiel nicht mehr selbst versorgen können oder in ihrer Mobilität stark eingeschränkt sind, erfolgt ein differenziertes Assessment. Der Bedarf wird auch an die Krankenkasse bzw. Pflegekasse gemeldet.
3. **Schriftlicher Entlassplan:** Anhand eines Entlassplans werden alle im Anschluss an eine Krankenhausbehandlung erforderlichen ambulanten Leistungen festlegt und eingeleitet, also beispielsweise Anschlusstermine koordiniert. Dabei ist es wichtig, dass alle beteiligten Berufsgruppen auf diesen Plan problemlos zugreifen können. Auch müssen die weiterbehandelnden Leitungserbringer rechtzeitig über die Therapie des Patienten und über Änderungen der Medikation informiert werden.
4. **Verordnungen:** Zur Überbrückung der Zeit bis zur Weiterbehandlung durch einen ambulanten Haus- oder Facharzt können die

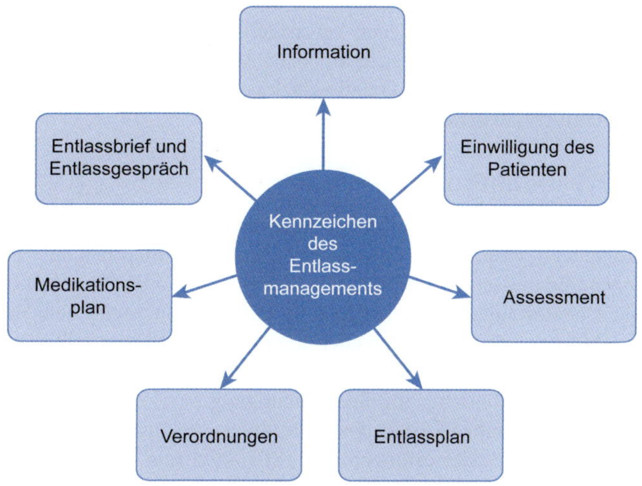

Abb. 12.1 Kennzeichen des Entlassmanagements. [L143]

Krankenhäuser für bis zu sieben Tage Arbeitsunfähigkeitsbescheinigungen ausstellen und folgende Leistungen nach den Bestimmungen der vertragsärztlichen Versorgung verordnen (§ 92 Abs. 1 Satz 2 Nr. 6 SGB V):
- Arzneimittel in der kleinsten Packungsgröße
- Verbandsmittel
- Heil- und Hilfsmittel
- Häusliche Krankenpflege
- Soziotherapie.

5. Am Entlasstag sorgt das Krankenhaus für eine nahtlose Überleitung des Patienten in die Anschlussversorgung. Im Rahmen eines **Entlassgesprächs** werden die Anschlussversorgung erläutert und die weitere Medikation anhand eines **Medikationsplans** aufgezeigt.
6. Patient und mit dessen Einwilligung auch der weiterbehandelnde Arzt erhalten am Entlasstag zumindest einen vorläufigen **Entlassbrief.** Darauf sind unter anderem auch die Kontaktdaten eines für das Entlassmanagement zuständigen Ansprechpartners vermerkt.

SPICKZETTEL

Entlassmanagement
- Überleitung von Patienten aus der stationären oder teilstationären Versorgung in eine weitergehende medizinische, rehabilitative oder pflegerische Anschlussversorgung
- Strukturierter Prozess, Durchführung durch multiprofessionelles Team
- Ziele: lückenlose, sachgerechte Anschlussversorgung, Berücksichtigung der Patientenbedürfnisse, Vermeidung von Drehtüreffekt und Folgekosten, verbesserte Kommunikation im Krankenhaus
- Kennzeichen:
  - Information und Beratung des Patienten
  - Assessment, schriftlicher Entlassplan und Kontakt zu den weiterversorgenden Leistungserbringern
  - Ausstellen von überbrückenden Verordnungen und Arbeitsunfähigkeitsbescheinigungen
  - Aushändigung eines Entlassbriefs und gegebenenfalls eines Medikationsplans.

12.2 Hilfsmitteleinsatz und -versorgung

Anna Heer

Mit zunehmendem Alter und im Zusammenhang mit gesteigerter Multimorbidität (→ Kap. 20) wächst häufig der Unterstützungsbedarf älterer Menschen in verschiedenen Lebensbereichen. Um die Selbstständigkeit und Lebensqualität auch im hohen Alter zu erhalten, zu fördern und/oder zu unterstützen, finden vielfältige Hilfsmittel Einsatz in der Arbeit mit geriatrischen Patienten.

12.2.1 Definition und Grundlagen

Gesetzliche Grundlagen zur Hilfsmittelversorgung geben die Sozialgesetzbücher V und XI vor. Versicherte haben einen Anspruch auf Leistungen, die notwendig sind, um eine Behinderung oder Pflegebedürftigkeit abzuwenden, zu beseitigen, zu mindern, auszugleichen, ihre Verschlimmerung zu verhüten oder ihre Folgen zu mildern. Hilfsmittel sind dabei ein wichtiger Beitrag zur Rehabilitation und Partizipation (*Teilhabe*) von Menschen mit Beeinträchtigung.

Hilfsmittel können Gegenstände, Produkte, Apparate oder Geräte, Körperersatzteile oder orthopädische Hilfsmittel sein. Sie können getragen oder mitgeführt, bei einem Wohnungswechsel mitgenommen und weiter benutzt werden. Sie sind zudem dazu da, sich im Umfeld zurechtzufinden und die elementaren *Grundbedürfnisse des täglichen Lebens* (→ Tab. 12.1) zu befriedigen.

Tab. 12.1 Grundbedürfnisse des täglichen Lebens (nach SGB XI).

• Liegen • Sitzen • Stehen • Gehen/ Treppensteigen • Sehen • Hören • Sprechen	• Greifen • Elementare Körperpflege • An- und Auskleiden • Nahrungsaufnahme • Ausscheiden • Selbständiges Wohnen • Erschließen eines körperlichen Freiraumes im Nahbereich der Wohnung (Einkauf, Arztbesuch)

12.2.2 Ziele der Hilfsmittelversorgung

Die bestmögliche Lebensqualität steht immer im Vordergrund. Hilfsmittel sind Bestandteil eines ärztlich verantworteten Behandlungskonzepts zur Heilung, Linderung oder Verhütung von Krankheiten und deren Folgen. Sie sollen zudem auch präventiv eingesetzt werden (z. B. Vermeidung von Dekubitus oder Sturzvermeidung). Die wichtigsten Ziele sind:
- Den Alltag erleichtern
- Bestehende körperliche und geistige Funktionseinschränkungen ausgleichen
- Teilhabe am gesellschaftlichen Leben ermöglichen.

Durch den Einsatz von Hilfsmitteln soll unter anderem eine Versorgung außerhalb spezieller stationärer Einrichtungen (wie Pflegeheimen, Krankenhäusern etc.) früher und leichter ermöglicht werden. Immer wichtiger wird die Versorgung pflegebedürftiger älterer Menschen im häuslichen Umfeld.

12.2.3 Hilfsmittel und Pflegehilfsmittel

Gemeinsame Grundlagen

Vor einer Hilfsmittelversorgung sollten vorerst alle Alternativen bedacht werden. Sie sind immer im Kontext der Gesamtbehandlung zu sehen und ersetzen nicht andere therapeutischen Behandlungsansätze.

Hilfsmittel müssen laut Gesetz ausreichend, zweckmäßig und wirtschaftlich sein und dürfen das Maß der Notwendigkeit nicht überschreiten. Im Grunde sollen eine Über-/Unter- oder Fehlversorgung und unnötige Kosten vermieden werden.

Ausgeschlossen sind auch im SGB V festgelegte Dinge, die als Gebrauchsgegenstände des täglichen Lebens definiert sind, da sie im engeren Sinne nicht dem Ausgleich einer Krankheit oder dem Verhindern einer Behinderung dienen.

Der Patient hat grundsätzlich keinen Anspruch auf neue Hilfsmittel, aus wirtschaftlichen Gründen können gebrauchte Dinge aufbereitet und wieder vergeben werden (z. B. Rollatoren). Viele Hilfsmittel werden leihweise ausgegeben und bei Nicht-Gebrauch oder Versterben des Benutzers wieder eingefordert.

Die Kranken- und Pflegekassen verlangen in den meisten Fällen eine Zuzahlung, ausgenommen im Falle einer Zuzahlungsbefreiung.

Hilfsmittel

DEFINITION

Hilfsmittel nach § 33 SGB V: Sächliche Mittel, die durch ersetzende, unterstützende, oder entlastende Wirkung den Erfolg einer Krankheitsbehandlung sichern oder eine Behinderung ausgleichen bzw. ihr vorbeugen.

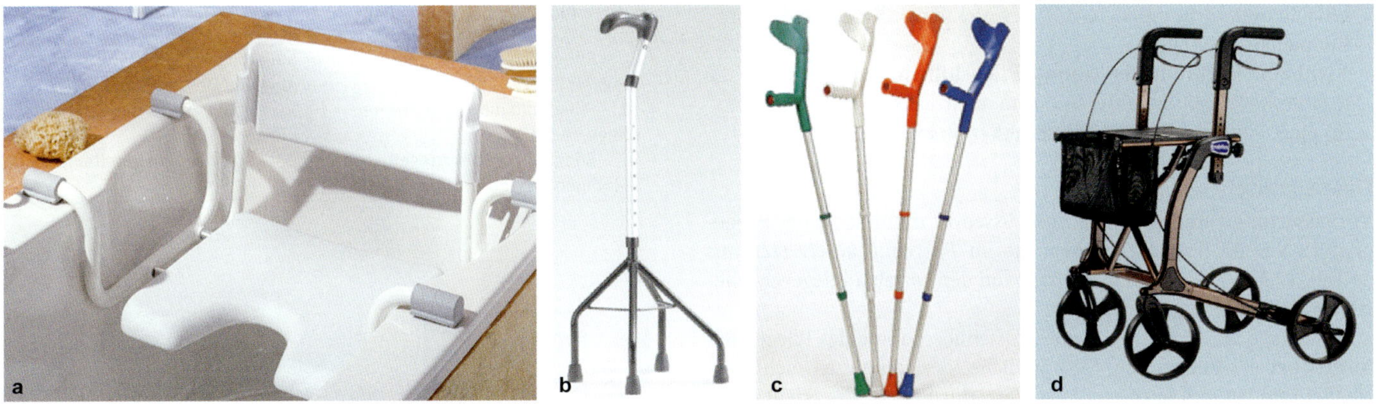

Abb. 12.2 Hilfsmittel. a) Badewannensitz [K183], b) Vier-Punkt-Gehstütze, c) Unterarmgehstützen, d) Rollator [V121].

Produkte, die als Hilfsmittel (→ Abb. 12.2) bezeichnet werden, sind im Hilfsmittelkatalog aufgeführt und in Produktgruppen zusammengefasst (→ Tab. 12.2). Die Festlegung des Hilfsmittelverzeichnisses regelt § 139 SGB V.

Hilfsmittel mit und ohne Verbrauchscharakter

- **Verbrauchshilfsmittel** sind nur einmalig verwendbar. Sie werden aus hygienischen Gründen und aufgrund ihrer Beschaffenheit nur einmalig verwendet und dann verworfen (z. B. Spritzen).
- **Nicht zum Verbrauch bestimmte Hilfsmittel** werden mehrmalig genutzt und beinhalten hauptsächlich technische Hilfsmittel wie Rollstühle, Gehhilfen etc. Sie sind auch zum Wiedereinsatz bei anderen Nutzern einsetzbar.

Finanzierung

Hilfsmittel werden bei begründeter Verordnung durch die gesetzlichen Krankenversicherungen (GKV) finanziert. Nur die Kosten der im *Hilfsmittelverzeichnis* aufgelisteten Hilfsmittel (bis auf einzelne Ausnahmen) werden übernommen. Andere Hilfsmittel müssen von den Betroffenen selbst gezahlt werden. In erster Linie werden Standardprodukte mit genormten Eigenschaften vermittelt (z. B. Kompressionsstrümpfe). Im Einzelfall übernimmt die Krankenkasse auch individuelle Anpassungen (z. B. Kompressionsstrümpfe nach Maß).

Tab. 12.2 Produktgruppen des Hilfsmittelverzeichnisses.

01 – Absauggeräte	21 – Messgeräte für Körperzustände/-funktionen
02 – Adaptionshilfen	22 – Mobilitätshilfen
03 – Applikationshilfen	23 – Orthesen/Schienen
04 – Badehilfen	24 – Beinprothesen
05 – Bandagen	25 – Sehhilfen
06 – Bestrahlungsgeräte	26 – Sitzhilfen
07 – Blindenhilfsmittel	27 – Sprechhilfen
08 – Einlagen	28 – Stehhilfen
09 – Elektrostimulationsgeräte	29 – Stomaartikel
10 – Gehhilfen	30 – nicht besetzt
11 – Hilfsmittel gegen Dekubitus	31 – Schuhe
12 – Hilfsmittel bei Tracheostoma	32 – Therapeutische Bewegungsgeräte
13 – Hörhilfen	33 – Toilettenhilfen
14 – Inhalations- und Atemtherapiegeräte	34 – Haarersatz
15 – Inkontinenzhilfen	35 – Epithesen
16 – Kommunikationshilfen	36 – Augenprothesen
17 – Hilfsmittel zur Kompressionstherapie	37 – Brustprothesen
18 – Kranken-/Behindertenfahrzeuge	38 – Armprothesen
19 – Krankenpflegeartikel	99 – Verschiedenes
20 – Lagerungshilfen	

Pflegehilfsmittel

i DEFINITION

Pflegehilfsmittel nach § 40 SGB XI: Hilfsmittel zur Erleichterung der Pflege oder zur Linderung der Beschwerden des Pflegebedürftigen oder zur Ermöglichung einer selbständigeren Lebensführung (→ Abb. 12.3), soweit die Hilfsmittel nicht wegen Krankheit oder Behinderung von der Krankenversicherung oder anderen zuständigen Leistungsträgern zu leisten sind.

Pflegehilfsmittel mit und ohne Verbrauchscharakter

- **Pflegehilfsmittel mit Verbrauchscharakter** sind nur für den einmaligen Gebrauch ausgelegt. Eine Wiederverwendung ist nicht an-

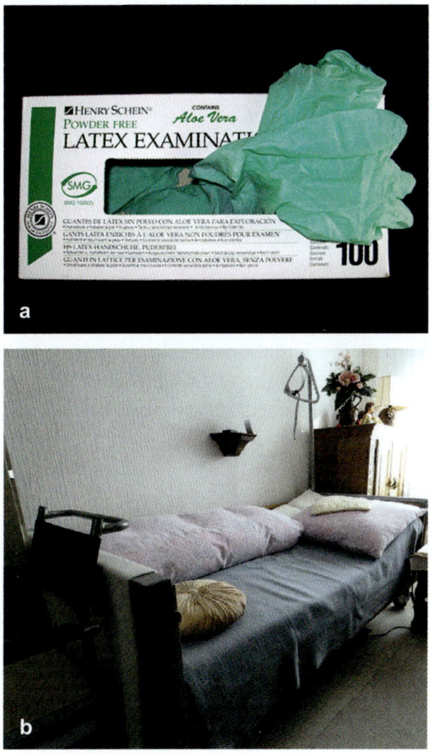

Abb. 12.3 Pflegehilfsmittel. a) Einmalhandschuhe [O408], b) Pflegebett mit Patientenaufrichter, Toilettenstuhl [P510].

gedacht oder nicht möglich (z. B. Desinfektionsmittel, Mundschutz, Einmalhandschuhe).

- **Nicht zum Verbrauch bestimmte Pflegehilfsmittel** oder auch technische Pflegehilfsmittel sind zum mehrmaligen Gebrauch und für einen längeren Zeitraum ausgelegt (z. B. Pflegebetten).

Finanzierung

Voraussetzung zum Erhalt von Zuschüssen ist mindestens der Pflegegrad 1. Nur die Produktgruppen, die im *Pflegehilfsmittelverzeichnis* (→ Tab. 12.3) aufgelistet sind, werden von den sozialen Pflegeversicherungen (SPV) finanziell unterstützt.

Grundlage ist ein Antrag für die Kostenübernahme des Pflegehilfsmittels bei der Pflegekasse. Eine ärztliche Verordnung ist nicht notwendig und hat sich auch nicht etabliert. Der Versicherte erhält einen monatlichen Festbetrag für die Beschaffung von Sachleistungen.

Abgrenzung zu Heilmitteln

Im Alltag werden oft die Begrifflichkeiten Hilfsmittel und Heilmittel verwechselt oder falsch verwendet. Heilmittel sind einzelne Maßnahmen der physikalischen Therapie, der Logopädie oder der Ergotherapie. Sie werden von speziell ausgebildeten Therapeuten geleistet.

DEFINITION

Heilmittel nach § 32 SGB V: Ärztlich verordnete Dienstleistungen, die einem Heilzweck dienen oder einen Heilerfolg sichern und nur von entsprechend ausgebildeten Personen erbracht werden dürfen.

12.2.4 Der Versorgungsprozess

Der Hilfsmittelversorgung liegt ein strukturierter Prozess zugrunde, der von der Bedarfsermittlung bis hin zur Anleitung zur eigenständigen Verwendung des Hilfsmittels reicht (→ Abb. 12.4).

Ermittlung des Hilfebedarfs

Zuallererst muss der Bedarf an Hilfe festgelegt werden. Wichtig sind dabei individuelle Faktoren des Betroffenen:

- Bedürfnisse
- Wünsche
- Zielvorstellungen
- Umweltgegebenheiten (z. B. Wohnumfeld, Sturzgefahr)
- Unterstützung im sozialen Umfeld (z. B. Hilfe von Angehörigen).

Der Bedarf kann ermittelt werden, indem der Alltag der jeweiligen Person genauer betrachtet wird. Anhand der typischen Aktivitäten des täglichen Lebens *(ADLs)* können bereits Probleme im Alltag des Betroffenen erkannt werden.

Im Vordergrund der meisten Verordnungen zu Hilfsmittel stehen körperliche Funktionseinschränkungen, welche durch den Arzt definiert werden. Anhand verschiedener Assessments können weitere Bereiche des Hilfsbedarfs ermittelt werden (z. B. Barthel-Index zur Einstufung der Grundhygiene).

Zielformulierung

Nachdem der Bedarf ermittelt wurde, werden die betrachteten Aktivitäten nach Grad der Selbstständigkeit eingestuft. Wichtig bei der **Zielformulierung** ist die realistische Einschätzung der Ressourcen. Oberstes Ziel der Hilfsmittelversorgung ist, dass ein Minimum an Behinderung und Funktionsstörung bleibt, wenn keine vollständige Genesung möglich ist.

Tab. 12.3 Produktgruppen des Pflegehilfsmittelverzeichnisses.

• 50 – Pflegehilfsmittel zur Erleichterung der Pflege	• 53 – Pflegehilfsmittel zur Linderung von Beschwerden
• 51 – Pflegehilfsmittel zur Körperpflege/Hygiene	• 54 – Zum Verbrauch bestimmte Pflegehilfsmittel
• 52 – Pflegehilfsmittel zur selbstständigen Lebensführung/Mobilität	• 98 – Sonstige Pflegehilfsmittel

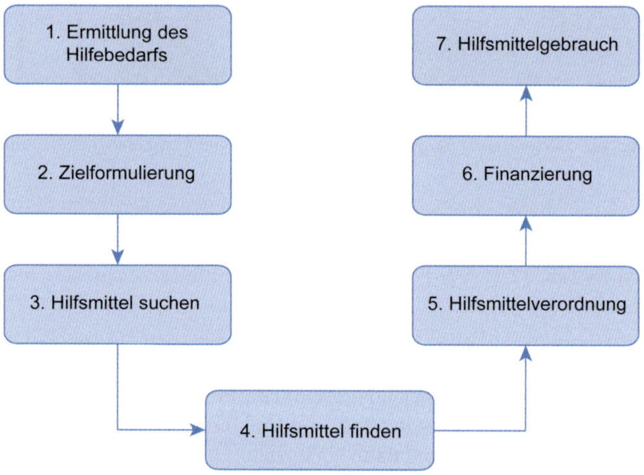

Abb. 12.4 Der Versorgungsprozess. [L143]

Außerdem ist es sinnvoll, eine Reihenfolge nach Wichtigkeit der Ziele festzulegen. Aspekte, die dabei einfließen, sind unter anderem die Abhängigkeit von dem Hilfsmittel selbst, die Abhängigkeit von anderen Personen und eventuelle Begrenzungen der Selbstständigkeit. Die wichtigsten Ziele (in Zusammenarbeit von Betroffenem und interdisziplinärem Team) werden dann zuerst bearbeitet.

Hilfsmittel suchen

Das richtige Hilfsmittel zu finden ist nicht immer leicht. Es müssen viele Faktoren abgewogen werden, auch Erfahrungen bei der Hilfsmittelversorgung spielen eine Rolle. Auch neuste Entwicklungen in der Hilfsmittelbranche müssen im Blick behalten werden. Personen, die den Hilfsmittelbedarf erkennen und anregen können, sind

- Der Betroffene selbst
- Das soziale Umfeld
- Medizinischer Dienst (MDK)
- Ärzte
- Therapeuten
- Pflegefachpersonen, mobile Dienste (z. B. ambulanter Pflegedienst)
- Sanitätshäuser und weitere Fachgeschäfte (z. B. Optiker, Orthopädieschuhmacher, Medizintechniker, Apotheker …).

Idealerweise fühlt sich jede Disziplin mitverantwortlich im Hilfsmittelprozess, nur so kann eine optimale Versorgung stattfinden. Vor allem im stationären Bereich, in dem viele Fachrichtungen zusammenarbeiten, müssen eine klare Zielvorgabe und gute Informationsweitergabe gegeben sein.

Es gibt bestimmte Anlaufstellen für professionelle Beratungen wie Sanitätshäuser oder spezielle Geschäfte für Seniorenbedarf. Idealerweise gibt es eine Pflegefachperson, die im Bereich der Hilfsmittelversorgung weitergebildet ist und als Anlaufstelle für Fragen und Informationen zur Verfügung steht.

Hilfsmittel finden

Wahlmöglichkeiten
Die Krankenkasse wählt bei mehreren Auswahlmöglichkeiten immer die für sie wirtschaftlichsten Hilfsmittel. Bei gleichwertigen Produkten hat der Betroffene ein Wahlrecht, dies gilt auch bei der Auswahl des Versorgers (z. B. Sanitätshaus) und darf nicht vorgegeben werden.

Es wird eine Anforderungsliste anhand der Ziele erstellt, mit der Frage, welche Funktionen das **Hilfsmittel** erfüllen muss. Dabei haben folgende Kriterien Einfluss auf die Auswahl:

Zweckbestimmung des Herstellers: Hier besteht die Frage, welche Funktionen des Produkts der Hersteller angibt und ob diese den Zielformulierungen entsprechen.

Grad der Unterstützung: Sinnvoll ist die Wahl eines Hilfsmittels, das mit wenig oder keiner Unterstützung durch andere genutzt werden kann. Zudem stellt sich die Frage, ob weitere Maßnahmen durch das Hilfsmittel notwendig werden (z. B. eine Rampe für den Rollstuhl).

Bedienbarkeit: Bestimmte Funktionen bzw. Aktivitäten können notwendig sein, um Hilfsmittel in der richtigen Art und Weise bedienen zu können. Dies betrifft unter anderem folgende Aspekte:

- Kraft
- Feingefühl
- Fingerfertigkeit
- Reaktionsvermögen
- Wahrnehmungsvermögen.

VORSICHT! Im Alter sind viele Funktionen, wie Mobilität und Wahrnehmung, deutlich eingeschränkt. Die Hilfsmittel müssen an die individuellen Gegebenheiten angepasst werden, die Bedienbarkeit muss außerhalb des klinischen Kontextes bestehen können!

Einweisung: Für manche Hilfsmittel ist eine besondere Schulung bzw. Einweisung durch eine Fachperson notwendig. Es sollte auch die Möglichkeit einer Nachschulung oder Nachbetreuung bestehen. Weiterhin ist die Bedienungsanleitung genau zu betrachten, ob diese vom Benutzer verstanden und umgesetzt werden kann. Diese ist für ältere Personen oft zu klein oder zu umfangreich geschrieben.

Anpassung: Eventuelle Anpassungen müssen im Voraus geklärt werden. Manche Hilfsmittel sind auch individuell verstellbar und können an den Bedarf angepasst werden. (z. B. ist ein Rollator höhenverstellbar).

Transport: Bei einigen Hilfsmittel, v. a. der Mobilität, stellt sich die Frage, ob diese auch transportiert werden können. Ein Rollstuhl kann beispielsweise zusammengeklappt und im Auto verstaut werden.

Design und Aussehen: Für viele Betroffene und deren Angehörige spielt das Aussehen eine große Rolle als Auswahlkriterium. Oft gehen Hilfsmittel mit Stigmatisierung im Alter einher. Viele ältere Personen benutzen z. B. einen Rollator zu Beginn ungern, da sie dadurch alt und gebrechlich wirken können.

Folgekosten: Sie können entstehen durch Stromverbrauch, Batterien oder wiederholte Beschaffungskosten. Oft werden auch Wartungs- und Reparaturkosten unterschätzt, wie beispielsweise bei Verschleiß eines Elektrorollstuhls.

Einsatzdauer: Zum Teil wird die Einsatzdauer des Hilfsmittels durch den Hersteller begrenzt, oder es ist nur für eine bestimmte Anzahl von Anwendungen ausgelegt. Auch Abnutzungserscheinungen und Ersatzteilbeschaffung müssen bedacht werden.

Material- und technische Eigenschaften: Umweltfaktoren wie Wetter und Untergrundbeschaffenheit, aber auch bestimmte Reinigungs- oder Desinfektionsmittel können die Qualität des Materials beeinflussen, daher müssen diese Faktoren vorher geklärt werden. Zudem sollten die Materialien hautfreundlich und frei von Schadstoffen sein.

Hilfsmittelverordnung

In der Praxis hat sich etabliert, dass ein ärztliches Rezept (Hilfsmittelverordnung) vorgelegt wird. Dieses beinhaltet im Regelfall das zu verordnende Hilfsmittel, eine Diagnose und eine Begründung bzw. ein Behandlungsziel mit Unterschrift des Arztes. Die Verordnungen haben meist dieselbe Grundstruktur.

VORSICHT! Hilfsmittelverordnungen dürfen nicht ohne Zustimmung abgeändert werden. Bei Abweichungen muss der verordnende Arzt erneut unterschreiben, damit die Krankenkasse Betrugsversuche ausschließen kann.

Finanzierung

Bei den Kosten für Hilfsmittelprodukte gibt es große Unterschiede. Wichtig für den Alltag ist zu wissen, dass die Kostenübernahme durch die Krankenkassen sich bei privater und gesetzlicher Versicherung unterscheidet, beispielsweise bei der Höhe des Eigenanteils. In der Regel sind die Kosten jedoch fest angesetzt. Meist kennt sich das Fachpersonal (z. B. Mitarbeiter der Sanitätshäuser) gut aus und kann dementsprechend beraten. Sind aufwendigere Hilfsmittel vom Versicherten gewünscht oder erforderlich, so hat er die zusätzlichen Kosten selbst zu tragen (z. B. größere Räder bei einem Rollator).

Hilfsmittelgebrauch

Anpassung

Die erste Anpassung erfolgt normalerweise durch den Fachhändler. Individuelle Gegebenheiten wie Gewicht, Körpergröße und gegebenenfalls Einschränkungen bei der Anpassung müssen dabei beachtet werden. Teilweise können Hilfsmittel auch durch den Nutzer selbst verstellt werden, jedoch nur in einem bestimmten Maße. Es können im Verlauf auch mehrfach Anpassungen notwendig werden (z. B. bei Hörgeräten über Monate).

VORSICHT! Eine fehlerhafte Anpassung kann zu Sturz- und oder Verletzungsgefahr führen! Bei Unklarheiten in jedem Fall einen Spezialisten hinzuziehen!

Einweisung in den Gebrauch

Eine Einweisung im Gebrauch mit dem Hilfsmittel ist unumgänglich. Produkte dürfen nie anders verwendet werden als vom Hersteller empfohlen. Anderenfalls kann die Wirkungsweise abgeschwächt werden, oder es entstehen Gefahren für den Betroffenen und die Umgebung (z. B. Sturzgefahr bei inadäquatem Rollatorhandling).

Betreuung während der Nutzung

Hilfsmittel sollten nicht nur im pflegerischen Alltag getestet werden. Auch die Bedingungen für den nächsten Schritt im Heilungsprozess sind zu bedenken, z. B. ob die Inkontinenzversorgung auch im häuslichen Umfeld wie gewünscht umgesetzt werden kann, zur Förderung der Selbsthilfe. Pflegende sollten sich über die richtige Handhabe und Pflege des Hilfsmittels informieren und den Betroffenen dabei einbeziehen.

VORSICHT! Die Ziele der Hilfsmittelversorgung, und der Umgang mit dem Hilfsmittel müssen immer wieder überprüft und gegebenenfalls angepasst werden (z. B. bei Verschlechterung im Krankheitsverlauf).

12.2.5 Grenzen und Probleme der Hilfsmittelversorgung

- Oftmals wird der Bedarf zu spät bemerkt bzw. es besteht eine Unterversorgung (z. B. Zurückhaltung der Hausärzte).
- Häufig kommt es zu einer Mehrfachversorgung, und der Überblick geht verloren.
- Bei Widersprüchen durch die Kassen oder zusätzlichen Kosten sind ältere Personen schnell überfordert und können nicht richtig reagieren.
- Der Bedarf wird vom Betroffenen manchmal nicht erkannt, oder die Adhärenz ist niedrig.
- Nicht immer wird der Umgang mit vorhandenen Hilfsmitteln ausreichend geschult.
- Es bestehen große Unterschiede bei Professionalität und Leistungen der Leistungserbringer und Krankenkassen.

SPICKZETTEL

Hilfsmittelversorgung

- **Hilfsmittel:** Sächliche Hilfsmittel, die den Erfolg einer Krankheitsbehandlung sichern oder eine Behinderung ausgleichen bzw. ihr vorbeugen, Kostenübernahme durch die Krankenkassen
- **Pflegehilfsmittel:** Hilfsmittel zur Erleichterung der Pflege, zur Linderung von Beschwerden oder zur Ermöglichung einer selbständigeren Lebensführung, Kostenübernahme durch die Pflegekassen
- **Verbrauchshilfsmittel:** zum einmaligen Gebrauch bestimmt
- **Nicht zum Verbrauch bestimmte Hilfsmittel:** zum mehrmaligen/längerfristigen Gebrauch bestimmt, meist leihweise überlassen
- **Heilmittel:** ärztlich verordnete Dienstleistungen, die einem Heilzweck dienen oder einen Heilerfolg sichern
- **Versorgungsprozess:** Bedarfsermittlung, Zielformulierung, Auswahl geeigneter Hilfsmittel, Hilfsmittelverordnung, Anpassung der Hilfsmittel, Einweisung in den Gebrauch, Betreuung während des Gebrauchs
- **Mögliche Probleme:** Unterversorgung, Mehrfachversorgung, mangelnde Adhärenz, mangelnde Einweisung, Schwierigkeiten bei der Finanzierung.

12.3 Care und Case Management in der geriatrischen Praxis

Tanja Wiedemann

Case Management ist ein vielseitig einsetzbares Handlungskonzept mit mehreren Ebenen. Es kommt vorrangig dann zum Einsatz, wenn sich Menschen in schwierigen Problemlagen befinden, z. B. durch Krankheit oder Pflegebedürftigkeit. Menschen in Krisensituationen sind oft nicht in der Lage, die erforderlichen Maßnahmen einzuleiten und zu organisieren.

In Deutschland wird Case Management vorwiegend in der Pflege, der Medizin, der Sozialen Arbeit, der Beschäftigungsförderung, aber auch im Versicherungswesen eingesetzt. Auch wenn keine einheitliche Definition besteht, so gibt es doch ein gemeinsames Grundverständnis:

DEFINITION

Case Management auf der Einzelfallebene: Zeitlich begrenzte Unterstützung, Begleitung und Versorgung einer Person oder einer Familie in einer herausfordernden Lebenssituation. Dabei stehen die Bedürfnisse der Betroffenen im Vordergrund.

Case Management bietet sich vor allem dann an, wenn für die Versorgung verschiedenste Leistungserbringer und Hilfsangebote hinzugezogen, organisiert und koordiniert werden müssen. Für die Betroffenen und ihre Angehörigen ist es in solchen Situationen nicht leicht, die Übersicht zu behalten und zu wissen, welche Hilfen ihnen zur Verfügung stehen.

Auf übergeordneten Ebenen wird die Versorgung der Betroffenen gesteuert und koordiniert.

DEFINITION

Case Management auf der Organisations- und Netzwerkebene: Durch das Handlungskonzept wird eine optimale, fachübergreifende Versorgung organisiert und die Zusammenarbeit und Vernetzung der erforderlichen Akteure gefördert (**Care Management**, → Abb. 12.5).

Folgende **Ziele** werden durch den Einsatz von Case Management verfolgt:

- Sicherstellung einer kontinuierlichen, angemessenen und bedarfsgerechten Versorgung
- Sicherung oder Verbesserung des medizinischen und funktionalen Behandlungserfolgs
- Verbesserung der individuellen Lebensqualität
- Steuerung des Versorgungsprozesses
- Förderung einer sektorenübergreifenden Verzahnung und Vernetzung
- Gewährleistung einer wirtschaftlichen Versorgung.

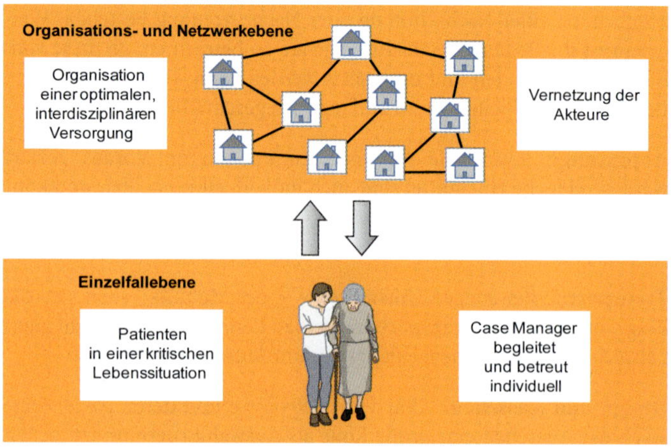

Abb. 12.5 Handlungsebenen des Case Managements. [L138]

Tab. 12.6 Kennzahlen im Bereich Beschäftigungsangebote.

Anforderung	Ziel	Messbares Ziel	Eingriffsgrenze
Beschäftigungsangebot	Zu fünf kognitiven Fähigkeiten werden jeweils zwei Beschäftigungen angeboten	Zehn Beschäftigungsangebote zur Förderung	Weniger als sieben Angebote stehen zur Verfügung
Teilnahme am Förderprogramm	Die Angebote werden angenommen	Prozentsatz der besuchten Beschäftigungen	Weniger als 80 % der Angebote wurden besucht
Zufriedenheit	Die Betroffenen gehen gerne zu den Beschäftigungen	Durchschnittsnote bei der Befragung	Bis Note 1,5 bei der Zufriedenheit mit dem Angebot Bis Note 2 Zufriedenheit mit dem Therapeuten
Evaluationsbogen kognitive Fähigkeiten	Verbesserung der Fähigkeiten	Verbesserung um zwei Punkte	Verschlechterung

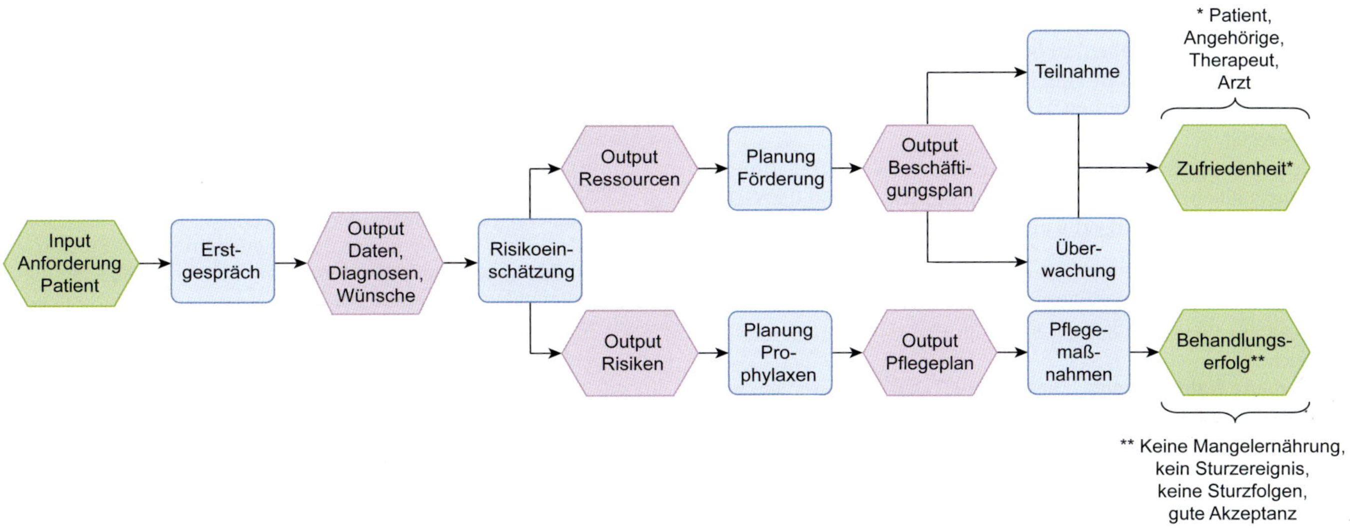

Abb. 12.9 Handlungskette im Prozessmanagement. [L143]

12.4.2 Risikomanagement beim geriatrischen Menschen

DEFINITION

Risikomanagement: Befasst sich mit der strukturierten Erfassung, Verfolgung und Minimierung von Fehlern und Risiken sowie der Ergreifung von Maßnahmen und deren Bewertung.

Das Risikomanagement profitiert von Expertenwissen aus verschiedenen Bereichen. Im Fokus steht immer die Patientensicherheit. Doch wann ist die Patientensicherheit gewährleistet?

Selbstverständlich kann jeder Pflegende die Sicherheitslücken bei der Versorgung alter Menschen benennen und über „Hochrisikoprozesse" aus seiner Erfahrung berichten. Doch um diese nachzuweisen, bedarf es im Risikomanagement verschiedener Indikatoren, welche sich durch nachvollziehbare Messergebnisse/Werte darstellen lassen.

Qualitätsindikatoren für Patientensicherheit

Beispiel Sturzereignisse
(Anzahl Stürze ÷ Anzahl Bewohner) × 100 = Anteil der Sturzereignisse in %

Beispiel Haftpflichtfälle
(Anzahl Haftungsansprüche ÷ Anzahl Bewohner) × 100 = Anteil der Haftpflichtfälle in %

Beispiel Krankenhauseinweisungen wegen Exsikkose
(Anzahl Krankenhauseinweisungen ÷ Anzahl Bewohner) × 100 = Anteil der Krankenhauseinweisungen in %

Die Messungen zeigen ein Ergebnis, welches im Rahmen der Bewertung in Bezug gesetzt werden sollte zu
- Messungen aus dem letzten Quartal oder
- festgelegtem Grenzwert z. B. < 10 % oder
- dem Ergebnis vergleichbarer Einrichtungen (Benchmarking).

Die Bewertung trifft dann eine Aussage zur Patientensicherheit:
- Die Anforderungen sind erfüllt oder
- Verbesserungspotenzial ist identifiziert, Vorbeugemaßnahmen werden empfohlen oder
- Abweichungen wurden festgestellt, Korrekturmaßnahmen sind notwendig.

Risikoidentifikation

Das Erkennen von möglichen Fehlerquellen weist auf ein bestehendes Risiko hin. Um die Entstehung eines Fehlers zu vermeiden, werden Vorbeugemaßnahmen ergriffen. Wenn ein Fehler bereits aufgetreten und die Gefahr des Wiederholens gegeben ist, dabei aber niemand weiter beeinträchtigt wurde, dann spricht man von einem **Beinahe-Fehler.** Diese Fehler müssen kommuniziert und Gegenmaßnahmen ergriffen werden.

Wenn ein Fehler zu einer gesundheitlichen Beeinträchtigung führt, spricht man von einem **Zwischenfall** bzw. einer **Komplikation.** In diesem Fall muss klar geregelt sein, wie damit umgegangen wird.

- Die Reaktionskette (was ist zu tun, wann muss wer hinzugeholt werden, welche Entscheidungen werden von wem getroffen), um mögliche Folgen abzufangen, ist definiert.
- Die Informationskette (welche Informationen müssen wann, bei wem zur Verfügung stehen) ist bekannt.
- Die Kommunikationskette (wer hat welche Berechtigungen, wer spricht mit wem, wer informiert wen, wer verhandelt mit wem) ist klar geregelt.

Nach jedem Ereignis muss eine Fehleranalyse der Vorfälle stattfinden. Korrekturmaßnahmen müssen ergriffen werden, damit die Gefahr einer Wiederholung verringert wird.

VORSICHT! Bei der Risikoidentifikation sind die folgenden drei Hauptfehlerquellen auszuschließen:

- **Falsche Annahme:** „Ich dachte, die Medikamente wurden bereits verabreicht."
- **Fehlerhafte Wahrnehmung:** „Die fehlende Zahnprothese ist mir nicht aufgefallen."
- **Unklare Kommunikation:** „Mir wurde nicht gesagt, dass ich dafür zuständig bin."

Risikoanalyse

Die Risikoanalyse beschäftigt sich im Gegensatz zur Fehleranalyse bereits im Vorfeld eines Ereignisses mit den möglichen Einflüssen, Zusammenhängen und Voraussetzungen, die eine Handlung haben kann. Von Experten/Fachleuten wird – beruhend auf Erfahrungen oder Messwerten – ein Szenarium theoretisch erörtert. Wichtig sind hierbei immer:

- Betrachtung der potenziellen Risikoursachen und -auswirkungen
- Benennung der bereits implementierten Sicherheitsbarrieren
- Auftretenswahrscheinlichkeit
- Abschätzung der Auswirkungen eines möglichen Fehlers.

Nach Analyse des Risikos lässt sich festlegen, um welche Art von Risiko es sich handelt und inwieweit Handlungsbedarf besteht. Dies lässt sich am Beispiel der Fehlmedikation verdeutlichen:

- **Potenzielle Ursache:** Patient nimmt Blutdruckmedikament nicht laut Medikamentenplan
- **Potenzielle Auswirkung:** Der Blutdruck ist zu hoch, Folgeerkrankungen sind wahrscheinlich
- **Häufigkeit des möglichen Fehlers:** mehrmals wöchentlich
- **Auswirkung des möglichen Fehlers:** deutliche gesundheitliche Folgen
- **Sicherheitsbarriere:** Die Medikamente werden hergerichtet, die Abgabe kontrolliert.

Das Resultat der getroffenen Vorbeugemaßnahmen wäre, dass die Häufigkeit einer fehlerhaften Medikamenteneinnahme reduziert wird.

Absicherung der Risiken

Ist ein Risiko identifiziert, analysiert und als häufig oder schwerwiegend bewertet worden, müssen zwangsläufig Maßnahmen definiert werden, um diese Risiken abzusichern.

Hierbei stellt sich folgende Frage: „Was muss getan werden, damit aus einem bekannten Risiko kein Fehler entsteht?" Die Sicherheitsbarrieren werden festgelegt, kommuniziert und geschult. Maßnahmen, um die Patientensicherheit zu gewährleisten bzw. zu erhöhen, können sein:

- Fortbildungen und Schulungen der Mitarbeiter
- Information und Einbeziehen der Patienten und Angehörigen
- Kennzeichnung gefährlicher Medikamente
- Checklisten 5-R-Regel *(richtiges Medikament, richtige Darreichungsform, richtige Menge, richtiger Zeitpunkt, richtiger Patient)*
- Einzelabgabe vs. Tages-Ration.

SPICKZETTEL

Risikomanagement in der Geriatrie

- **Ziel:** Erfassung, Analyse und Minimierung von Fehlern und Risiken
- **Häufige Fehler:** falsche Annahme, fehlerhafte Wahrnehmung, unklare Kommunikation
- **Risikoanalyse:** Betrachtung potenzieller Risikoursachen und -auswirkungen, Benennung vorhandener Sicherheitsbarrieren, Abschätzung der Auftretenswahrscheinlichkeit und möglicher Folgen eines Fehlers
- **Absicherung der Risiken:** Definition von Maßnahmen zur Risikominimierung, Festlegung von Sicherheitsbarrieren, Schulung/Fortbildung der Mitarbeitenden, Information und Einbeziehung von Patient und Angehörigen.

TRANSFERAUFGABEN

Frau Thea Müller ist 81 Jahre alt, verwitwet und leidet unter einer leichten Demenz. Sie wohnt seit 50 Jahren in einer kleinen Wohnung im ersten Stock eines großen Mietshauses. An diesem Morgen wird Frau Müller nach einem Sturz im Treppenhaus ins Krankenhaus eingeliefert. Auf Nachfrage erzählt sie, dass sie in letzter Zeit schon öfter gestürzt sei. Welche Medikamente sie aktuell einnimmt und ob sie die Tabletten heute bereits genommen hat, kann sie nicht sagen.

Bis vor zwei Wochen kam ihre Tochter Lina täglich vorbei, unterstützte sie im Haushalt und kaufte für sie ein. Das Kochen von einfachen Speisen übernimmt Frau Müller noch immer selbst, auch wenn es ihr immer schwerer fällt. Nun hat ihre Tochter aber eine neue Arbeitsstelle angenommen und kann jetzt nicht mehr so oft nach ihrer Mutter sehen. Eine alte Freundin von Frau Müller wohnt ganz in der Nähe, aber die beiden treffen sich kaum noch. Während ihres Krankenhausaufenthalts werden ihre beiden Katzen von einer Studentin versorgt, die nebenan wohnt.

Frau Müller möchte unbedingt in ihrer Wohnung bleiben, aber da der Hauseigentümer eine Komplettsanierung des Hauses plant, weiß sie nicht, ob sie dort wohnen bleiben kann.

1. Ist bei Frau Müller eine Case-Management-Begleitung erforderlich? Wenn ja, warum?
2. Welche Probleme und Hilfen (Ressourcen) hat Frau Thea Müller?
3. Formulieren Sie drei Ziele, die durch ein Case Management in diesem Fall erreicht werden könnten.
4. Was bedeuten die Leitprinzipien des Case Managements konkret in diesem Fall?
5. Welche Assessmentinstrumente und Expertenstandards sollten während des Krankenhausaufenthalts bei Frau Müller angewendet werden?
6. Worauf wäre im Rahmen des Risikomanagements bei Frau Müller besonders zu achten?

13.1 Begriffsabgrenzung Geriatrie und Gerontologie

13.1.1 Geriatrie

DEFINITION

Geriatrie: Altersmedizin; die Lehre von den Krankheiten des alternden Menschen [1].

Viele Länder Europas haben die Geriatrie als eigenständiges Fach der Medizin anerkannt und etabliert. In Deutschland ist die Geriatrie weiterhin der Inneren Medizin zugeschrieben und gilt dort als eine der Schwerpunktdisziplinen. Eine Fortbildung zum Geriater ist deutschen Ärzten durch eine anderthalbjährige Tätigkeit an einer zertifizierten Klinik möglich. Der Geriater hat bei der Therapie den gesamten Menschen im Blick, nicht nur ein einzelnes Symptom. Ziel des Geriaters ist es, dem Betroffenen so lange wie möglich seine Alltagskompetenz und seine Gesundheit zu erhalten.

Ziele der geriatrischen Forschung sind der Erhalt der Autonomie bis ins hohe Alter und die Verringerung der Morbidität. Schwerpunkte umfassen beispielsweise die Bereiche Sarkopenie, Frailty, Immunologie und körperliche Aktivität. Zusätzlich geht es darum, geriatrische Assessments zu präzisieren und Themen wie Mangelernährung, Sturzprävention und Polypharmazie aufzugreifen.

13.1.2 Gerontologie

DEFINITION

Gerontologie: beschäftigt sich mit der Beschreibung, Erklärung und Modifikation von körperlichen, psychischen, sozialen, historischen und kulturellen Aspekten des Alterns und des Alters, einschließlich der Analyse von alternsrelevanten und alternskonstituierenden Umwelten und sozialen Institutionen. [2]

Biogerontologen analysieren und modulieren die biologischen Mechanismen, die zum Altern von Molekülen, Zellen, Geweben, Organen und Organismen führen. Sehr häufig sind diese auf kurzlebige tierische Modelle angewiesen, um in sogenannten Längsschnittstudien Effekte auf die Lebensspanne sehen zu können. In der Geriatrie steht der alte Mensch mit seinen Erkrankungen im Fokus. Diese sollten zumindest verstanden und so weit beeinflusst werden, dass ein langes Leben in hoher Lebensqualität ermöglicht werden kann.

Die **soziale Gerontologie** erforscht das Altern des Menschen in seinem sozialen Umfeld und im Miteinander (Lebensbedingungen, Arbeitsbedingungen). In engem Zusammenhang damit stehen die *Psychologie* als Lehre des menschlichen Erlebens und Verhaltens (Entwicklung zur Persönlichkeit) und die *Soziologie* mit der Analyse von gesellschaftlichen Abläufen und Strukturen. Forschung im Bereich *Altenarbeit* ist sehr praxisorientiert und umfasst unter anderem die Alterssozialpolitik, Bildung und Weiterbildung sowie die Versorgungsforschung.

13.2 Pflegewissenschaft und Pflegeforschung

13.2.1 Die Entwicklung von Pflegewissenschaft und -forschung in Deutschland

Der Prozess zur Akademisierung in der Pflege setzte in Deutschland sehr spät ein. Erst seit den Jahren 1988/89, in der Zeit des ersten spürbaren Pflegenotstands in der Bundesrepublik, begannen erste berufspolitische Diskussionen und ein Umdenken zur Ausrichtung des Pflegeberufes. Unter anderem durch die damals vollzogene dritte Stufe der Gesundheitsreform angestoßen, kam es zu einer Neuausrichtung der Krankenpflege und der Altenpflege. Bis dahin wurde der Beruf hauptsächlich als Heilhilfsberuf mit Assistenzaufgaben für die Ärzteschaft wahrgenommen. Entstehen sollte jetzt eine professionelle Pflege mit einem hohen Anteil an psychosozialen Komponenten im Berufsalltag. Besonders traf dies auch auf die Altenpflege zu.

Mit diesen begonnenen berufspolitischen Bestrebungen und Veränderungen setzte auch eine Diskussion über die wissenschaftliche Verankerung der Pflege ein. Sehr schnell wurde deutlich, dass mit dem demografischen, epidemiologischen und strukturellen Wandel ein erhöhter Bedarf an professionalisierter Pflege besteht. Die Bedeutung von Pflegewissenschaft und professioneller Pflege für die Gesundheitsentwicklung in der Bundesrepublik Deutschland wurde lange Jahre völlig unterschätzt. Die Konsequenz daraus ist ein jahrzehntelanger Rückstand der Pflegewissenschaft in Deutschland gegenüber anderen Nationen, wie den USA, Großbritannien und vielen skandinavischen Ländern.

Dieser „timelag“ hat, zusammen mit anderen Faktoren wie der hohen Fluktuationsrate in der Pflege, der Forderung nach mehr Qualität in der Pflege und einer Reformierung der Pflegeausbildung, letztendlich zu dem notwendigen politischen Problembewusstsein geführt.

Die Pflegewissenschaft in Deutschland ist inzwischen zu einer gesundheits- und bildungspolitischen Notwendigkeit geworden. Angesichts der zunehmenden Gesundheits- und Pflegeprobleme ist die Etablierung der Pflegeforschung zur Erbringung längst notwendiger Innovationen in der Pflege dringend erforderlich.

13.2.2 Die Aufgaben der altersbezogenen Pflegewissenschaft und -forschung

Die Pflegewissenschaft beschäftigt sich mit der Praxisdisziplin Pflege und vereint die Bereiche Pflegeforschung und Pflegewissen. Das Ziel der Pflegeforschung ist es, das pflegerelevante Wissen zu erweitern und wissenschaftlich zu fundieren. Das vorhandene Pflegewissen in Form von Pflegetheorien, dem persönlichen Wissen der Pflegenden und der Pflegeethik werden dabei ebenfalls auf den Prüfstand gestellt. Grundsätzlich aber muss es die Aufgabe der Pflegeforschung sein, Fragestellungen, welche in der täglichen Pflegepraxis auftauchen, aufzunehmen und wissenschaftlich fundiert Lösungen zu finden.

Durch dieses Vorgehen ist gewährleistet, dass Pflegewissenschaft stets eine starke Verknüpfung zur Pflegepraxis behält und einen nachvollziehbaren Beitrag zur bedarfsgerechten Patientenversorgung leistet. Um pflegewissenschaftliche Erkenntnisse auch wirksam werden zu lassen, müssen sie systematisch und konsequent in der Praxis umgesetzt werden. Dies setzt einerseits die Bereitschaft der Pflegenden voraus, andererseits aber auch geeignete institutionelle Rahmenbedingungen.

Einen Überblick über die altersbezogene Pflegeforschung verschafft die frei zugängliche Forschungsdatenbank des Zentrums für Qualität in der Pflege (https://forschungsdatenbank.zqp.de/projects). In der Datenbank werden alle in Deutschland veröffentlichten Studien mit einem Bezug zur Pflege und zum Alter seit 2005 erfasst.

Bisherige Schwerpunkte der altersbezogenen Pflegeforschung in Deutschland

- Pflegerische Versorgungsforschung
- Pflegerische Bildungs- und Berufsfeldforschung
- Allgemeine Pflegeforschung
- Klinische (Pflege-)Forschung
- Pflegeberichterstattung
- Epidemiologische Forschung.

Am meisten wird in Deutschland an Universitäten zum Thema Pflege geforscht. Über 31 % der veröffentlichten Forschungsprojekte wurden seit 2005 universitär durchgeführt. Etwa 27 % der Forschungsprojekte waren an Hochschulen angesiedelt. Nur wenige Prozent (17 %) fallen auf Einrichtungen, die direkt Patienten versorgen oder betreuen, wie Kliniken, Versorgungseinrichtungen und Stiftungen [3].

Eine Kooperation zwischen verschiedenen Forschungseinrichtungen findet, anders als in anderen Wissenschaftsbereichen, in der Pflege eher selten statt. Über 67 % der Projekte werden von einer Forschungseinrichtung alleine durchgeführt. Die geringste Kooperationsbereitschaft zeigen Hochschulen. Interessant ist auch die Verteilung von altersbezogenen Pflegeforschungsprojekten auf die einzelnen Bundesländer. Der Schwerpunkt der Pflegeforschung liegt dabei mit 32 % in Nordrhein-Westfalen, gefolgt von Baden-Württemberg mit knapp 12 %. Die Schlusslichter sind Brandenburg mit 0,8 % sowie Thüringen, Bremen, Schleswig-Holstein und Mecklenburg-Vorpommern mit jeweils nur 0,7 % der seit 2005 durchgeführten Forschungsprojekte [3].

Die Finanzierung der Pflegeforschung erfolgt in Deutschland zum größten Teil durch öffentliche Drittmittel. Die jeweiligen Landesministerien und Bundesministerien der Bereiche Gesundheit und Bildung und Forschung sind dabei die größten Geldgeber. Aber auch aus privaten Drittmitteln oder Eigenmitteln finanzierte Forschung findet in Deutschland statt [3].

13.2.3 Die Theoriedebatte

Theorien großer Reichweite

Der Anfang der Pflegewissenschaft standen die ersten großen Pflegetheorien. Sie versuchten als Theorien großer Reichweite (→ Abb. 13.1) Pflege zu beschreiben und theoretisch zu erfassen. Große Pflegetheorien können deshalb eher als Visionen und Ideale der Pflege und des Pflegeanspruchs bezeichnet werden. Die meisten großen Theorien sind empirisch nicht überprüfbar und liegen weit abseits der Pflegerealität. Der Versuch, durch weitreichende Pflegetheorien die Bereiche Ausbildung, Praxis und Wissenschaft miteinander zu verbinden, ist nicht gelungen. Ein großes Problem ist dabei die nötige Abgrenzung von anderen therapeutischen Berufsgruppen wie Ärzten, Physiotherapeuten und Psychologen.

Die großen Pflegetheorien hatten aber dennoch ihre Berechtigung in der daraus entstandenen Diskussion über die Perspektiven des Pflegeberufs, seine Ziele und Wertvorstellungen. Große Pflegetheorien sind beispielsweise:

- *Auf Handlungen ausgerichtetes Lebensmodell* (Nancy Roper, 1918–2004)
- *Theorie des einheitlichen Menschen* (Martha Rogers, 1914–1994, → Kap. 14.3.4)
- *Modell der Selbstpflege* (Dorothea Orem, 1914–2007, → Kap. 14.3.1).

Es wurde versucht, aus den Pflegetheorien Pflegemodelle abzuleiten. In der täglichen Praxis sind Modelle nah an der Theorie jedoch nur sehr schwer umsetzbar.

Die Zeit der Pflegetheorien großer Reichweite scheint vorbei zu sein. Fachkreise bedauern dies und geben den aktuellen Bedingungen in der Pflege die Schuld. Die Pflege sei „too busy to think [4]". Pflegekräfte haben keine Zeit, sich Gedanken über ihre Profession zu machen.

Theorien mittlerer und kleiner Reichweite

Heute steht die Entwicklung von Pflegetheorien mittlerer und kleiner Reichweite (→ Abb. 13.1) im Vordergrund. Empirisch begründete Modelle und Handlungskonzepte werden angestrebt und sollen sowohl dem Anspruch aus der Praxis als auch der Wissenschaftsentwicklung gerecht werden. Dabei entwickelt sich in den letzten Jahren auch in Deutschland eine rege Forschungstätigkeit mit starkem Praxisbezug. Diese Arbeiten sind meist stark lösungsorientiert. Ein Beispiel hierfür ist die Arbeit von Krohwinkel zur Pflege von Apoplexpatienten.

> **DEFINITION**
>
> **Pflegetheorie:** Eine Pflegetheorie hat deskriptive Funktion. Sie erklärt Sachverhalte, sagt Entwicklungen vorher und schreibt Ideen vor. [5]
>
> **Pflegemodell:** Ein Pflegemodell leitet sich von einer Pflegetheorie ab. Ein Modell ist ein Abbild der Realität, das deren Komplexität vereinfacht. [6]

Die Zuordnung der Pflegewissenschaft als reine Praxiswissenschaft führt aber zu kontroversen Diskussionen. Zum einen möchte Pflegewissenschaft zum *theoretischen Erkenntnisgewinn* beitragen und Regeln mit allgemeiner Gültigkeit aufstellen. Zum anderen geht es in der *praktischen Pflegewissenschaft* um den Umgang mit diesen Erkenntnissen und deren Anwendbarkeit. Zurzeit zeichnet sich in Deutschland eher eine starke Trennung der beiden Bereiche Theoriebildung und Praxiswissenschaft ab. Diskutiert wird darüber, inwieweit sich diese Differenzierung auf die Pflegeforschung und ihr Verhältnis zur Praxis auswirkt.

13.3 Bedeutung und Notwendigkeit der Pflegewissenschaft für eine professionelle Pflege

13.3.1 Der Überformung durch andere Wissenschaftsdisziplinen entgegenwirken

Lange Zeit wurde die Pflege von anderen Wissenschaftsdisziplinen überformt. Besonders die Medizin, die Ökonomie, die Psychologie und die gesellschaftspolitische Entwicklung nahmen großen Einfluss auf die professionelle Pflege. Pflege ist, bestimmt durch die Ökonomie, plötzlich mitverantwortlich für die wirtschaftliche Entwicklung des Unternehmens. Besonders in der stationären Versorgung ist dieser Einfluss deutlich zu spüren. Immer mehr ärztliche Aufgaben werden an die

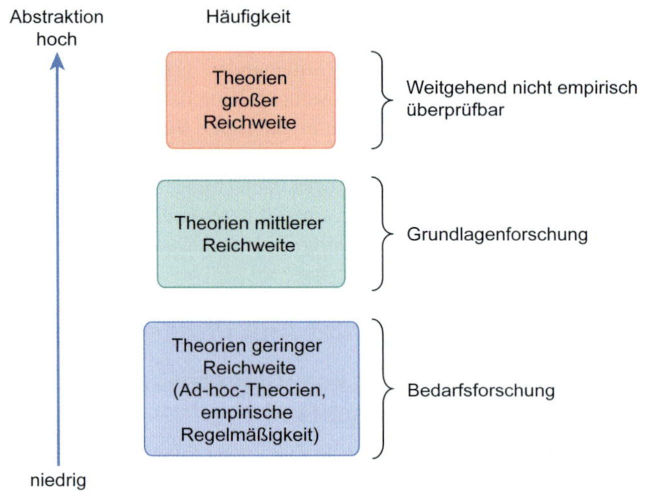

Abb. 13.1 Theorien großer, mittlerer und geringer Reichweite. [L143]

Pflege delegiert. Die Medizin bestimmt dabei oft allein die Therapie und damit auch die pflegerische Versorgung sowie das pflegerische Handeln. Diese Entwicklung führte dazu, dass die Pflegenden sich immer mehr von ihrer eigentlichen Aufgabe entfernten.

Durch die Entwicklung einer pflegeeigenen Wissenschaftsdisziplin kann und muss der Überformung durch andere Wissenschaften entgegengewirkt werden. Die professionelle Pflege muss sich gleichwertig neben den anderen Wissenschaftsdisziplinen positionieren. Eine zeitgemäße Patientenversorgung gelingt heute nur in einem interprofessionellen Team aus Ärzten, Pflegenden, Therapeuten und Sozialarbeitern. Die Pflege muss in diesem Team als gleichwertiger Partner akzeptiert werden.

13.3.2 Praktisches Handeln braucht ein theoretisches Fundament

Neben der Theoriebildung ist eine Aufgabe der Pflegewissenschaft, wissenschaftlich fundierte Lösungen für die Praxis zu entwickeln. Dabei ermöglicht es die Pflegewissenschaft, Zusammenhänge pflegerischen Handelns zu verstehen und daraus abgeleitete Erkenntnisse in der Versorgung am Patienten umzusetzen. Zudem ist es notwendig, dass sich die Praxis immer wieder hinterfragt. Jede Profession benötigt einen theoretischen Sockel als Grundlage ihres Handelns. Bisher bezog die Pflege ihr Handeln stark auf die wissenschaftlichen Erkenntnisse anderer Professionen, allen voran die der Medizin. Pflege bedeutet jedoch mehr als die Ausführung ärztlicher Anordnungen. Ein besonderer Schwerpunkt liegt beispielsweise auf der Beziehung zwischen Pflegekraft und Patient. Der Mensch in seiner Gesamtheit steht im Fokus der professionellen Pflege, nicht nur seine Diagnose oder medizinische Therapie. Dies gilt es in der Theoriebildung und der evidenzbasierten Umsetzung von Pflege zu berücksichtigen.

Ein Beispiel für das gelungene Zusammenwirken von Pflegewissenschaft und Pflegepraxis sind die **Expertenstandards.** Das an der Hochschule Osnabrück angesiedelte Deutsche Netzwerk für Qualität in der Pflege (DNQP) veröffentlichte bisher zehn Expertenstandards zu unterschiedlichen Themen der Pflege. Darin werden die neuesten wissenschaftlichen Erkenntnisse zusammenführt und daraus Handlungsempfehlungen für die Praxis abgeleitet. Durch die ausführliche Kommentierung zu jedem Standard hat jede Pflegekraft die Möglichkeit, einen Überblick zu gewinnen und Wissen für sich zu generieren. Das Verständnis für die jeweilige Handlung wird dadurch ermöglicht und gefördert. Zugleich bieten die meisten Expertenstandards verschiedene Lösungsansätze, um der Individualität der Person und der jeweiligen Pflegesituation gerecht zu werden.

Bisher erschienene Expertenstandards Pflege

- Dekubitusprophylaxe in der Pflege
- Entlassungsmanagement in der Pflege
- Schmerzmanagement in der Pflege bei akuten Schmerzen
- Schmerzmanagement in der Pflege bei chronischen Schmerzen
- Sturzprophylaxe in der Pflege
- Förderung der Harnkontinenz in der Pflege
- Pflege von Menschen mit chronischen Wunden
- Ernährungsmanagement zur Sicherung und Förderung der oralen Ernährung in der Pflege
- Förderung der physiologischen Geburt
- Beziehungsgestaltung in der Pflege von Menschen mit Demenz

(www.dnqp.de/de/expertenstandards-und-auditinstrumente)

Ein weiteres konkretes Beispiel ist die Versorgung von Patienten mit Delir auf der Intensivstation. In Kooperation zwischen Praxis und Theorie wurden **Messinstrumente** entwickelt, die es heute dem Pflegepersonal ermöglichen, eine schnelle Einschätzung der Situation vorzunehmen und somit die Versorgungsqualität deutlich zu steigern.

13.3.3 Pflegewissenschaft und die Akademisierung der Pflege verbessern die Versorgungsqualität

Der Wissenschaftsrat der Bundesregierung empfiehlt bereits 2012, dass ein Großteil der Qualifizierung in den Gesundheitsberufen an Hochschulen stattfinden soll. Befürwortet wird der Ausbau grundständiger Pflegestudiengänge, die zur unmittelbaren Tätigkeit am Bett befähigen. Der Wissenschaftsrat ruft zu einer Akademisierungsquote von 10–20 % der Pflegekräfte auf. Begründet wird diese Empfehlung durch die gestiegenen Herausforderungen in den Gesundheitsfachberufen. Besonders der erhöhten Komplexität und Interdisziplinarität in der Versorgung der Patienten soll damit Rechnung getragen werden [7].

Eine Auswertung der seit 2004 durchgeführten Modellstudiengänge in Nordrhein-Westfalen zeigt, dass die Erwartungen an eine Akademisierung der Pflege durchaus erfüllt werden. So zeigt die Analyse, dass Absolventen von Pflegestudiengängen besser in der Lage sind, aktuelles wissenschaftliches Wissen anzuwenden. Zudem fördert das Studium die Fähigkeit zu interprofessionellen Lernen und Handeln und die Fähigkeit zum Aufbau und zur Reflexion von Arbeitsbündnissen. Die Absolventen sind befähigt, klinische Kompetenzen auf Bachelorniveau in der Praxis umzusetzen. Absolventinnen und Absolventen von Pflegestudiengängen sind zudem weit mehr berufspolitisch engagiert als ihre Kolleginnen und Kollegen der Berufsfachschulen [8].

Ein wichtiger Aspekt, wenn es um die Darstellung von Qualität in der Pflege geht, ist der Nutzen für die Patienten. Bereits 2012 wurde in einer Übersichtsarbeit der positive Effekt akademisierter Pflegekräfte für das Patienten-Outcome dargestellt. Durch die Beschäftigung von Pflegekräften auf Bachelorniveau kann die Aufenthaltsdauer von Patienten im Krankenhaus gesenkt werden. Ebenso sinken die Mortalitätsrate und die Komplikationsrate [9].

SPICKZETTEL

Pflegewissenschaft und -forschung

- **Schwerpunkte:** Versorgungs-, Bildungs- und Berufsfeldforschung, allgemeine und klinische Pflegeforschung, Pflegeberichterstattung, epidemiologische Forschung
- **Forschungseinrichtungen:** Universitäten, Hochschulen und Versorgungseinrichtungen
- **Pflegetheorien:**
  - Theorien von großer Reichweite – Visionen und Ideale der Pflege und des Pflegeanspruchs, empirisch nicht belegbar, wenig Praxisnähe
  - Theorien von mittlerer und geringer Reichweite – Entwicklung empirisch begründeter Modelle und Handlungskonzepte für die Pflege, starker Praxisbezug
- **Ziele:**
  - Etablierung der Pflegewissenschaft als eigenständige Wissenschaftsdisziplin
  - Akzeptanz der Pflege als gleichwertiger Partner im Team
  - Theoretische Fundierung des praktischen pflegerischen Handelns
  - Verbesserung der Versorgungsqualität

13.4 Aktueller Stand der Akademisierung der Pflege in Deutschland

Vor etwa 30 Jahren begannen in Deutschland erste Akademisierungsversuche in der Pflege. Ausgelöst wurde dieser Prozess nicht zuletzt durch einen öffentlich und politisch wahrgenommenen Pflegenotstand. Akademisiert wurden dabei vor allem die Pflegelehrerausbildung und das Pflegemanagement. Hierzu etablierte man an Fachhochschulen (heute Hochschulen für angewandte Wissenschaften) vor dem Bologna-Prozess übliche Diplom-Studiengänge. Daneben entstanden auch erste Studiengänge in der Pflegewissenschaft. Nur sehr wenige Studiengänge wurden an Universitäten angesiedelt, dadurch waren die Promotions- und Habilitationsmöglichkeiten in der Pflege sehr gering.

Grundsätzlich können bis heute drei unterschiedliche Wege der akademischen Ausbildung in der Pflege unterschieden werden. Zum einen gibt es seit dem Anfang der Akademisierung (ab den 1990er Jahren) Studiengänge, die eine abgeschlossene Ausbildung zur Pflegekraft an einer Berufsfachschule voraussetzten. Meist werden dabei Ausbildungsinhalte auf das Studium angerechnet.

Die zweite Möglichkeit zur Erreichung eines Bachelorabschlusses in der Pflege ist das sogenannte Duale Studium. Hierbei findet eine Kooperation zwischen einer Berufsfachschule und einer Hochschule statt. Der Studierende erhält in der schulischen Ausbildung sein Grundwissen vermittelt, welches parallel an der Hochschule durch akademisches Wissen ergänzt wird. An der Berufsfachschule wird das Examen zur staatlich geprüften Pflegefachkraft abgelegt, um die Berufsbezeichnung Gesundheits- und Krankenpfleger/in zu erhalten. Anschließend beenden die Studierenden zusätzlich ihr Studium und erhalten am Ende den akademischen Grad Bachelor.

Der dritte Weg ist das vom Wissenschaftsrat bereits 2012 empfohlene und im neuen Pflegeberufegesetz von 2017 festgelegte primärqualifizierende Studium in der Pflege. Dabei kooperieren die Hochschulen mit Praxiseinrichtungen, die Berufsausbildung ist vollständig in das Hochschulstudium eingebunden. Erste Modellstudiengänge hierzu laufen in Deutschland seit dem Wintersemester 2010/11.

Eine Schwierigkeit ist immer noch die weitere akademische Laufbahn nach dem Bachelorstudium. Bisher gibt es nur wenige Masterstudiengänge und, wie bereits beschrieben, so gut wie keine Möglichkeit, in der Pflege direkt zu promovieren oder zu habilitieren.

In Deutschland sind etwa 60 Studiengänge auf Bachelor- und Masterniveau in der Pflege und etwa 40 Studiengänge in den Therapiefachberufen und dem Hebammenwesen bekannt.

SPICKZETTEL

Akademische Laufbahn in der Pflege

- Seit den 1990er Jahren: Studiengänge, die eine Pflegeausbildung an der Berufsfachschule voraussetzen
- Seit 2004: ausbildungsintegriertes duales Studium mit Berufsqualifizierung im Rahmen einer Kooperation zwischen Hochschule und Berufsfachschule; Abschluss: Staatsexamen in der Pflege und Bachelor-Grad
- Seit 2010: primärqualifizierendes Pflegestudium an Hochschulen in Kooperation mit Praxiseinrichtungen, Abschluss mit Bachelor-Grad
- Masterstudium nach Erlangung des Bachelor-Grads.

TRANSFERAUFGABEN

Sabine Schmitz hat gerade ihr Abitur abgelegt und schmiedet Pläne für ihre berufliche Zukunft. Bereits während der Oberstufenzeit hat sie mehrere Praktika in Pflegeeinrichtungen absolviert, und der Umgang mit den alten Menschen hat ihr viel Freude gemacht. Eigentlich möchte Sabine später einmal in diesem Bereich arbeiten, aber es würde sie auch reizen, eine wissenschaftliche Laufbahn einzuschlagen.

1. Welche Möglichkeiten hat Sabine, ihre beruflichen Pläne zu verwirklichen?
2. Beschreiben Sie, welchen Nutzen die Pflegewissenschaft für das pflegerische Handeln hat.
3. Erläutern Sie die Unterschiede zwischen Geriatrie und Gerontologie und überlegen Sie, wie beide Fachdisziplinen sich gegenseitig ergänzen können.
4. Erklären Sie, warum Pflegetheorien mittlerer und geringer Reichweite als bedeutsamer für den pflegerischen Alltag angesehen werden als Theorien von großer Reichweite.

14

PFLEGETHEORIE, KONZEPT, MODELL: GRUNDLAGEN UND BEGRIFFSKLÄRUNG

Gerlinde Niederhofer (14.1, 14.2), Marie Engers (14.3), Verena Bösl (14.4), Sarah Staiti (14.5)

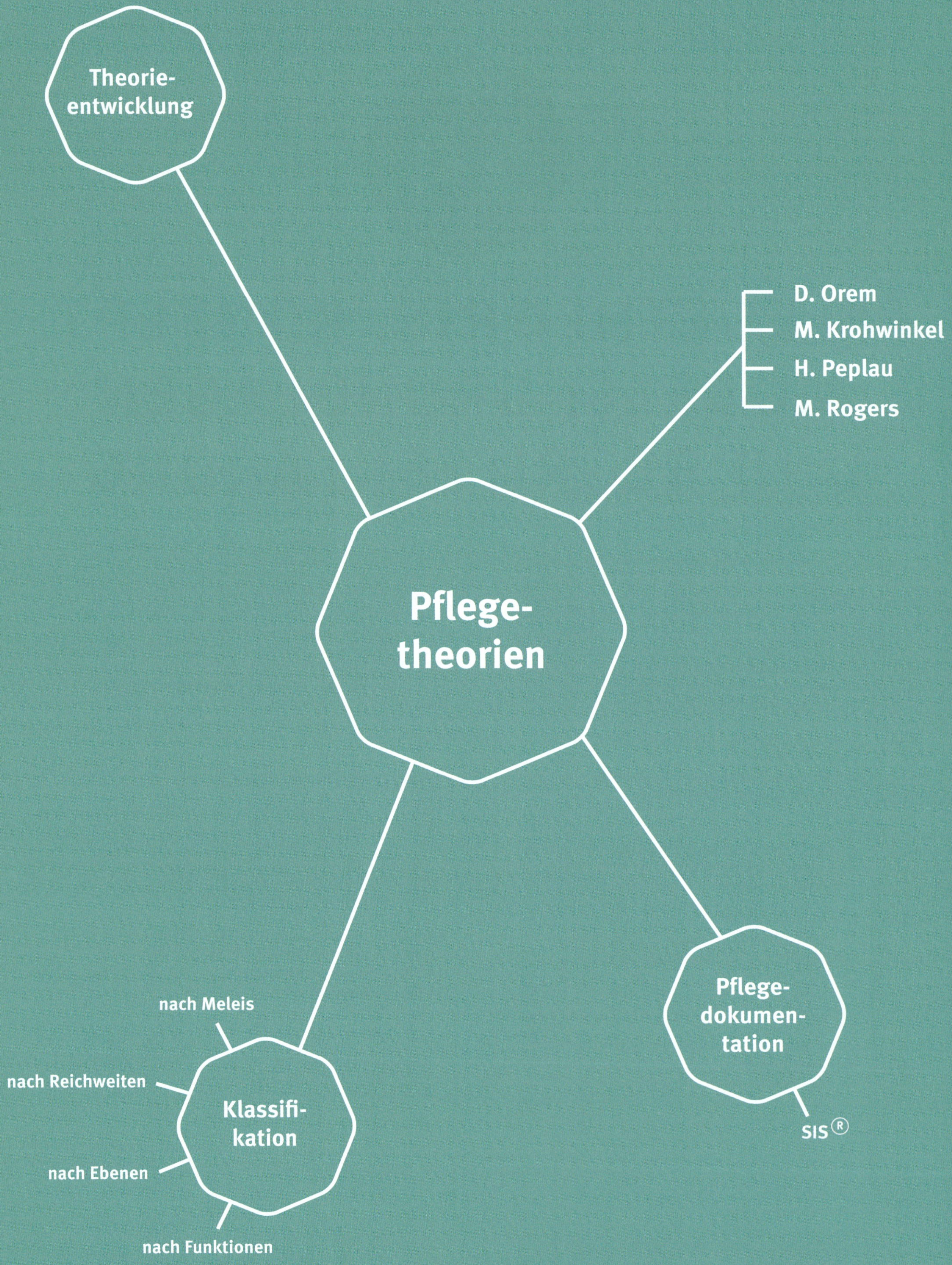
Theorie-entwicklung
D. Orem
M. Krohwinkel
H. Peplau
M. Rogers
Pflege-theorien
nach Meleis
nach Reichweiten
Klassifi-kation
nach Ebenen
nach Funktionen
Pflege-dokumen-tation
SIS®

Aktivierung und Reaktivierung

Der pflegerische Ansatz der **Aktivierung und Reaktivierung** erfordert, dass Pflegende sich über den eigentlichen Sinn in der Versorgung und Betreuung von Menschen mit Demenz bewusst werden.

Aktivierung

Für eine **Aktivierung** älterer Personen ist Voraussetzung, dass diese kognitiv erreichbar und physisch stabil sind. Ziel ist eine größtmögliche Unabhängigkeit des alten Menschen von pflegerischer Unterstützung. Im Rahmen pflegerischer Interventionen sollen dem Betroffenen Impulse gegeben werden, die selbstständige Durchführung von Aktivitäten zu trainieren, anstatt diese an die Pflege zu delegieren. Dabei muss die verlängerte Adaptationszeit berücksichtigt und dem alten Menschen entsprechend viel Zeit gegeben werden.

Reaktivierung

Sind die zu pflegenden Personen kognitiv nicht mehr erreichbar, stellt sich die Gestaltung der Pflegeimpulse komplexer dar. In dieser Stufe liegt der Schwerpunkt auf der **Reaktivierung** der Patienten. Das Böhm-Modell beinhaltet, dass eine Selbsttätigkeit der Klienten in diesem Stadium über die Wiederbelegung der Altersseele (*gewohnte Motivationen, Reize*) erreicht werden kann. Der Schlüssel dafür liegt in der Identifikation der individuellen Motive von Personen mit kognitiven Abbauprozessen, durch welche sie motiviert werden können, wieder selbst tätig zu werden. Grundlage hierfür ist eine gezielte Biografiearbeit.

Es geht darum, die individuellen Antriebe und Motive aus der jeweiligen Lebensgeschichte der Pflegebedürftigen zu filtern, um diese anschließend im Pflegeprozess in die Interventionen und auch Interaktionen mit dem Betroffenen einzubeziehen. Diese Interventionen und Angebote orientieren sich in der Versorgung und Pflege von Menschen mit Demenz daran, was für den jeweiligen Klienten normal und vertraut ist (**Normalitätsprinzip**).

Indikationen

- **Aktivierende Pflege** ist bei physisch stabilen Patienten, die kognitiv noch erreichbar sind, möglich.
- **Reaktivierende Pflege** ist dann notwendig, wenn die Patienten nur noch auf der emotionalen Ebene, also mittels Tertiärgedächtnis erreichbar sind.

SPICKZETTEL

Kognitive und psychische Phänomene

- Verlängerte Adaptationszeit: Es wird mehr Zeit für die Verarbeitung von Informationen aus der Umwelt benötigt.
- Gedächtnisleistung:
  - Kurzzeitgedächtnis ist bei Demenz als erstes betroffen, Langzeitgedächtnis bleibt länger intakt
  - Tertiärgedächtnis umfasst frühkindliche Erlebnisse, Träume, Antriebe sowie routinierte Verhaltensweisen
- Psychogene Probleme: Bereits in der Kindheit geprägte problematische Verhaltensweisen werden im Entwicklungsverlauf unterdrückt, können aber im höheren Alter bzw. in Grenzsituationen wieder aufbrechen (Regression).

Forderungen an die Pflege

- Perspektivwechsel von der kompensierenden Pflege zur Seelenpflege
- Erkundung der seelischen Motive von Verhaltensweisen
- Aktivierung und Reaktivierung
- Biografiearbeit
- Interaktion auf der individuellen emotionalen Erreichbarkeit
- Anknüpfen an gewohnte Motive und Reize, Ausrichtung von Angeboten am Normalitätsprinzip.

15.2.3 Therapeutische Pflege und Biografiearbeit nach Böhm

Das Zwei-Welten-System der Thymo- und Noopsyche

Im Alter wird immer deutlicher, dass die Psyche des Menschen in zwei Bereiche geteilt ist. Diese sind die **Thymopsyche** (*Welt der Gefühle*) und die **Noopsyche** (*Welt der Dinge*).

Noopsyche

- Noopsychische Lebensauffassung:
  - Der Mensch lebt des Lebens und des Denkens wegen.
  - Das individuelle gesamte Weltbild einer Person entsteht durch ebenso individuelle Wahrnehmungen.
  - Erinnerungen sind verinnerlichte Wahrnehmungen, die meist durch einen Schlüsselreiz erzeugt werden.
- Leistungen der Noopsyche:
  - Elementarleistungen
  - Werkzeugleistungen
  - Gedächtnisleistungen
  - Intelligenzleistungen
- Die Sprache der Noopsyche zeichnet sich durch Rationalität und Präzision aus.

Thymopsyche

- Die Thymopsyche ist der Ort der Gefühle, Affekte und Erinnerungen.
- Aus der Erinnerung speist sich die ICH-Orientierung mit den Aspekten der örtlichen, zeitlichen und persönlichen Orientierung. Daraus ergeben sich Handlungsstrategien (Copings).
- Copings sind erlernte Handlungs- und Bewältigungsstrukturen. Sie bilden den erlernten Umgang mit Problemen, Konflikten und Trieben ab.
- Der Mensch greift auch auf die emotionalen Erfahrungen früherer Generationen zurück.

Eine professionelle Pflege in der Geriatrie beinhaltet nach Böhm, vor allem in die Welt der Gefühle der Pflegebedürftigen einzutauchen. Dabei stellt das Bedürfnis nach Sicherheit einen prägnanten Faktor dar.

Böhms Fokus auf die thymopsychische Biografie

Um den Grund der Verhaltens- oder Reaktionsweisen von an Demenz erkrankten Personen verstehen zu können, richtet das Psychobiografische Modell nach Böhm den **Fokus** auf die Erhebung einer individuellen **thymopsychischen Biografie** der Klienten. Eine zeitliche Orientierung der Lebensgeschichte steht nicht im Vordergrund. Es geht darum, die Persönlichkeitsstruktur und die Grundstimmung des Menschen kennenzulernen. Es ist beispielsweise wichtig zu wissen, ob eine Person eher ein entscheidungs- und risikofreudiger Mensch ist, der sich häufig euphorisch zeigt, oder ob er eher an Gewohnheiten festhält und sich dies in einer ängstlichen Persönlichkeit äußert.

Elemente der thymopsychischen Biografie

- Stories – Geschichten des Lebens: Wichtige Begebenheiten und Erfahrungen aus der Prägungszeit (bis zum 25. Lebensjahr)
- Folkloremuster: Bräuche, Sitten, Moden in der Prägungszeit
- Copings: In Krisensituationen während der Prägungszeit entwickelte und verwendete Bewältigungsstrategien; Umgang mit Emotionen wie Angst, Traurigkeit, Freude.

Durch die Erforschung dieser Bereiche können Verhaltensauffälligkeiten als biografische Phänomene verstanden und mit den jeweiligen Problematiken in Bezug gesetzt werden, die sich im Verlauf einer Demenzerkrankung zeigen können. Es können Thesen gebildet werden, die eine Basis der Biografieinterpretation von Pflegenden darstellen. Mit diesem Hintergrund können anschließend Impulse für pflegerische Maßnahmen gesetzt werden, welche reaktivierend oder symptomlindernd auf Verhaltensweisen wirken können. Durch ein solches Vorgehen ist es möglich, die pflegerischen Interventionen kontinuierlich zu evaluieren.

Die thymopsychische Biografie bildet den Ausgangspunkt dafür, aufgrund emotionaler und affektiver Triebe auftretende Phänomene als Ressourcen und nicht als kognitive Defizite zu betrachten. Dies verändert die Einstellung der Pflegenden zu ihrer Arbeit und verbessert die Gefühlslage von Pflegebedürftigen.

Therapeutische Pflege aus der thymopsychischen Biografie

Das Psychobiografische Pflegemodell nach Böhm sieht eine **therapeutische Pflege aus der thymopsychischen Biografie** eines Menschen als grundlegend, um bei Personen mit kognitiven Abbauprozessen auch ohne Psychopharmaka ein seelisches und somit auch somatisches Wohlbefinden bewirken zu können. Bei diesem Ansatz ist es unerheblich, ob bei den Betroffenen tatsächlich ein organischer Schaden vorliegt oder nicht.

Um dies zu ermöglichen, ist für Böhm die Implementierung pflegewissenschaftlichen Handelns in die Praxis ein weiteres Hauptanliegen. Dadurch soll nicht nur eine Verbesserung der Lebensqualität und des Wohlbefindens für Betroffene ermöglicht, sondern in gleichem Maße eine Verbesserung des Befindens der Pflegenden erzielt werden. Der Schlüssel hierzu ist eine sinnvolle Beschäftigung alter Menschen.

Biografiearbeit nach Erwin Böhm

Das Psychobiografische Pflegemodell nach Böhm leitet pflegerische Interventionen aus der individuellen Biografie der Klienten ab. Diese ergeben sich aus unterschiedlichen Interaktionsstufen, die Böhm unter Berücksichtigung der verschiedenen Stadien der Desorientiertheit von Menschen mit Demenz definiert hat.

Durch **Biografiearbeit** soll ein Motiv in der Seele des Klienten gesucht werden, welches ihn motiviert, etwas zu tun.

Drei Arten der Biografie

- Historische Biografie: Zeit und Umstände
- Regionale Biografie: regionale Besonderheiten
- Individuelle Biografie: wesentliche Teile der Lebensgeschichte.

Aus der individuellen Biografie ergeben sich primäre Erkenntnisse für die thymopsychische Biografie der Klienten, die im Besonderen mit den Emotionen aus der Prägungszeit der Personen zu tun hat. Dadurch kann erkannt werden, wie für den Menschen mit Demenz, beispielsweise durch eine entsprechende Milieugestaltung, ein Daheimgefühl erzeugt werden kann. Die Prägungszeit spielt im Psychobiografischen Pflegemodell nach Böhm eine entscheidende Rolle. Nach Böhm fallen Personen mit Demenz durch die Verluste von kognitiven Fähigkeiten immer mehr in die Zeit der ersten 25–30 Lebensjahre zurück.

Zu unterscheiden sind im Bereich der Biografie die persönlichen Prägungen von den Einflüssen der jeweiligen Region und Zeit, also den Umständen, unter denen der Klient aufgewachsen ist. Die Schlüsselfrage in dieser Art der Biografieerhebung und -arbeit ist, wie der jeweilige Klient welche Ereignisse erlebt hat. Daraus können entsprechende Interventionen abgeleitet werden, die als Impulse während des pflegerischen Handelns gesetzt werden müssen.

Umgang mit Prägungsphänomenen

- Nicht *verständlich* reagieren, sondern *verstehend*
- Biografische Erkenntnisse bilden die Basis für pflegerische Maßnahmen und Behandlungen
- Identifizieren, was der Klient den Pflegenden und Betreuenden anbietet, nicht auf das Angebot fixieren, das die Einrichtung dem Klienten macht
- Das Selbstbewusstsein der Klienten durch das Aufrechterhalten der Eigenverantwortung aktivieren.

VORSICHT! Bei der Biografiearbeit nach Böhm sind folgende Aspekte zu berücksichtigen:

- Mit der Biografiearbeit kann es geschehen, dass Grenzen überschritten werden.
- Wenn kritische Lebensthemen zur Sprache kommen, können frühere Erlebnisse oder Ereignisse plötzlich aufbrechen.
- Werden im Gespräch Themen entdeckt, denen ein Klient ausweicht oder bei denen ein Widerstand bemerkbar wird, ist die Grenze der Biografiearbeit erreicht.
- Pflegende sollen sich der individuellen Biografie der Klienten verstehend nähern, sich in diese einfühlen und sie nachvollziehen können. Es ist hier nicht Aufgabe der Pflegenden, Probleme zu analysieren oder innerfamiliäre Konflikte zu interpretieren.
- Ein kognitives Programm kann ebenfalls zu einer Progression der Abbauerscheinungen führen, wenn dies zu früh eingesetzt und dadurch eine Überforderung für die Klienten ausgelöst wird.

Wiederbelebung der Altersseele

Nach Erwin Böhm werden Menschen durch die steigende Lebenserwartung mittlerweile älter, als die Seele verkraften kann. Es kommt die Zeit, in der die Seele eine Art Lebensbilanz zieht und sich zunehmend zurückzieht. Der Mensch zieht seine Lebenskraft wiederum aus seiner Seele. Diese ist erfüllt mit Antrieben, die Böhm als *Elan vital* bezeichnet. Verliert eine Person ihren Elan vital, verliert sie an Antrieben und beginnt dahinzuvegetieren, die Seele beginnt Stück für Stück zu sterben.

VORSICHT! Befinden sich pflegebedürftige, desorientierte Menschen in der geriatrischen Pflege in dieser Phase, reicht der Fokus der Betreuung und Versorgung auf eine somatische Pflege (Grund- und Behandlungspflege) nicht mehr aus. Eine solche Pflegeform ist nur für somatisch kranke, aber seelisch gesunde Menschen wirksam. In der Altenpflege gilt es aber, die Seele des pflegebedürftigen Menschen durch neue Lebensmotive wiederzubeleben.

Eine Hauptaufgabe in der Altenpflege ist es, den Rückzug der Seele zu verhindern, indem die individuell wichtigen Lebensmotive der Klienten erforscht und ihre Antriebe, Prägungen und Emotionen identifiziert werden. Nur durch eine solche Seelenpflege kann der individuelle Wille wiederbelebt und ein tatsächliches Wollen für die Klienten wieder ermöglicht und spürbar gemacht werden. Wenn dies nicht geschieht, beginnt der seelische Rückzug, die Menschen zu zerstören. Sie wollen nicht mehr.

Damit die Seele und somit der Pflegebedürftige bewegt werden kann, muss ein Motiv dafür gesucht werden. Der Schlüssel, dieses Motiv zu finden, liegt in der Biografie der Menschen. Geriatrische Pflege kann ohne Seelenpflege nichts bewirken.

Emotionale Erreichbarkeits- und Interaktionsstufen

In der Pflege von älteren Menschen wird der Kommunikation und Interaktion mit den Klienten eine hohe Bedeutung zugeschrieben. Kontakte oder Gespräche mit Menschen mit Demenz müssen auf der jeweils angemessenen Interaktionsstufe aufgebaut werden. Ist eine Person durch kognitive Abbauprozesse von Regression betroffen, bedeutet dies, sie fällt in ihren Verhaltensweisen auf eine frühere Entwicklungsstufe zurück.

Erwin Böhm definierte sieben Erreichbarkeits- oder Interaktionsstufen, durch die in dieser Phase individuelle Interaktionsmuster identifiziert werden. Auf dieser Basis können verschiedene Reize und pflegerische Impulse gesetzt werden, um die Emotionen der Klienten gezielt anzusprechen.

Sieben Stufen der Erreichbarkeit und Interaktion

1. **Sozialisation:**
   - Erreichbarkeit auf Ebene eines Erwachsenen
   - Geprägt durch das lebenslange Lernen, sich den Normen der Gesellschaft anzupassen
   - Eine Kommunikation kann dementsprechend ausgerichtet werden
   - Wichtig ist in dieser Stufe, die *regionale Biografie* der Klienten zu kennen
2. **Mutterwitz:**
   - Der Klient befindet sich mental im Jugendalter
   - Aufbau der Kommunikation durch Humor
   - Erreichbarkeit, indem gesprochen wird, „wie einem der Schnabel gewachsen ist"; auch der jeweilige Dialekt ist von großer Bedeutung.

Auf diesen beiden ersten Stufen ist eine *Aktivierung* der älteren Menschen möglich. Auf den nachfolgenden Stufen geht es darum, die Klienten zu *reaktivieren*.

3. **Seelische, soziale Grundbedürfnisse:**
   - Erreichbarkeit auf einer tieferen Ebene
   - Die Kommunikation bezieht sich darauf, was für den Klienten ein tiefes seelisches oder soziales Bedürfnis war
   - Schlüssel ist hier die *individuelle Biografie*
4. **Prägungen:**
   - Tief verwurzelte Prägungen aus der Lebensgeschichte, beispielsweise Rituale, die Sicherheit dargestellt haben
   - Vermittlung dieses Gefühls von Sicherheit und Vertrautheit auf Basis der Biografiearbeit
5. **Höhere Antriebe:**
   - Individuelle Triebwünsche, Träume, Fantasien des Klienten
   - Erreichbarkeit durch die Wichtigkeit bestimmter Aspekte oder Antriebe aufgrund der Lebensgeschichte
6. **Intuition:**
   - Erreichbarkeit im frühkindlichen Alter
   - Annäherung auf dieser Ebene beispielsweise durch Märchen oder Aberglaube, Religion etc.
7. **Urkommunikation:** Erreichbarkeit auf der emotionalen Interaktionsstufe eines Säuglings (z. B. durch bewusstes Berühren).

SPICKZETTEL

Therapeutische Pflege und Biografiearbeit nach Böhm

- Fokussierung auf die Thymopsyche (Gefühlswelt)
- Erforschung der thymopsychischen Biografie: Storys, Folkloremuster, Copings
- Verständnis von Verhaltensphänomenen als biografische Phänomene/Prägungsphänomene
- Kenntnisse der Biografie als Basis für pflegerische Maßnahmen
- Selbstbewusstsein des Pflegebedürftigen durch Aufrechterhaltung seiner Eigenverantwortung stärken
- Seelischen Rückzug durch Vergegenwärtigung von Lebensmotiven verhindern
- Interaktion und gezieltes Ansprechen von Emotionen auf der jeweiligen Erreichbarkeitsstufe (Sozialisation, Mutterwitz, seelische und soziale Grundbedürfnisse, Prägungen, Antriebe, Intuition, Urkommunikation).

TRANSFERAUFGABEN

Beobachten Sie in Ihrer Einrichtung drei Menschen mit Demenz in Bezug auf die Erfüllung ihrer psychischen Bedürfnisse und den Umgang mit auffälligen Verhaltensweisen.

1. Überlegen Sie, ob die fünf grundlegenden Bedürfnisse nach Kitwood bei diesen Menschen erfüllt sind oder warum sie vielleicht nicht erfüllt sind.
2. Was wären geeignete Maßnahmen, um diese Bedürfnisse zu erfüllen?
3. Versuchen Sie bei einem Patienten oder Bewohner mit Demenz, seine biografischen Eckpunkte zu ermitteln. Wie können Sie diese in Ihre pflegerische Tätigkeit einbeziehen?
4. Machen Sie sich Gedanken darüber, inwieweit sich Ihr pflegerisches Handeln durch die Anwendung des Person-zentrierten oder des Psychobiografischen Pflegemodells verändert.

16

SPEZIFISCHE PFLEGEKONZEPTE IN DER GERIATRIE

Andrea Kuphal (16.1), Veronika Schraut (16.2, 16.4–16.6), Verena Bösl (16.3, 16.9), Gerlinde Niederhofer (16.4), Larissa Albrecht und Thomas Öller (16.5), Sarah Dannheimer (16.7), Verena Elsner (16.8), Ingeborg Hartmann (16.10), Dominik Fuchs (16.11), Carola Otterstedt (16.12)

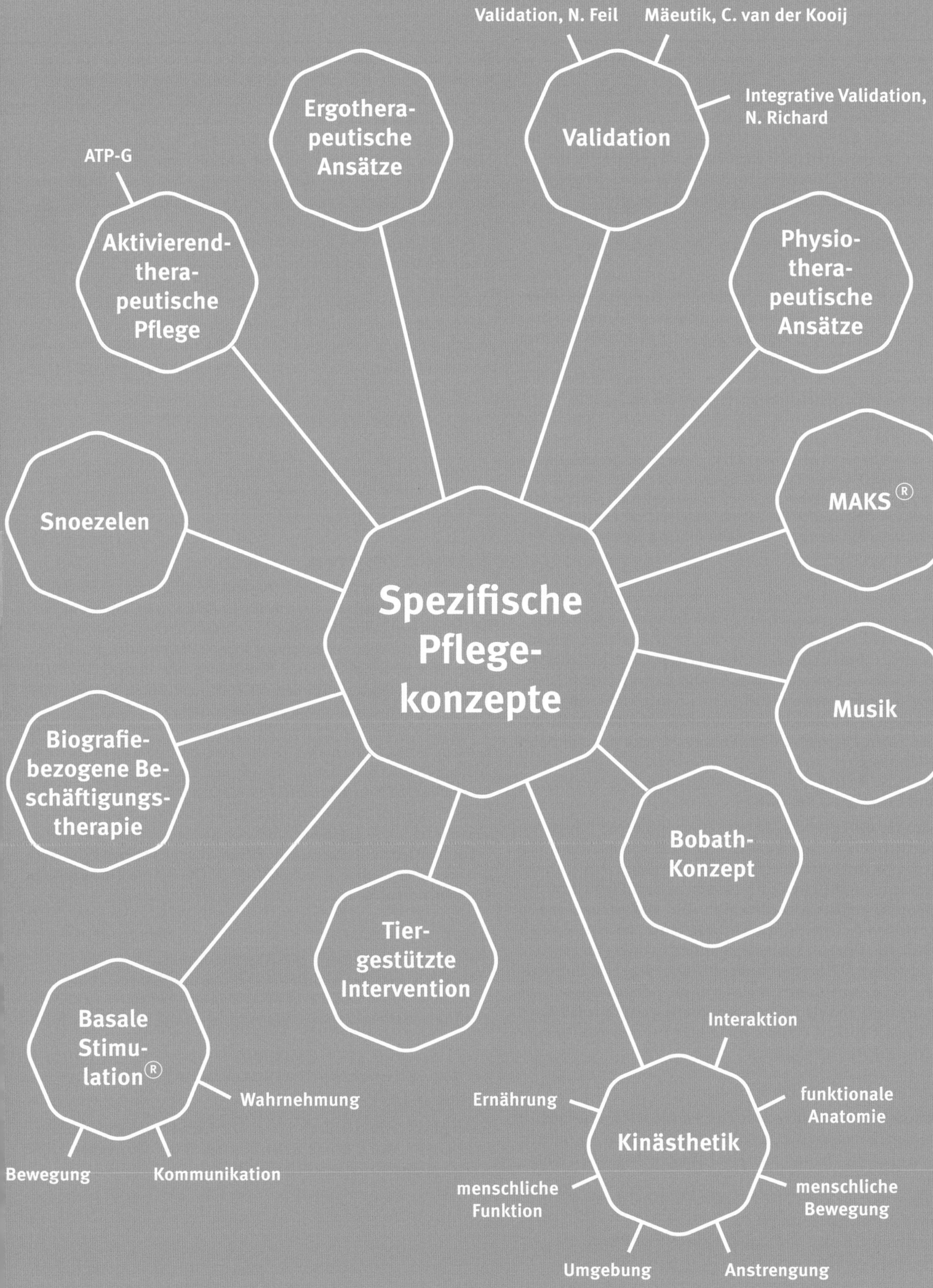

Spezifische Pflege-konzepte
Ergothera-peutische Ansätze
Validation
Validation, N. Feil
Mäeutik, C. van der Kooij
Integrative Validation, N. Richard
Aktivierend-thera-peutische Pflege
ATP-G
Physio-thera-peutische Ansätze
Snoezelen
MAKS®
Musik
Biografie-bezogene Be-schäftigungs-therapie
Bobath-Konzept
Tier-gestützte Intervention
Basale Stimu-lation®
Wahrnehmung
Bewegung
Kommunikation
Kinästhetik
Interaktion
funktionale Anatomie
menschliche Bewegung
Anstrengung
Umgebung
menschliche Funktion
Ernährung

16.1 Aktivierend-therapeutische Pflege

Andrea Kuphal

Aktivierend-therapeutische Pflege ist ein Konzept, das zuerst als Teil des medizinischen Fachgebiets der Altersmedizin (Geriatrie) beschrieben worden ist. Das Konzept ist allerdings auch geeignet für die Anwendung in anderen Bereichen, in denen Menschen pflegerischer Unterstützung, Hilfestellung und/oder Anleitung bedürfen.

16.1.1 Definition Aktivierend-therapeutische Pflege

Die Deutsche Fachgesellschaft für Aktivierend-therapeutische Pflege (DGATP) e. V. beschäftigt sich mit dem gleichnamigen Konzept, seiner Weiterentwicklung und Implementierung. In 2018 entstand so nach umfangreicher Literaturrecherche, -analyse und -bewertung sowie Expertenbefragungen in einem mehrstufigen Verfahren eine Definition des Konzepts der Aktivierend-therapeutischen Pflege.

DEFINITION

Aktivierend-therapeutische Pflege (ATP): „Aktivierend-therapeutische Pflege (ATP) ist ein sektorenübergreifendes, altersunabhängiges, pflegerisches Angebot von dazu qualifizierten Pflegenden. Es fördert ressourcenorientiert die Selbstständigkeit, die Selbstbestimmung und die Teilhabe einer Person und ist an deren Lebenssituation und -umfeld angepasst." [1]

Zu dieser Definition hat die DGATP eine Kommentierung vorgelegt, welche die Intentionen und die Breite des Ansatzes verdeutlicht [1]: Demnach ist ATP ein sektorenübergreifendes pflegerisches Angebot für die gesamte Lebensspanne eines Menschen, d. h. von der Geburt bis zum Tod. Bewohner, Patienten, Klienten, Nutzer oder Gäste (die jeweilige Bezeichnung der Person richtet sich nach dem vorliegenden Setting) mit einem Entwicklungs-, Unterstützungs- und Pflegebedarf haben immer einen Anspruch auf die Versorgung nach den Prinzipien des ATP-Konzepts.

Ziele und Prinzipien der ATP

Maßgeblich für die Ziele von ATP sind die individuellen Fähigkeiten und Fertigkeiten der betroffenen Person. Die Zielvereinbarung erfolgt mindestens zwischen betroffener Person und Pflegefachperson, die daraus folgenden Aufgaben werden entsprechend dem Pflege- bzw. Betreuungsprozess vorausschauend geplant. Die Maßnahmen sind in ihrer aktivierend-therapeutischen Wirkung durch Nachweise belegt und schließen die Primär-, Sekundär- und Tertiärprävention mit ein.

Das Konzept der Aktivierend-therapeutischen Pflege baut auf pflegefachlichen Befunden auf, fördert dadurch die Selbstständigkeit, die Selbstbestimmung und die Teilhabe der betroffenen Person und damit auch den Erhalt und die (Wieder-)Erlangung von Kompetenzen zur persönlichen Selbstpflegefähigkeit.

Ressourcenorientierte Förderung

ATP orientiert sich an einem ressourcenorientierten Menschenbild:

- ATP fördertdie motorischen Fertigkeiten und damit die Mobilität.
- ATP stimuliert die Wahrnehmung und damit die kognitiven Fähigkeiten.
- ATP unterstützt die Kommunikationsfähigkeit und damit die Gestaltung von sozialen Kontakten.
- ATP unterstützt, fördert und fordert die betroffene Person sowie ihre An- und Zugehörigen.

Die im Konzept verankerten pflegerischen und therapeutischen Ansätze verstehen sich als Lernangebote mit dem Ziel, die betroffenen Personen zu befähigen, ihre Alltagsaktivitäten (wieder) selbst zu gestalten. Den beteiligten Personen steht eine begründete Auswahl pflegerischer Interventionen inkl. Information, Anleitung, Beratung, Training und Motivation zur Verfügung. ATP ist deshalb mehr als eine somatisch ausgerichtete Grund- und Behandlungspflege, da sie zur Nutzung von körperlichen, geistigen, sozialen, emotionalen, spirituellen und ethischen Ressourcen anregt und motiviert.

ATP als dialogisches Prinzip bildet die Basis für die Beziehung zwischen den betroffenen Personen, ihren An- und Zugehörigen und den Pflegenden. Sie wird individuell und situativ gestaltet sowie an einen sinnvollen Kontext angepasst, der die Motivation und Belastbarkeit der betroffenen Person berücksichtigt. Die betroffene Person und ihre An- und Zugehörigen bekommen dadurch Raum zum selbstbestimmten Agieren, die Pflegenden reagieren, indem sie Alternativen und Optionen zur Problemlösung anbieten.

Nachhaltigkeit

ATP wirkt nachhaltig. Verloren gegangenes Selbstvertrauen in eigene körperliche, geistige, emotionale, soziale und spirituelle Ressourcen wird wieder erschlossen. Dadurch ist die betroffene Person längerfristig motiviert.

Praktische Umsetzung

ATP beinhaltet eine sach- und fachgerechte Ausführung ressourcenfördernder Interventionen, die neben den Präferenzen der betroffenen Person auch auf einer individuellen pflegefachlichen Befundung und einer Risikoeinschätzung beruht. Auf dieser Basis werden gezielte Impulse für eine selbstbestimmte Bewältigung des Alltags gesetzt. Der Einsatz selbstständigkeitsfördernder Hilfs- und Unterstützungsmittel ergänzt den aktivierend-therapeutischen Ansatz.

Es bedarf qualifizierter Pflegender, um aktivierend-therapeutisch zu handeln. Neben der fachlichen Qualifikation beinhaltet dies auch soziale Kompetenz, die Reflexion des eigenen Handelns, aber auch die Selbstpflege. ATP versteht sich als ein Motivator für alle Beteiligten und bietet Pflegenden einen Entscheidungs- und Gestaltungsspielraum, ist vielseitig und wirkt gesundheitsfördernd und -erhaltend.

Die Aktivierend-therapeutische Pflege kann mit anderen aktivierenden oder rehabilitativen Konzepten, die den ATP-Ansatz unterstützen, kombiniert werden.

Einsatzgebiete der ATP

Das Konzept der Aktivierend-therapeutischen Pflege ist insbesondere geeignet in den medizinischen Fachgebieten Altersmedizin (Geriatrie) und Neurologie, im rehabilitativen, aber auch im palliativen Setting sowie in den Bereichen Altenhilfe und Behindertenhilfe.

16.1.2 Aktivierend-therapeutische Pflege in der Geriatrie (ATP-G)

In der Altersmedizin ist das Konzept Aktivierend-therapeutische Pflege (ATP-G) seit vielen Jahren fester Bestandteil der Versorgung. Ohne ATP-G ist aktuell Geriatrie nicht denkbar.

ruft bei Menschen – nicht nur Menschen mit Demenz – sogleich ein Gefühl des Vertrauens hervor, dass diese Person *mich versteht, mich kennt.* Sie nimmt wahr, wie es mir geht, ohne fragen zu müssen. Dadurch können sehr positive Gefühle erzeugt und ein großes Maß an Sicherheit vermittelt werden.

III. Allgemeines Validieren

Im nächsten Schritt folgt das **allgemeine Validieren.** Der zuvor formulierte Satz wird vom Individuum auf die Allgemeinheit übertragen, Leitwörter hierfür können *man* oder *einen/einem* darstellen. Durch eine solche Verallgemeinerung haben Betroffene das Gefühl, ihr Gesprächspartner versteht wirklich, was ein solches Gefühl mit einem machen kann. Dadurch wird noch mehr Sicherheit und Vertrauen ermöglicht.

Bei der heutigen Heimgeneration empfiehlt es sich, im Schritt des allgemeinen Validierens mit *Sprichwörtern* zu arbeiten, die diesen Menschen sehr vertraut sind.

Die ersten drei Stufen sind in → Abb. 16.3 am Beispiel des Antriebs „Fleiß" dargestellt.

! VORSICHT! Mit diesen drei Stufen wurden Antriebe und Gefühle wahr- und aufgenommen, ausgesprochen und gespiegelt und anschließend verstärkt bzw. eröffnet. Werden **negative Gefühle oder Antriebe** validiert, muss anschließend jedoch noch ein vierter Schritt miteinbezogen werden!

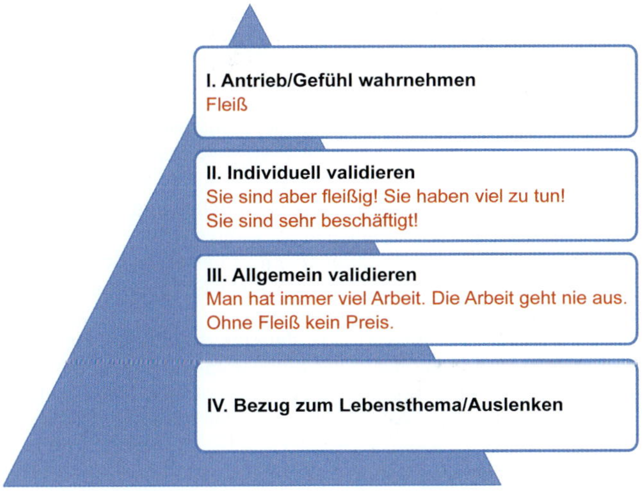

Abb. 16.3 Stufenschema der Validation nach Nicole Richard – „Fleiß". [L143]

IV. Bezug zum Lebensthema (Validieren in der Krise)

Im vierten Schritt geht es darum, den Menschen dabei zu unterstützen, sich aus negativen Gefühlen zu lösen und positive aufzubauen. Eine treffende Bezeichnung hierfür könnte sein, der Person ein Gefühl von Stolz zu vermitteln und sie damit für weitere positive Emotionen zu öffnen. Ein sehr effektives Leitwort ist in diesem Schritt das Wort *dabei.* In → Abb. 16.4 wird das stufenweise Vorgehen der Validation mit allen vier Stufen am Beispiel des wahrgenommenen Gefühls von *Ärger* dargestellt.

Ob der Bezug zum Lebensthema dabei in der Gegenwarts- oder Vergangenheitsform hergestellt wird („…dabei sind/waren Sie so eine akkurate Schneiderin"), hängt davon ab, in welcher Erlebenswelt sich der Mensch mit Demenz befindet. Ist er in seiner Realität noch berufstätig, wird dies natürlich auf der Basis einer wertschätzenden Kommunikation anerkannt und einbezogen.

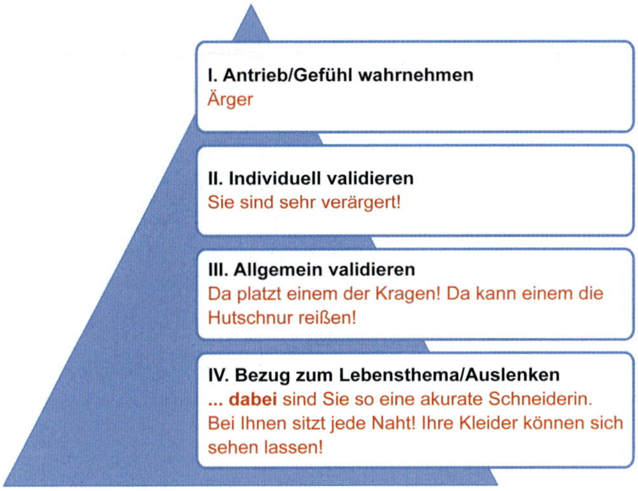

Abb. 16.4 Stufenschema der Validation nach Nicole Richard – „Ärger". [L143]

Paradoxaler Effekt der Validation

Richard baut in ihrer Validationsmethodik auf eine scheinbar widersprüchliche Wirkung (**paradoxaler Effekt,** [9]) eines solchen validierenden Gesprächs. Dies bedeutet, dass Antriebe und Gefühle von Menschen erst durch das Bestätigen kleiner werden können und nicht, indem sie – wie meist in gesamtgesellschaftlichen Kommunikationsformen – negiert und/oder geleugnet werden. → Abb. 16.5 verdeutlicht dies noch einmal am Beispiel des Gefühls *Traurigkeit.*

Abwiegeln hilft nicht weiter

Wenn ein Mensch richtig wütend ist, hilft es wenig, ihm zu entgegnen: *„Jetzt beruhige dich doch mal, ist doch nicht so schlimm!"* Der Gesprächspartner wird sich dann vielmehr unverstanden fühlen. Genauso verhält es sich mit der Traurigkeit. Ein Satz wie *„Das wird schon wieder besser, Kopf hoch!"* wird kaum dazu beitragen, Vertrauen und Nähe aufzubauen. In Momenten der Traurigkeit ist es auch traurig. Und das darf es auch sein!

Merke: Erst wenn die Antriebe und Gefühle anerkannt worden sind, ist Platz für Ablenkung!

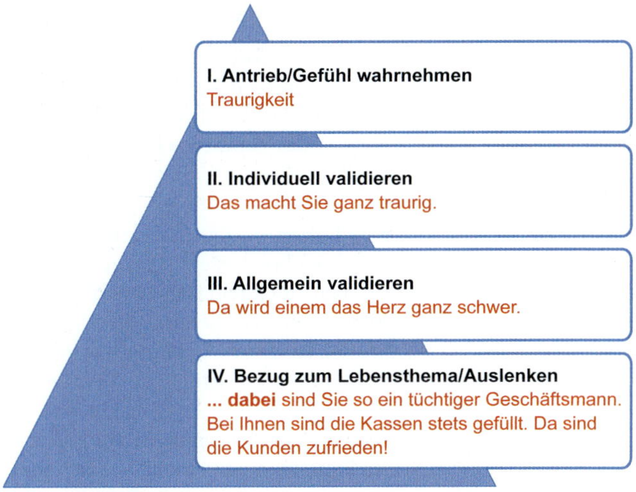

Abb. 16.5 Stufenschema der Validation nach Nicole Richard – „Traurigkeit". [L143]

Tab. 16.5 Beispiele ritualisierter Begegnungen.

• Da sitzt sie ja – die Tanja! • Die Tanja Bauer aus Ingolstadt. • Die Frau, die immer schön geschminkt ist. • Sie legen sehr viel Wert darauf, immer schick auszusehen. • Es ist wichtig für Sie, dass alles zusammenpasst. • Ich muss jetzt wieder an die Arbeit, es gibt noch viel zu tun. Bis später Frau Bauer!	• Da ist er ja, der Alex! • Der Alex Ahrens aus Kriegshaber. • Der Mann, der bei Wind und Wetter zu Fuß zur Arbeit kommt. • Der Mann, der dem schlechten Wetter trotzt! • Ich muss dann auch mal wieder weiter, die Pflicht ruft! • Tschüss, bis nachher, Herr Ahrens!

Effekte der IVA

Richard geht vor allem von positiven Effekten in drei Bereichen aus [9]:

Effekte hinsichtlich des Erlebens der Menschen mit Demenz

- Sicherheit, ruhige Atmosphäre, ein Gefühl der Zugehörigkeit
- Vermittlung personaler Identität – Selbstwertgefühl
- Verminderung von Stress, Angst
- Förderung der Kontakt- und Beziehungsaufnahme zu anderen
- Häufigere Augenkontakte, wacheres Hiersein
- Auffangen von Gefühlsausbrüchen.

Effekte hinsichtlich des Erlebens der Pflegenden und Betreuenden

- Deutliche Strukturiertheit der Handlungen, auch im Team
- Weniger Berührungsängste, auch in Krisensituationen
- Deutlichere Wahrnehmung und Einschätzung der Menschen mit Demenz
- Leichterer Umgang mit dem „anderen Sein"
- Leichtere Herstellbarkeit von Bezügen zur Lebensgeschichte, damit stärker personenbezogenes Arbeiten
- Wertschätzung intuitiver Fähigkeiten
- Schaffung von Möglichkeiten, agieren zu können (mehr Regie in der eigenen Arbeit zu übernehmen).

Effekte hinsichtlich des Pflege- und Betreuungsprozesses

- Biografische Gespräche können leichter über Schlüsselwörter eröffnet werden
- Temporäre Energieschübe und persönliche Rituale können integriert werden
- Die ressourcenorientierte Haltung und die Ergebnissicherung im Teamtausch werden unterstützt
- Angehörige werden eingebunden.

Ritualisierte Begegnung und Validieren im Vorübergehen

Die Integrative Validation nach Nicole Richard beinhaltet noch zwei weitere Formen der Validation, die nicht viel Zeit erfordern und ebenfalls eine große Wirkung haben können. Dies ist zum einen die **ritualisierte Begegnung** und zum anderen das **Validieren im Vorübergehen.**

Ritualisierte Begegnungen

Ritualisierte Begegnungen (→ Tab. 16.5) können bereits mit einem sehr geringen Zeitaufwand durchgeführt werden. Hierbei geht es darum, die Person direkt anzusprechen, mit ihrem Namen und einem hervorstechenden Charaktermerkmal, auf das sie stolz ist (Ressource). Auch in dieser Form der Validation kann sich ein Mensch wahrgenommen und erkannt fühlen und dadurch das Gefühl von Vertrauen, Sicherheit und Stolz entwickeln.

Wichtig ist, dass solche ritualisierten Begegnungen von allen Mitarbeitenden einer geriatrischen Einrichtung angewandt werden, ähnlich wie eine Initialberührung in der Basalen Stimulation® (→ Kap. 16.4). Um den vollen Erfolg zu erzielen, ist es notwendig, dass dies strikt durchgeführt wird.

Tab. 16.6 Beispiele Validieren im Vorübergehen.

Verbal (dabei nicken, winken o. Ä.)	Nonverbal
„Herr Oberbürgermeister!" „Frau Professorin!" „Unser Sonnenschein!" „Unser Ruhepol!"	Den Daumen im Vorübergehen nach oben zeigen. → *Subtext:* Frau Braun war früher Gärtnerin, die Gestik bezieht sich auf den „Grünen Daumen", den sie hat.

Validieren im Vorübergehen

Validieren im Vorübergehen (→ Tab. 16.6) ist eine noch zeitsparendere Form. Diese kann sehr gut eingesetzt werden, nachdem ritualisierte Begegnungen bereits häufig stattgefunden haben. So kann das Validieren im Vorübergehen teilweise sogar auf nur ein Wort oder eine Geste heruntergebrochen werden und den gleichen Effekt erzielen.

SPICKZETTEL

Integrative Validation nach Nicole Richard®

- Anerkennende und wertschätzende Kommunikations- und Interaktionsmethode im Kontakt mit Menschen mit Demenz
- Verständnis der Schutzstrategien von Menschen mit Demenz (Leugnen, Relativieren, Humorisieren, Somatisieren, Fremdbeschuldigungen, Notieren, Biografieren, Konfabulieren, Ritualisieren, Isolieren)
- Stufen der IVA: (1) Wahrnehmen von Antrieben und Gefühlen, (2) individuelle Validation (Spiegeln der wahrgenommenen Emotionen), (3) allgemeine Validation (Verallgemeinerung der wahrgenommenen Emotionen, z. B. durch Sprichwörter), (4) Bezug zum Lebensthema (Validieren in der Krise)
- Paradoxaler Effekt: Anerkennung der Antriebe und Gefühle mildert diese ab und verringert das herausfordernde Verhalten
- Positive Effekte auf das Erleben der Menschen mit Demenz, der Pflegenden und Betreuenden sowie auf den Pflege- und Betreuungsprozess
- Modifikationen: Ritualisierte Begegnungen, Validieren im Vorübergehen.

TRANSFERAUFGABE

Üben Sie das stufenweise Schema der Validation jeweils an einem positiven und einem negativen Gefühl oder Antrieb anhand der drei bzw. vier Schritte.
Arbeiten Sie dies in Zweiergruppen zunächst schriftlich aus und führen Sie die Validation anschließend praktisch durch.

16.3 Kinästhetik

Verena Bösl

Wie bewegt sich ein Mensch normal? Was ist überhaupt normal? **Kinästhetik** beschäftigt sich mit Bewegung und Bewegungswahrnehmung. Die Betrachtungsweise von Bewegung ist bei jedem Menschen individuell. Deshalb kann die Frage nach der Normalität einer Bewegung nur insofern beantwortet werden, dass die Qualität und die Wahrnehmung von Bewegung bei jeder Person unterschiedlich sind.

DEFINITION

Kinästhetik: Der Begriff setzt sich aus den griechischen Worten *kinesis* und *aisthesis* zusammen und bedeutet Bewegung und Empfindung. Demzufolge ist es die Wissenschaft der Bewegungswahrnehmung. Entwickelt wurde das Konzept in den 1970er und 1980er Jahren von dem Choreografen und Verhaltenskybernetiker Frank Hatch (*1940) und der Verhaltenskybernetikerin und Psychologin Lenny Maietta (1950–2018).

Das Verständnis und die Umsetzung von Kinästhetik basieren auf verschiedenen Prinzipien, die auf naturwissenschaftliche Phänomene wie z. B. die Physik zurückzuführen sind. Kinästhetik dient nicht zuletzt zu einer gesünderen und rückenschonenderen Arbeitsweise für das Pflegepersonal. Für den Patienten ist die größtmögliche Selbstständigkeit vor allem im Bewegungsspektrum besser gewährleistet. Durch Bewegungsunterstützung können Bewegungen nach Unfällen oder nach einem Schlaganfall beispielsweise neu erlernt werden. Aber auch im normalen pflegerischen Alltag kommt das Konzept der Kinästhetik sowohl den Pflegenden als auch dem Patienten zugute.

Prinzipien der Kinästhetik
- Konzept der Interaktion
- Konzept der funktionalen Anatomie
- Konzept der menschlichen Bewegung
- Konzept der Anstrengung
- Konzept der menschlichen Funktion
- Konzept der Umgebung.

16.3.1 Konzept der Interaktion

Im **Konzept der Interaktion** (*wechselseitige Beziehung zwischen zwei oder mehreren Handlungspartnern*) geht es vor allem darum, eigene Bewegungen wahrzunehmen, um ein grundsätzliches Verständnis dafür zu bekommen und es zu intensivieren. Unterschiede und Interaktionen im eigenen Körper werden verdeutlicht und geschult, um sie dann im Umgang mit anderen Menschen anwenden zu können. Im kinästhetischen Verständnis können auch Körperteile und Zellen interagieren. Federführend für die Interaktion sind die menschlichen Sinnesorgane. Sie befähigen den menschlichen Körper, Dinge wahrzunehmen und sie zuzuordnen. So lassen sich auch Fehler in der Information erkennen. Das **kinästhetische Sinnessystem** beschäftigt sich mit den **Sinneszellen** (*Rezeptoren*) des menschlichen Körpers. Diese geben Informationen über Reize aus dem Körperinneren. Sie sind zuständig für die Wahrnehmung von
- Schmerz
- Muskelspannung
- Vibrationen
- der **Stellung des Körpers im Raum** (*Propriozeption*)
- Druck- und Zugverhältnissen, die von außen wirken.

Die Rezeptoren bilden ein komplexes Netz im Körper, welches das kinästhetische Sinnessystem ausbildet. Jede Interaktion wird von diesem System aufgenommen und die Qualität des Reizes bewertet. So kann die Sensibilität auf bestimmte Reize durch den Handlungspartner beeinflusst werden.

Interaktion läuft in verschiedenen **Interaktionsformen** ab:
- **Gleichzeitig-gemeinsame Interaktionsform:** Das prägnante Merkmal dabei ist, dass die Bewegungen zwischen den Handlungspartnern bei direkter Berührung verschwimmen. Die Bewegungen werden wechselseitig angepasst, sodass ein fließendes Bewegungsbild entsteht.
- **Schrittweise Interaktionsform:** Dabei laufen führende Bewegungen ab, denen der Handlungspartner schrittweise folgt. So entsteht ein Nacheinander des Führens und Folgens von Bewegungsabläufen.
- **Einseitige Interaktionsform:** Die Führung der Bewegung liegt ausschließlich bei einem Handlungspartner. Der zweite Partner ist in diesem Fall passiv. Diese Form bietet sich bei Patienten an, die schwer pflegebedürftig sind und nahezu keine Eigenaktivität mehr haben.

Übungen

Interaktionsformen

Gleichzeitig-gemeinsame Interaktionsform: Berühren Sie Ihren Übungspartner an den Handflächen. Führen Sie Ihren Partner und lassen Sie sich von Ihrem Partner durch den Raum führen. Die Bewegungen passen sich fließend an Ihren Partner an, sodass ein harmonisches Bewegungsmuster entsteht.

Schrittweise Interaktionsform: Unterstützen Sie Ihren Partner beim Zuführen von Flüssigkeit aus einer Flasche. Die einzelnen Teilbewegungen, bis die Flasche zum Mund geführt ist, verlaufen in einzelnen Schritten. Der Übungspartner kann schrittweise folgen.

Einseitige Interaktionsform: Führen Sie nun die Flasche zum Mund Ihres Übungspartners. Dieser bleibt passiv und unterstützt Sie dabei nicht.

Weitere Aspekte der Interaktion sind die sogenannten **Bewegungselemente.** Sie beinhalten **Raum, Zeit** und **Anstrengung.** Diese drei Größen der Kinästhetik sind bei jeder Bewegung vorhanden und stehen in **reziprokem** *(wechselseitigem)* Zusammenhang.

Einen positiven Lernprozess kann man mit diesen Interaktionsformen ebenfalls erzielen. Dann kann eine einseitige Interaktionsform auch so verstanden werden, dass der betroffene Patient zuerst durch die gleichzeitig-gemeinsame und die schrittweise Interaktionsform geschult wurde, um dann erfolgreich einseitig agieren zu können. Die Sichtweise der Interaktionsform ist also unabhängig vom Handlungspartner.

16.3.2 Konzept der funktionalen Anatomie

Ein erwachsener Körper besteht aus über 200 Knochen und rund 640 Muskeln. Im kinästhetischen Sinn werden alle wahrnehmbaren Strukturen des Körpers als **funktionale Anatomie** bezeichnet.

Die harten **Knochen** bilden das stabile Skelett und geben dem Körper die grobe Form. Sie haben die Eigenschaft, dass sie das Körpergewicht entsprechend der Schwerkraft zur Unterstützungsfläche ableiten. Je mehr Knochen Kontakt zum Boden oder zu einer anderen Unterstützungsfläche haben, desto mehr Gewicht kann gleichmäßig verteilt und abgegeben werden.

Muskeln hingegen sind weiche Strukturen, deren Aufgabe es ist, durch Anspannung und Entspannung die Knochen zu bewegen. So sind sie verantwortlich dafür, dass die Knochen in eine möglichst günstige Position bewegt werden, um möglichst viel Gewicht abgeben zu können.

Bestimmte Körperabschnitte werden als stabiler wahrgenommen. Sie haben mehr bzw. größere Knochen. Diese Bereiche werden in der Kinästhetik als **Massen** bezeichnet. Die weichen, muskulären Bereiche dazwischen sind die sogenannten **Zwischenräume.** Diese stellen eine Beziehung zu den Massen her. Sie ermöglichen also eine Interaktion zwischen den Massen (→ Abb. 16.6).

Massen und Zwischenräume

- Zentrale Massen: Kopf, Brustkorb und Becken
- Extremitäten-Massen: Arme und Beine
- Zwischenräume: Hals, Taille, Achselhöhlen, Leisten.

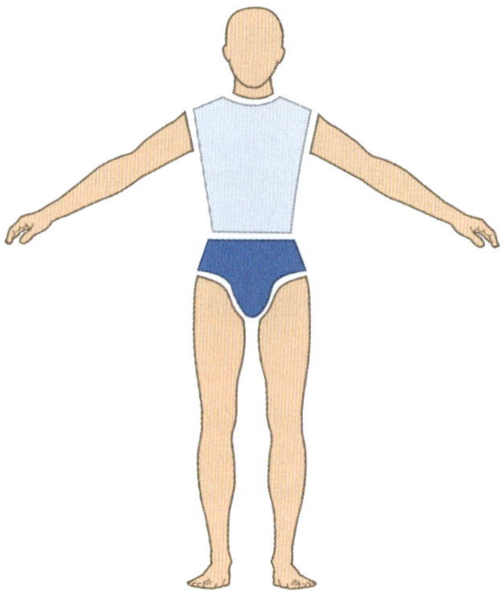

Abb. 16.6 Massen und Zwischenräume. [L138]

16.3.3 Konzept der menschlichen Bewegung

In der Kinästhetik werden verschiedene Bewegungsmuster unterschieden. So gibt es das **parallele** und das **spiralförmige Bewegungsmuster.**

Bei parallelen Bewegungen bewegen sich die Massen um parallele Drehachsen. Die benötigte Kraft ist unter Umständen größer. Die Ausführung dieser Bewegungsmuster ist aufgrund der menschlichen Anatomie deutlich anspruchsvoller (→ Abb. 16.7).

Spiralförmige Bewegungen nutzen die Zwischenräume. Somit ist ein größeres Bewegungsausmaß gewährleistet (→ Abb. 16.8).

Die Kontrolle über das Körpergewicht ist bei spiralförmigen Bewegungen deutlich leichter. So ist zum Beispiel zu beobachten, dass Kleinkinder beim Krabbeln automatisch spiralförmige Bewegungen ausführen. Das Zusammenspiel der Muskulatur erleichtert die Anstrengung. Man spricht von einer erhöhten **intermuskulären Koordination,** da viele Muskelgruppen zusammenarbeiten. Bei parallelen Bewegungen sind nur einzelne Muskeln betätigt, die wesentlich mehr Anstrengung erfordern.

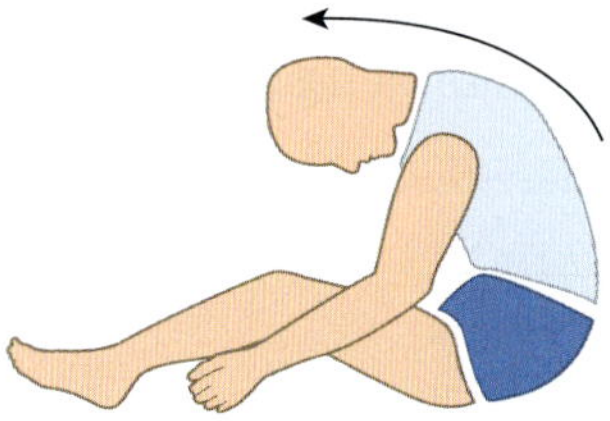

Abb. 16.7 Parallele Bewegungsmuster. [L138]

Übungen

Kopfwärtsbewegung aus der Rückenlage

Legen Sie sich auf den Rücken. Rutschen Sie nun auf Ihrer Unterlage kopfwärts. Beobachten Sie auch Ihren Übungspartner.

- Probieren Sie zunächst die parallele Variante aus. Stellen Sie dazu Ihre Beine auf und schieben Sie sich dann parallel kopfwärts.
- Vergleichen Sie anschließend die spiralförmige Variante. Hierbei rutschen Sie mittels Verwringen des Zwischenraumes zwischen Becken und Brustkorb und Schub durch die Beine kopfwärts. Beobachten Sie, welche Variante Ihnen leichter erscheint.

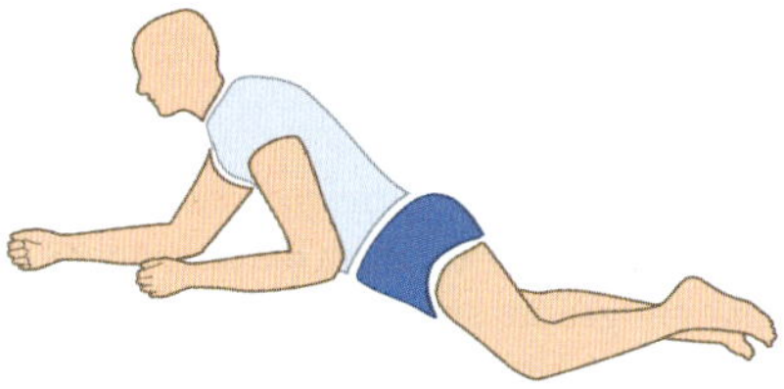

Abb. 16.8 Spiralförmige Bewegungsmuster. [L138]

16.3.4 Konzept der Anstrengung

Unter **Anstrengung** versteht man erhöhte Muskelspannung und den erhöhten Einsatz von Energie. Die Kinästhetik geht davon aus, dass ein Körperteil durch **Ziehen** oder **Drücken** bewegt wird. Dies sind äußere Kräfte, an die sich der Körper dementsprechend durch Bewegung anpasst.

Übungen

Ziehen und Drücken

- Fassen Sie Ihren Übungspartner an den Schultern und führen Sie ihn durch Ziehen und Drücken durch den Raum. Beobachten Sie die Anpassung und Bewegung des Körpers Ihres Partners. Versuchen Sie beide verschiedene Qualitäten von Ziehen und Drücken wahrzunehmen. Üben Sie abwechselnd leichten und festen Druck bzw. Zug aus und beobachten Sie die Unterschiede in Ihrer eigenen Reaktion und der Ihres Partners.
- Legen Sie sich in Seitenlage auf den Boden. Stützen Sie sich nun mit dem Ellenbogen ab und drücken Sie Ihr Körpergewicht in eine aufrechte Position bis zum Sitzen. Ihr Partner kann Ihnen nun die Hand reichen und Ihnen durch mehr oder weniger starken Zug zum Stehen verhelfen. Übt Ihr Partner weniger Zug aus, müssen Sie selbst stärker ziehen. Ihre Anstrengung steigt. Übt Ihr Partner mehr Zug aus, ist Ihre Anstrengung niedriger.

16.3.5 Konzept der menschlichen Funktion

Dieses Konzept beschäftigt sich mit der Fragestellung, aus welchem Grund sich der menschliche Körper eigentlich bewegt. In der Kinästhetik werden zwei verschiedene Kategorien von Bewegungsfunktionen unterschieden. Die **einfachen Funktionen** beschreiben **Positionen und Grundpositionen,** aus denen dann **komplexe Funktionen** wie **Bewegung am Ort** und **Fortbewegung** entstehen.

Positionen

Ein Körper ist nie passiv. Er ist immer aktiv damit beschäftigt, Muskelspannung so zu regulieren, dass das Gewicht der Massen über die Knochen zur Unterlage gemäß der Schwerkraft abgeleitet wird. Dementsprechend wird eine geeignete, situationsabhängige **Position** eingenommen. Es gibt **sieben Grundpositionen:**

- Rückenlage
- Bauchlage mit Ellenbogenstütz
- Schneidersitz
- Hand-Knie-Stand (oder auch Vierfüßlerstand genannt)
- Einbein-Knie-Stand (oder auch Prinzenstand genannt)
- Einbeinstand
- Zweibeinstand.

16.7 Das Bobath-Konzept

Sarah Dannheimer

16.7.1 Prinzipien des Bobath-Konzepts

DEFINITION

Bobath-Konzept: *„… von Berta und Dr. Karl Bobath entwickelter problemlösender Ansatz in der Befundaufnahme und der Behandlung von Individuen mit Störungen von Funktion, Bewegung und Haltungskontrolle durch eine Läsion im zentralen Nervensystem."* [19]

Grundlagen des Bobath-Konzepts sind

- Ganzheitlichkeit
- Wechselwirkung zwischen Befund und Behandlung
- Dialog mit dem Betroffenen
- Alltagsorientierung.

Ein Kernprinzip des Bobath-Konzepts ist die **Unterstützung des Patienten bei den Aktivitäten des täglichen Lebens.** Aufgabe des interdisziplinären Teams (→ Kap. 11.2) ist es, im Rahmen eines 24h-Konzepts den Menschen mit Bewegungseinschränkung in seinen Alltagsaktivitäten zu fördern, um seine Selbstständigkeit zu verbessern. Durch Bewegen des Betroffenen während aller pflegerischer Tätigkeiten wird die Haltungskontrolle (Kernstabilität) gefördert und somit kontrollierter Tonusaufbau angebahnt, um selektives Bewegen zu ermöglichen und um Gelenke zu schützen.

Das Prinzip des **selbstständigen Problemlösungsprozesses** des Betroffenen steht während der Behandlung nach dem Bobath-Konzept im Vordergrund. Im Bobath-Konzept wenden Pflegende und Therapeuten keine starren Behandlungstechniken an, sondern passen unter Einbezug des Patienten die individuelle Unterstützung von Handlungsabläufen den persönlichen Bedürfnissen an. Folgende drei Aspekte können als Fundamente des Bobath-Konzepts verstanden werden:

- **Aktivierung des Patienten:** Durch Normalisierung des Muskeltonus der hyper- oder hypotonen Muskulatur kommt es zu normalen Bewegungsabläufen.
- **Verbesserte Haltungskontrolle:** Nur wenn es gelingt, die Muskulatur im unteren Rumpf und Beckenboden aufzubauen (Kernstabilität), kann sich der Körper im Schwerkraftfeld halten. Dies bezeichnet man als Haltungskontrolle. Fehlende Haltungskontrolle führt zu Anspannung der Extremitätenmuskulatur. Diese kann somit schlecht für Alltagsaktivitäten eingesetzt werden.
- **Förderung der Körperwahrnehmung:** Propriozeptoren (Rezeptoren der Tiefensensibilität) geben Rückmeldung an das ZNS über die Lage des Körpers im Raum. Das ZNS erstellt dann ein Körperschema, das es uns ermöglicht, uns ständig den Erfordernissen anzupassen. Das ZNS benötigt diese ständigen Reize, um aktiviert zu werden. Das Wissen um die Lage im Raum ist Voraussetzung für normale Bewegung.

16.7.2 Theoretische Grundlagen

Neuroplastizität

DEFINITION

Neuroplastizität: Anpassungsfähigkeit von Nervenverbindungen.

Das Bobath-Konzept basiert auf der lebenslangen Fähigkeit des Nervensystems, sich zu verändern und anzupassen. Plastizität bedeutet die Möglichkeit zu lernen. Lernen setzt Aufmerksamkeit und Motivation voraus.

Neuromuskuläre Plastizität

Plastizität bezieht sich auch auf die Anatomie des menschlichen Körpers. Werden die Betroffenen im Alltag eher passiv bewegt, gehoben und getragen, entsteht kein Impuls der intakten peripheren Nervenbahnen und Muskeln, und es kommt zu Abbau und Absterben von Nervenbahnen und Muskeln.

Der Einsatz von Muskulatur bei einer bestimmten Bewegung stimuliert die dabei genutzte Nervenverbindung, es entstehen „neuronale Sets". Die erneute Durchführung wird erleichtert, da die Bewegung dem ZNS nun bekannt ist. Wiederkehrende Bewegung stärkt den Muskel.

Neubildung von Neuronen

Durch Neulernen und häufiges Nutzen besonders betroffener Hirnareale zeigt sich eine deutlich ausgeprägte Vernetzung von Neuronen, und sogar Neubildungen sind möglich.

Betroffenen muss die Gelegenheit gegeben werden, Bewegung zu erfahren und neu zu erlernen. In den ersten drei Monaten nach Hirnschädigungen ist das ZNS verstärkt bereit, neue Nervenverbindungen zu bilden.

16.7.3 Normale Bewegung

Im Bobath-Konzept werden verschiedene Faktoren von Bewegung, die den Haltungs- und Bewegungstonus beeinflussen, näher betrachtet und als „normale Bewegung" bezeichnet. Die Pflegenden und Therapeuten können auf diese Faktoren Einfluss nehmen und Bewegung erleichtern, damit die möglichst normal ausgeführten Bewegungen als Bewegungserfahrungen neu abgespeichert werden können.

Bewegung entsteht durch Informationsaufnahme aus der Umwelt. Das ZNS speichert, erkennt, vergleicht und verknüpft diese Information und gibt den Impuls für die motorische Reaktion. Schon beim Gedanken an eine Bewegung passt sich der Tonus an. Beim hirngeschädigten Menschen ist der Muskeltonus verändert, entweder zu gering (zentrale Hypotonie) oder zu hoch (zentrale Hypertonie).

DEFINITION

Normale Bewegung:

- Fähigkeit des ZNS, eine Bewegungsvorstellung zu einer spezifischen individuellen motorischen Tätigkeit zu entwickeln
- Koordinierte, adaptierte und adäquate Antwort des ZNS auf einen sensomotorischen Input zum Erreichen eines Ziels
- Effiziente und ökonomische Benutzung aller Komponenten einer Haltung oder einer Bewegung.

Merkmale normaler Bewegung:

- Zielgerichtet – jede Bewegung verfolgt ein Ziel
- Ökonomisch – sie wird mit dem geringsten möglichen Kraft- und Energieaufwand durchgeführt
- Adaptiert – der Situation angepasst
- Koordiniert – fließend in Tempo und Variation
- Individuell – jeder Mensch entwickelt eigene Bewegungsmuster abhängig von seinem Körper, seiner Lebenssituation und seiner Persönlichkeit, ist aber grundsätzlich vergleichbar.

Beim Patienten nach einer zentralen Schädigung kommt es vor allem in der Frühphase zu einem deutlich reduzierten Muskeltonus und somit zu verminderter Haltungskontrolle. Der Rumpf kann im Sitzen nicht gehalten werden. Dies kann zum unerwünschten Tonusaufbau der oberen Extremitätenmuskulatur führen und häufig auch zu Stürzen auf die betroffene Seite oder einem Hindrücken zu einer Seite.

Schlüsselpunkte/Schlüsselregionen

Dies sind Regionen, in denen sich eine besonders hohe Dichte an Propriozeptoren befindet. An ihnen lässt sich der Haltungstonus besonders gut beeinflussen.

- Der zentrale Schlüsselpunkt befindet sich in Höhe des 7. und 8. Brustwirbels.
- Die proximalen Schlüsselpunkte sind der rechte und linke Schultergürtel und das Becken mit beiden Hüftgelenken.
- Distale Schlüsselpunkte sind Hände und Füße.
- Der Kopf spielt eine große Rolle, da er sich zumeist in Richtung einer momentanen oder geplanten Bewegung dreht. Durch ihn werden Bewegungen initiiert.

Das Verhältnis der Schlüsselpunkte zueinander bestimmt den Tonus für die jeweilige Haltung und die folgende Bewegung. Die Schlüsselpunkte beeinflussen sich gegenseitig und entscheiden durch ihre Stellung zueinander über einen extensorischen oder flexorischen Haltungstonus. Unterstützung von Betroffenen setzt daher zuerst bei der Einstellung der Schlüsselregionen an.

16.7.4 Bobath als Pflegekonzept in der Geriatrie

24h-Konzept – interdisziplinäre, personenzentrierte Behandlung

Die Prinzipien des Bobath-Konzepts, die Ganzheitlichkeit, die Wechselwirkung zwischen Befund und Behandlung, der Dialog mit dem Betroffenen und die Alltagsorientierung, finden sich auch als Kernelemente in der *Geriatrie* wieder.

Der Lernprozess des Patienten im Rahmen seiner Rehabilitation findet mit Blick auf die Neuroplastizität nicht nur während der Therapieeinheiten statt, sondern erfordert ein *24-Stunden-Konzept* des Lernens. Deshalb müssen *alle Berufsgruppen,* die auf Haltung und Bewegung des Patienten Einfluss nehmen, also auch die Pflegenden, sich an den Prinzipien des Bobath-Konzeptes orientieren, um den Lernerfolg des therapeutischen Gesamtfortschritts zu sichern. Gezielte Wiederholungen erleichtern eine Automatisierung der Bewegungsabläufe und Handlungen. Durch Variationen wird dem Patienten die Möglichkeit von Modifikationen gegeben, was seinen Handlungsspielraum erweitert.

Die betroffene Person wird hinsichtlich ihrer Funktionen innerhalb wechselnder Umgebungen beurteilt. Der Behandlungsprozess ist individuell auf die *biopsychosozialen Bedürfnisse* abgestimmt und schließt präventive und begünstigende Aspekte mit ein. Ein interaktiver Prozess zwischen der betroffenen Person, dem *interdisziplinären Team* und den *Angehörigen* und/oder den Pflegepersonen führt zu einer angemessenen Behandlung innerhalb des *24-Stunden-Tages.*

Besonderheiten geriatrischer Patienten und älterer pflegender Angehöriger

Viele ältere Menschen sind pflegebedürftig und werden nach stationärer Akutversorgung und Rehabilitation in der Häuslichkeit weiter versorgt. Durch die Unterstützung bei der Körperpflege, bei Positionierungen und bei Bewegung erfahren die Pflegenden oftmals eine hohe körperliche Belastung. Das Bobath-Konzept fördert die *aktive Einbeziehung des Betroffenen unter Berücksichtigung seiner Wünsche und Fähigkeiten.* Dies hilft den Pflegenden, die eigenen körperlichen Ressourcen zu schonen.

Für den Betroffenen selbst führt das plötzliche und lebensbedrohende Ereignis der zentralen Schädigung zu einer physischen und psychischen Notsituation. Je nach Ausprägung der Hirnschädigung wird er in nahezu allen Aktivitäten beeinträchtigt sein. Neben der körperlichen Beeinträchtigung kommt es oft zu Wahrnehmungs-, Denk- und Orientierungsstörungen. Hilflosigkeit, Angst, Abhängigkeit und Sorge stehen nun im Vordergrund für die Betroffenen und Angehörigen. Sie benötigen in dieser Situation Unterstützung durch Information und Anleitung.

Der geriatrische Patient, gekennzeichnet durch das hohe Lebensalter und eine geriatrietypische Multimorbidität (→ Kap. 20), erfordert eine noch stärker individuelle und ganzheitliche Sicht- und Arbeitsweise des interdisziplinären Teams. Das ZNS bleibt lebenslang lernfähig; umso wichtiger ist es, dass die Pflegenden bei allen Tätigkeiten mit dem Betroffenen auf sinnvolle Bewegungsmuster achten. Die Ziele können niedrig gesteckt sein, dennoch soll der Betroffene im Rahmen seiner Möglichkeiten bestmöglich unterstützt werden, um die größtmögliche Selbstständigkeit zu aktivieren.

Oftmals sind auch die *pflegenden Angehörigen* bereits in einem höheren Lebensalter. Dies kann körperliche Einschränkungen mit sich bringen ebenso wie eine herabgesetzte allgemeine Belastungsfähigkeit. Angst und Überforderung mit der Pflegesituation eines hirngeschädigten Patienten führen oftmals zur Aufgabe der häuslichen Pflege. Hier übernimmt die professionelle Pflege eine tragende Rolle bei Information, Schulung und Beratung betroffener Angehöriger.

16.7.5 Angehörigenschulung als wichtiger Bestandteil der professionellen Pflege

Im Sinne des 24h-Konzepts müssen die pflegenden Angehörigen im Bobath-Konzept geschult werden, um eine optimale Versorgung des Patienten in der Häuslichkeit zu gewährleisten. Zugleich gilt es, auch die Ressourcen der pflegenden Angehörigen selbst zu schonen, etwa die Rückengesundheit durch Optimierung der Lagewechsel mittels Techniken aus dem Bobath-Konzept.

Die Schulung der Angehörigen kann durch Therapeuten und durch die Pflege übernommen werden. Bestenfalls findet die Schulung bereits während des stationären Aufenthalts des Betroffenen statt, um Versorgungslücken zu vermeiden und eine von Beginn an optimale Förderung des Patienten zu erreichen.

Auch Einzelschulungen im häuslichen Setting dienen der Optimierung der Handlungsqualität. Der Pflegeexperte kann adäquate Hilfestellungen für individuelle Problemstellungen vor Ort geben. Die Angehörigen erfahren dadurch eine Entlastung, fühlen sich ernst genommen und verlieren die Angst, den Pflegebedürftigen nicht optimal versorgen zu können.

Diese therapeutisch-pflegerischen Handlungsfelder in der Angehörigenberatung und -schulung werden zukünftig aufgrund des demografischen Wandels immer bedeutungsvoller.

Fortbildungen im Bobath-Konzept

Um das Bobath-Konzept professionell umsetzen zu können, empfiehlt es sich, eine entsprechende Fortbildung zu absolvieren. Neben der Vermittlung der theoretischen Grundlagen können hier situationsangepasste Unterstützungsmöglicheiten unter Anleitung praktisch erprobt werden. Fortbildungsmöglichkeiten bestehen sowohl im pflegerischen als auch im therapeutischen Bereich. Kursangebote finden sich bei folgenden Anbietern:

- **VeBID:** Verein der Bobath-Instruktoren IBITA (International Bobath Instructors Training Association) Deutschland und Österreich e. V., www.vebid.de/kurse/
- **BIKA:** Bobath-Initiative für Kranken- und Altenpflege e. V., www.bika.de/kursinhaltegrundkurs.html
- **ZERCUR Geriatrie®:** Zertifiziertes Curriculum des Bundesverbands Geriatrie zur ATP-G (→ Kap. 16.1.4) mit Bobath-Grund- und Aufbaumodul, www.bv-geriatrie.de/verbandsarbeit/zercur/fachweiterbildung-pflege.html

16.7.6 Praktische Anwendungen

In der Akutphase nach einer Hirnschädigung befindet sich das ZNS im Ausnahmezustand. Dem Betroffenen fehlt oft das Verständnis, die veränderte Lebenssituation zu begreifen und zu verstehen, dass der Körper nicht mehr wie gewohnt funktioniert. Aus neurophysiologischer Sicht sind jedoch die Nervenleitbahnen von den Rezeptoren bis zum Gehirn intakt, lediglich die Reizverarbeitung kann nicht mehr richtig gesteuert werden.

Bewegung ist nun entscheidend für den Erhalt der muskulären Strukturen. Passt jedoch die Stellung der Schlüsselpunkte zueinander nicht zur geplanten Bewegung, ist für den Pflegenden mehr Kraftaufwand nötig, und für den Gepflegten bedeutet es Schmerz, da gegen seine muskulären Strukturen gearbeitet wird. Zudem lernt das ZNS, in ähnlichen Situationen wieder mit Muskelanspannung zu reagieren, was kontraproduktiv ist.

Daher sind stets die Prinzipien der normalen Bewegung (→ Kap. 16.7.3) zu beachten. Normales Bewegen ermöglicht ein Wiedererkennen von Bewegungsmustern. Wichtig sind hierfür die Prinzipien:

- Richtige Stellung der Schlüsselpunkte zueinander
- Richtige Unterstützungsfläche
- Schaffung von Stabilität für Mobilität.

Auf diese Weise kann den Betroffenen jede Bewegung erleichtert und so normal wie möglich gestaltet werden. Dadurch können auch Kontrakturen vermieden werden. Folgende Fragen sind vorab zu beantworten:

- Welcher Körperabschnitt muss stabilisiert werden, damit anderen Körperabschnitten Mobilität möglich ist?
- Wie müssen die Schlüsselregionen zueinander eingestellt werden, um die folgende Bewegung zu unterstützen?
- Ist die Unterstützungsfläche adäquat oder muss sie verändert werden?

Die Art der Unterstützung ist richtig, wenn der Betroffene aktiv am Bewegungsprozess beteiligt ist und es nicht zu starken assoziierten Bewegungen kommt.

i DEFINITION

Assoziierte Bewegungen: Zeigen sich in einem erhöhten Muskeltonus, der funktional nicht nutzbar ist. So werden z. B. beim Einsatz der Rückenmuskulatur für Lageveränderungen die Beinstrecker aktiviert, woraus eine unphysiologische Bewegung entsteht.

Grundbausteine der Bewegung sind:

- Abschnittsweise bewegen
- Körperabschnitte zueinander ausrichten
- Kopf leitet die Bewegung ein
- Unterstützung geben für Stabilität, Muskelanteile müssen angespannt sein
- Danach Hilfe für Mobilität, damit andere Muskelanteile bewegt werden können.

Das Handling folgt immer demselben Schema: Es erfolgt zuerst die Unterstützung für Stabilität, um danach die Hilfe für Mobilität zu geben.

Die Prinzipien des Bobath-Konzepts finden auch bei der Körperpflege, dem An- und Auskleiden und der Hilfestellung beim Toilettengang Anwendung. Von Beginn an wird versucht, den Patienten möglichst aktiv an diesen Tätigkeiten teilhaben zu lassen. Das selbstständige Waschen kann z. B. im Bett in Seitenlage beginnen, ebenso das Ankleiden.

Literaturtipp

Zahlreiche bebilderte Beschreibungen zur praktischen Anwendung des Bobath-Konzepts im Pflegealltag finden sich in folgenden Publikationen:

- Birgit Dammshäuser: Bobath-Konzept in der Pflege. Grundlagen, Problemerkennung und Praxis; mit DVD. 2. Aufl. München: Elsevier Urban & Fischer 2012
- Michaela Friedhoff, Daniela Schieberle: Bobath-Konzept in der Praxis. Grundlagen; Handling; Fallbeispiele. 3. Aufl. Stuttgart: Thieme 2014

SPICKZETTEL

Bobath-Konzept

- **Ganzheitliches, alltagsorientiertes 24-Stunden-Pflegekonzept** für Menschen mit Bewegungsbeeinträchtigungen: Umsetzung bei allen pflegerischen Tätigkeiten
- **Prinzipien:** Unterstützung der selbstständigen Problemlösung bei den ADL; Normalisierung des Muskeltonus, Verbesserung der Haltungskontrolle, Förderung der Körperwahrnehmung
- **Wirkung:** beruht auf der Neuroplastizität (lebenslange Anpassungs- und Lernfähigkeit des Nervensystems); Training des ZNS durch Wiedererkennung von Bewegungsmustern
- **Praktische Anwendung:**
  - Anbahnung normaler Bewegung (zielgerichtet, ökonomisch, situationsangepasst, koordiniert) durch korrekte Position der Schlüsselpunkte zueinander
  - Abschnittsweise Bewegung der Körperabschnitte, beginnend mit dem Kopf
  - Zuerst Unterstützung der Stabilität, danach Hilfe zur Mobilität.

16.8 Ergotherapeutische Ansätze in der Geriatrie

Verena Elsner

16.8.1 Theoretischer Hintergrund

Was ist Ergotherapie?

Um die vielseitige Arbeit von Ergotherapeuten besser verstehen zu können, bedarf es zunächst einer genauen **Definition,** wie sie zu Beginn des Jahrhunderts für diesen Beruf festgelegt worden ist.

i DEFINITION

Ergotherapie: *„... unterstützt und begleitet Menschen jeden Alters, die in ihrer Handlungsfähigkeit eingeschränkt oder von Einschränkung bedroht sind. Ziel ist, sie bei der Durchführung für sie bedeutungsvoller Betätigungen in den Bereichen Selbstversorgung, Produktivität und Freizeit in ihrer persönlichen Umwelt zu stärken. Hierbei dienen spezifische Aktivitäten, Umweltanpassung und Beratung dazu, dem Menschen Handlungsfähigkeit im Alltag, gesellschaftliche Teilhabe und eine Verbesserung seiner Lebensqualität zu ermöglichen."* [20]

Zudem ist noch zu erwähnen, dass statt der ehemaligen Bezeichnung „Arbeits- und Beschäftigungstherapeut/in" seit der Jahrhundertwende in Deutschland die Berufsbezeichnung „Staatlich geprüfte/r Ergotherapeut/in" verwendet wird.

Handeln nach aktuellem Paradigma

Das therapeutische Handeln in der Ergotherapie richtet sich nach dem derzeit definierten **Paradigma.** Inspiriert durch die jeweilige wissenschaftliche Lehrmeinung wurde schon immer nach Paradigmen gearbeitet. Das therapeutische Handeln wurde stets wieder hinterfragt und kritisch beurteilt. So entstand ein dynamischer Prozess innerhalb der Ergotherapie, der bis heute anhält.

DEFINITION

Paradigma: Nach *Thomas Kuhn* (1922–1996) bedeutet ein Paradigma – wörtlich übersetzt etwa: Beispiel, Modell – ein formuliertes Konstrukt von Grundannahmen. Diese vorherrschende Lehrmeinung beschreibt, nach welchen Werten, Prinzipien, Modellen und Begriffen die Welt durch die wissenschaftliche Gemeinschaft überprüft, wahrgenommen und interpretiert wird. Ein solches Paradigma gilt so lange, bis Phänomene auftreten und/oder neue Theorien aufgestellt werden, die mit der bisher herrschenden Ansicht nicht mehr vereinbar sind. Setzt sich die neue Lehrmeinung durch, spricht man von Paradigmenwechsel. [21]

Von einer reduktionistischen Sichtweise, die sich nur auf die jeweils betroffene Problematik bezog, wandelte sich die allgemeine ergotherapeutische Lehrmeinung in eine ganzheitliche oder auch holistische Sichtweise. Diese nimmt den ganzen Menschen in den Blick und betrachtet die Einschränkung im Beziehungsgeflecht des alltäglichen Lebens.

Therapeutische Grundsätze

Um einige wichtige Grundlagen zum Verständnis des therapeutischen Handelns zu kennen und nachvollziehen zu können, müssen an dieser Stelle vier wichtige **therapeutische Grundsätze** geklärt werden. Darin sind unter anderem die Wurzeln für die in der Ergotherapie verwendeten Modelle begründet. Gängige und häufig angewandte Modelle sind beispielsweise MOHO (Model of Human Occupation, Modell menschlicher Betätigung) und CMOP-E (Canadian Modell of Occupation Perfomance and Engagement) mit speziell dafür entwickelten validierten Assessments [21], [22].

Diese vier Grundsätze, die im Folgenden näher erklärt werden, sind:

- Klientenzentrierung
- Ganzheitliche Sichtweise
- Ressourcenperspektive
- Therapeutische Grundhaltung.

Klientenzentrierung

Von Beginn einer Behandlung an besteht zwischen **Klient** und Therapeut eine professionelle „Partnerschaft". Die gemeinsame Erhebung und Gewichtung von Betätigungszielen ermöglicht es dem Therapeuten, seine Interventionen auszurichten und anzupassen. Das gemeinsame Evaluieren der erreichten Therapieziele befähigt den Klienten dazu, das therapeutische Geschehen mitzubestimmen und zu gestalten.

Dabei ist es wichtig, beide interagierenden Personen als Experten anzusehen. Der Therapeut ist durch seine Ausbildung und seine praktische Erfahrung Experte in den fachlichen Bereichen. Der Klient ist der Experte seiner selbst. Daher ist es wichtig, die Äußerungen des Gegenübers ernst zu nehmen. Genau aus diesem Grund wird in der Ergotherapie nicht von Patienten, sondern von Klienten gesprochen. Durch diese Herangehensweise ist eine ganzheitliche Sichtweise möglich.

Ganzheitliche Sichtweise

Ergotherapeuten betrachten Menschen mit Gesundheitsproblemen immer in einem Zusammenspiel aus drei Bereichen, die auch – etwas abgewandelt und umformuliert – in der ICF (International Classification of Functioning, Disability and Health) wiederzufinden sind. Diese drei Bereiche Person, Umwelt und Betätigung (PEO) bilden in allen ergotherapeutischen Modellen das Grundgerüst.

Die Parallelen zu den Faktoren der im medizinischen Fachbereich bekannten ICF – auch unter dem Namen biopsychosoziales Modell (→ Kap. 11.1) bekannt – lassen sich einfach erklären (→ Abb. 16.16):

- **P** – Person umfasst Körperfunktionen und -strukturen.
- **E** – Environment, also Umwelt/Umgebung, ist gleichzusetzen mit den umweltbezogenen Kontextfaktoren.
- **O** – Occupation, übersetzt Betätigung/Beschäftigung, meint die Aktivität und Partizipation.

Zum einen findet diese Art der Analyse statt, um grundsätzlich Zusammenhänge des Gesundheitsproblems herauszufinden, zum anderen, um einen Ansatzpunkt für das therapeutische Handeln zu finden. Die Klientenzentrierung ist dabei unabdingbar, da der Klient als Experte für sich selbst für die Informationsbeschaffung zu den einzelnen Bereichen enorm wichtig ist.

Ressourcenperspektive

Reserven oder Hilfen, die eine Person darin unterstützen, mit Problemen umzugehen, versteht man als Ressourcen:

- *Individuelle* (personenbezogene) Ressourcen sind die eigenen Stärken, Anlagen und Potenziale, die jeder individuell in sich trägt.
- Die *sozialen* (umweltbezogenen) Ressourcen meinen unterstützende soziale Kontakte, die beispielsweise unter Familienangehörigen und Freunden zu finden sind.
- Hilfsmittel wie eine Brille, ein Hörgerät oder ein Computer gehören zu den *technischen* Ressourcen.

Die **Ressourcenperspektive,** die Reserven und Hilfen als Förderfaktoren betrachtet und Vorhandenes fokussiert, steht im Kontrast zur defizitorientierten Perspektive, die auf Fehlendes blickt.

Therapeutische Grundhaltung

Die **therapeutische Grundhaltung** prägt maßgeblich die Qualität der Therapeuten-Klienten-Beziehung. Sie soll auf Vertrauen, Respekt und Akzeptanz basieren. Weitere wichtige Grundpfeiler auf Seiten des Therapeuten sind:

- Echtheit gegenüber sich selbst und dem Patienten
- Empathie, also das Mitfühlen – Hineinfühlen
- Aktives Zuhören: Sowohl verbale als auch nonverbale Kommunikation des Klienten wahrnehmen und richtig um- bzw. einsetzen.

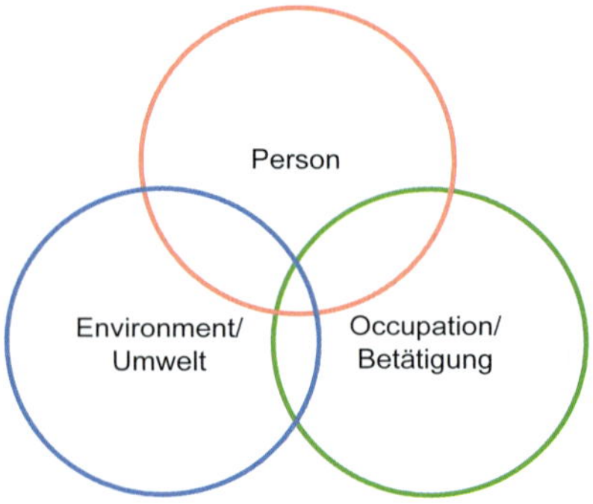

Abb. 16.16 Schaubild PEO. [L143]

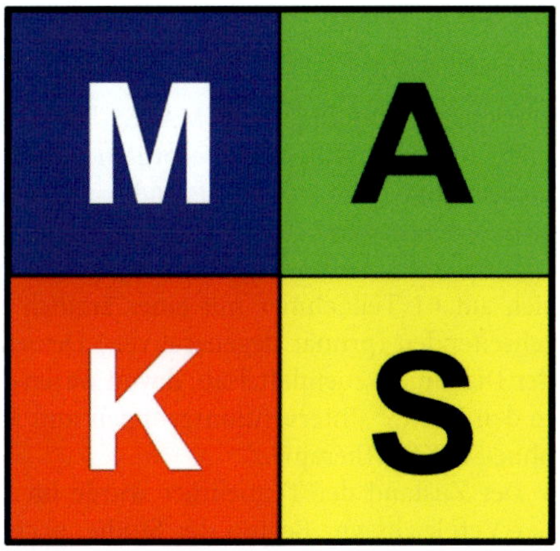

Abb. 16.30 Vierfarbiger MAKS®-Würfel. [O666]

Tab. 16.11 Symbolische Bedeutung der Farben [29].

Farbe	Spirituelle Bedeutung
Blau	• Symbol für das Selbst • Himmelsverbundenheit
Grün	• Christentum – Barmherzigkeit • Wüstenvölker – Farbe des Lebens • Interkulturell – Erwachen der Spiritualität
Rot	• Christentum – Kraftfeld göttlicher Gerechtigkeit
Gelb	• Erschaffung des Lichts und dessen tägliche Wiederkehr aus der Finsternis (Schöpfung) • Heilige Farbe und Symbol für spirituelle Weisheit (Asien)

Gemeinsames Singen ist geeignet für:
- Gute Übergänge zwischen den einzelnen Elementen
- Entschärfung schwieriger Situationen
- Erhöhung des Wachheitsgrades der Teilnehmer
- Zugang auch zu verbal schlecht erreichbaren oder vorübergehend verwirrten Personen.

Empfehlungen für das gemeinsame Singen:
- Erweiterung des Gesangsrepertoires der alten Volkslieder durch neue aktivierende Musik
- Vermeidung von Kinderliedern, Ausnahme: Zusammentreffen von Kindern und Senioren
- Mehr Atempausen und Verlangsamung des Gesangs bei Senioren nötig
- Liedtexte in vergrößerter Schrift.

Einsatz von Musik und Rhythmus in MAKS®-*pm*:
- Gemeinsame Tänze im Sitzen oder Stehen
- Begleitung mit Musik, mittels CD-Player, Mundharmonika, Gitarre, Akkordeon, Veeh-Harfe, Rasseln, Kastagnetten, Blechknacker u. a.
- Bewegungslieder
- Musikauswahl im Team, wenn möglich auch in der Gruppe
- Beachtung der musikalischen Vorlieben
- Therapeuten sind vertraut mit Rhythmus und Melodie des Musikstücks und den dazugehörigen Bewegungen
- Kurze, verständliche Erklärungen der Bewegungsabläufe
- Vorführen der Bewegungsabfolgen mit mehreren Wiederholungen, am Anfang ohne Musik einstudieren
- Spaß kommt vor Perfektion.

Planung und Vorbereitung

Um die Übungen bestmöglich durchzuführen, ist die Kenntnis der wichtigsten biografischen Daten der Teilnehmer notwendig. Die **Grundplanung** erfolgt im Team. Für das Planen und Moderieren der einzelnen Module gilt das Prinzip der Arbeitsteilung nach Interessenslage.

Checkliste zur Planung der Gruppenaktivierung
- Wer und wie viele Personen nehmen teil? Muss ein Transport organisiert werden? Welche Absprachen mit Pflegepersonal und Angehörigen sind notwendig?
- Ist an die Hör- und Sehhilfen der Teilnehmer gedacht?
- Welche Kollegen und ehrenamtliche Helfer arbeiten mit?
- Ist der Ablaufplan mit sinnvoller Reihenfolge der Module bereitgelegt? Wünschen die Teilnehmer feste Anfangs- und Schlussrituale?
- Ist nach Jahreszeit eine Gruppenaktivierung auch im Garten möglich, und braucht es dazu geeignete Kleidung?
- Ist der Raum vorbereitet und groß genug für alle vorgesehenen Übungen?
- Ist die Gruppe in Kleingruppen eingeteilt, wenn die Fähigkeiten nicht homogen sind?
- Sind Zeiten für Trinkpausen (Getränke, Gläser bereitstellen) und Toilettengänge eingeplant?
- Wer achtet auf die Einhaltung der allgemeinen Hygienevorschriften wie das Waschen der Hände vor der Zubereitung von Speisen?
- Können bei knapper Zeit auch einzelne Arbeitsschritte im Vorfeld vorbereitet werden (z. B. Vorkochen von Kartoffeln, Verwenden von Fertigprodukten und Bausätzen, grobes Vorschneiden von Papier oder Sägen von Holz)?
- Ist bereits im Vorfeld ein fertiges „Modell“ erstellt worden, das als Vorlage dienen kann?
- Sind die Mengen des Materials richtig berechnet?
- Bekommen die Teilnehmer ein „Give-away“ (gefertigtes oder gebackenes Produkt) mit als Erinnerung und Wertschätzung?

Zeitmanagement

Es empfiehlt sich, für die exakte Planung der MAKS®-Therapie Tages-, Wochen- und Monatspläne zu erstellen. Im MAKS®-Handbuch finden sich im Anhang strukturierte Kopiervorlagen für einen Wochenplan und einen Tagesplan.
- **Tagesplangestaltung:**
  - Einzukalkulieren ist ein Zeitrahmen von zwei Stunden (10 Min. spirituelle Aktivierung, 30 Min. psychomotorische Aktivierung, 10 Min. Pause für Trinken und Toilettengänge, 30 Min. kognitive Aktivierung und 40 Min. alltagspraktische Aktivierung).
  - Die Module sollten flexibel dem Bedarf angepasst werden; z. B. wird beim Backen der alltagspraktische Teil zeitintensiver sein, und ein anderes Modul muss gekürzt werden. Jedoch sollte kein Modul mittelfristig zu kurz kommen.
- **Wochenplangestaltung:**
  - Ideal ist der Einsatz von MAKS®-Therapie an sechs Tagen in der Woche zu je zwei Stunden.
  - Ein Feld für Kommentare lenkt den Blick auf wesentliche Informationen.

VORSICHT! Es muss ein ausreichender Zeitpuffer eingeplant werden. Neben der Gestaltung von Tages-, Wochen- und Monatsplänen ist auch auf den Zeitaufwand für die Vorbereitungsarbeiten zu achten. Die eigene Gestaltung von Übungen erfordert mehr Zeit als der Ausdruck einer Papier- und Bleistiftübung. Auch der Zeitaufwand für die quantitative Dokumentation der Betreuung im Einzelleistungsnachweis und die qualitative Dokumentation im Berichtsblatt darf nicht vergessen werden!

16.10.5 Praktisches Beispiel aus der MAKS®-Therapie

Nachstehend wird ein Musterbeispiel für die Planung einer MAKS®-Einheit mit dem Themenschwerpunkt „Erntedank" vorgestellt.

MAKS®-Plan	Inhalte/Methoden	
10 Min.	**SPIRITUELLE EINSTIMMUNG**	
	Dekoration	Kleiner Tisch, Tuch, Tischdecke, Brotsonne, Obst, Gemüse, Pfau aus Obst, Kreuz, Kerze, Bilder mit Erntedankmotiven, Plakat „Erntearbeiter mit Sense und Dreschflegel", Plakat „Moderner Mähdrescher"
	Musik	Lied: „Danke für diesen guten Morgen"
	Ablauf	• Begrüßung der Teilnehmer • Plakat mit Wochentag und Datum aufhängen • Hinführen zum Thema „Erntedank" • Welches Lieblingsobst/-gemüse haben Sie? • Gebet: „Alle guten Gaben" • Gedicht: „Herr von Ribbeck auf Ribbeck im Havelland" (von Theodor Fontane)
30 Min.	**(PSYCHO)MOTORISCHE AKTIVIERUNG**	
	Musik	Erntedanklied „Wir pflügen und wir streuen" (Matthias Claudius, 1783)
	Material	1 Handtrommel, 1 Triangel, 1 Schelle, 2 Rasseln, 2 Schütteleier, 6 Klangstäbe, 1 Glockenschelle, Kirschkernkissen, Wäschekorb, Laptop
	Ablauf	• Rhythmische Begleitung des Erntedankliedes • Aktivierung mit Kirschkernkissen – Feinmotorisches Kennenlernen des Materials durch Kneten und Fassen einzelner Kerne durch den Bezugsstoff – Kirschkernkissen in die Luft werfen – Kreisen um Rumpf und Knie – Sitzgymnastik mit abwechselndem Legen des Kirschkernkissens auf Knie, rechten und linken Fuß • Kirschkernkissen in Wäschekorb werfen • Fingerspiel mit Bewegungen zur Apfelernte
Pause	Trinken und Toilettengang	
30 Min.	**KOGNITIVE AKTIVIERUNG**	
	Material	Obst, Gemüse, 2 Stofftaschen, 2 Körbe, Lavendelkissen, Heukissen, Memory-Karten mit Sprichwörtern
	Übungen	• Obst in Stofftaschen ertasten und erraten • Obst und Gemüse sortieren in Körbe mit Aufschrift: „Obst" bzw. „Gemüse" • Riechen an Heu- und Lavendelkissen • Memory-Spiel: Auf der ersten Karte steht der Beginn eines Sprichworts („Der Apfel…"), auf der zweiten Karte der zweite Teil des Sprichworts („…fällt nicht weit vom Stamm")
40 Min.	**ALLTAGSPRAKTISCHE AKTIVIERUNG**	
	Material	Brettchen, Messer, Schüssel, Salatbesteck, Honig, Zitrone, Obst, Traubensaft Tischdekoration: Weintrauben, Blätter, Kastanien
	Übungen	• Obstsalat zubereiten: Obst klein schneiden oder von den Obstspießen des vorgefertigten Obstpfaus in eine Schüssel streifen, mit Honig und Zitrone abschmecken • Teilnehmer decken den Tisch • Gemeinsames Essen
	Musik zum Ausklang	Lied: „Wein, Weib und Gesang" Lied: „Bunt sind schon die Wälder, gelb die Stoppelfelder"

16.10.6 Wirksamkeit der MAKS®-Therapie und die wissenschaftliche Weiterentwicklung

Um die Auswirkungen der MAKS®-Therapie auf Menschen mit Demenz wissenschaftlich zu überprüfen, wurde eine 12-monatige randomisiert-kontrollierte Verlaufsstudie von Dezember 2008 bis Januar 2010 durchgeführt [24].

Die Ergebnisse für den Studienzeitraum von 12 Monaten beziehen sich auf 61 Teilnehmer mit einer ärztlich bestätigten langsam fortschreitenden (primär degenerativen) Demenz von fünf Pflegeheimen der Diakonie Neuendettelsau, davon waren 31 Menschen mit Demenz in den MAKS®-Interventionsgruppen und 30 in den Kontrollgruppen ohne MAKS®-Therapie.

Der Zustand der Teilnehmer wurde im Sinne eines Vorher-nachher-Vergleichs vor Beginn der Studie, nach 6 Monaten und nach 12 Monaten untersucht. Die Studie kam zu folgenden Ergebnissen [24]:

- Kognitive und alltagspraktische Fähigkeiten der MAKS®-Gruppen blieben auf gleichem Niveau, während sie bei Personen in den Kontrollgruppen abnahmen.
- Es sind eine verbesserte Gesamtsymptomatik und verbessertes Sozialverhalten unter dem Einfluss der MAKS®-Therapie zu beobachten (Abnahme von depressiven Symptomen und herausforderndem Verhalten, vermehrte Aufnahme von Sozialkontakten).
- Die insgesamt aufgewendete Pflegezeit für Teilnehmer der MAKS®-Gruppe und der Kontrollgruppe war nicht auffällig unterschiedlich, jedoch verringerte sich die notwendige Zeit für Hilfen bei den IADLs (z. B. Telefonieren, kleinere Besorgungen) bei den Teilnehmern der MAKS®-Gruppe.
- Die besten Ergebnisse der MAKS®-Therapie wurden bei Menschen mit leichter oder mittelschwerer Demenz erzielt. Bei schwerer Demenz konnten keine Therapieerfolge ermittelt werden.

Die Autoren leiten aus den Studienergebnissen die Empfehlung ab, so früh wie möglich im Krankheitsverlauf mit der MAKS®-Therapie zu beginnen und diese so lange wie möglich weiterzuführen, um die Fähigkeiten von Menschen mit Demenz und ihre Lebensqualität möglichst lange zu erhalten.

Das Interesse von gegenwärtigen und zukünftigen Forschungsprojekten gilt dem Einsatz der MAKS®-Therapie für Menschen mit leichter bis mittelschwerer Demenz in Tagespflegeeinrichtungen sowie für Menschen mit schwerer Demenz im Pflegeheim. Für die Tagespflege liegen bereits erste Ergebnisse vor. Eine 2017 veröffentlichte randomisiert-kontrollierte Studie mit 362 Besuchern von Tagespflegeeinrichtungen zeigte nach 6 Monaten ähnlich vielversprechende Ergebnisse wie zuvor bei den Probanden in vollstationären Einrichtungen. Auch hier blieben die Werte für kognitive und alltagspraktische Fähigkeiten konstant, während sie sich in der Kontrollgruppe verschlechterten. Die Unterschiede waren statistisch signifikant [30].

SPICKZETTEL

MAKS-Aktivierungstherapie

- **Module:** psychomotorische (MAKS®-pm), alltagspraktische (MAKS®-ap), kognitive (MAKS®-kog) und spirituelle Aktivierung (MAKS®-sp)
- **Merkmale:** Multimodalität, wissenschaftliche Expertise, hohe Intensität (Therapiedauer und Betreuungsdichte), innovative Methoden, Ganzheitlichkeit, Förderung individueller Ressourcen
- **Ziele:** Entlastung von Pflegenden, Erhalt von Selbstständigkeit und Fähigkeiten, Förderung von Teilhabe, Verbesserung der Lebensqualität, Steigerung des Selbstwertgefühls, bedarfsgerechte Aktivierung.

17

PALLIATIVE PFLEGE

Melanie Zirnsak (17.1), Veronika Schraut (17.2, 17.4), Gerlinde Niederhofer (17.3, 17.7), Sarah Staiti (17.5), Ralf Cramer-Ebner (17.6)

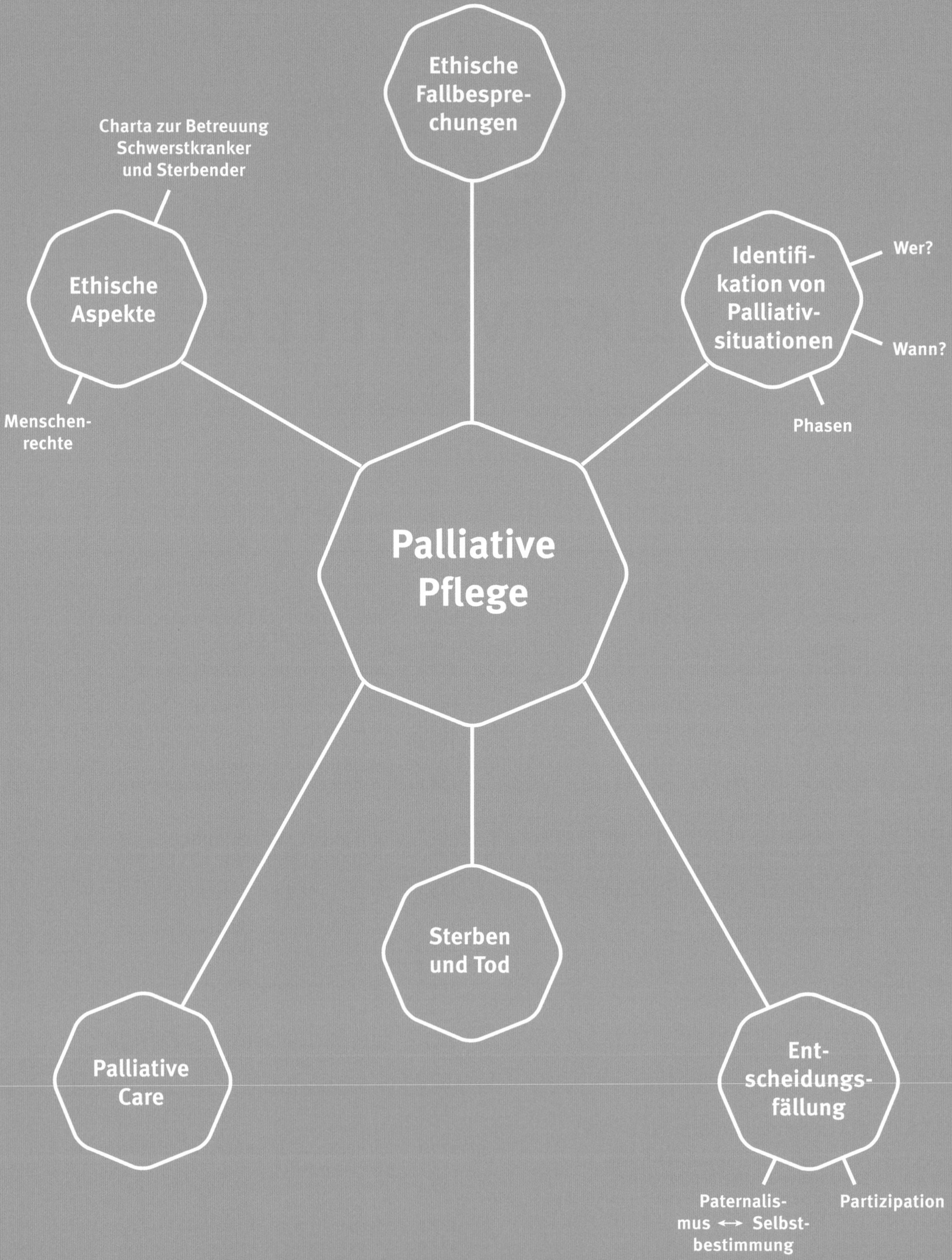

Ethische Fallbesprechungen
Charta zur Betreuung Schwerstkranker und Sterbender
Ethische Aspekte
Menschenrechte
Identifikation von Palliativsituationen
Wer?
Wann?
Phasen
Palliative Pflege
Sterben und Tod
Palliative Care
Entscheidungsfällung
Paternalismus ↔ Selbstbestimmung
Partizipation

17.1 Ethische Aspekte im Alter

Melanie Zirnsak

17.1.1 Einführung

Ethische Aspekte sind bei der Betreuung und Behandlung älterer Patienten allgegenwärtig. Sie sind stets Gegenstand der täglichen Praxis, und besonders in der Palliativpflege gibt es in diesem Rahmen einige Themenbereiche zu beachten. Kenntnisse über philosophisch-ethische Theorien stellen eine wichtige Voraussetzung dar, um ethische Problemstellungen analysieren und in moralischen Konfliktsituationen eine gute Entscheidung treffen zu können. Daher gibt dieses Kapitel einen groben Überblick über ethische Grundlagen sowie Aspekte im Alter und verweist, wenn notwendig, auf weiterführende Kapitel.

Ethik, Ethos und Moral

Nach *Müller-Busch et al.* sind für diese Begrifflichkeiten die nachfolgenden Definitionen festzuhalten:

DEFINITION

Moral/Ethos: „Gesamtheit von Überzeugungen, Urteilen und Normen, die eine Person oder Gruppe von Personen hat, trifft oder anerkennt.“ [1]

Ethik: „Theorie der Moral, d. h. das systematische Nachdenken über moralische Überzeugungen, Urteile oder Normen.“ [1]

Die **Ethik** gliedert sich in drei **Teilbereiche:** die Metaethik, die deskriptive Ethik und die normative Ethik (→ Abb. 17.1).

Bei der **Metaethik** geht es um die Klärung moralischer Begriffe, während sich die **deskriptive Ethik** mit der Beschreibung von Moralvorstellungen beschäftigt. Im Rahmen dessen wird beispielsweise untersucht, wie sich Ärzte bei der Betreuung von sterbenden Patienten verhalten. Die **normative Ethik** befasst sich damit, was moralisch richtig oder falsch ist. Sie macht damit Aussagen zu Handlungsnormen, also dazu, wie ethisch *gutes Handeln* aussieht.

Im Rahmen der normativen Ethik wird unterschieden zwischen der **Fundamentalethik,** welche sich auf allgemeine moralische Fragen und deren Begründung bezieht, und den sogenannten **Bereichsethiken.** Bereichsethiken sind beispielsweise Erziehungsethik, Wirtschaftsethik oder **Medizinethik.** Sie werden oftmals als angewandte Ethiken bezeichnet und beziehen sich auf ganz konkrete Handlungsbereiche. [1]

17.1.2 Ethik in der Palliativmedizin und -pflege

Der Arbeitsbereich der **Ethik in der Palliativmedizin und -pflege** stellt ein interdisziplinäres Aufgabengebiet dar. Die grundlegende ethische Fragestellung, mit der sich Patienten, Angehörige und Vertreter verschiedener Berufsgruppen in der Palliativmedizin zu beschäftigen haben, ist jene nach den Kennzeichen eines richtigen oder gelingenden Lebens und Sterbens einer Person. Hierbei sind stets die beiden Aspekte *Gutes tun* (Benefizienz) und *nicht schaden* (Non-Malefizienz) im Blick zu behalten.

VORSICHT! Das Spannungsverhältnis zwischen Autonomie und Fürsorge stellt Beteiligte oftmals vor ethische Fragestellungen.

Aufgaben

Zu den zentralen **Aufgaben** der Ethik in der Palliativmedizin zählen:

- Kritische Auseinandersetzung mit dem Ethos in der Palliativmedizin
- Benennung und Analyse moralischer Problemstellungen (z. B. Umgang mit Behandlungsbegrenzung und -verzicht oder Beendigung lebenserhaltender Maßnahmen).

Entscheidungen am Lebensende in der Palliativmedizin und -pflege

Autonomie und Selbstbestimmung

Vorerst ist es wichtig, die beiden Begrifflichkeiten **Autonomie und Selbstbestimmung** voneinander abzugrenzen. Müller-Busch et al. definieren die Begrifflichkeiten wie folgt [1]:

DEFINITION

Autonomie: Grundsätzliche Fähigkeit des Menschen, sein Leben nach eigenen Wertvorstellungen zu gestalten.

Selbstbestimmung: Aktuelle Ausprägung von Autonomie.

Beckmann grenzt die beiden Begrifflichkeiten sehr anschaulich voneinander ab: *„Autonomie gehört zur Kategorie dessen, was ist, Selbstbestimmung zur Kategorie dessen, was getan werden kann und darf.“* [2] Konkret ist ein Mensch auch dann autonom, wenn momentan seine Fähigkeit zur Selbstbestimmung eingeschränkt ist (z. B. durch Krankheit).

Am Lebensende ist es besonders wichtig, Autonomie und Selbstbestimmung zu wahren. Vorsorgevollmachten und Patientenverfügungen (→ Kap. 48) können das Selbstbestimmungsrecht am Lebensende

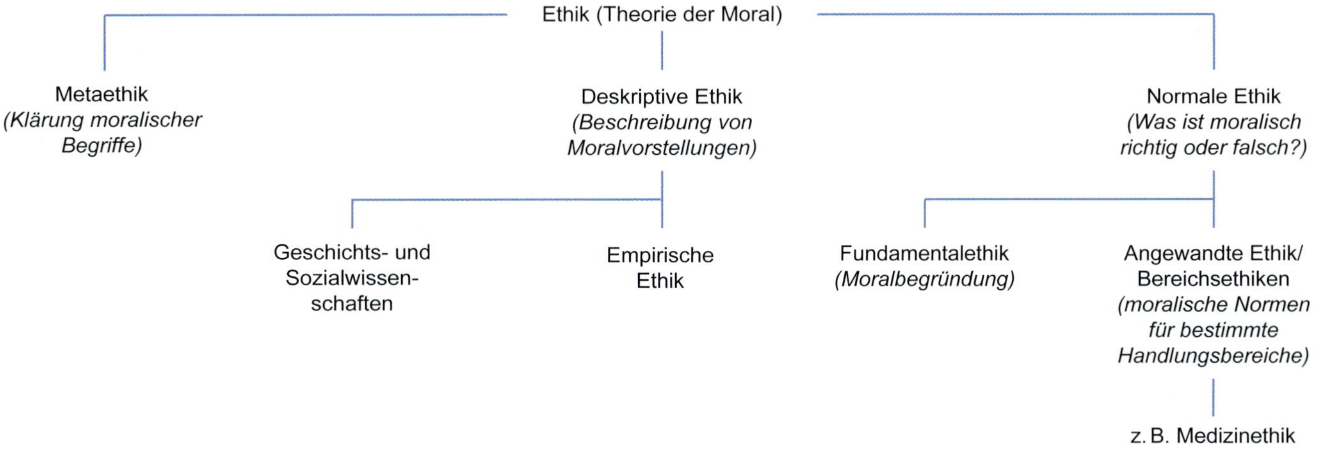

Abb. 17.1 Gliederung der Ethik in Teilbereiche. (nach [1]) [H119] [L143]

stärken, da sie die Möglichkeit eröffnen, das Recht auf Selbstbestimmung antizipierend wahrzunehmen bzw. einer Vertrauensperson zu übertragen.

Sterbehilfe

Auch die **Sterbehilfe** stellt eine Entscheidung am Lebensende in der Palliativmedizin dar und wirft ethische Fragen auf. Müller-Busch et al. grenzen die nachfolgenden vier Arten der Sterbehilfe voneinander ab [1]:

DEFINITION

Aktive Sterbehilfe: Tötung auf Verlangen.

Passive Sterbehilfe: Sterbenlassen (Nichteinleiten oder die Beendigung lebenserhaltender Maßnahmen).

Indirekte Sterbehilfe: Ungewollte Lebensverkürzung als unerwünschte Nebenwirkung bei der Durchführung lindernder medizinischer Maßnahmen.

Beihilfe zum Suizid: Bereitstellen des Mittels für den Suizid.

Die aktive Sterbehilfe ist in Deutschland strafrechtlich verboten, auch wenn sie auf Verlangen des Betroffenen erfolgen soll. Bei der passiven Sterbehilfe ist die grundlegende Voraussetzung stets, dass das Sterbenlassen dem Willen bzw. dem mutmaßlichen Willen des Patienten entspricht. Die Beihilfe zum Suizid ist in Deutschland nicht strafbar, sie widerspricht nach Einschätzung der Bundesärztekammer jedoch dem ärztlichen Ethos.

Exemplarische moralische Problemfelder in der Palliativmedizin und -pflege

Nachfolgend werden die wichtigsten **moralischen Problemfelder** in der Palliativmedizin aufgezeigt.

- Einverständnis/informierte Zustimmung des Patienten
- Entscheidungs- und Einwilligungsfähigkeit des Patienten
- Ablehnung von Pflegemaßnahmen
- Behandlungsbegrenzung und -verzicht
- Ablehnung von Essen und Trinken
- Aufklärung und Information des Patienten: fehlende Dialogkultur, Problematik des Überbringens schlechter Nachrichten
- Klinische Studien und innovative Therapien in der Palliativmedizin
- Beendigung lebenserhaltender Maßnahmen
- Verteilung knapper Ressourcen am Ende des Lebens.

In der Konfrontation mit Situationen, in denen sich die Vorstellungen von Pflegenden und Patienten nur schwer übereinbringen lassen, kann es hilfreich sein, die Perspektive zu wechseln und sowohl die eigenen Beweggründe als auch die des Gegenübers zu reflektieren (Beispiele → Tab. 17.1)

Klinische Ethikkomitees und Ethikkonsile

Um ethische Probleme und Konflikte in der Palliativmedizin besser bearbeiten und lösen zu können, gibt es unterschiedliche Methoden und Instrumente aus dem Bereich der klinischen Ethik. Hierzu zählen beispielsweise Ethikkonsile und klinische Ethikkomitees.

Ethikkonsile finden statt, wenn es in schwierigen Situationen zu Entscheidungsproblemen kommt. Sie sind stets prospektiv (vorausschauend) ausgerichtet.

Klinische Ethikkomitees hingegen finden in regelmäßigen Treffen statt und haben eine retrospektive, also zurückschauende Ausrichtung (weitere Informationen → Kap. 17.2).

17.1.3 Menschenrechte

Die **Menschenrechte** sind im Grundgesetz der Bundesrepublik Deutschland festgeschrieben. Sie sind elementare Voraussetzung für ein gutes Miteinander innerhalb einer Gesellschaft und spielen für jede Person eine zentrale Rolle. Bei schwerkranken und sterbenden Menschen ist es besonders wichtig, sie im Blick zu behalten. So ist dieser Personenkreis oftmals selbst nicht dazu in der Lage, seine Menschenrechte zu verteidigen. Daher ist es notwendig, menschenwürdige Rahmenbedingungen zu gewährleisten und die Autonomie und Selbstbestimmung dieser Personen zu erhalten.

17.1.4 Charta zur Betreuung schwerstkranker und sterbender Menschen in Deutschland

Für Menschen, die sich infolge einer fortschreitenden, lebensbegrenzenden Erkrankung mit dem Tod konfrontiert sehen, wurde die **Charta zur Betreuung schwerstkranker und sterbender Menschen in Deutschland** entwickelt [3]. Sie wurde gemeinsam von der Deutschen Gesellschaft für Palliativmedizin e. V., dem Deutschen Hospiz- und PalliativVerband e. V. und der Bundesärztekammer herausgegeben.

Zielsetzung und Entwicklung der Charta

In fünf Leitsätzen setzt sich die Charta zum **Ziel,** die Betreuung schwerstkranker und sterbender Menschen in Deutschland zu verbessern. Hierzu formuliert sie Aufgaben, Ziele und Handlungsbedarfe, in deren Mittelpunkt immer der betroffene Mensch steht.

Die Charta wurde über einige Jahre hinweg entwickelt. Der **Entwicklungsprozess** der Charta kann → Tab. 17.2 entnommen werden.

Die fünf Leitsätze der Charta

Leitsätze [3]

1. Gesellschaftspolitische Herausforderungen – Ethik, Recht und öffentliche Kommunikation
2. Bedürfnisse der Betroffenen – Anforderungen an die Versorgungsstrukturen
3. Anforderungen an die Aus-, Weiter- und Fortbildung
4. Entwicklungsperspektiven und Forschung
5. Die europäische und internationale Dimension.

Tab. 17.1 Im Spannungsfeld zwischen Autonomie und Fürsorge: Perspektivwechsel.

Problemfeld	Sicht der Pflegekraft	Sicht des Patienten
Ablehnung von Pflegemaßnahmen	Wieso möchten Sie, dass sich der Patient behandeln lässt?	Welche Gründe haben Sie für die Ablehnung?
Ablehnung von Essen und Trinken	Wieso möchten Sie dafür sorgen, dass der Patient Essen und Trinken aufnimmt?	Weshalb möchten Sie nicht essen und trinken?
Aufklärung und Information des Patienten: fehlende Dialogkultur	Welche Gründe haben Sie, den Patienten nicht im Detail über alles aufzuklären?	Wie genau möchten Sie aufgeklärt werden, und wie fühlen Sie sich, wenn dies nicht geschieht?

Palliative Care ist ein ganzheitlicher Ansatz, bei dem es neben den medizinischen auch um psychosoziale und spirituelle Belange des Betroffenen geht. Palliative Begleitung erfordert daher, dass Pflegende neben einem umfassenden Wissen und praktischem Können über eine hohe kommunikative und soziale Kompetenz verfügen.

Aufgaben von Palliative Care

In ihrer Definition von Palliative Care beschreibt die WHO zugleich die Aufgaben des Palliativteams [9]:

„Palliative Care...

- *ermöglicht Linderung von Schmerzen und anderen belastenden Symptomen*
- *bejaht das Leben und erkennt Sterben als normalen Prozess an*
- *beabsichtigt weder die Beschleunigung noch Verzögerung des Todes*
- *integriert psychologische und spirituelle Aspekte der Betreuung*
- *bietet Unterstützung, um Patienten zu helfen, ihr Leben so aktiv wie möglich bis zum Tod zu gestalten*
- *bietet Angehörigen Unterstützung während der Erkrankung des Patienten und in der Trauerzeit*
- *beruht auf einem Teamansatz, um Bedürfnissen der Patienten und ihrer Familien zu begegnen, auch durch Beratung in der Trauerzeit, falls notwendig*
- *fördert Lebensqualität und kann möglicherweise auch den Verlauf der Erkrankung positiv beeinflussen*
- *kommt frühzeitig im Krankheitsverlauf zur Anwendung, auch in Verbindung mit anderen Therapien, die eine Lebensverlängerung zum Ziel haben, wie z. B. Chemotherapie und Bestrahlung, und schließt Untersuchungen ein, die notwendig sind, um belastende Komplikationen besser zu verstehen und zu behandeln.“*

17.3.1 Wer braucht Palliative Care?

Palliative Care als Menschenrecht

Die Ziele und Maßnahmen von **Palliative Care** beziehen sich auf eine bestimmte Gruppe: Mit diesem Konzept werden Menschen angesprochen, die an unheilbaren, lebensbedrohlichen Erkrankungen leiden und/oder sich an ihrem Lebensende befinden.

Palliative Versorgung sollte ein **Menschenrecht** darstellen und gilt nach Übereinkünften der Vereinten Nationen als eine rechtliche Verpflichtung. Dies ergibt sich aus dem *„Recht eines jeden auf das für ihn erreichbare Höchstmaß an körperlicher und geistiger Gesundheit“* [10]. Dafür setzten sich zahlreiche internationale Gesellschaften im Rahmen der **Prager Charta** gemeinsam ein. Mit diesem Dokument wurden die Regierungen weltweit dazu aufgefordert, das Leid der Schwerkranken zu lindern und den Zugang zur Palliativversorgung als Menschenrecht anzuerkennen [10]. Initiatoren der Charta sind

- EAPC – European Association for Palliative Care
- IAHPC – International Association for Hospice and Palliative Care
- WPCA – Worldwide Palliative Care Alliance
- HRW – Human Rights Watch.

Palliative Versorgung in der Geriatrie

Der Ausbau **palliativer Versorgungsstrukturen** im deutschsprachigen Raum schreitet langsam, aber stetig voran. Dennoch haben gerade alte, hochaltrige, multimorbide und demenziell veränderte Patienten bislang keinen ausreichenden Zugang zu Palliative Care. Von einem frühen Einsatz eines palliativen Handlungskonzepts kann jedoch gerade diese Personengruppe besonders profitieren. Daher besteht derzeit vor allem in der Geriatrie ein großer Handlungsbedarf bei der Umsetzung von Palliative-Care-Konzepten. [8]

Palliativversorgung bei lebenslimitierenden Erkrankungen

Nach der *S3-Leitlinie für Patienten mit einer nicht heilbaren Krebserkrankung* soll allen Betroffenen – unabhängig vom Krankheitsstadium – eine Palliativversorgung angeboten werden. Verschiedene in der Leitlinie berücksichtigte Studien haben gezeigt, dass Patienten mit nicht heilbaren, malignen Erkrankungen von einer frühen Integration der Palliativversorgung in die onkologische Therapie einen Gewinn hinsichtlich der subjektiven Lebensqualität haben [11].

Neben Tumorerkrankungen sollte eine palliative Betreuung auch bei anderen lebenslimitierenden Erkrankungen obligat sein. Palliative Betreuungskonzepte kommen – abhängig von der Schwere/dem Stadium der Erkrankung – auch zum Einsatz bei:

- Neurologischen Erkrankungen (z. B. Morbus Parkinson, Demenz)
- Herz-Kreislauf-Erkrankungen (z. B. Herzinsuffizienz, Koronare Herzkrankheit)
- Nierenerkrankungen (z. B. terminale Niereninsuffizienz, Beendigung/Verzicht Dialyse)
- Pulmonalen Erkrankungen (z. B. COPD)
- Lebererkrankungen (z. B. Leberzirrhose mit hepatischer Enzephalopathie, hepatorenales Syndrom)
- Gebrechlichkeit/Frailty.

Identifikationen von Menschen mit Palliative-Care-Bedarf

Die einfachste Form zur **Identifikation von Menschen mit Palliative-Care-Bedarf** ist die sogenannte Surprise Question: *Wäre es überraschend, wenn der Patient innerhalb der nächsten zwölf Monate versterben würde?* – Eine Beantwortung dieser Frage mit *Nein* macht deutlich, dass das Ziel der Behandlung und Betreuung nun eher palliativ (lindernd) und nicht mehr kurativ (heilend) geprägt ist [11]. In der Praxis scheint es immer wieder schwierig zu sein, Menschen mit Palliative-Care-Bedarf zu identifizieren. Für die weitere Betreuung ist es jedoch von großer Wichtigkeit, dass palliative Situationen in allen Versorgungskontexten möglichst frühzeitig erfasst werden.

Anzeichen für Palliative-Care-Bedarf

Neben dem Vorliegen einer fortgeschrittenen progressiven Erkrankung mit schlechter Prognose gibt es eine Reihe von Merkmalen, die für einen Bedarf an Palliative Care sprechen [12], [13]:

- Eine oder mehrere lebensbedrohliche Komplikationen (Lungenentzündung/-ödem, rezidivierende, starke Blutzucker-, Blutdruck- oder Stoffwechselentgleisungen, Sepsis, infizierter Dekubitus usw.)
- Mangelzustände (Untergewicht bzw. deutliche ungewollte Gewichtsabnahme, Exsikkose)
- Zunehmende Bettlägerigkeit und Schwäche
- Stetig abnehmendes Interesse an Essen und Trinken
- Stetig abnehmendes Interesse an der Umgebung
- Zunehmende Verwirrtheit, Bewusstlosigkeit
- Mehrfache, ungeplante Krankenhauseinweisungen
- Fraglicher Behandlungssinn (z. B. keine Heilungschancen, Verlängerung der Sterbesituation; Lebensverlängerung ohne Lebensqualitätsverbesserung)
- Ablehnung von Behandlungsmaßnahmen durch den Patienten selbst (mündlich, nonverbal, Patientenverfügung) oder durch den Betreuer entsprechend dem Patientenwillen
- Bei Hochaltrigen Äußerungen von Lebensmüdigkeit
- Übereinstimmende Einschätzung von Arzt und Pflegepersonal hinsichtlich des nahe bevorstehenden Todes
- Wunsch des Patienten nach palliativer Begleitung.

SPICT™-Leitfaden (Supportive and Palliative Care Indicators Tool)

Zur frühzeitigen Identifikation von Patienten mit Palliative-Care-Bedarfe hat sich der **SPICT™-Leitfaden** bewährt. Dieser wurde von *Kirsty Boyd* und *Scott Murray* in Edinburgh entwickelt und für den deutschen Sprachraum übersetzt [14]. Mit diesem Instrument ist eine differenzierte Einschätzung des palliativen Begleitungsbedarfs gewährleistet. Das Assessment umfasst:

- Allgemeine Indikatoren, die auf eine Verschlechterung des Gesundheitszustandes hinweisen können
- Spezifische Indikatoren bei Erkrankungen im fortgeschrittenen Stadium.

Das Tool schafft einen Überblick über aktuelle und zukünftige Bedürfnisse des Erkrankten und seiner Angehörigen. Somit ist ein zeitgerechter Einsatz der palliativen Betreuung, ggf. bereits parallel zur Therapie der Grunderkrankung, gewährleistet. Die Liste der Indikatoren (→ Abb. 17.4) und der zugehörige Anwendungsleitfaden stehen zum Download zur Verfügung unter www.spict.org.uk/the-spict/spict-de/.

Weitere Einschätzungsinstrumente für Palliative-Care-Bedarf

Als weitere gebräuchliche Einschätzungsinstrumente gelten

- Palliative Prognostic Index (PPI)
- Palliative Prognostic Sore (PaP-S).

Mit diesen Tools soll die voraussichtlich verbleibende Lebenszeit des Patienten eingeschätzt werden. Im Praxisalltag wird allerdings häufig die verbleibende Lebenszeit zu lang eingeschätzt, und der Patient erhält Palliative-Care-Behandlung zu spät.

Die Hilfsmittel können – auch im Akutkrankenhaus oder im Pflegeheim – dazu beitragen, dass möglichst frühzeitig ermittelt wird, welcher Patient Bedarf an palliativer Begleitung hat. Mit der Erfassung wird die Notwendigkeit einer Palliativversorgung geklärt.

SPICKZETTEL

Palliative Care

- **Konzept:** Ganzheitliche, interprofessionelle Behandlung und Begleitung von Menschen mit unheilbaren lebenslimitierenden Erkrankungen und Menschen am Lebensende
- **Aufgaben:** Linderung von Symptomen, größtmöglicher Erhalt von Lebensqualität, Unterstützung einer aktiven Lebensgestaltung, Berücksichtigung psychischer und spiritueller Bedürfnisse, Unterstützung der Angehörigen
- **Indikationen:** fortgeschrittene progressive Erkrankung mit schlechter Prognose, lebensbedrohliche Komplikationen, zunehmende Schwäche, Inappetenz und Verwirrtheit, innerer Rückzug, mehrfache Krankenhauseinweisungen, fraglicher Behandlungssinn, Behandlungsablehnung usw.
- **Assessment:** SPICT-Leitfaden, Palliative Prognostic Index, Palliative Prognostic Score.

17.3.2 Wann beginnt Palliative Care?

Eine palliative Betreuung sollte möglichst nicht erst am Ende einer schweren Erkrankung erfolgen, sondern wird ab dem Zeitpunkt erforderlich, ab dem feststeht, dass eine Genesung unmöglich ist und der Patient mit der Endlichkeit des Lebens konfrontiert wird – im Idealfall bereits bei der Diagnosestellung. Durch den frühzeitigen Einsatz von Palliative Care kann die Lebensqualität gesteigert werden. Eine Kombination der kurativen und der palliativen Therapie ist wünschenswert [8]. Für das Patientenwohl geht es nicht um ein *Entweder-oder*, sondern um ein *Sowohl-als-auch* der beiden Behandlungsmethoden.

Pflegende erkennen den Bedarf meist sehr früh, daher wird Palliativpflege oft bereits vor der Anerkennung einer Palliativsituation geleistet. Das kann mit der häufig intensiven Nähe der Pflege zu den anvertrauten Patienten zu tun haben – der Übergang von kurativer zu palliativer pflegerischer Betreuung ist fließend. Das Wohlbefinden des Patienten stellt das Ziel aller pflegerischen Bemühungen dar.

Spannungsfeld Arzt – Pflege

Es entsteht in der Praxis oft ein Spannungsfeld, wenn die Pflegenden die palliative Situation bereits erkannt haben, aber von ärztlicher Seite an kurativ ausgerichteten Therapien festgehalten wird. Wünschenswert wäre, dass die pflegerische Perspektive mehr in die Therapieentscheidungen miteinfließen würden. Der Patient profitiert durch eine gemeinsame Einschätzung der Situation durch Medizin und Pflege.

Mögliche Handlungsschritte nach der Identifikation von Palliative-Care-Bedarf (vgl. SPICT-Leitfaden):

- Überprüfung und Optimierung der medikamentösen und nichtmedikamentösen Therapie
- Klärung der Therapieziele und Versorgungswünsche mit dem Patienten und der Familie
- Bei schwer kontrollierbaren Symptomen oder komplexen Versorgungsproblemen Einbezug der spezialisierten ambulanten Palliativversorgung (SAPV)
- Ermittlung des Bedarfs an Unterstützung und Entlastung für pflegende An- und Zugehörige
- Frühzeitige vorausschauende Versorgungsplanung bei absehbarem Verlust der Entscheidungsfähigkeit (*Advance Care Planning* → Kap. 17.6)
- Kommunikation des Versorgungsplans, Koordination der Versorgung, Dokumentation.

Beendigung oder Verzicht auf kurative Therapie

Unter gewissen Bedingungen ist die Beendigung oder der Verzicht auf eine kurative Therapie gerechtfertigt bzw. zu fordern:

- Therapie ist unwirksam – keine Chance auf Heilung oder Lebensverlängerung
- Behandlung schadet mehr, als sie nützt
- Sterbeprozess hat bereits begonnen – weitere Therapie bedeutet Verlängerung des Sterbeprozesses
- Patient lehnt (weitere) heilungsorientierte Therapie ab – Berücksichtigung der Patientenautonomie.

17.3.3 Phasen palliativer Betreuung

Eine palliative Versorgung setzt optimalerweise sehr früh an. Sie kann sich über Monate, gar Jahre erstrecken. Grundsätzlich verläuft **palliative Betreuung** in drei **Phasen**: [15]

- Krankheitsorientierte Palliative Care
- Symptomorientierte Palliative Care
- Terminale Palliative Care.

Krankheitsorientierte Palliative Care

Durch gezielte Therapie können das Fortschreiten der Erkrankung verlangsamt und belastende Symptome reduziert werden. Das Ziel ist in dieser Phase, dass dem Patienten trotz der Schwere seiner Erkrankung eine *Teilhabe am gesellschaftlichen Leben* ermöglicht wird.

So können z. B. durch eine Strahlentherapie Hirndruckzeichen bei Hirntumoren oder -metastasen gelindert werden. Zugleich bringt die

THE UNIVERSITY of EDINBURGH

Supportive and Palliative Care Indicators Tool (SPICT™)

SPICT-DE™ ist ein Leitfaden zur Identifikation von Patienten, die von einer Palliativversorgung profitieren können, und bei denen ein palliatives Basisassessment sowie eine palliative Versorgungsplanung angezeigt sind.

Allgemeine Indikatoren, die auf eine Verschlechterung des Gesundheitszustandes hindeuten können:

- (Mehrfache) ungeplante Krankenhauseinweisungen.
- Reduzierter Allgemeinzustand oder zunehmende Verschlechterung; Verbesserung ist unwahrscheinlich (z.B. Patient verbringt mehr als den halben Tag liegend oder sitzend).
- Patient ist aufgrund körperlicher und/oder seelischer Beeinträchtigungen im Alltag auf Unterstützung angewiesen.
- Pflegende Angehörige benötigen (zusätzliche) Unterstützung/Entlastung.
- Progredienter Gewichtsverlust; persistierendes Untergewicht; geringe Muskelmasse.
- Anhaltende belastende Symptome trotz optimaler Therapie der zugrunde liegenden Erkrankung(en).
- Patient/Angehörige signalisieren den Wunsch nach Palliativversorgung, Therapiebegrenzung/ Therapiezieländerung.

Spezifische Indikatoren, wenn Erkrankungen im fortgeschrittenen Stadium vorliegen:

Krebserkrankung

- Progredienz mit zunehmender Symptomlast und funktionalen Einschränkungen.
- Patient ist zu schwach für eine Tumortherapie bzw. primäres Ziel ist die Symptomkontrolle.

Demenz/Gebrechlichkeit

- Multiple Beeinträchtigungen, z.B.:
- Hilfe beim Anziehen, Gehen oder Essen erforderlich.
- Essen und Trinken vermindert; zunehmende Schluckstörungen.
- Harn- und Stuhlinkontinenz.
- Verbale Kommunikation und/oder soziale Interaktion kaum möglich.
- Wiederholte Sturzereignisse; Fremurfraktur.
- Wiederholte fieberhafte Episoden bzw. Infekte; Aspirationspneumonie(n).

Neurologische Erkrankung

- Progredienz mit zunehmenden körperlichen und/oder kognitiven Einschränkungen trotz optimaler Therapie, z.B.:
- Zunehmende Sprachstörungen und eingeschränkte soziale Interaktion.
- Zunehmende Schluckstörungen, Aspirationspneumonien; Atemnot und/oder Lungenversagen.
- Anhaltende Lähmungen nach Schlaganfall mit eingeschränkter Funktionsfähigkeit/Behinderung.

Kardiovaskuläre Erkrankung

- Herzinsuffizienz oder ausgeprägte koronare Herzerkrankung mit Atemnot oder Thoraxschmerz in Ruhe oder bei geringer Belastung.
- Schwere, inoperable periphere Gefäßerkrankung.

Atemwegserkrankung

- Fortgeschrittene chronische Lungenerkrankung mit Atemnot in Ruhe/bei geringer körperlicher Belastung.
- Benötigt Sauerstofftherapie aufgrund anhaltender Hypoxämie.
- Zustand nach Lungenversagen; (erneute) Beatmung ist nicht erfolgversprechend.

Nierenerkrankung

- Chronische Niereninsuffizienz mit deutlicher AZ-Verschlechterung.
- Niereninsuffizienz als komplizierender Faktor anderer Erkrankungen/Behandlungen.
- Beendigung oder Verzicht auf Einleitung einer Dialyse wird erwogen.

Lebererkrankung

- Leberzirrhose mit Komplikationen in den letzten 12 Monaten, z.B.:
  - Diuretikum-resistenter Aszites
  - hepatische Enzephalopathie
  - hepatorenales Syndrom
  - bakterielle Peritonitis
  - rezidivierende Ösophagusvarizenblutungen
- Lebertransplantation nicht angezeigt bzw. nicht erfolgversprechend.

Andere lebenslimitierende Erkrankungen

- AZ-Verschlechterung aufgrund anderer nicht reversibler Gesundheitsprobleme, bei denen eine kurative Therapie wenig erfolgversprechend ist.

Mögliche Maßnahmen und nächste Schritte:

- Überprüfung der medikamentösen/nicht-medikamentösen Therapie zur Versorgungsoptimierung und Vermeidung von Polypharmazie.
- Überprüfung, ob ein palliatives Konsil/eine spezialisierte Palliativversorgung angezeigt ist, z.B. bei schwer kontrollierbaren Symptomen, komplexen Versorgungsproblemen.
- Klärung der Therapieziele/Versorgungsplanung mit dem Patienten und der Familie
- Klärung von Unterstützungsbedarf/Entlastungsangeboten für pflegende Angehörige.
- Frühzeitige Einleitung einer vorausschauenden Versorgungsplanung bei erhöhtem Risiko des Verlusts der Entscheidungskompetenz.
- Dokumentation, Kommunikation und Koordination des Versorgungsplans.

Bitte melden Sie sich auf der SPICT Website für Informationen und Updates an (www.spict.org.uk)

SPICT-DE™, A 2019

Abb. 17.4 SPICT™-Leitfaden. [T1080-001] Die Veröffentlichung des SPICT-DE 2019 erfolgt mit Genehmigung des SPICT International Programme und des Instituts für Allgemeinmedizin der Medizinischen Hochschule Hannover (www.spict.org.uk)

Bestrahlung auch Nebenwirkungen wie Übelkeit und Erbrechen mit sich. Eine sorgfältige Abwägung von Nutzen und Belastung für den Patienten ist daher unabdingbar. [15]

Symptomorientierte Palliative Care

Durch die Erkrankung kann der Patient vielfältigen somatischen Beschwerden sowie psychischen und spirituellen Belastungen ausgesetzt sein. Die Krankheit beeinträchtigt das Leben des Patienten jetzt deutlich. Eine effektive, umfassende Symptomlinderung der Belastungen ist das vorrangige Ziel der Behandlung in dieser Phase, um dem Patienten ein möglichst *hohes Wohlbefinden* zu ermöglichen. [15]

Quälende Symptome wie Schmerzen, Übelkeit oder Atemnot werden mit einer unterstützenden Behandlung *(Supportivtherapie)* gelindert.

Terminale Palliative Care

Neben der Symptomlinderung steht die Begleitung des Patienten auf seinem letzten Weg in dieser Phase im Vordergrund. Seine Bedürfnisse sollen erfüllt und seine Würde gewahrt werden. Die An- und Zugehörigen sollen in dieser Phase ebenfalls Trost und Unterstützung erhalten. Der Fokus liegt also auf der *Sterbequalität.* [15]

Interprofessionelle Zusammenarbeit

Palliative Care stellt einen ganzheitlichen Ansatz zur Symptomkontrolle unter Berücksichtigung psychosozialer und spiritueller Aspekte dar. Dieser Aufgabe kann nur ein interprofessionell arbeitendes Team gerecht werden. Eine enge und gleichberechtigte Zusammenarbeit der verschiedenen Professionen des Teams ist Voraussetzung für Palliative Care, um die Bedürfnisse und Wünsche der schwerkranken Betroffenen angemessen erfüllen zu können.

SPICKZETTEL

Phasen palliativer Betreuung

- **Beginn:** idealerweise bereits bei Diagnosestellung, spätestens mit Eintreten in den Sterbeprozess
- **Phase 1:** krankheitsorientiert (Verlangsamung der Krankheitsprogression, Symptomlinderung, Ermöglichung von Teilhabe)
- **Phase 2:** symptomorientiert (umfassende Symptomlinderung – Supportivtherapie –, Ermöglichung von Wohlbefinden)
- **Phase 3:** terminal (Begleitung des Sterbeprozesses, Orientierung an den Wünschen des Patienten, Unterstützung der Angehörigen).

17.4 Der entscheidungsfähige Patient

Veronika Schraut

17.4.1 Paternalismus und Selbstbestimmung

Medizinischer Paternalismus

DEFINITION

Paternalismus: (von lat. *pater* = Vater): Im politischen Kontext eine Herrschaftsordnung, die durch die Bevormundung von Menschen seitens der herrschenden Autorität gekennzeichnet ist. Als paternalistisch gelten auch Maßnahmen und Entscheidungen, die gegen den Willen der Betroffenen zu deren Wohl getroffen werden.

In der Pflege und Medizin beschreibt der Begriff des **Paternalismus** ursprünglich ein Autoritätsgefälle zwischen Medizinern und deren Patienten (→ Abb. 17.5).

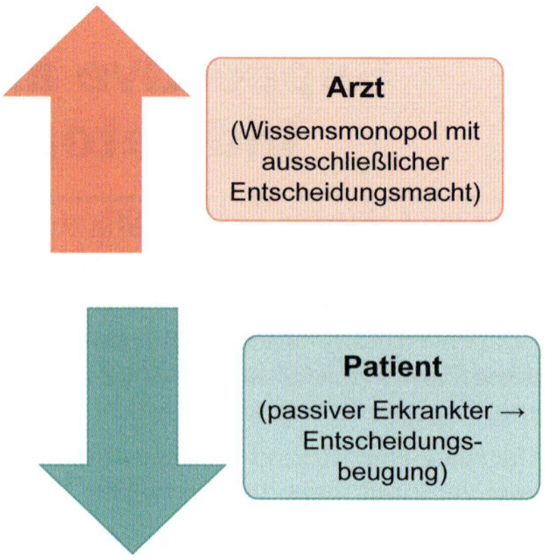

Abb. 17.5 Paternalistische Arzt-Patienten-Beziehung. [L143]

Geschichtlich betrachtet stand außer Frage, dass behandelnden Ärzten grundsätzlich die volle Kompetenz zugesprochen wurde, über die – für den jeweiligen Patienten – optimalen Behandlungsmaßnahmen entscheiden zu können. Eine Einbindung der Betroffenen in diesen Entscheidungsprozess fand nur in sehr geringem Maße statt, sie sollten dem Urteil der Experten blind vertrauen. [16]

Auf die persönliche Meinung und die Zustimmung und somit das Recht auf Selbstbestimmung (→ Kap. 3) der eigentlich Betroffenen wurde hierbei keine Rücksicht genommen. Auch in der professionellen Pflege ist Paternalismus ein sehr relevantes Thema.

Eine solch vormundschaftliche Ausrichtung in Medizin und Pflege wurde eine sehr lange Zeit vertreten. Dass sich ein solches Arzt-Patienten-Verhältnis eines Tages in eine Beziehung mit gleichberechtigtem Status verwandeln sollte, war zu früheren Zeiten undenkbar.

Veränderungen in der Arzt-Patienten-Beziehung

Eine **Veränderung** in der Rollenverteilung der **Arzt-Patienten-Beziehung** begann erst ab den 1960er und 1970er Jahren. Auslösend hierfür waren grundsätzliche gesellschaftliche Veränderungen, durch die das Recht auf Selbstbestimmung in der Öffentlichkeit immer mehr an Bedeutung gewann. Daraus ergab sich, dass sich die medizinisch-pflegerische Ausrichtung der Patientenversorgung sukzessive weg von der dominierenden paternalistischen (vormundschaftlichen) hin zu einer zunehmend partizipativen und somit partnerschaftlichen Rollenverteilung zwischen Arzt und Patienten wandelte. Den Betroffenen wurde langsam mehr Mitsprache- und Selbstbestimmungsrecht in eigenen Behandlungsentscheidungen zugestanden.

Bis zur heutigen Zeit hat sich die Versorgungslandschaft erheblich verändert. Diagnostische wie auch therapeutische Maßnahmen, die fundamental mit den individuellen Ressourcen und Lebenseinstellungen der Patienten zusammenhängen, gestalten sich heute so komplex, dass es inzwischen sogar als unmöglich gilt, stellvertretend für Patienten zu entscheiden. [16]

Paternalistische Motive sind jedoch in Pflege und Medizin auch heute noch weit verbreitet. Häufig sind keine negativen Antriebe auslösend hierfür, sondern vielmehr hintergründige Kollisionen zwischen verschiedenen ethischen Prinzipien, wie z. B. in der Prinzipienethik nach Beauchamp und Childress der Konflikt zwischen Fürsorge und Selbstbestimmung oder auch Wille-Wohl- und Wille-Urteils-Konflikte (→ Kap. 3). Unterschieden werden [17]:

- Starker Paternalismus (Entscheidungen für einwilligungsfähige Personen)
- Schwacher Paternalismus (Entscheidungen für nicht einwilligungsfähige Personen).

bedeutet für den Patienten verminderte Lebensqualität und Auswirkungen auf die psychosoziale Situation. Linderung schaffen medikamentöse Interventionen wie der Einsatz folgender Antiemetika:

- Domperidon – Motilium®
- Haloperidol – Haldol®.

Die Pflegeperson kann mit pflegerischen Maßnahmen unterstützend tätig sein:

- Für frische Raumluft sorgen
- Auf Wunsch Einsatz von Raumaromatisierung
- Lagerungen, die als angenehm empfunden werden
- Mundraum regelmäßig ausspülen lassen.

Obstipation/Ileus

Obstipation und möglicherweise ein Darmverschluss **(Ileus)** können bedingt durch folgende Faktoren in palliativen Situationen auftreten:

- Opioideinnahme
- Psychische/physische Belastungen
- Organische Veränderungen
- Funktionell bedingt (→ Kap. 32.4.3).

VORSICHT! Die regelmäßige Stuhlentleerung ist aufgrund von Abschilferungen der Darmzellen auch bei verminderter Nahrungsaufnahme wichtig [25]. Bei Verdacht auf Ileus sofort den Notarzt rufen – es besteht akute Lebensgefahr!

Behandlung und Pflege bei Obstipation:

- Medikamentöse Behandlung: Einsatz von Laxanzien, z. B. Dulcolax®, Laxoberal®
- Kolonmassage
- Analpflege (Hautcreme)
- Einläufe z. B. Milch-Honig
- Bei der Stuhlentleerung keinen Zeitdruck aufbauen
- Biografiearbeit (Gewohnheiten und Häufigkeit der Stuhlentleerung).

Diarrhö

Als häufigste Ursachen einer **Diarrhö** (Durchfall, → Kap. 32.4.2) bei Patienten mit fortgeschrittener Erkrankung können folgende genannt werden:

- Medikamente (v. a. Laxanzien)
- Folgen einer Chemotherapie/Bestrahlung
- Antibiose
- Infektionen.

Pflegerische und medikamentöse Maßnahmen:

- Gute Hautpflege
- Wiederaufbau der Darmflora mit Perenterol®
- Ausgleich des Elektrolythaushalts mit flüssig-salziger Kost, z. B. Bouillon
- Laxanzien absetzen
- Obstipierende Medikamente, z. B. Imodium® (→ Kap. 32.4.2).

Pruritus

Pruritus (Juckreiz, → Kap. 39.2) wird von Betroffenen ähnlich belastend wie Schmerz empfunden (→ Abb. 17.9) und ist eines der am schwierigsten zu kontrollierenden Symptome der Palliative Care. Mögliche Ursachen sind:

- Hauttrockenheit
- Neurodermitis
- Maligne Grunderkrankungen
- Medikamente (v. a. Opioide)
- Stoffwechselstörungen.

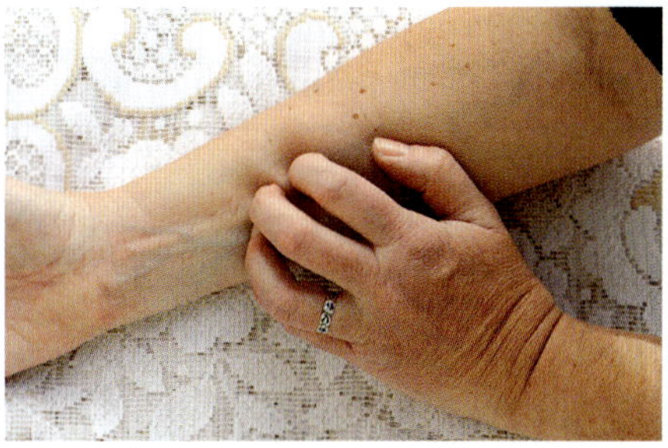

Abb. 17.9 Pruritus wird von Betroffenen als sehr belastend empfunden. [J787]

Allgemeine Maßnahmen:

- Vermeidung von Kratzen
- Evtl. Reiben oder Drücken der juckenden Hautstellen mit der flachen Hand
- Baumwolltextilien/Baumwollhandschuhe anziehen
- Kurze Fingernägel zur Verletzungsprävention
- Kühlaggregate/Luftbefeuchter.

Pflegerische Maßnahmen:

- Bestimmte Seifen, Salben, Hautpflege mit fettenden Ölen
- Kühles Waschen, Auflagen
- Haut trockentupfen, nicht reiben.

VORSICHT! Juckreiz als subjektives Empfinden kann nicht objektiv quantifiziert werden. Daher sollte sich die Pflegekraft mit einer empathischen Grundhaltung einbringen.

Lymphödem

Ein **Lymphödem** kann durch Abflussstörungen bzw. Lymphstau entstehen. Bei Palliativpatienten handelt es sich meist um ein sekundäres Ödem als Folge der Erkrankung/Therapie.

Pflegerische Maßnahmen:

- Säuremantel der Haut durch gute Hautpflege erhalten
- Mechanische/physikalische Reize vermeiden
- Einengende Kleidung/abknickende Körperhaltungen vermeiden
- Basale Stimulation®
- Lymphdrainage
- Nach Möglichkeit Kompressionsstrümpfe/-ärmel/-handschuhe/-binden (→ Abb. 17.10).

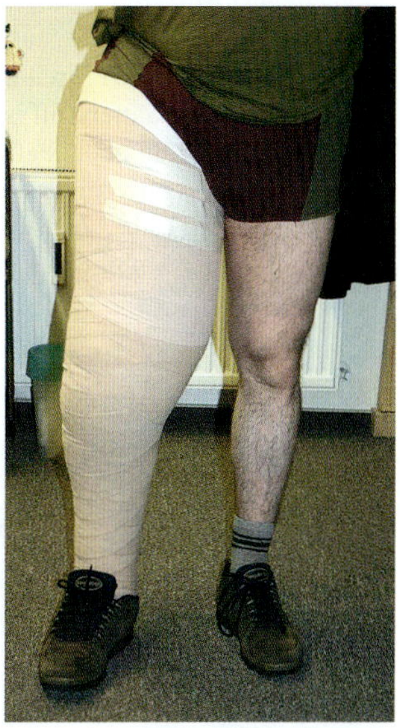

Abb. 17.10 Behandlung eines Lymphödems durch Kompressionstherapie. [M878]

Exulzerierende Wunden

Exulzerierende Wunden treten in der Regel in fortgeschrittenen Stadien einer Krebserkrankung durch aufbrechende Metastasen auf, oft einhergehend mit starker Geruchsbelästigung. Grundsätze der **Wundbehandlung** bei alten Menschen sind in → Kap. 39.5 dargelegt.

Zur Dämpfung der **Geruchsbildung** können beim Verbandswechsel Chlorophyll oder Aktivkohle-Kompressen eingesetzt werden. Weitere Maßnahmen sind:

- Raumaromatisierung mittels herber, frischer Düfte wie z. B. Kiefer, Thymian, Eukalyptus, Pfefferminze, Zitrone
- Geruchsbindung/-neutralisation im Raum durch Kaffeepulver, Essigwasser, Rasierschaum, Katzenstreu, Zwiebelringe etc.
- Anbieten duftender Gegenstände während des Verbandswechsels
- Ultima Ratio: Einschließen des Geruchs durch Abdichten der Wunde nach außen (z. B. mittels Frischhaltefolie) zu Besuchszeiten/Teilnahme am öffentlichen Leben.

Aufklärung

Betroffene sowie An- und Zugehörige sollten frühzeitig schonend und verständlich über mögliche Komplikationen aufgeklärt werden, insbesondere über die Gefahr einer Blutung.

Respiratorische Symptome

Atemnot ist das subjektive Gefühl, keine Luft mehr zu bekommen. Nur die Person selbst kann dies akut beurteilen. Atemnot kann bei schwer kranken Menschen dauerhaft bestehen, sie kann aber auch anfallsartig auftreten und wird durch physische und psychische Belastungen verstärkt. Respiratorische Symptome können kardiale, pulmonale, neuromuskuläre und weitere Ursachen haben (→ Kap. 31).

VORSICHT! Folgende Sofortmaßnahmen sind beim Auftreten von Atemnot durchzuführen:

1. Ruhe bewahren
2. Eigenen Atem ruhig weiterführen, evtl. gemeinsame Atemübungen
3. Betroffene und An-/Zugehörige nicht allein lassen, informieren
4. enge Kleidungsstücke öffnen/entfernen, Luftzirkulation, Fenster öffnen, freie Sicht herstellen
5. Bei Bedarf Unterstützung zu aufrechter Lagerung.

Mögliche *medikamentöse Behandlungen* von Atemnot in der Palliativsituation sind in → Tab. 17.6 aufgeführt. Bei chronischer Atemnot können atemstimulierende Einreibungen hilfreich sein.

Der Einsatz von **Sauerstoff** ist umstritten. Oft hat die O_2-Gabe rein psychische Wirkung, der Patient fühlt sich sicherer, entspannter (→ Abb. 17.11). Negativ zu beurteilen ist die Schleimhautaustrocknung durch dauerhafte Gabe. Zudem ist der Patient durch den Sauerstoffschlauch in seiner Mobilität eingeschränkt.

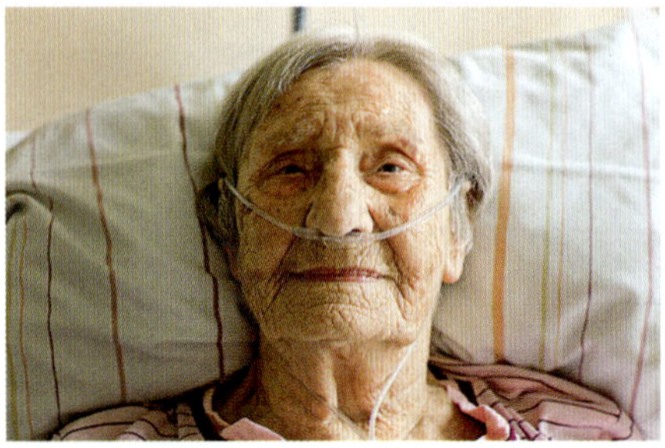

Abb. 17.11 Sauerstoffgabe. [K115]

SPICKZETTEL

Die häufigsten palliativen Symptome und Linderungsmaßnahmen

- **Schmerz:** medikamentöse Einstellung, individuelle Angebote: Basale Stimulation®, Schmerztagebuch
- **Fatigue:** Entspannungstechniken, Aktivitäts-Tagebuch führen
- **Übelkeit und Erbrechen:** Antiemetika, frische Raumluft, Mund ausspülen lassen
- **Obstipation und Ileus:** medikamentöse Einstellung durch Laxanzien, Kolonmassage, Einläufe
- **Diarrhö:** obstipierende Medikamente, z. B. Imodium®, gute Hautpflege, Elektrolyt- und Flüssigkeitshaushalt ausgleichen
- **Pruritus:** Hautpflege mit kühlendem Wasser, bestimmten Seifen, Salben und fetten Ölen
- **Lymphödem:** gute Hautpflege, Lymphdrainage, Kompressionsanwendungen
- **Exulzerierende Wunden:** Geruchsneutralisation durch Raumaromatisierung, Abdichten der Wunde.

17.5.5 Weitere palliative Pflegemaßnahmen

Basale Stimulation®

Basale Stimulation® (→ Kap. 16.4) hilft in Momenten, in denen kein kommunikativer Zugang möglich ist oder der Betroffene ein Wohlfühlgefühl braucht – zur Beruhigung, bei Schmerzen oder zur allgemeinen psychischen Entlastung. An-/Zugehörige kennen die Vorlieben und Abneigungen des ihnen nahestehenden Menschen am besten und können durch Anleitung für ein angenehmes Wahrnehmungsangebot sorgen.

VORSICHT! Ein Überangebot an Reizen kann einen gegenteiligen Effekt hervorbringen.

Aromapflege

Aromapflege wirkt gleichermaßen auf Körper, Geist und Seele und ist somit eine gute Ergänzung zur medizinischen Symptomlinderung in der Palliativsituation. Idealerweise führt sie zur Steigerung des Wohlbefindens. Aromaöle können zur Anregung oder auch zur Beruhigung verwendet werden (→ Tab. 17.7).

VORSICHT! Da Düfte positive wie auch negative Erinnerungen hervorrufen können, sollten Patienten vor dem Einsatz von Aromapflege unter Berücksichtigung der Biografie immer gefragt werden.

Tab. 17.6 Medikamentöse Behandlung der Atemnot.

Wirkstoff	Handelsname
Lorazepam	Tavor expidet®
Morphin s. c oder i. v	
Diazepam	Valium®
Midazolam	Dormicum®

Tab. 17.7 Beispiele für Aromaöle mit anregender bzw. beruhigender Wirkung.

Wirkung	Beispiele
Anregende Öle	• Bergamotte • Zitrusdüfte • Pfefferminze • Rosmarin • Eukalyptus
Beruhigende Öle	• Lavendel • Rose

Lagerungen

Lagerungen in der Palliativsituation dienen vorrangig dem Wohlbefinden des Patienten, weniger der Dekubitusprophylaxe. Körperumgrenzende Lagerung kann trotz der Förderung von Dekubiti als wohltuend empfunden werden. Diese sind in manchen Fällen unvermeidbar [27]. Ein Kompromiss können Mikrolagerungen sein.

Selbstpflege/Supervision

Ein jeder kann für einen anderen nur so gut sorgen, wie er auch für sich selbst sorgt. Dies gilt auch und vor allem in der Palliative Care. An-/Zugehörige sowie auch alle anderen Beteiligten im multiprofessionellen Team sollten trotz der Fürsorge für ihre Patienten auch auf ihre eigenen Bedürfnisse achten. **Selbstpflege** gestaltet sich individuell, z. B. durch persönliche Rituale, sog. „Schleusen" nach dem Dienst und ausreichend ausgleichende Freizeit.

Um der anspruchsvollen Palliativpflege gerecht zu werden und zum Ausgleich psychischer Belastungen im Team ist **Supervision** hilfreich. Schicksalsschläge, Krisen und besondere Belastungen finden in diesem Rahmen Platz und Gehör (→ Kap. 18).

17.6 Advance Care Planning – Behandlung im Voraus planen

Ralf Cramer-Ebner

Ziel von Patientenverfügung und Vorsorgevollmacht (→ Kap. 48) ist es, dass der Betroffene selbst bestimmt, wie er medizinisch behandelt werden will. Sie dienen der Vorsorge und gelten in Situationen, in denen der Betroffene selber nicht mehr entscheiden kann. Dabei geht es z. B. um die Behandlung im Notfall. Leider gelingt die Umsetzung dieses vorausbestimmten Willens häufig nicht. In der konkreten Situation sind in aller Regel viele verschiedene Versorger beteiligt, die oft nichts vom Willen des Betroffenen wissen.

Advance Care Planning (ACP) – Behandlung im Voraus planen (BVP) – gewährleistet die nachhaltige Umsetzung des Patientenwillens und ist weltweit in vielen Ländern erprobt. Im Folgenden werden die Grundzüge dieser Methode und ihre Anwendung in Deutschland dargestellt.

17.6.1 Entwicklung des Advance Care Planning und aktueller Stand

In den 1960er und 1970er Jahren machten die medizinischen Behandlungsmöglichkeiten große Fortschritte. Vor allem durch die Fortschritte der Intensivmedizin entstanden dabei neue Fragen, z. B. inwieweit der Erhalt des Lebens bei fortschreitendem Krebsleiden sinnvoll ist und dem Willen des Patienten entspricht. Der Wunsch nach einem menschenwürdigen Sterben wurde formuliert.

Einführung von Patientenverfügungen

In den USA wurden daher von Vertretern der Patienten- und Verbraucherrechte erstmalig **Patientenverfügungen** (→ Kap. 48) eingeführt, die in der Folge von der dortigen Rechtsprechung bestätigt und gestärkt wurden. Diese Entwicklung wurde international aufgegriffen und führte zu einer weltweiten Verbreitung von Patientenverfügungen. Dabei haben die Patientenverfügungen in den verschiedenen Kulturen mit ihren nationalen Gesundheits- und Rechtssystemen unterschiedliche Gewichtungen.

Patientenverfügungen bringen den Wunsch zum Ausdruck, unnötige und ungewollte Behandlungen am Lebensende zu vermeiden.

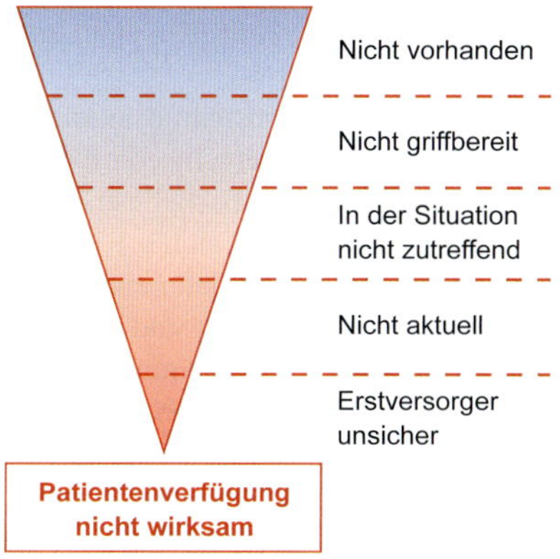

Abb. 17.12 Wirksamkeit der Patientenverfügung. [L143]

Grundsätzlich haben Patientenverfügungen Grenzen in ihrer Aussagekraft. Das betrifft z. B. die Unmöglichkeit, sämtliche medizinischen Situationen vorhersagen zu können. Außerdem sollten Patientenverfügungen aktuell sein, also dem derzeitigen Behandlungsbedarf des Betroffenen entsprechen. Am besten wäre eine jährliche Überprüfung und Bestätigung der Verfügungen. Willensänderungen und damit Änderungen der Verfügungen sind jederzeit möglich [28].

Weitere Probleme betreffen die geringe Verbreitung der Patientenverfügung z. B. in Seniorenheimen [29], die mangelnde Auffindbarkeit in der akuten Situation und die mangelnde Beachtung durch das medizinische Personal, z. B. wegen Unsicherheiten in der Auslegung ([30], → Abb. 17.12).

Einführung des Advance Care Planning

Um dem Wirkungsverlust der Patientenverfügungen zu begegnen, wurden in vielen Ländern Methoden des **Advance Care Planning** eingeführt. Durch ACP wurden systematische Vorgehensweisen zur Verwirklichung der vorausverfügten Behandlungswünsche entwickelt. Nachgewiesen kam es dadurch zu erhöhter Zufriedenheit und Versorgungsqualität der Patienten sowie zu geringerer psychischer Belastung der Angehörigen. Vorausverfügte Therapiebegrenzungen konnten durch ACP umgesetzt und unerwünschte Krankenhauseinweisungen vermieden werden [31], [32].

In Deutschland wurde das Forschungsprojekt „beizeiten begleiten®" in den Jahren 2009 bis 2011 mit Bundesmitteln gefördert [33] und kann als Wegbereiter für die Entwicklung des Advance Care Planning in Deutschland gelten. In der Folge kam es zu neuen Vorgaben seitens des Gesetzgebers. Im Gesetz zur Verbesserung der Hospiz- und Palliativversorgung in Deutschland (Hospiz- und Palliativgesetz – HPG, 2015) wurde die Sterbebegleitung als Aufgabe der beruflichen Pflege und der Pflegeeinrichtungen herausgestellt und als Bestandteil der Regelversorgung in der gesetzlichen Krankenversicherung verankert.

„Behandlung im Voraus planen" (BVP)

Durch den mit dem HPG neu eingeführten § 132 g SGB V wurde Advance Care Planning – zu Deutsch **„Behandlung im Voraus planen" (BVP)** – in Pflegeeinrichtungen und Einrichtungen der Eingliederungshilfe für behinderte Menschen als Leistung der gesetzlichen Krankenkassen verankert [34]. Seit dem 1.1.2018 sind dazugehörige Ausführungsbestimmungen in Kraft getreten, die den Einsatz ausgebildeter Gesprächsbegleiter in o. g. Einrichtungen für die Planung der Behandlung am Lebensende festlegen. Die Finanzierung der Gesprächsbegleiter erfolgt durch die gesetzlichen Krankenkassen in einem festgelegten Umfang. Die Teilnahme am BVP ist für den Versicherten freiwillig und nicht daran gebunden, dass er erkrankt ist [35].

Die Ausführungsbestimmungen beschreiben die Mindestvoraussetzungen für BVP [36]. Aufgaben einer aufsuchenden und qualifizierten Gesprächsbegleitung sind:

- Allgemeine Lebenseinstellungen und Einstellungen zu medizinischen Maßnahmen bei schwerer Erkrankung ermitteln
- Zu medizinisch-pflegerischer Versorgung und Betreuung in der letzten Lebensphase beraten sowie mögliche Notfallsituationen und geeignete einzelne Maßnahmen besprechen
- Auf Behandlungswünsche und -möglichkeiten für Krankheitssituationen eingehen, z. B. für Krankenhauseinweisungen, für Krisensituationen und für ein würdevolles Sterben
- Ggf. eine Person des Vertrauens im Sinne eines rechtlichen Stellvertreters ermitteln und bevollmächtigen
- Den behandelnden Arzt sowie andere regionale Versorger einbeziehen. Die Übergabe des Versicherten an Krankenhäuser und Rettungsdienste soll vorbereitet werden.

Ziel ist es, die umfassende medizinische, pflegerische, palliative, hospizliche und seelsorgerische Begleitung nach Maßgabe der individuellen Versorgungsplanung für die letzte Lebensphase sicherzustellen.

17.6.2 Zentrale Frage- und Problemstellungen

Zentrale Punkte des BVP sind die Befähigung des Betroffenen bzw. seines rechtlichen Vertreters zur vorausschauenden Versorgungsplanung sowie die Umsetzung dieses Willens durch die Versorger [37].

Dazu bedarf es einer zuverlässigen Erfassung und Dokumentation der vorausverfügten Behandlungsplanung. Anschließend erfolgt die Kommunikation der Planung in die Berufsgruppen der Versorger. Verantwortliche und Akteure bedürfen der zuverlässigen Information, damit ihr Handeln koordiniert abläuft.

Handlungssicherheit

Auf jeder Ebene der Versorgung soll Handlungssicherheit entstehen:

- Die Versorger sollen die Gewissheit haben, in schwierigen Situationen das Richtige zu tun.
- Der Betroffene soll Gewissheit haben, dass sein vorausverfügter Wille umgesetzt wird.

Die Pflege- und Betreuungskräfte in den Pflegeeinrichtungen bzw. Wohneinrichtungen für behinderte Menschen sind in aller Regel die Erstversorger in Krisensituationen. Auf ihnen lastet ein hoher Druck. Sicherheit in der Entscheidungssituation in ethischer und rechtlicher Hinsicht ist von großer Bedeutung. Dies kann BVP gewährleisten.

17.6.3 Umsetzung und Organisation

Wichtige Eckpunkte betreffen

- Schulung eines Gesprächsbegleiters. Die Vorausverfügung muss im Rahmen eines qualifizierten Gesprächsprozesses entstehen und aktuell gehalten werden.
- Verwendung einheitlicher und verständlicher Formulare. Sie müssen jederzeit griffbereit und die Beteiligten zu ihrer Bedeutung informiert sein.
- Kontinuierliche Verbesserung des BVP im Sinne eines Qualitätsmanagements.

Schulung des Gesprächsbegleiters und qualifizierter Gesprächsprozess

Der Fokus bei BVP liegt auf dem aufsuchenden Gesprächsangebot und dem qualifizierten Gesprächsprozess [37]. Die Befähigung des Betroffenen bzw. seines rechtlichen Vertreters zur vorausschauenden Planung der Versorgung ist die vorrangige Aufgabe des qualifizierten Gesprächsprozesses im BVP. Der Gesprächsbegleiter (*engl. facilitator*) bedarf einer Ausbildung mit verschiedenen Inhalten. Er benötigt:

- Grundlegende medizinische Kenntnisse, um Patienten zu medizinischen Behandlungen informieren zu können
- Hohe Toleranz, um – unabhängig von eigenen Standpunkten – Entscheidungen von Betroffenen zu akzeptieren, auch wenn sie schwierig nachzuvollziehen sind
- Fähigkeit, die Lebenseinstellung des Betroffenen zu verstehen sowie dessen Möglichkeit zur selbstständigen Entscheidung einschätzen zu können (→ Kap. 48)
- Wissen, um in schwierigen Gesprächen auf hilfreiche Gesprächstechniken zurückgreifen können.

Für die Ausbildung zum Gesprächsbegleiter bieten verschiedene Institutionen der Palliativversorgung und Hospizvereine/-akademien Seminare an (z. B. „beizeiten begleiten®"). Das Schulungsangebot richtet sich an Pflegefachkräfte, Ärzte, Sozialarbeiter, evtl. Anwälte, Seelsorger und Psychologen.

Die Einstellung des Betroffenen zu Leben, Krankheit und Sterben zu verstehen, ist Grundvoraussetzung für alle weiteren Schritte bei BVP. Das bedeutet einen hohen Anspruch an die kommunikativen Fähigkeiten des Gesprächsbegleiters. Seine Fragen sollten dazu führen, dass der Betroffene frei erzählen kann,

- was ihm im Leben wichtig ist und Freude bereitet,
- wie er sich Krankheit vorstellt,
- wann seine Lebensfreude und sein Lebenswille beeinträchtigt wären,
- was für ihn Sterben bedeutet,
- wie er sich ein würdevolles Sterben vorstellt.

Dabei kommen persönliche Erfahrungen des Patienten und sein Lebenslauf ebenso zur Sprache wie ethische oder religiöse Wertvorstellungen.

Im Sinne der Vorausplanung kommen weitere Fragen hinzu. Diese betreffen z. B. die Einstellung des Betroffenen zu lebensverlängernden Maßnahmen und seine Maßstäbe bezüglich zukünftiger medizinischer Behandlung im Fall einer schweren Erkrankung oder bei der Notwendigkeit von Wiederbelebungsmaßnahmen. Erwartungen an die Behandlung sowie Ängste des Patienten müssen thematisiert werden.

Die richtigen Fragen stellen

Beispiele für unterstützende Fragen, um **Lebenseinstellung und Wertehaltung** zu erfassen [36], [38]:

- Wie stehen Sie zum Leben?
- Was macht das Leben für Sie lebenswert?
- Welche Umstände würden das Leben für Sie wenig lebenswert machen?
- Wenn Sie plötzlich und friedlich einschlafen würden, ohne wieder aufzuwachen – was würde das für Sie bedeuten?

Beispiele für unterstützende Fragen, um **grundsätzliche Behandlungswünsche** zu klären:

- Was erwarten Sie von medizinischer Behandlung?
- Welche Bedenken haben Sie, wenn es um medizinische Maßnahmen geht?
- Gibt es Behandlungen oder Folgen von Behandlungen, die Sie auf keinen Fall wollen?
- Wie möchten Sie in Ihrer letzten Lebensphase versorgt werden? An welchem Ort möchten Sie dann sein?

Es ist sinnvoll und wünschenswert, Angehörige bzw. den rechtlichen Vertreter des Betroffenen einzubeziehen, damit diese den Gesprächsprozess und die Planungen mitvollziehen und mittragen können. Falls noch

18

SUPERVISION IN DER GERIATRISCHEN PFLEGE

Christine Hiebl

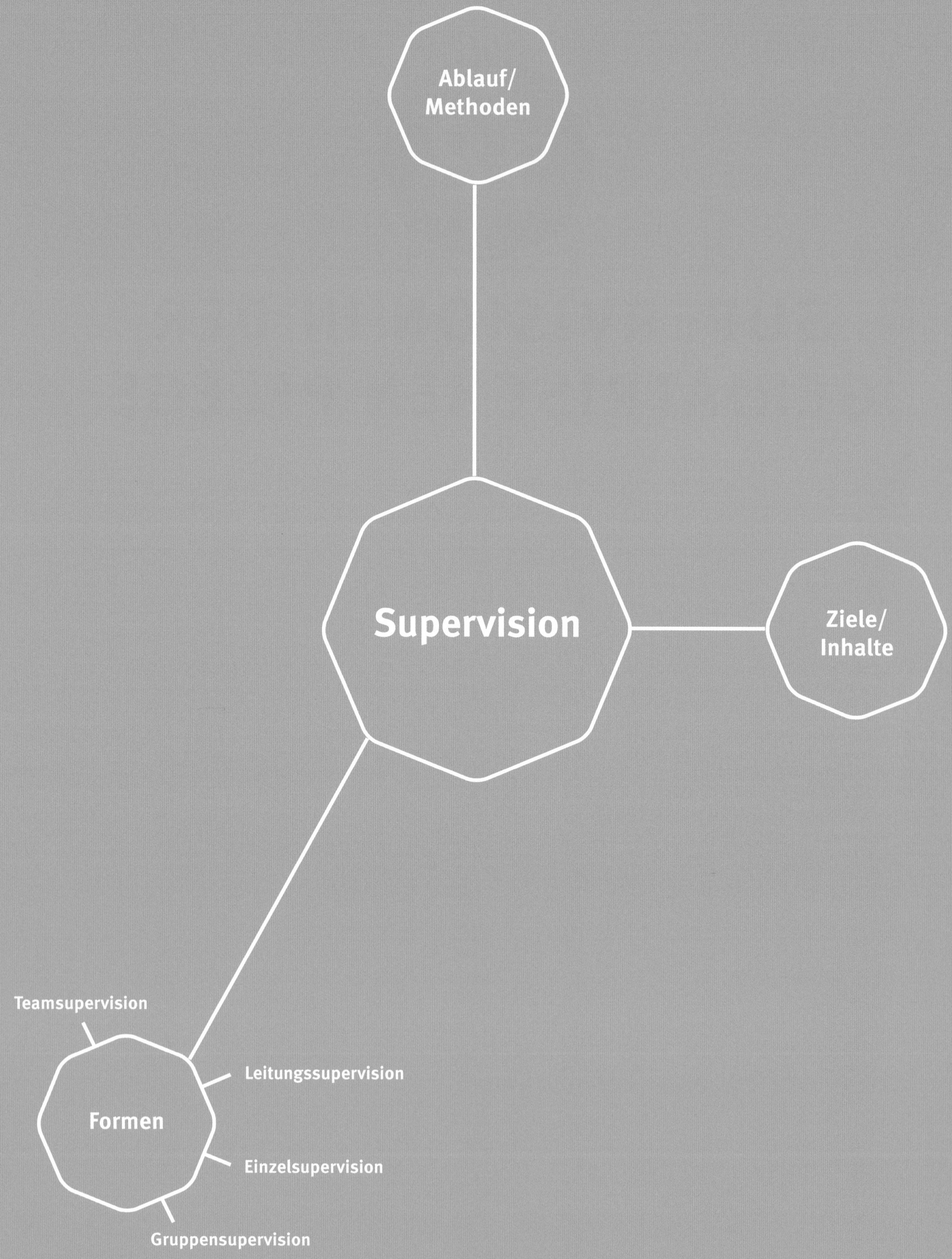

Ablauf/
Methoden
Supervision
Ziele/
Inhalte
Teamsupervision
Leitungssupervision
Formen
Einzelsupervision
Gruppensupervision

18.1 Supervision – Theoretische Grundlagen

Supervision ist eine Form der beruflichen Beratung, die zur Sicherung und Verbesserung der Qualität beruflicher Arbeit eingesetzt wird. Sie kommt immer mehr in allen Disziplinen und Organisationsbereichen zur Anwendung. Heute hat sie im sozialen Bereich, im Gesundheitswesen, im Bildungsbereich, in der Erwachsenenbildung, aber auch in Wirtschaftsunternehmen, im Finanzwesen, in interdisziplinären Formen und als Forschungsmethode ihren Platz [1], [2].

18.1.1 Was ist Supervision?

Im Duden wird Supervision als Methode zur Klärung von Konflikten, Problemen o. Ä. innerhalb eines Teams, einer Abteilung o. Ä. und zur Erhöhung der Arbeits- und Leistungsfähigkeit beschrieben.

Die Deutsche Gesellschaft für Supervision e. V. (DGSv), gegründet 1989, ein Berufs- und Fachverband der Supervisorinnen und Supervisoren Deutschlands, definiert Supervision wie folgt:

DEFINITION

Supervision: „Beratungsverfahren, das sich auf Abläufe und Fragen bei der beruflichen Arbeit bezieht, auf Probleme der darin involvierten Menschen und auf ihre Beziehungen. Sie dient gleichermaßen der Emanzipation als auch der Bindung, der Ermöglichung neuer Sichtweisen und der persönlich-professionellen Weiterentwicklung von Einzelnen, Gruppen, Teams und Organisationen. Dabei werden verschiedene Dimensionen einbezogen:

- Person,
- Beruflicher Auftrag und Rolle,
- Organisation,
- Zusammenarbeit und Abgrenzung,
- Rahmenbedingungen,
- Gesellschaftliche Bezüge." [3]

Das Konzept von Supervision: Prozess- und Beziehungsarbeit

Supervision dient der Entwicklung von Personen und Organisationen sowie von deren Rollenverständnis und Rollensicherheit. Sie dient der Gestaltung effektiver Arbeitsbeziehungen. Supervision bezieht sich auf Kommunikation und Kooperation im Kontext beruflicher Arbeit. Sie verbindet die vier Perspektiven: Person – berufliche Rolle – Organisation – Kunde/Klient (→ Abb. 18.1). Supervision ist somit zu unterscheiden von Psychotherapie, Fortbildung und Organisationsberatung.

18.1.2 Ziele und Inhalte einer Supervision

Das Beratungskonzept der **Supervision** zielt auf eine Verbesserung der Kommunikation am Arbeitsplatz, eine Förderung der Zusammenarbeit und Kollegialität in Teams, in Projekten und zwischen verschiedenen Hierarchieebenen ab. Dies geschieht u. a. durch:

- Perspektive auf Organisations- und Arbeitsabläufe
- Ansprechen und Aufklärung von Konflikten
- Erweiterung von Wahrnehmungsfähigkeit und Persönlichkeitsentwicklung.

Supervision leistet einen Beitrag zur Qualifizierung beruflicher Arbeit in Bezug auf Führungsaufgaben, Konzeptentwicklung, Kundenorientierung und bei Veränderungen der Arbeitsstruktur etc. In der Organisationsentwicklung werden durch Supervision Veränderungsprozesse begleitet, die Organisationsstrukturen, Arbeitsabläufe und die Organisationskultur betreffen. In der Personalentwicklung unterstützt Supervision Maßnahmen zur Förderung und Entwicklung der Beschäftigten. [5]

Ziele einer Supervision

- Verbesserung der Handlungskompetenz, insbesondere der Kooperationsfähigkeit und Kommunikation (in Hinblick auf Führung, Teamarbeit, Projektarbeit, Krisenbewältigung, Konfliktregelung)
- Optimierung der Arbeitszufriedenheit
- Überprüfung der Wirksamkeit des eigenen Handelns
- Klärung von zentralen Aufgaben
- Bewältigung von Veränderungsprozessen
- Qualitätssicherung (vgl. [6]).

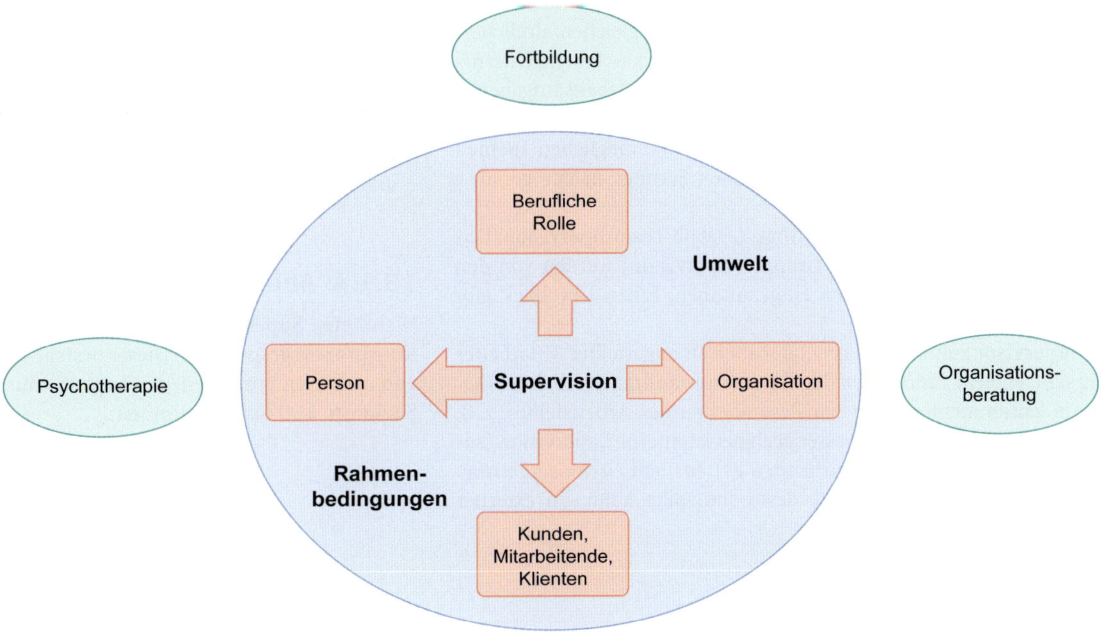

Abb. 18.1 Die berufliche Identität des Supervisors. (in Anlehnung an [4]) [L143]

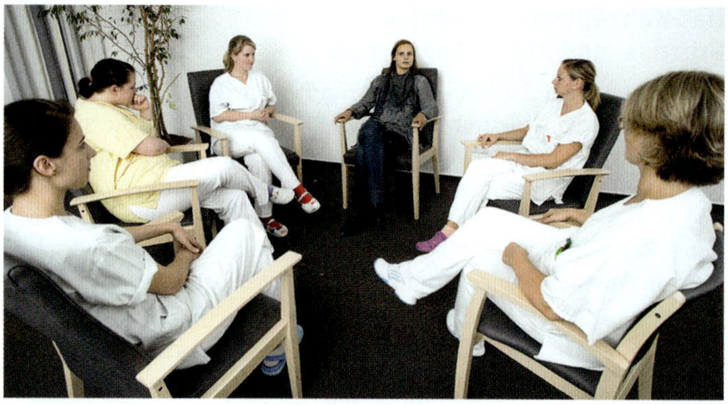

Abb. 18.2 Teamsupervision mit einer externen Supervisorin. [K115]

> **Inhalte einer Supervision**
> Fragen, Problemfelder, Konflikte und Fallbeispiele aus dem beruflichen Alltag werden thematisiert und selbstreflexiv bearbeitet.

18.1.3 Formen der Supervision, Themen und Rollen

Es gibt unterschiedliche **Formen von Supervision.** Aufgrund der starken Veränderungen des Supervisionsmarktes kommen ständig neue Formen hinzu. Im Folgenden wird eine Auswahl dargestellt, welche häufig auch im geriatrischen Kontext zu finden sind. Je nach Voraussetzungen, Rahmenbedingungen und Zielsetzung wird eines der folgenden Settings gewählt:

- **Teamsupervision** mit oder ohne Leitung (→ Abb. 18.2): Stationsteam, Leitungsteam, Projektteam, Klinikteam oder Arbeitsgruppe (Die Frage, was unter einem Team verstanden wird, muss im konkreten Fall – je nach Zielsetzung und Inhalt – mit den Beteiligten geklärt werden!)
- **Leitungssupervision/**Supervision mit leitenden Pflegefachpersonen: Führungskraft (einzeln) oder Führungskräfte (Gruppensupervision)
- **Einzelsupervision:** Einzelpersonen
- **Gruppensupervision:** mehrere Menschen, die nicht in einem Team zusammenarbeiten z. B. Arbeitsgruppe aus einer gleichen/ähnlichen Berufsgruppe, Arbeitsgruppe aus unterschiedlichen Arbeitsfeldern/Rollen/Funktionen, Arbeitsgruppe mit ähnlichen Arbeitsaufgaben (Pflegedienstleitung).

→ Tab. 18.1 gibt einen Überblick über die Ziele und möglichen Themen einer Supervision für die unterschiedlichen Settings in der geriatrischen Pflege.

Innerhalb der verschiedenen Settings (egal ob Teamsupervision, Leitungssupervision, Einzel- oder Gruppensupervision) werden von den Beteiligten verschiedene Rollen eingenommen. Einen Überblick gibt → Tab. 18.2.

Der **Supervisor** kann als externer oder auch als angestellter Mitarbeiter tätig sein. Je mehr *Feldthemen* der Supervisionsauftrag beinhaltet (Themen in Zusammenhang mit der Besonderheit des Arbeitsfeldes, z. B. „geriatrische Pflege"), desto besser geeignet ist interne Supervision (sofern ein interner Supervisor vorhanden ist). Je mehr *Organisationsthemen* im Auftrag enthalten sind, desto sinnvoller kann ein externer Supervisor sein.

Tab. 18.1 Form, Ziele und mögliche Themen einer Supervision in der geriatrischen Pflege.

(Primäre) Zielsetzung	(Mögliche) Themen
Teamsupervision mit oder ohne Leitung	
• Reflexion/Verbesserung der Zusammenarbeit im Team • Reflexion der Arbeit • Reflexion/Entwicklung von strukturellen Rahmenbedingungen	• Arbeitsorganisation • Konflikte • Stärkung von Ressourcen • Handlungsspielräume • eigene Betroffenheit • Fallarbeit
Leitungssupervision/Supervision mit leitenden Pflegefachpersonen	
• Fragen des Führens/Leitens • Fragen des Managements • Fragen der Leadership	• Reflexion Führungsstile • Rollengestaltung • Ethik/Haltung • Personalentwicklung • Professionalität
Einzelsupervision	
• berufsspezifische Fragen • personenbezogene Fragen	• Belastungen und Burn-out • Nähe/Distanz zum Patienten • Krankheit, Tod und Sterben • Stellung im Team/Organisation • Macht/Ohnmacht • Laufbahnplanung
Gruppensupervision	
• Nutzung kollegialer Erfahrungen	• Situationen aus dem Berufsalltag • Konflikte • Austausch von Erfahrungen • Feedback • Entwicklung von Lösungen

> **Auswahl des Supervisors**
> Folgende Fragen können bei der Suche nach einem passenden Supervisor von Nutzen sein:
> - Schätzen wir eine Frau oder einen Mann als geeigneter für diese Supervision ein?
> - Verfügt der Supervisor über eine qualifizierte Supervisionsausbildung (z. B. zertifiziert durch den DGSv)?
> - Welche konzeptionelle Ausrichtung bringt der Supervisor mit? Passt dies für uns?
> - Und falls es um Fallarbeit geht: Bringt der Supervisor Feldkompetenz mit?
>
> In der Regel können beide Seiten (Supervisor und Supervisand) bei einem Vorgespräch oder einer Probesupervision abklären, ob sie zueinander „passen": Herrscht eine angenehme Atmosphäre? Kann eine Beziehung aufgebaut werden? Ist eine Haltung der Toleranz und gegenseitigen Achtung wahrnehmbar?

18.1.4 Ablauf einer Supervision

Wenn eine **Supervision** durchgeführt wird, wird von einem Supervisionsprozess gesprochen. Dieser besteht aus einer festgelegten Sequenz von mehreren Sitzungen, den Supervisionssitzungen (ca. acht bis zehn Sitzungen à 90 bis 120 Minuten).

19

PFLEGEBERATUNG UND ANGEHÖRIGENEDUKATION

Barbara Terborg

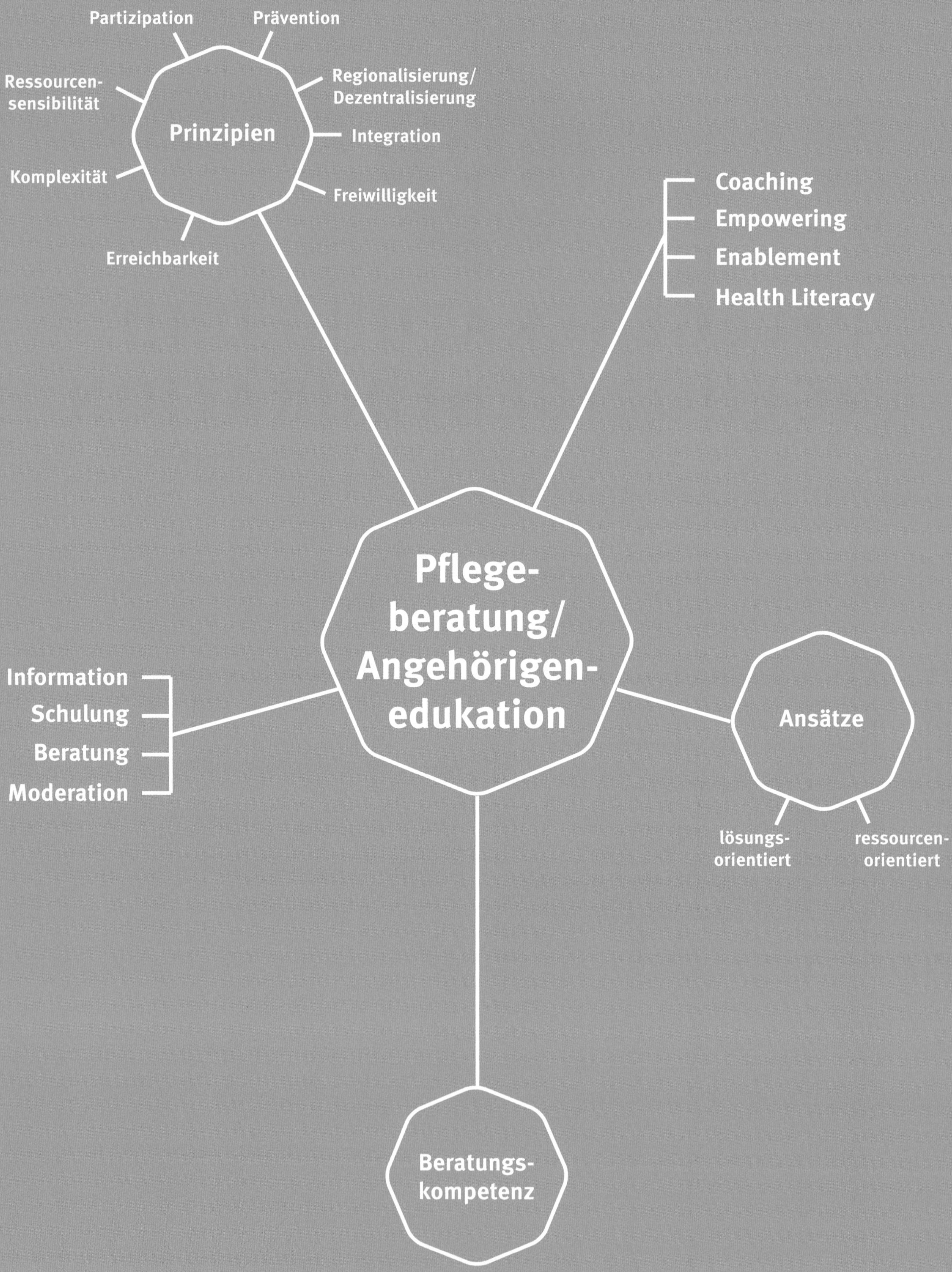
Pflege-
beratung/
Angehörigen-
edukation
Prinzipien
Partizipation
Prävention
Regionalisierung/
Dezentralisierung
Integration
Freiwilligkeit
Erreichbarkeit
Komplexität
Ressourcen-
sensibilität
Coaching
Empowering
Enablement
Health Literacy
Information
Schulung
Beratung
Moderation
Ansätze
lösungs-
orientiert
ressourcen-
orientiert
Beratungs-
kompetenz

19.1 Beratung in der Pflege

19.1.1 Begrifflichkeiten

DEFINITION

Beratung: kommunikative Intervention zur Bewältigung von individuellem Problemdruck, einer belastenden Krisen- oder Lebenssituation und eingeschränkter Entscheidungsfähigkeit (vgl. [1]).

Je nach fachwissenschaftlichem Konzept, dem individuellen Kontext der Klienten und gesetzlichen Regelungen wird von **Pflege- oder Patientenberatung,** Angehörigen-/Patientenschulung, Anleitung, Patienteninformation oder von Beratung in der Pflege gesprochen. Auch Begriffe wie Gesundheitsberatung oder -bildung, Unterweisung, Coaching, Unterstützung des Selbstmanagements, Empowering, Enablement, Health Literacy, Gesundheitsförderung, Prävention oder Prophylaxe finden Anwendung [2], [3]:

DEFINITION

Coaching: Oberbegriff für Beratungsmethoden.

Empowering: Wiedergewinnung persönlicher Handlungsfähigkeit.

Enablement: Ermöglichung, Ermächtigung.

Health Literacy: Fähigkeit, gesundheitsrelevante Informationen zu finden, zu verstehen, kritisch zu beurteilen, in die eigene Lebenssituation zu integrieren und für die Erhaltung und Förderung der Gesundheit kompetent zu nutzen.

Die Begriffsvielfalt wird dem Obergriff Patientenedukation untergeordnet [4]; dieser kann den Beratungsbegriff aber nicht ersetzen (→ Abb. 19.1).

Das zentrale Leitmotiv der Beratung durch Pflege ist seit den 1930er Jahren in den USA gültig und wird als *„nursing is teaching"* bezeichnet. *Patient education* ist pflegerische Anforderung und Teil des professionellen Pflegeverständnisses (vgl. [5], [6]). Die Patienten- und Familienedukation ist ein international gültiger Begriff, wobei *„education"* im Ansatz mit dem deutschen Begriff der Bildung gleichgesetzt werden kann.

19.1.2 Formen der Beratung

Beratung in der Pflege kann durch pädagogisch geleitete Interaktionen erreicht werden, z. B. durch Information, Schulung, Beratung, Moderation, Aufklärung und Anleitung.

DEFINITION

Information: gezielte Mitteilung z. B. durch Bereitstellen von Medien, Fachinformationen oder relevanten Kontaktadressen.

Schulung: zielorientierte, ergebnisorientierte, schrittweise und geplante Vermittlung von Wissen und Fertigkeiten.

Beratung: ergebnisoffener, bedürfnisgerechter und dialogischer Prozess.

Moderation: Gruppengespräch, z. B. mit pflegebedürftigen Personen und Familienangehörigen (→ Abb. 19.2), zur Konfliktschlichtung zu Beginn oder Problemen während der Pflegesituation, bei Entlassung aus dem Krankenhaus. [7].

Bei Aufklärung und Anleitung handelt es sich um mehrdeutige Begriffe:

- Anleitung kann sich auf die Einweisung von Auszubildenden etc. oder auf die Anleitung von Klienten im Rehabilitationsprozess beziehen [7], [8].

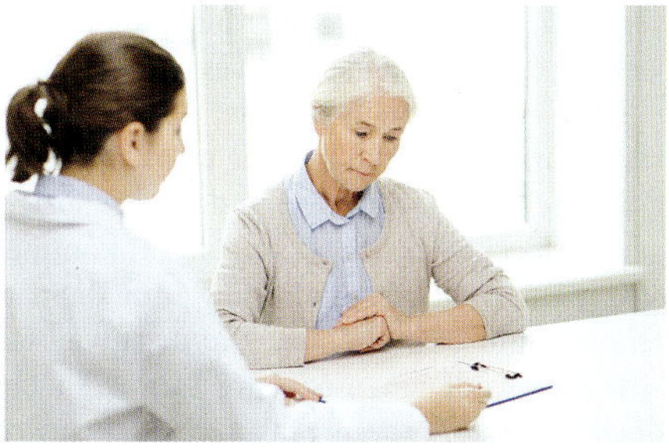

Abb. 19.1 Beratungsgespräch. [J787]

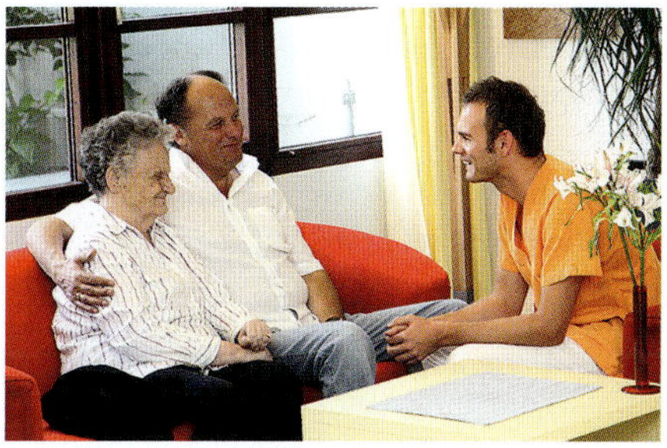

Abb. 19.2 Beratung von pflegenden Angehörigen. [J787]

- Aufklärung dagegen bezieht sich auf die ärztliche Erläuterung von komplexen medizinischen Eingriffen und die Einholung des Einverständnisses des Klienten [9].

Psychosoziale Beratung

Psychosoziale Beratung nimmt Probleme in den Blick, die Menschen – etwa aufgrund einer Erkrankung oder der Krankheitsfolgen – in ihrem sozialen Umfeld erleben und als emotional belastend empfinden. Hier ist zu unterscheiden zwischen Alltagsberatung, Therapie und professioneller Beratung (vgl. [10]).

Alltagsberatung ist ein Verhaltensrepertoire aller Mitmenschen, das meist situativ und ungeplant eingesetzt wird. Alltagsberatung ist häufig geprägt durch die – unreflektierte – subjektive Sichtweise und die Interessen der Ratgebenden. Sie ergibt sich in der Regel zufällig und kann dem Ratsuchenden das entlastende Gefühl geben, mit dem Problem nicht allein zu sein.

Therapie zielt auf die Behandlung von Krankheit bzw. die Beseitigung von Krankheitsursache oder Symptomen, z. B. von Menschen mit deutlichen Erlebens- und Verhaltensstörungen, die in der Persönlichkeitsstruktur verankert sind.

Psychosoziale Beratung bezieht sich dagegen auf begrenzte Problemsituationen einer ansonsten *gesunden* Persönlichkeit und unterstützt diese in der Überwindung oder Bewältigung dieser Probleme. Beratung zielt stärker als Therapie auf die Veränderung der Umweltbedingungen des Individuums und seiner Interaktionen mit der Umwelt und weniger auf die Lösung innerpsychischer Konflikte [10]. Der Betroffene wird unterstützt durch den Berater, seine schwierige Situation wahrzunehmen, seine inneren Ressourcen einzusetzen und die Einsicht zuzulassen, dass professionelle Hilfe außerhalb des Pflegesystems erforderlich ist und hilfreich sein kann. Kontaktstellen werden vom Berater vermittelt.

Beratung als Teil von Patientenedukation

Beratung als Teil von Patientenedukation war immer schon eine pflegerische Anforderung [11]. Pflegefachpersonen nehmen in der Patienten- und Angehörigenberatung eine Schlüsselrolle ein, da sie den unmittelbaren Kontakt haben und die meiste Zeit mit den Betroffenen verbringen. Sie können aber auch andere Berufsgruppen zur Intensivierung des Beratungsprozesses hinzuziehen.

Die Beratungsmethoden der Information, Schulung/Anleitung, Beratung und Moderation sind nicht immer klar zu trennen. Bemerkt z. B. eine Pflegefachperson in der Angehörigenschulung, dass der pflegenden Tochter das Sprechen über Inkontinenz unangenehm ist, sollte sie die Informationsvermittlung zum Thema abbrechen und eine beratende Haltung einnehmen. Die negativen Gefühle der Tochter lassen sich nicht verleugnen oder wegtrainieren, sondern müssen im individuellen Beratungsgespräch angesprochen werden [12].

Den verschiedenen Aspekten von Beratung liegen verschiedene Denk- und Handlungslogiken zugrunde [1], die Pflegende im Alltag reflektieren müssen, um sie individuell an verschiedene Stadien des Beratungsprozesses anpassen zu können.

Aufgaben des Beraters

- **Ziel:** Hilfe zur Bewältigung einer individuellen Problem- und Krisensituation
- **Methode:**
  - Unterstützung bei der Entscheidungsfindung
  - Förderung, Entdeckung und Erhaltung von Ressourcen
  - Gemeinsame Entwicklung von Lösungsalternativen
  - Unterstützung bei der Bewältigung veränderter Lebensumstände und der daraus resultierenden Emotionen [13]
- **Zielgruppe:** Einzelpersonen und ihre Angehörigen oder Gruppen
- **Ergebnis:** ergebnisoffen, Problemlösung nicht immer möglich.

Schulung

Schulungen vermitteln Wissen und alltagspraktische Fertigkeiten im Umgang mit bestimmten Erkrankungen. Sie können als Einzel-/Mikroschulungen oder als Gruppenschulungen durchgeführt werden.

Gruppenschulung und Mikroschulung

Gruppenschulung:

- Klienten mit gleicher Grunderkrankung
- Eventuell Einbezug der Angehörigen

Beispiele:

- Schulungsprogramme für chronisch Kranke, z. B. bei Diabetes mellitus Typ 2
- Pflegekurse für Angehörige und ehrenamtlich Tätige

Mikroschulung:

- Kurze Lerneinheiten von 15–30 Minuten
- Durchführung als Einzelschulung
- Aneignung von Fertigkeiten, Verhaltensweisen, Wissen zu praktischen Themen
- Abschließende Ergebnissicherung
- Besonders für Schulungen im häuslichen Setting geeignet. [14]

Anleitung

Synonym zum Begriff Schulung als Wissensvermittlung wird auch von *Anleitung* gesprochen. Ein weiterführendes Ziel der Anleitung ist die Befähigung zur eigenständigen Bewältigung von Alltagssituationen durch Handlungskompetenz, z. B. im Bereich technisch-instrumenteller Fertigkeiten.

Anleitung bereitet auf die selbstständige Ausführung von praktischen Tätigkeiten vor, z. B. Mobilisation und Selbstversorgung einer pflegebedürftigen Person, Spritzen von Insulin, Wechseln von Verbänden. Anleitung erfolgt situativ und fokussiert auf Teilaspekte von Handlungsabläufen oder Wissensbereichen [15]. Sie wird als die Methode eines geplanten und reflektierten Lernprozesses beschrieben.

19.1.3 Lösungsorientierter und ressourcenorientierter Ansatz

Der systemische Beratungsansatz geht auf den Biologen *Ludwig von Bertalanffy* (1901–1972) und den Soziologen *Niklas Luhmann* (1927–1998) zurück. Die biologische und soziologische Perspektive nahmen Psychotherapeuten wie *Steve de Shazer* (1940–2005), *Imzoo Kim Berg* (1934–2007) und *Günther G. Bamberger* (*1943) auf und entwickelten einen lösungsorientierten Beratungsansatz. Der Grundgedanke ist die Erarbeitung eines Perspektivenwechsels vom drängenden Problem hin zur Entwicklung von individuellen Lösungen. Dabei muss das *System*, d. h. das soziale Netzwerk des Betroffenen, einbezogen werden, um bestehende Wechselwirkungen mit fördernder oder hemmender Wirkung zu identifizieren.

Leitsätze der systemischen Therapie

- Wenn etwas funktioniert, mach mehr davon!
- Repariere nicht, was nicht kaputt ist!
- Wenn etwas nicht funktioniert, wiederhole es nicht! Mach etwas anderes!

(*Imzoo Kim Berg*, zit. n. [16])

Diese Leitsätze verweisen auf einen ressourcen- und lösungsorientierten Beratungsansatz: Ausgehend von vorhandenen Fähigkeiten werden neue Lösungen entwickelt. Eine neu erarbeitete Perspektive kann dabei den Blickwinkel weiten und neue Strategien generieren.

Modell der lösungsorientierten Beratung in 5 Phasen

1. **Synchronisation:** gegenseitiges Kennenlernen und gemeinsame Problembeschreibung, Abschließen eines Arbeitsbündnisses und Klärung der Bedingungen der Beratung.
2. **Lösungsvision:** Zielsetzung unter Berücksichtigung von Erwartungen an die Beratung klären. Zielführend kann dabei die „Wunderfrage" sein: „Was wäre, wenn ein Wunder geschehen würde und das Problem gelöst wäre?"
3. **Lösungsverschreibung:** Lösungsvisionen werden erarbeitet und gemeinsame Überlegungen zu konkreten Umsetzungsschritten festgelegt. Die Absprache über wenige einfache, aber Erfolg versprechende Verhaltensweisen motiviert den Klienten zum Neuanfang.
4. **Lösungsevaluation:** die intensive Nachfrage zu positiven Veränderungen gilt als Signal an den Klienten, dass ein Lösungsprozess begonnen hat. Positiv bestärkend wirken positive Rückmeldungen und die Klärung weiterer Schritte.
5. **Lösungsänderung:** Der Berater zieht sich durch persönliche Zurückhaltung aus dem Problemlösungsprozess zurück und überlässt dem Klienten damit die Festigung des Erreichten. [17]

Modell eines ressourcenorientierten Beratungsansatzes

Der drohende oder eingetretene Verlust von Ressourcen macht Menschen anfällig für psychische und physische Probleme und Störungen; sie erleben dies als persönlichen Stress, der Beratungsbedarf auslösen kann [18].

Für einen ressourcenorientierten Beratungsansatz kann das Transitionskonzept [19] im Sinne eines Handlungskonzepts gelten. Es verdeutlicht die Genesungsfaktoren während kritischer Phasen eines Krankheitsverlaufs oder eines Gesundungsprozesses. Dabei ist die poststationäre Phase entscheidend für den mittel- und langfristigen Erfolg der Rekonvaleszenz des Patienten.

Pflegefachkräfte brauchen für die Anwendung des Handlungskonzepts ein professionelles Ressourcen- und Problemverständnis und entsprechende Handlungskompetenzen (→ Abb. 19.3).

21

MEDIKATION IM ALTER

Michael Schwab (21.1, 21.2), Dirk Wolter und Gerthild Stiens (21.3)

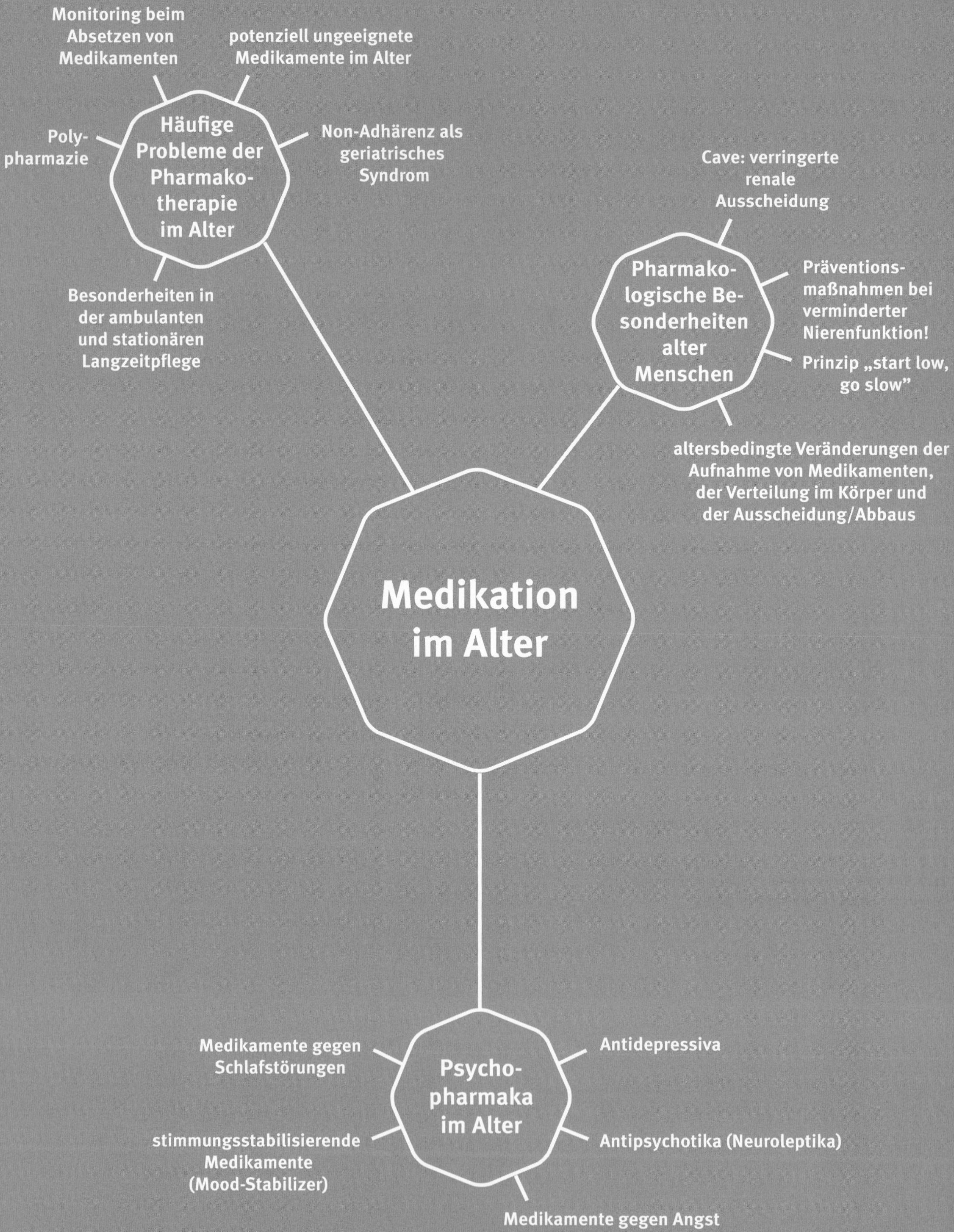

Medikation im Alter
Häufige Probleme der Pharmakotherapie im Alter
Monitoring beim Absetzen von Medikamenten
potenziell ungeeignete Medikamente im Alter
Poly-pharmazie
Non-Adhärenz als geriatrisches Syndrom
Besonderheiten in der ambulanten und stationären Langzeitpflege
Pharmakologische Besonderheiten alter Menschen
Cave: verringerte renale Ausscheidung
Präventionsmaßnahmen bei verminderter Nierenfunktion!
Prinzip „start low, go slow"
altersbedingte Veränderungen der Aufnahme von Medikamenten, der Verteilung im Körper und der Ausscheidung/Abbaus
Psychopharmaka im Alter
Medikamente gegen Schlafstörungen
Antidepressiva
stimmungsstabilisierende Medikamente (Mood-Stabilizer)
Antipsychotika (Neuroleptika)
Medikamente gegen Angst

Die Kunst einer guten medikamentösen Therapie – nämlich das richtige Medikament in der richtigen Dosis zum richtigen Zeitpunkt einzusetzen – ist gerade bei älteren Menschen eine besondere Herausforderung. Denn mit dem Alter nimmt das Risiko unerwünschter Wirkungen zu, verstärkt durch die häufig unvermeidliche **Polypharmazie** infolge von **Multimorbidität.**

Pflegefachpersonen kommt im Beobachten, im Gespräch sowie in der Grund- und Behandlungspflege die zentrale Rolle im interdisziplinären Team zu. Zum einen müssen sie behandlungsbedürftige Symptome erkennen und an den Arzt weitergeben, zum anderen nehmen sie im Zusammenhang mit der Medikation wichtige Aufgaben wahr:

- Gewährleistung einer sicheren Einnahme der verordneten Medikamente
  - Medikamente richten
  - Zeitgerechte Weitergabe an den Patienten
  - Sicherstellung der korrekten Einnahme
  - Ggf. Mundraum auf komplette Entleerung überprüfen
- Gewährleistung der Versorgungs- und Patientensicherheit:
  - Aspekte der korrekten Lagerung
  - Dokumentation und Anwendung der Grundprinzipien des Risikomanagements (Risikobewertung, Erfassung und Meldung von Beinahe-Fehlern und eingetretenen Fehlern).

Pflegefachpersonen achten auch darauf, wie sich die verordnete Medikation auf das Wohlbefinden des Patienten auswirkt. Eine Unterscheidung in Hauptwirkung und Nebenwirkung ist dabei chemisch und pharmakologisch nicht begründbar. Stattdessen spricht man von den therapeutisch angestrebten **erwünschten Wirkungen** des Medikaments und **unerwünschten Arzneimittelwirkungen** (*UAW*), im englischen Sprachraum und einigen Datenbanken **Adverse Drug Events** (*ADE*).

Je nach Einsatzgebiet kann die Zuordnung als erwünschte oder unerwünschte Wirkung unterschiedlich sein. Zahlreiche Medikamente werden überwiegend in (Wirk-)Bereichen eingesetzt, für die sie primär gar nicht entwickelt wurden.

> Jeder alte Mensch hat das Recht auf die medizinisch notwendige und richtige medikamentöse Therapie. Gezielt und richtig zu behandeln bedeutet dabei oft „weniger ist mehr".

21.1 Pharmakologische Besonderheiten alter Menschen

Michael Schwab

Für ältere Menschen (über 70 Jahre) im Allgemeinen und Hochbetagte (über 85 Jahre) im Besonderen gibt es kaum Daten aus wissenschaftlichen Studien zur Wirkung von Medikamenten. Begleitmedikation und insbesondere Multimedikation ist in vielen Studien ein Ausschlusskriterium. Der Einsatz von Medikamenten in der Praxis muss daher mit besonderer Vorsicht und unter ausreichender Überwachung erfolgen.

> Die Startdosis sollte niedrig sein, die Dosissteigerung langsam erfolgen: **Start low – go slow.**

Die **Medikamentenaufnahme** (*Absorption*) ist bei älteren Menschen häufig (leicht) verzögert. Zusätzlich können Begleiterkrankungen die Geschwindigkeit und den Umfang der Aufnahme herabsetzen.

Die **Medikamentenverteilung im Körper** wird bei den meisten Medikamenten durch das Körpergewicht und durch altersbedingte Gewebeveränderungen beeinflusst, wie verringerte Muskelmasse (stark lebensstil-/trainingsabhängig), erhöhte Fettmasse (+35 %) und weniger Gesamtkörperflüssigkeit (–17 % Gesamtkörperwasser, –40 % Extrazellulärflüssigkeit) (→ Kap. 9.2).

Ausscheidung und Abbau der Medikamente sind besonders durch den Prozess der Alterung und durch Begleiterkrankungen beeinträchtigt. **Im Zentrum steht die Niere:** Die Nierenausscheidung wird durch den Alterungsprozess beeinträchtigt, jedoch mit großen interindividuellen Variationen. Die Elimination von Medikamenten korreliert mit der Kreatinin-Clearance, die vom 25. bis zum 85. Lebensjahr um 50 % abnimmt (→ Kap. 9.2 und → Kap. 33). Bei älteren Menschen ist eine verminderte renale Ausscheidung die häufigste Ursache für Störungen des Arzneimittelmetabolismus.

Der **Leberstoffwechsel** hängt neben dem Lebensalter wesentlich von weiteren Faktoren wie Genotyp (*erblichen Faktoren*), Lebensstil, hepatischem Blutfluss, Lebererkrankungen und Interaktionen mit anderen Medikamenten ab (→ Kap. 32.6).

Nierenfunktion und Pharmakotherapie

> **! VORSICHT!** Mit Abstand das führende pharmakologische Problem bei der medikamentösen Therapie im Alter ist die unzureichende Beachtung einer beeinträchtigten Nierenfunktion.

Die Nierenfunktion wird im Alter durch den Kreatininwert nicht ausreichend verlässlich abgebildet. Selbst erhebliche Beeinträchtigungen der Nierenfunktion können – insbesondere bei untergewichtigen Frauen – mit normalen Kreatininwerten einhergehen. Man spricht daher vom sog. **kreatininblinden Bereich.** Durch Bestimmung der Kreatinin-Clearence kann die Nierenfunktion besser erfasst werden (→ Tab. 21.1). In der Regel wird diese berechnet mit einer Formel aus Kreatininwert, Alter und Geschlecht. Man bezeichnet dies als **errechnete glomeruläre Filtrationsrate** (*eGFR*).

Bei den meisten Personen über 85 Jahren ist eine mittelgradig bis schwer verminderte glomeruläre Filtrationsrate (eGFR < 60 ml/Min) zu beobachten.

Bei mittel- bis hochgradiger Nierenfunktionsbeeinträchtigung gilt: Arzneimittel mit niedrigem therapeutischem Index (*schmaler Wirkbereich*) sowie Arzneimittel mit überwiegend oder ausschließlich renaler Ausscheidung (z. B. Digoxin und Aminoglykoside) sollten durch andere, sicherere Medikamente ersetzt oder ggf. ganz abgesetzt werden (→ Kap. 21.2.2)

> Wenn Arzneimittel oder deren Abbauprodukte hauptsächlich über die Nieren ausgeschieden werden, ist eine Dosisanpassung unbedingt erforderlich. Beispiele solcher Arzneimittel sind ACE-Hemmer, Metformin, Allopurinol, Spironolacton.

Manche Arzneimittel erzielen bei normaler Dosierung eine adäquate Wirkung nur dann, wenn eine gute Nierenfunktion vorliegt. Dies gilt z. B. für Mittel, die lokal in den Nieren (u. a. Thiaziddiuretika) oder in den Harnwegen (Antibiotika bei Harnwegsinfektionen) wirken sollen.

Medikamente, die ein Risiko für eine Verschlechterung der Nierenfunktion darstellen, sollten im Alter auch bei noch normaler Nierenfunktion nur mit größter Zurückhaltung eingesetzt werden. Falls sie dennoch verordnet werden, dann nur kurzfristig und unter engmaschiger Überwachung. Bei relevanter Einschränkung der Nierenfunktion dürfen sie gar nicht zum Einsatz kommen. Typische Beispiele sind bestimmte Schmerzmittel, wie **Nichtsteroidale Antirheumatika** (*NSAR*, z. B. Ibuprofen, Diclofenac, COX-2-Hemmer wie Etoricoxib, → Kap. 22).

Tab. 21.1 Nierenfunktion: Einteilung und Therapiesteuerung.

Stadium	Beschreibung	GFR	Therapiesteuerung
1	Nierenerkrankung mit normaler GFR	>90	Allgemeine Vorsichtsmaßnahmen
2	Nierenerkrankung mit milder Funktionseinschränkung	60–89	Bei kritischen Medikamenten kurzfristige Kontrolle
3a A1 <30 mg	Mittelgradige Niereninsuffizienz mit/ohne Albuminurie	45–59	Vermeidung kritischer Medikamente, besonders strikt bei 3b
3b A2 <300 mg A3 >300 mg/d		30–44	
4	Hochgradige Niereninsuffizienz	15–29	Abstimmung mit einem Nierenspezialisten
5	Terminales Nierenversagen	<15	Dialyse und Therapieführung gemeinsam mit Dialyse

A1–A3 bezieht sich auf die Ausscheidung von Albumin im Urin pro Liter. Jede Ausscheidung von mehr als 30 mg pro Liter zeigt eine Schädigung der Niere an und ist ein empfindlicher Frühmarker im Stadium 3a und b.
Bei A2 und noch mehr bei A3 steigt das Risiko für das Fortschreiten der Nierenerkrankung.
Die glomeruläre Filtrationsrate gibt das Gesamtvolumen des Primärharns an und wird in Milliliter pro Minute angegeben.

Bei anderen Medikamenten kann trotz bekannten Einflusses auf die Nierenfunktion der Nutzen den möglichen Schaden überwiegen, sodass sie dem älteren Patienten auch nicht vorenthalten werden sollten. Der Einsatz muss dann aber gut überwacht werden. Beispiele sind ACE-Hemmer und Angiotensin-II-Antagonisten bei Herzinsuffizienz (→ Kap. 30.3). Insbesondere in den ersten Monaten nach Beginn der Behandlung sowie bei Veränderungen des klinischen Zustands oder der sonstigen Medikation ist eine engmaschige Kontrolle erforderlich.

Die Abteilung für Klinische Pharmakologie und Pharmakoepidemiologie der Universität Heidelberg hat eine online zugängliche Handreichung zu den gängigen Medikamenten zusammengestellt, bei denen eine Dosisanpassung bei Niereninsuffizienz erforderlich ist: www.dosing.de.

In den Handlungsempfehlungen der Deutschen Gesellschaft für Allgemeinmedizin (DEGAM) zum Medikamenten-Monitoring wird bei folgenden Medikamenten/-gruppen ein Monitoring der errechneten GFR und ggf. auch von weiteren Blutwerten (insbesondere Kalium und Natrium) empfohlen: Diuretika, Thrombinhemmer, Mesalazin/Sulfasalazin, Methotrexat, Dronedaron, Lithium, ACE-Hemmer/Sartane (www.degam.de).

SPICKZETTEL

Pharmakologie im Alter

- Prinzip „Start low, go slow“: niedrige Startdosis, langsame Dosiserhöhung
- Altersbedingte Veränderungen der Aufnahme von Medikamenten, ihrer Verteilung im Körper und ihrer Ausscheidung/ihres Abbaus
- Verringerte renale Ausscheidung als Hauptrisiko für Störungen des Arzneimittelstoffwechsels
- Prävention bei verminderter Nierenfunktion:
  - Verzicht auf Arzneimittel mit niedrigem therapeutischem Index und überwiegender/ausschließlicher Ausscheidung über die Nieren
  - Dosisanpassung und engmaschige Kontrollen bei Gabe von z. B. ACE-Hemmern, NSAR, Metformin, Allopurinol, Spironolacton
  - Monitoring des klinischen Zustands besonders in der Anfangszeit
  - Ggf. regelmäßige Kontrollen von GFR und weiteren Blutwerten.

21.2 Häufige Probleme der Pharmakotherapie im Alter

Michael Schwab

21.2.1 Polypharmazie

DEFINITION

Polypharmazie (auch *Multimedikation*): Gleichzeitige Einnahme von 5 oder mehr Medikamenten.

Ursachen für die Polypharmazie sind neben der Multimorbidität eine unüberlegte, nicht altersgerechte Indikationsstellung, eine mangelnde Medikationsplanung sowie unzureichende Absprachen zwischen den am Verordnungsprozess Beteiligten:

- Der Patient nimmt weitere häufig frei verkäufliche Präparate
- Ärzte stimmen sich nicht ab
- Apotheker sind nicht oder verstehen sich nicht als Teil des interdisziplinären Teams oder mehrere Apotheker versorgen unabgestimmt parallel
- Angehörige und/oder Bekannte geben unabgestimmt Empfehlungen.

Unerwünschte Arzneimittelwirkungen

Polypharmazie ist häufig, mehr als 40 % der über 65-Jährigen sind betroffen [1]. Polypharmazie ist gefährlich: Ab 5 Medikamenten verdoppelt sich das Risiko unerwünschter Wirkungen, ab 8 Medikamenten verdreifacht es sich. Durch **unerwünschte Wirkungen (UAW)** und Wechselwirkungen nimmt das Risiko für arzneimittelbedingte Zusatzerkrankungen (Morbidität) und arzneimittelbedingte Todesfälle (Mortalität) zu.

Die Patienten selbst klagen meist über eher unspezifische Beschwerden wie Magendruck, Übelkeit, Appetitlosigkeit, Schwindel, Müdigkeit, Konzentrationsstörungen, Gangunsicherheit. Bestimmte Krankheitssyndrome sind besonders häufig durch unerwünschte Medikamentenwirkungen bedingt (7-S-Regel).

7 häufige medikamentös bedingte geriatrische Syndrome: 7-S-Regel

- Verwirrtheitszustände
- Depression
- Stürze
- Orthostatische Dysregulation
- Obstipation
- Harninkontinenz
- Parkinsonismus.

23.1 Besonderheiten der Ernährung im Alter

Mit der Alterung des Organismus kommt es zu Veränderungen, die für die gesunde Ernährung von Bedeutung sind. Ernährung beginnt mit Vorfreude auf Essen und Trinken und mit Sinneseindrücken der Nahrung. Dabei spielen Seh- und Riechfähigkeit eine große Rolle.

Geruch und Geschmack: Wie die meisten Körperfunktionen erreicht der Geschmackssinn zwischen dem 30. und 40. Lebensjahr seinen Höhepunkt. Danach nimmt die Fähigkeit, Gerüche auch bei geringer Konzentration wahrzunehmen und korrekt zu unterscheiden, wieder langsam ab [1]. Die Geschmackswahrnehmung erfolgt jedoch überwiegend über den Geruchssinn.

Besonders chronische Erkrankungen des Nervensystems gehen nicht selten mit einer Verminderung des Geruchssinns einher (v. a. Demenz, Parkinson).

Zahnvollprothesen, die viele alte Menschen tragen (→ Kap. 9.2), überdecken zusätzlich Geschmacksknospen am Gaumen und vermindern dadurch die Geschmacksempfindung. Fade riechendes oder schmeckendes Essen reduziert die Freude an Essen und Trinken und führt zu einer geringeren Zufuhr. Auch beeinflussen Geschmack und Geruch die Auslösung der Speichelsekretion beim Essen, die wiederum wichtig für die Vorverdauung der Nahrung ist.

Kauen: Zum Kauen sind festsitzende Zähne unerlässlich. Daran hapert es bei nicht wenigen alten Menschen (→ Kap. 9.2). Mühsames Kauen reduziert die Menge der zugeführten Nahrung und zwingt zum Ausweichen auf leicht kaubare, weiche Kost. Diese ist oftmals weniger dicht mit Mikronährstoffen gesättigt, sodass ein Mangel entstehen kann. Auch Fleisch wird bei eingeschränkter Kaufähigkeit vermieden, was die Aufnahme von Eiweiß und einigen Mikronährstoffen (z. B. Vitamin B_{12}) vermindert. Eiweiß ist für den Erhalt von Muskelmasse und Muskelkraft unerlässlich.

Die Konsistenz der Nahrung ist für ein positives Sinneserlebnis wichtig. Die Inhaltsstoffe passierter Kost werden von über 50 % der älteren Menschen nicht korrekt erkannt, und das Essen wird als eher fade und immer gleichartig beschrieben [2].

Speziell das **Durstempfinden** ist altersabhängig reduziert. Hauptursache dafür ist die verminderte Sekretion von **Antidiuretischem Hormon** (*ADH*) durch die Hypophyse. Etwa ein Viertel der über 85-Jährigen nimmt chronisch zu wenig Flüssigkeit, also weniger als 1 Liter pro Tag, zu sich [3].

Viele ältere Menschen klagen über **Xerostomie** (*Mundtrockenheit*). Mit dem Alter lässt die Sekretion der Speicheldrüsen nach. Die Anreize für eine Steigerung der Sekretion über Riechen und Schmecken können, wie oben gezeigt, ebenfalls vermindert sein.

Viele Medikamente reduzieren allgemein die Sekretion von Drüsen, insbesondere Medikamente mit anticholinerger Wirkung bzw. Nebenwirkung, die alten Menschen häufig verordnet werden (Antidepressiva, Spasmolytika, Medikamente gegen Schwindel oder Übelkeit).

Isolation und Einsamkeit kommen bei älteren Menschen häufiger vor. Essen Menschen alleine, so ist die aufgenommene Nahrungsmenge kleiner. Auch wird für nur eine Person nicht mehr täglich gekocht, was die Qualität der Ernährung negativ beeinträchtigen kann. Nicht wenige alte Menschen müssen zudem bei steigenden Lebenshaltungskosten von einer relativ geringen Rente leben.

Altersarmut zwingt unter anderem häufig dazu, dass auf hochwertige und frische Lebensmittel verzichtet wird.

Mobilität geht einher mit erhöhter Muskelaktivität und Kalorienverbrauch. Nachlassende Beweglichkeit reduziert den Kalorienbedarf mit der Folge, dass weniger Nahrung aufgenommen wird und der Bedarf an wichtigen Nährstoffen nicht mehr ausreichend gedeckt wird. Auch beeinträchtigt eine eingeschränkte Gehfähigkeit die Möglichkeit, Einkaufen gehen und sich adäquat mit frischen Lebensmitteln versorgen zu können.

Psychische Probleme (vor allem Demenz und Depression) sind ein ganz wesentlicher Grund für eine unzureichende Ernährung. Speziell bei der Demenz ist die Mangelernährung eine fast unausweichliche Folge der Erkrankung. Neben der Vergesslichkeit erklären Störungen des Geruchssinns als Frühsymptom der Erkrankung den verminderten Antrieb für Essen und Trinken.

Einige Erkrankungen gehen mit einem stark **erhöhten Energiebedarf** einher. Dies trifft bei alten Menschen besonders für die Parkinson-Erkrankung zu. Bei der Tremor-dominanten Form leiden die Erkrankten unter einem ausgeprägten Zittern. Die dafür notwendigen Muskelkontraktionen sind zwar von der Kraftentfaltung her gering, infolge der dauerhaften Aktivität aber doch bedeutsam für die Energiebilanz.

Auch Demente mit Wanderungstendenz benötigen viel Energie für das ausgiebige Gehen.

Presbyphagie bezeichnet die altersbedingte Schluckstörung (→ Kap. 24), die sich aus einem Bündel an Ursachen zusammensetzt, von denen einige hier auch beschrieben sind. Besondere Bedeutung haben Mundtrockenheit und Muskelschwäche.

Obstipation tritt bei älteren Menschen gehäuft auf und hat verschiedene Ursachen. Zum einen kommt es zu einem Verlust an Nervenzellen im Darm, sodass die Peristaltik verlangsamt abläuft. Geringere Sekretion von Drüsen, verringerte Aufnahme von Ballaststoffen und eine verminderte Trinkmenge tragen ebenso dazu bei wie die altersbedingt veränderte Zusammensetzung der Darmflora. Letztere begünstigt Unverträglichkeiten von Nahrungsmitteln und **Meteorismus.** Folgen von Obstipation und Blähungen sind latente Übelkeit und reduzierter Appetit.

Ab dem 70. Lebensjahr verlieren sowohl Frauen als auch Männer an Gewicht. Ein **Gewichtsverlust** von ca. 250 Gramm pro Jahr gilt dabei als physiologisch [4].

Bei unzureichender Aufnahme von Proteinen und/oder mangelnder Bewegung geht die Gewichtsabnahme besonders zulasten der Muskulatur.

Ab dem 70. Lebensjahr geht jährlich durchschnittlich 1 % der Muskelmasse verloren. Parallel dazu vergrößert sich der Anteil des Fettgewebes, welcher bei 20-jährigen, normalgewichtigen Männern ca. 15 % beträgt und bei gleich schweren über 75-Jährigen mit 29 % fast doppelt so hoch liegt [5]. Es ändert sich also global betrachtet die **Körperzusammensetzung.**

23.2 Beurteilung des Ernährungszustands

Die Beurteilung des Ernährungszustands gehört zur umfassenden geriatrischen Behandlung. Bei schwergradiger Mangelernährung oder ausgeprägtem Übergewicht reicht eine Blickdiagnose aus. Erfahrungsgemäß wird auch ein evident gestörter Ernährungsstatus nicht immer richtig beachtet. Daher sind die Erfassung von Kennwerten und ein Nahrungs-Assessment sinnvoll.

Der einfachste Kennwert ist das Körpergewicht. Da das Gewicht von der Körpergröße abhängig ist, hat sich die Berechnung des **Body-Mass-Index** (*BMI*) bewährt. Er wird berechnet nach der Formel **(Körpergewicht in kg) : (Körpergröße in m)²**. Der BMI weist jedoch Einschränkungen in seiner Aussagekraft auf. Menschen mit kräftigem Körperbau oder sehr muskulöse Menschen erreichen Werte, die als Übergewicht fehlinterpretiert werden können. Für fehlende Körperteile (z. B. nach Oberschenkelamputation) existieren Korrekturfaktoren. → Abb. 23.1 zeigt die Einteilung des BMI und die Interpretation der Kategorien.

Bei sehr alten Menschen ab 80 Jahren muss beachtet werden, dass bereits ab einem BMI von weniger als 20 kg/m² Untergewicht besteht [6].

Ein sehr sinnvoller Parameter ist der **Taillenumfang.** Dieser wird gemessen in der Mitte zwischen Beckenkamm und Rippenbogen, am besten morgens nüchtern, im Stehen und bei leichter Ausatmung. Er ist besonders sensitiv für das Bauchfett. Dabei ist zu unterscheiden zwischen Fettgewebe, das zwischen Haut und Bauchwand liegt, und dem sog. **intraabdominalen Fettgewebe.** Letzteres greift durch Bildung von Hormonen und Entzündungsmediatoren in den Stoffwechsel ein und erhöht das Risiko für Atherosklerose (Herzinfarkt, Schlaganfall), Thrombosen, Diabetes mellitus und andere chronische Erkrankungen (u. a. auch für Demenz). Die Interpretation der Messwerte kann → Tab. 23.1 entnommen werden. Ein besonderes Risiko haben Männer, da bei ihnen die Fetteinlagerung bevorzugt im Bauchbereich stattfindet (**Apfeltyp**). Frauen entwickeln Fettgewebe mehr über den gesamten Körper verteilt, häufig mit Betonung der Hüften (**Birnentyp**).

Um den Ernährungszustand zuverlässig einschätzen zu können, sollte neben der Erhebung von Körpergröße, Gewicht und Taillenumfang auch ein **Ernährungsassessment** durchgeführt werden (→ Kap. 11.4). Es existiert eine Reihe von Assessments für den Ernährungsstatus geriatrischer Patienten, die sich etwas voneinander unterscheiden. Bewährt haben sich unter anderem das **Mini Nutritional Assessment (MNA®)** für ambulant oder in Pflegeeinrichtungen betreute Menschen [7], [8] und das **Nutritional Risk Assessment (NRS)** für akut erkrankte Patienten im Krankenhaus [9]. Die Tests finden sich im Internet auf den Seiten der DGEM (*Dt. Gesell. f. Ernährungsmedizin*) unter www.dgem.de/screening.

Ein sehr umfassendes Instrument zur Erfassung der Ernährungssituation in Pflegeeinrichtungen ist die **Pflegerische Erfassung von Mangelernährung und deren Ursachen in der stationären Langzeit-/Altenpflege (PEMU)** des DNQP (Deutsches Netzwerk für Qualität in der Pflege; kostenloser Download: www.dnqp.de).

BMI (kg/m²)	Kategorie	Interpretation
< 16	Starkes Untergewicht	Untergewicht
16 – < 17	Mäßiges Untergewicht	
17 – < 18,5	Leichtes Untergewicht	
18,5 – < 20	Normalgewicht *	Untergewicht bei 80⁺
20 – 25	Normalgewicht	Normalgewicht
25 – < 30	Prä-Adipositas	Übergewicht
30 – < 35	Adipositas Grad I	Adipositas
35 – < 40	Adipositas Grad II	
> = 40	Adipositas Grad III	

Abb. 23.1 Interpretation des Body-Mass-Index. Menschen ab 80 Jahren gelten bereits bei einem BMI von < 20 als untergewichtig. [L143]

Tab. 23.1 Interpretation des Taillenumfangs.

Risiko für Komplikationen*	Taillenumfang in cm	
	Frauen	Männer
Erhöht	ab 80 cm	ab 94 cm
Deutlich erhöht	ab 88 cm	ab 102 cm

* Erhöhtes Risiko für Herz-Kreislauf-Erkrankungen wie Herzinfarkt, Schlaganfall, Thrombose und für Stoffwechselerkrankungen wie Zuckerkrankheit

SPICKZETTEL

Ernährungssituation alter Menschen

Beeinträchtigung der Nahrungsaufnahme durch
- Nachlassen von Geruchs- und Geschmackssinn
- Ernährungshemmnisse (Zahnprobleme, Xerostomie, Presbyphagie, Obstipation)
- Vermindertes Durstempfinden, reduzierter Kalorienbedarf durch nachlassende Mobilität
- Beschaffungsprobleme (Altersarmut, eingeschränkte Mobilität)
- Isolation, Einsamkeit, psychische Probleme (z. B. Depressionen).

Beurteilung des Ernährungszustands
- BMI (bei Hochaltrigen Untergewicht bereits ab einem BMI < 20 kg/m²)
- Taillenumfang (erhöhtes Gesundheitsrisiko bei Frauen ab 80 cm, bei Männern ab 94 cm)
- Assessmentinstrumente (MNA©, NRS, PEMU).

23.3 Gesunde Ernährung im Alter

Die Empfehlungen für eine gesunde Ernährung unterscheiden sich bei gesunden älteren Menschen nicht wesentlich von denjenigen für Jüngere. Die Deutsche Gesellschaft für Ernährung gibt regelmäßig aktualisierte Informationen für gesunde Ernährung auch für Senioren heraus (www.dge.de).

Um dem altersbedingten Verlust an Muskelmasse und Muskelkraft entgegenzuwirken, wird empfohlen, die Eiweißzufuhr im Alter von 0,8 g/kg KG bei mittelalten Erwachsenen auf 1,1 g/kg KG zu erhöhen.

Energiebedarf

Der **Grundumsatz** ist wesentlich abhängig von der Muskelmasse. Daher ist er für Männer generell höher als für Frauen. Da im Laufe des Lebens Muskelmasse verloren geht (→ Kap. 9.2.6) und die Muskulatur auch in Ruhe einen relativ hohen Energieverbrauch aufweist, sinkt der Grundumsatz mit dem Alter. Die nationalen Gesellschaften für Ernährung in Deutschland, Österreich und der Schweiz haben sich unter dem

Namen „D-A-CH“ zusammengeschlossen und geben hierzu Empfehlungen heraus.

Zum Grundumsatz muss hinzugerechnet werden, was an Energie für Aktivität verbraucht wird. Dazu dient einen Schätzwert, der **PAL** (*engl. physical activity level = körperliches Aktivitätsniveau*). Multipliziert man PAL und Grundumsatz, erhält man den gesamten Energiebedarf (→Tab. 23.2).

PAL für ältere Erwachsene ab dem 65. Lebensjahr

- PAL 1,6 → Mobil mit Bewegungsdrang
- PAL 1,4 → Mobil, zeitweiliges Gehen, überwiegend Stehen oder Sitzen
- PAL 1,2 → Immobil, überwiegendes Liegen.

Die Kenntnis der notwendigen Energiemenge in kcal ist notwendig für die Berechnung einer zusätzlichen oder komplett ersetzenden Ernährung. Bei akuten schweren Erkrankungen ist der Energiebedarf wegen der Erholungsphase teilweise deutlich erhöht und muss ebenfalls berücksichtigt werden.

Nährstoffbedarf

Die Nahrung besteht aus Makro- und Mikronährstoffen. **Makronährstoffe** müssen in größeren Mengen aufgenommen werden. Dazu gehören

- Proteine (Eiweiße)
- Kohlenhydrate (Zucker)
- Lipide (Fette)
- Ballaststoffe.

Mikronährstoffe werden in kleinen Mengen benötigt für biochemische Vorgänge. Darunter fallen

- Mineralstoffe
  - Mengenelemente (Kalium, Kalzium, Magnesium u. a. m.)
  - Spurenelemente (Eisen, Zink, Kupfer, Selen u. a. m.)
- Vitamine.

Bei einer reduzierten Nahrungsaufnahme etwa infolge eines verringerten Gesamtenergiebedarfs werden auch weniger Mikronährstoffe aufgenommen. Dies ist bei älteren Menschen häufig der Fall. Sie benötigen demzufolge eine höherwertige Nahrung, um kein Defizit an Mikronährstoffen zu erleiden. Besonders frisches Obst und Gemüse enthalten viele der täglich benötigten Mikronährstoffe (→Tab. 23.3).

Tab. 23.2 Energiebedarf älterer Erwachsener in Kilokalorien pro Tag.

Energie (kcal)	51–64 J.		Ab 65 J.	
	Frau	Mann	Frau	Mann
Grundumsatz	1.270	1.580	1.170	1.410
PAL 1,6	2.000	2.500	1.800	2.300
PAL 1,4	1.800	2.200	1.600	2.000
PAL 1,2	1.500	1.900	1.400	1.700

Adaptiert nach D-A-CH-Referenzwerten für die Nährstoffzufuhr und [10]

Tab. 23.3 Die wichtigsten Mikronährstoffe und ihr Vorkommen in Lebensmitteln [10].

Nährstoff	Vorkommen (Beispiele)
Kalzium	Kuhmilch, Joghurt, Käse, grünes Blattgemüse
Zink	Fleisch, Pflanzensamen, Vollkornerzeugnisse, Baumnüsse
Selen	Rindfleisch, Fisch, Steinpilze, Weizenkeime, Baumnüsse
Eisen	Innereien (Leber), Kürbiskerne, Spinat, Haferflocken, Hühnerei, Baumnüsse
Folsäure	Grünes Gemüse, Salat, Kohl, Tomaten, Weizenkeime, Eidotter
Vitamin B_{12}	Rindfleisch, Fisch, Leber, Hühnerei, Käse, Joghurt
Carotinoide	Dunkles Blattgemüse (z. B. Grünkohl, Spinat), Hühnereier

Bei der westeuropäischen Ernährung im Sinne einer **Mischkost** wird der Bedarf an Mikronährstoffen auch im Alter überwiegend gedeckt. Ein leichtes Defizit besteht für Vitamin D und Kalzium sowie für Zink und Selen. Die Versorgung mit Vitamin B_{12}, Folsäure und Eisen kann grenzwertig niedrig sein. Hingegen wird zu viel an Salz (Natriumchlorid) und Zucker aufgenommen. **Hühnereier und Nüsse** galten früher als für die Gesundheit ungünstig. Heute wird beides explizit empfohlen.

Als besonders gesund gilt die sog. **mediterrane Kost** (→Abb. 23.2), für die verschiedene Studien eine teilweise drastische Reduktion der Sterblichkeit an Herz-Kreislauf-Erkrankungen [11] und eine deutlich geringere Rate an Diabetes mellitus gezeigt haben [12].

Mediterrane Kost ...

fußt auf der Ernährung der ans Mittelmeer angrenzenden Länder. Eine einheitliche Kost gibt es dabei nicht, jedoch gemeinsame Grundprinzipien. Besonders wichtig sind Olivenöl, Oliven, Baumnüsse, frisches Gemüse, helles Brot, Nudeln und Reis. Es sollten wenig (rotes) Fleisch und mindestens einmal pro Woche Fisch oder Meeresfrüchte verzehrt werden.

Risiken eines Nährstoffmangels

Vitamin D und Kalzium: Vitamin D wird als Vorstufe (*Cholesterol*) mit der Nahrung aufgenommen. Diese Vorstufe muss in Haut und Nieren aktiviert werden. Beim Aktivierungsprozess in der Haut ist UV-Sonnenlicht notwendig. Die Fähigkeit der Haut, Vitamin D zu bilden, ist altersabhängig um bis zu 75 % vermindert [13]. Daher haben ältere Menschen häufiger einen Mangel an Vitamin D, speziell wenn sie sich wenig im Freien aufhalten. Auch Erkrankungen der Nieren stören die Aktivierung von Vitamin D. Vitamin D hat verschiedene Funktionen im Körper: Regulation des Kalzium-Haushalts (u. a. Förderung der Aufnahme aus der Nahrung), Erhöhung der Knochenfestigkeit, Verbesserung der Immunabwehr, Schutz vor freien Radikalen, Wundheilung und Schutz der Haut. Eine zusätzliche Einnahme von Vitamin D kann daher für ältere Menschen empfohlen werden.

Eisen: Die Aufnahme von Eisen setzt einen sauren pH-Wert des Magens voraus. Viele ältere Menschen nehmen Medikamente, die die Säureproduktion im Magen unterdrücken, was einen Eisenmangel begünstigt (→Kap. 37).

Folsäure ist wichtig für die Blutbildung sowie für Teilung und Neubildung von Zellen allgemein. Wissenschaftliche Daten weisen darauf hin, dass die ergänzende Zufuhr von Folsäure schützende Effekte für das Auftreten von Schlaganfällen haben kann [14]. Bestimmte Medikamente (z. B. Antiepileptika) können die Aufnahme von Folsäure stören.

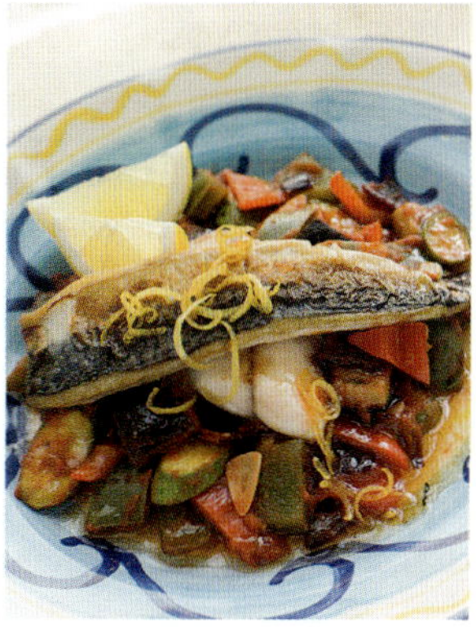

Abb. 23.2 Mediterrane Kost gilt als besonders gesundheitsförderlich. [J787]

Vitamin B_{12} ist besonders wichtig für Blutbildung und Nervenfunktion. Ein Mangel ist nicht selten, da die Aufnahme aus der Nahrung die Bildung eines speziellen Stoffes im Magen (*intrinsic factor*) voraussetzt. Bestimmte Erkrankungen und einige Medikamente (v. a. Antiepileptika) können die Aufnahme beeinträchtigen. Ein Mangel an Vitamin B_{12} verursacht eine **Anämie** (*Mangel an roten Blutkörperchen*). In extremen Fällen sind auch die anderen Blutzellen (weiße Blutkörperchen, Blutplättchen) vermindert (→ Kap. 37). An den Nerven wird die sog. **funikuläre Myelose** beobachtet, die mit Missempfindungen, Koordinationsstörungen und zuletzt Lähmungen an Armen und Beinen einhergeht.

Carotinoide dienen als Vorstufe für Vitamin A. Sie schützen die Zellstrukturen als Antioxidanzien und kommen besonders konzentriert in der **Makula** (*gelber Fleck des Auges*) vor, wo sie vermutlich eine Schutzfunktion für die Sehrezeptoren haben. Bei der **Makuladegeneration** (→ Kap. 40.2.4) kann die Zufuhr von **Carotinoiden** (*speziell Lutein und Zeaxanthin*) sinnvoll sein. Eine unkontrollierte Zufuhr von Carotinoiden ist allerdings schädlich, sodass eine Absprache mit dem Augenarzt erfolgen sollte.

Nahrungsergänzungsmittel

Die *generelle zusätzliche Einnahme* von Vitaminen oder Spurenelementen in Tablettenform ist auch im Alter in der Regel nicht erforderlich. Multivitamin-Pillen sind meist wirkungslos und nicht notwendig, wenn kein nachgewiesener Mangel besteht.

SPICKZETTEL

Deckung des Energie- und Nährstoffbedarfs

- **Energiebedarf** (Grundumsatz unter Berücksichtigung des PAL-Werts) ab 65 Jahren: Frauen 1.400–1.800 kcal/Tag, Männer 1.700–2.300 kcal/Tag
- **Nährstoffbedarf:** Makronährstoffe (Proteine, Kohlenhydrate, Fette, Ballaststoffe), Mikronährstoffe (Mengen- und Spurenelemente, Vitamine)
- **Risiken einer Unterversorgung im Alter:** Eiweiß, Vitamin D/Kalzium, Eisen, Folsäure.

23.4 Adipositas

DEFINITION

Adipositas: Übermäßige Ansammlung von Fettgewebe im Körper; eine chronische Erkrankung, die mit negativen Gesundheitsauswirkungen einhergeht. Von Adipositas wird ab einem BMI-Wert ≥ 30 kg/m² gesprochen, als Übergewicht wird ein BMI zwischen 25 und 30 kg/m² bezeichnet [15].

Bei älteren Menschen weisen wissenschaftliche Daten darauf hin, dass Übergewicht bis zu einem BMI von 30 kg/m² schützende Effekte für die Gesundheit aufweist. Beispielsweise ist die Knochenfestigkeit höher und die Fettpolster schützen die Hüfte bei seitlichen Stürzen. Über ein Drittel der Menschen ab 60 Jahren in Deutschland gilt jedoch als adipös [16].

Adipositas begünstigt eine Reihe von Komplikationen. Bei alten Menschen stehen verschlechterte Gehfähigkeit, Arthrosen (v. a. von Knie- und Hüftgelenken), Diabetes mellitus und Beeinträchtigung von Atmung und kardialer Belastbarkeit im Vordergrund. Besonders problematisch sind adipöse Patienten, die nach einer schweren Erkrankung mit längerer Bettlägerigkeit wieder mobilisiert werden müssen. Der Abbau der Muskulatur durch die Immobilisierung führt nicht selten dazu, dass das hohe Körpergewicht nicht mehr gestemmt werden kann. Für Hilfspersonen (Pflegekräfte, Therapeuten) ist es außergewöhnlich schwierig, einen solchen Patienten ausreichend zu unterstützen.

Adipöse Menschen wirken auf ihre Umwelt eher gesund und kräftig. Im Alter haben jedoch viele von ihnen eine merkliche **Sarkopenie** (→ Kap. 26), die auf den ersten Blick im Unterschied zu Mangelernährten nicht auffällt. Erst Funktionsuntersuchungen wie Assessment-Tests (z. B. Chair-Rise-Test, → Kap. 11.4), Schnittbildverfahren (CT, MRT) oder die Knochendichtemessung decken den Verlust an Muskelmasse und -kraft auf.

Die Definition der **Frailty** (→ Kap. 27) beinhaltet als ein wesentliches Element die Mangelernährung. Adipöse haben jedoch ebenfalls ein erhöhtes Risiko für Frailty. Man spricht in diesem Zusammenhang von **„obese frailty"** (*engl. obese = fettleibig*). Besonders risikoreich ist die Bauchfettsucht. Die Mechanismen sind noch unklar, hängen aber vermutlich mit dem stark erhöhten Insulinspiegel und einer die Adipositas begleitenden **chronischen Entzündungsreaktion** zusammen [15].

Von unkontrollierten Diäten bei alten Menschen wird generell abgeraten. Dies gilt besonders, wenn nicht parallel zur Diät ein muskuläres Aufbautraining (Krafttraining) möglich ist. Bei Senioren über 80 Jahren oder mit chronischen Gesundheitsproblemen (z. B. Herzinsuffizienz) sollte das Gewicht nach Möglichkeit konstant gehalten werden. Wissenschaftliche Daten für positive Effekte einer Gewichtsabnahme in dieser Altersgruppe fehlen oder sind negativ [15]. Auch ist eine Kombination von Reduktionskost mit Kraft-Ausdauer-Training meist nicht mehr möglich.

VORSICHT! Gewichtsabnahme ohne Training geht immer auch zulasten der Muskulatur und begünstigt bei Älteren Sarkopenie, Frailty und Funktionsverlust. Der Schutz der Muskulatur ist bei alten Menschen äußerst wichtig und sollte durch eine Diät keinesfalls vernachlässigt werden.

Wird eine Gewichtsabnahme angestrebt, so ist neben einem intensiven Training der Ausdauer auch auf ein Krafttraining mit Hanteln und Maschinen (→ Abb. 23.3) zu achten. Auch sollte die Eiweißzufuhr bewusst erhöht werden und bei mind. 1,1–1,2 g Eiweiß pro Kilogramm Körpergewicht liegen. Als Eiweißzusatz eignet sich nach neueren Daten am besten Molkeprotein (*Whey Protein*) in Kombination mit verzweigtkettigen Aminosäuren (*BCAA = Branched Chained Amino Acids*) wie Leucin und Isoleucin [17].

23.5 Mangelernährung

Mangelernährung (Malnutrition): Unbeabsichtigter auffälliger Gewichtsverlust von mehr als **5 % in 3 Monaten** oder von mehr als **10 % in 6 Monaten** oder deutlich reduzierte Körpermasse (Fett- und Muskelmasse) mit einem **BMI < 20 kg/m2** [6].

Mangelernährung kommt bei schwergradigen Krankheiten vor (bösartige Tumoren, chronisch obstruktive Bronchitis, Herzinsuffizienz, Schluckstörungen, Demenz). Auch ältere Menschen sind aufgrund der beschriebenen altersbedingten Veränderungen häufiger davon betroffen. Bei selbstständig lebenden Menschen in Privathaushalten ist Mangelernährung eher selten, in Seniorenheimen sind jedoch bis zu zwei Drittel der Bewohner betroffen [6]. Dabei ist Mangelernährung nicht

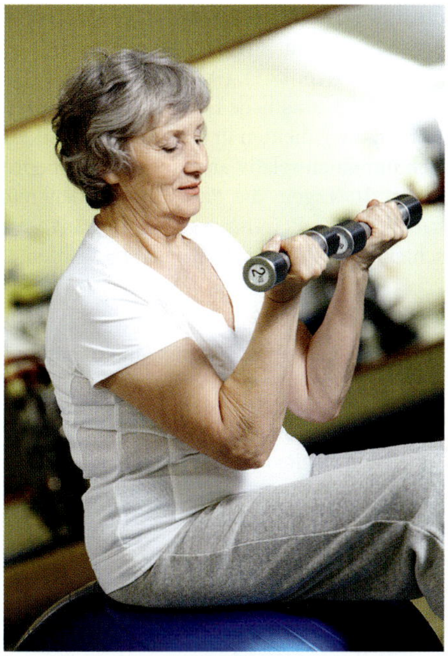

Abb. 23.3 Eine Gewichtsreduktion sollte bei älteren Menschen immer mit Ausdauer- und vor allem Krafttraining verbunden werden. [J787]

unbedingt Ausdruck einer schlechten pflegerischen Versorgung, sondern oft auch Folge der chronisch fortschreitenden Erkrankungen, insbesondere der Demenz.

Mangelernährung verschlechtert die Gesundheits- und Überlebensprognose erheblich. Sie führt zu Funktionseinschränkungen durch Verstärkung des altersbedingten Verlusts an Muskelmasse und Muskelkraft. Insbesondere die Gehfähigkeit ist verschlechtert; gehäufte Stürze können zu weiteren Komplikationen führen. Letztlich kommt ein Teufelskreislauf in Gang mit Bewegungsarmut, vermindertem Appetit, unzureichender Ernährung, weiterer Schwäche etc. Malnutrition ist ein ganz wesentlicher Faktor für das Auftreten von Sarkopenie und Frailty (→ Kap. 26, → Kap. 27).

Daher kommt der Vorbeugung und Behandlung von Mangelernährung im Alter eine hohe Bedeutung zu. Neben einer regelmäßigen sorgfältigen Erhebung des Ernährungszustands können folgende Maßnahmen dazu beitragen:

- **Beseitigung möglicher Ernährungshemmnisse** → Adäquate Behandlung akuter und chronischer Krankheiten, Zahnbehandlung, Schlucktraining
- **Angenehme Essumgebung** → Essen am Tisch in einem Esszimmer gemeinsam mit anderen Menschen in ruhiger und entspannter Atmosphäre
- **Vermeiden von Störungen beim Essen** → Einräumen von genügend Zeit zum Essen; speziell in Kliniken sollten die Essenszeiten nicht unnötig durch medizinische Diagnostik, Pflege- oder Therapiemaßnahmen gestört werden
- **Adäquate Pflegemaßnahmen** → Unterstützung beim Essen, verbale Aufforderung, Kleinschneiden, Anreichen von Essen und Trinken
- **Modifikation von Mahlzeiten und Lebensmitteln** → Berücksichtigung persönlicher Vorlieben, zusätzliche Zwischenmahlzeiten, Fingerfood, Veränderung von Textur und Konsistenz von Speisen (→ Abb. 23.4).

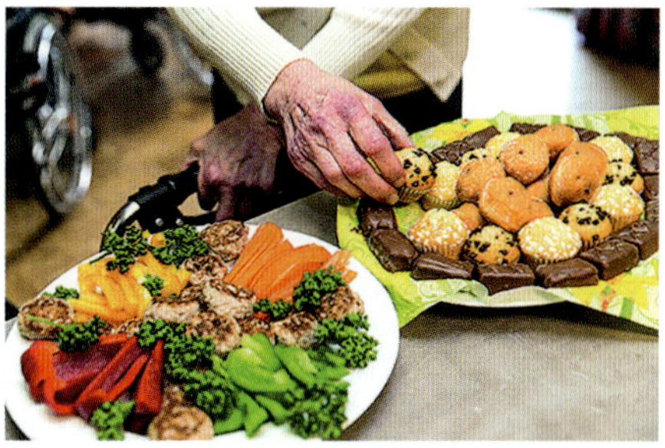

Abb. 23.4 Appetitlich angerichtete Speisen erhöhen die Bereitschaft zu essen. [K157]

- **Anreicherung von Speisen und Gerichten** → Zusetzen gehaltvoller Lebensmittel wie Sahne, Butter, Öl oder von Nährstoffkonzentraten wie Maltodextrin oder Proteinpulver
- **Trinknahrung** → Diverse Nahrungssupplemente verschiedener Geschmacksrichtungen. Alternativ kann eine selbst und frisch hergestellte Zusatzkost angeboten werden. Orale Ernährung sollte grundsätzlich bevorzugt werden
- **Sondenernährung** (ergänzend oder ausschließlich)
- **Parenterale Ernährung** (ergänzend oder ausschließlich).

! VORSICHT! Strenge Diätvorschriften sind bei älteren Menschen und speziell bei Mangelernährung zu vermeiden. Insbesondere sollte bei Zuckerkrankheit keine Reduktionskost oder eine einseitig an Broteinheiten (BE) ausgerichtete Diät gegeben werden.

Wenn möglich, sollte eine proteinreiche Nahrung angeboten werden, um dem weiteren Verlust an Muskulatur vorbeugen zu können (mind. 1,1 bis 1,2 g Protein pro kg Körpergewicht). Nach Möglichkeit sollten auch verzweigtkettige Aminosäuren wie Leucin und Isoleucin in erhöhter Dosis zugeführt werden [14].

Ernährungsmanagement in der Pflege

Umfassende Hinweise zur Vorbeugung einer Mangelernährung gibt der Expertenstandard **„Ernährungsmanagement zur Sicherung und Förderung der oralen Ernährung in der Pflege“** des Deutschen Netzwerks für Qualitätsentwicklung in der Pflege (DNQP), der zuletzt 2017 aktualisiert wurde: www.dnqp.de

SPICKZETTEL

Adipositas und Mangelernährung

- **Übergewicht** bis zu einem BMI von 30 kg/m² hat im Alter schützende Effekte
- **Komplikationen bei Adipositas:** Verschlechterung der Gehfähigkeit, Arthrose, Beeinträchtigung von Atmung und Herz-Kreislauf-Funktion, Diabetes mellitus, unerkannte Sarkopenie, Frailty
- **Maßnahmen zur Gewichtsreduktion** immer in Kombination mit Krafttraining
- **Untergewicht** bei Älteren bereits ab einem BMI < 20 kg/m²
- **Zeichen einer Mangelernährung:** Unbeabsichtigter Gewichtsverlust von > 5 % in 3 Monaten oder > 10 % in 6 Monaten, BMI < 20 kg/m²
- **Maßnahmen:** Angenehme, ruhige Atmosphäre beim Essen, Unterstützung bei der Nahrungsaufnahme, Modifikation von Essensangeboten, Anreicherung von Speisen und Getränken, ggf. Trinknahrung, Sondennahrung, parenterale Ernährung.

23.6 Ethische Aspekte und Ernährung am Lebensende

Künstliche Ernährung soll nur angewandt werden, wenn eine orale Ernährung nicht möglich ist. **Eine liegende Sonde darf nicht dazu verleiten, aus Zeitersparnis auf den Versuch der oralen Ernährung zu verzichten.**

Bei vielen chronischen Erkrankungen, die zum Tode führen, kommt es in der letzten Phase zu einer zunehmenden Mangelernährung. Hunger und Durst müssen aus ethischen Gründen gestillt werden, ggf. muss dann eine künstliche Ernährung begonnen werden. Häufig möchten die Patienten jedoch nichts mehr essen, pressen den Mund zusammen beim Anreichen von Nahrung oder Flüssigkeit oder spucken diese wieder aus. Dabei kommt es immer wieder zu Konflikten mit pflegenden Angehörigen oder professionellen Pflegefachpersonen, die sich verpflichtet fühlen, eine bestimmte Nahrungs- oder Flüssigkeitsmenge zu verabreichen. Mit Blick auf das Erleben des Patienten gilt:

- **Wer keinen Hunger hat, kann nicht verhungern.**
- **Wer keinen Durst hat, kann nicht verdursten.**

Liegt eine terminale, also bald zum Tod führende Erkrankung vor, dann ist eine künstliche Ernährung – von individuellen Ausnahmen abgesehen – nicht mehr sinnvoll. Dies trifft besonders auf die fortgeschrittene Demenz zu, die im Endstadium regelhaft mit Schluckstörung, Mangelernährung und gehäuften Infekten von Bronchien und Lungen einhergeht.

Das Erkennen einer palliativen Situation ist nicht immer einfach, speziell wenn keine Tumorerkrankung besteht und sich der Gesundheitszustand schleichend verschlechtert (→Kap. 17.3). Viele ältere Menschen haben durch eine Patientenverfügung oder im Gespräch mit ihren Angehörigen eine künstliche Ernährung für sich ausgeschlossen. Ist der Patient selbst nicht mehr entscheidungsfähig, muss neben den oben beschriebenen nonverbalen Signalen der zuvor geäußerte Wille beachtet werden, um die in seinem Sinne richtigen Maßnahmen zu ergreifen (→Kap. 17.1), (→Kap. 48.3).

Wird die künstliche Ernährung und Flüssigkeitszufuhr beendet, versterben die Patienten in der Folge an **Exsikkose** (→Kap. 25). Es handelt sich um einen relativ angenehmen Sterbeprozess mit einer Dauer von bis zu 10 Tagen; die Patienten werden müde und schlafen zumeist friedlich ein. Bei Durst sollen Getränke angeboten und die Mundschleimhaut regelmäßig befeuchtet werden.

Ernährung in der Palliativpflege

- In palliativen Situationen gilt **Comfort feeding only:** Essen und Trinken nur soweit es für den Patienten angenehm ist.
- Keine künstliche Ernährung bei Erkrankungen in der terminalen Phase kurz vor dem Tod.
- Der Wille der Patienten muss so weit wie möglich beachtet werden.

TRANSFERAUFGABEN

Gerlinde P, Bewohnerin in Ihrer Pflegeeinrichtung, ist 84 Jahre alt. Sie wiegt 48 kg bei einer Körpergröße von 1,60 m. Frau P. nimmt ihre Mahlzeiten im Speisesaal ein und nimmt je nach Tagesform auch an Freizeitaktivitäten der Einrichtung teil. Nachdem in der Vergangenheit gelegentlich leichte fokale Krampfanfälle aufgetreten sind, nimmt Frau P. regelmäßig ein Antiepileptikum ein.

1. Wie schätzen Sie den Ernährungszustand von Frau P. ein?
2. Errechnen Sie den täglichen Kalorienbedarf von Frau P.
3. Für welche Mikronährstoffe besteht bei Frau P. ein Risiko für eine Unterversorgung, und welche gesundheitlichen Probleme können hieraus entstehen?

24

DYSPHAGIE

Jens Trögner

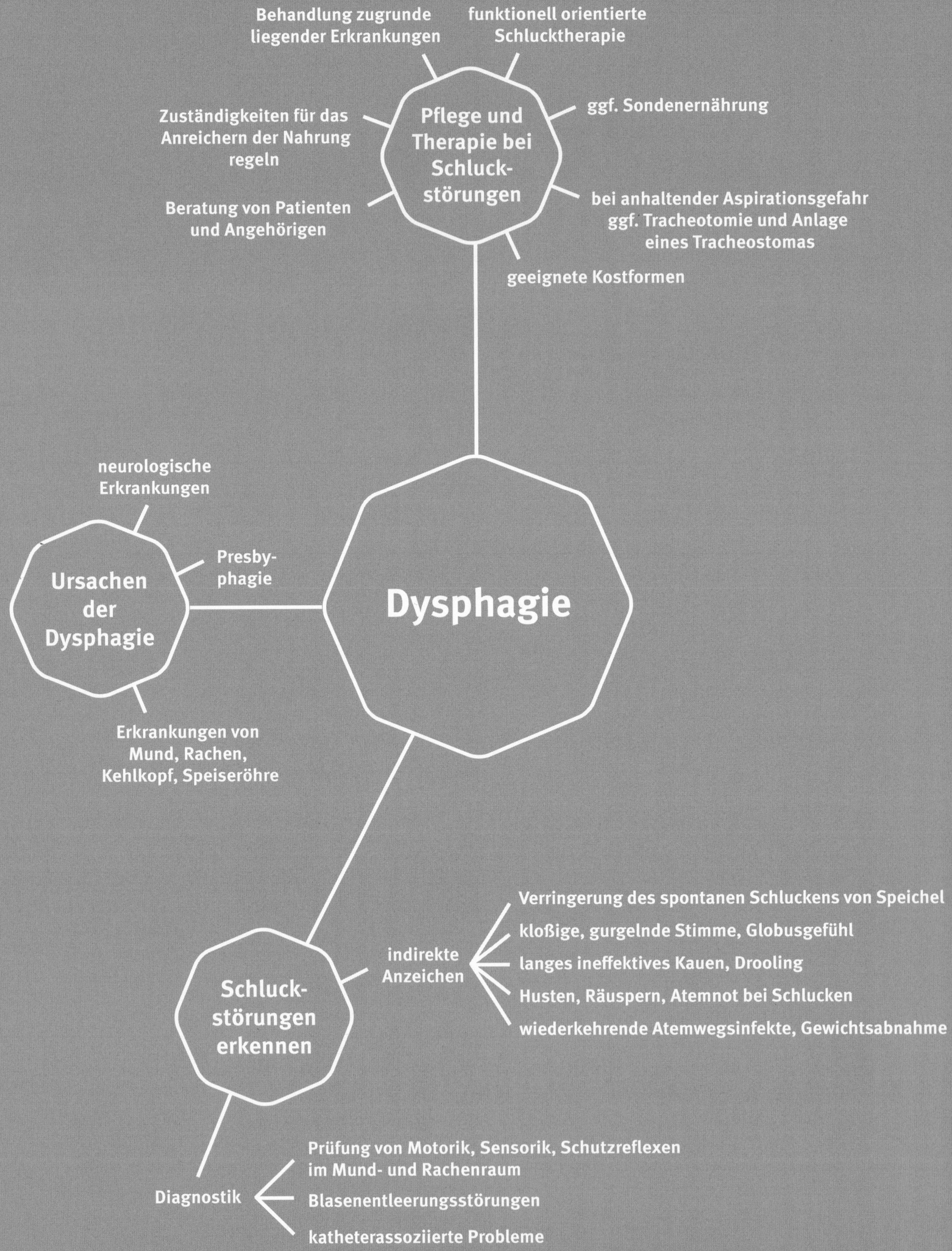
Dysphagie
Pflege und Therapie bei Schluckstörungen
Behandlung zugrunde liegender Erkrankungen
funktionell orientierte Schlucktherapie
ggf. Sondenernährung
bei anhaltender Aspirationsgefahr ggf. Tracheotomie und Anlage eines Tracheostomas
geeignete Kostformen
Beratung von Patienten und Angehörigen
Zuständigkeiten für das Anreichern der Nahrung regeln
Ursachen der Dysphagie
neurologische Erkrankungen
Presbyphagie
Erkrankungen von Mund, Rachen, Kehlkopf, Speiseröhre
Schluckstörungen erkennen
indirekte Anzeichen
Verringerung des spontanen Schluckens von Speichel
kloßige, gurgelnde Stimme, Globusgefühl
langes ineffektives Kauen, Drooling
Husten, Räuspern, Atemnot bei Schlucken
wiederkehrende Atemwegsinfekte, Gewichtsabnahme
Diagnostik
Prüfung von Motorik, Sensorik, Schutzreflexen im Mund- und Rachenraum
Blasenentleerungsstörungen
katheterassoziierte Probleme

29

INKONTINENZ

Martina Grosch

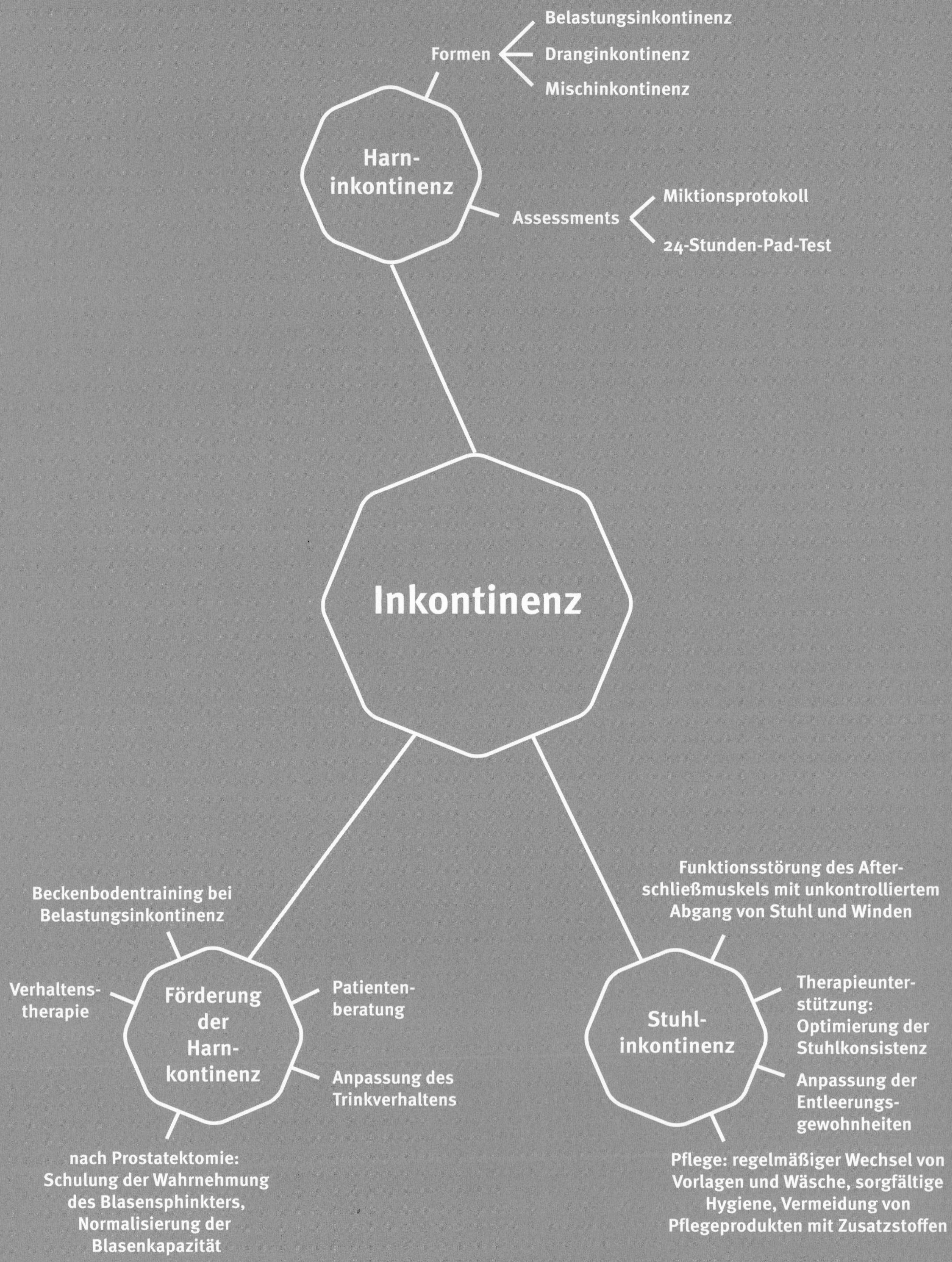
Inkontinenz
Harn-
inkontinenz
Formen
Belastungsinkontinenz
Dranginkontinenz
Mischinkontinenz
Assessments
Miktionsprotokoll
24-Stunden-Pad-Test
Förderung
der
Harn-
kontinenz
Beckenbodentraining bei
Belastungsinkontinenz
Verhaltens-
therapie
Patienten-
beratung
Anpassung des
Trinkverhaltens
nach Prostatektomie:
Schulung der Wahrnehmung
des Blasensphinkters,
Normalisierung der
Blasenkapazität
Stuhl-
inkontinenz
Funktionsstörung des After-
schließmuskels mit unkontrolliertem
Abgang von Stuhl und Winden
Therapieunter-
stützung:
Optimierung der
Stuhlkonsistenz
Anpassung der
Entleerungs-
gewohnheiten
Pflege: regelmäßiger Wechsel von
Vorlagen und Wäsche, sorgfältige
Hygiene, Vermeidung von
Pflegeprodukten mit Zusatzstoffen

V

SPEZIELLE KRANKHEITSLEHRE IM ALTER

30

HERZ, KREISLAUF UND GEFÄSSE

Jens Trögner

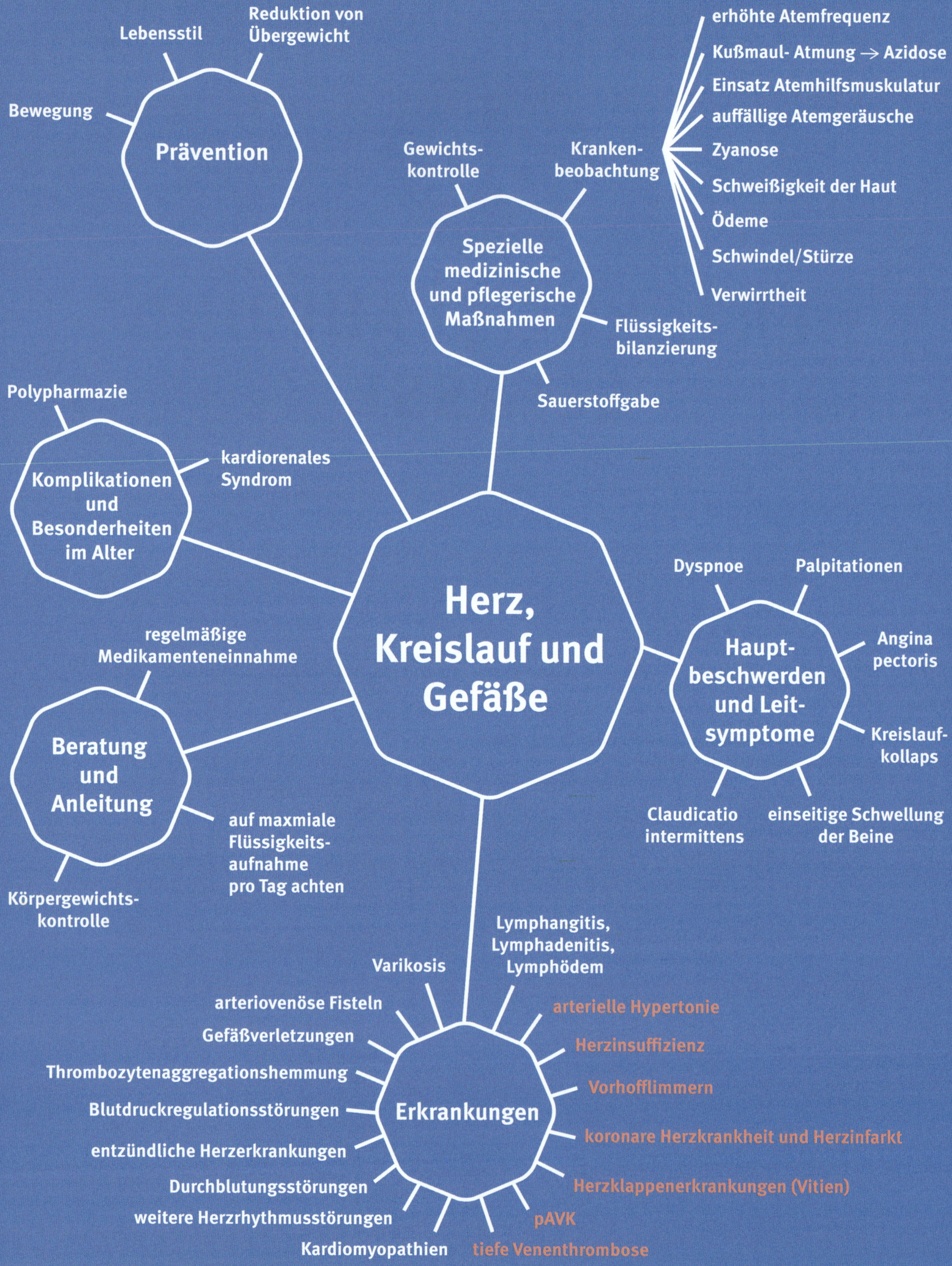
Herz, Kreislauf und Gefäße
Prävention
Bewegung
Lebensstil
Reduktion von Übergewicht
Spezielle medizinische und pflegerische Maßnahmen
Gewichtskontrolle
Krankenbeobachtung
erhöhte Atemfrequenz
Kußmaul- Atmung → Azidose
Einsatz Atemhilfsmuskulatur
auffällige Atemgeräusche
Zyanose
Schweißigkeit der Haut
Ödeme
Schwindel/Stürze
Verwirrtheit
Flüssigkeitsbilanzierung
Sauerstoffgabe
Komplikationen und Besonderheiten im Alter
Polypharmazie
kardiorenales Syndrom
Beratung und Anleitung
regelmäßige Medikamenteneinnahme
auf maxmiale Flüssigkeitsaufnahme pro Tag achten
Körpergewichtskontrolle
Hauptbeschwerden und Leitsymptome
Dyspnoe
Palpitationen
Angina pectoris
Kreislaufkollaps
einseitige Schwellung der Beine
Claudicatio intermittens
Erkrankungen
Varikosis
Lymphangitis, Lymphadenitis, Lymphödem
arterielle Hypertonie
Herzinsuffizienz
Vorhofflimmern
koronare Herzkrankheit und Herzinfarkt
Herzklappenerkrankungen (Vitien)
pAVK
tiefe Venenthrombose
Kardiomyopathien
weitere Herzrhythmusstörungen
Durchblutungsstörungen
entzündliche Herzerkrankungen
Blutdruckregulationsstörungen
Thrombozytenaggregationshemmung
Gefäßverletzungen
arteriovenöse Fisteln

SPICKZETTEL

Herzklappenerkrankungen
- **Krankheitsbilder:** Aortenklappenstenose, Mitralklappeninsuffizienz
- **Symptome/Folgeerkrankungen** (v.a. bei Aortenklappenstenose): Angina pectoris, Herzrhythmusstörungen, Synkopen, Linksherzinsuffizienz, erhöhte Blutungsneigung
- **Diagnostik:** Auskultation, Echokardiografie, Herzkatheter-Untersuchung
- **Therapie:** Bei chronischer Mitralklappeninsuffizienz häufig Gabe von ACE-Hemmern und Diuretika ausreichend; sonst Ersatz der Herzklappe operativ oder katheterinterventionell (Aortenklappe mittels TAVI, Mitralklappe durch Mitralclipping); ggf. zusätzlich Bypässe; postoperativ lebenslange Blutverdünnung (orale Antikoagulation, Acetylsalicylsäure).

30.7 Erkrankungen der Arterien: pAVK

Bei den Arterienerkrankungen kommt im Alter vor allem der **peripheren arteriellen Verschlusskrankheit (pAVK)** eine größere Bedeutung zu. Akut entsteht sie z. B. durch einen embolischen Verschluss infolge Vorhofflimmerns (→ Kap. 30.4).

Häufiger ist die chronische Form durch **Atherosklerose**. Darunter versteht man die Einlagerung von Cholesterin, Fetten und Kalziumsalzen in die Gefäßwand. Es resultiert ein chronisch entzündlicher Prozess mit Ausbildung von Verhärtungen (Plaque) und Stenosen. Neben dem Alter an sich gibt es eine Reihe weiterer Risikofaktoren (→ Tab. 30.12). Ab einem Alter von 60 bis 70 Jahren sind rund 15 bis 20 % der Menschen betroffen [11].

Symptome und Folgeerkrankungen

Ab einem bestimmten Grad an Verengung reicht die Blutzufuhr für das hinter der Stenose liegende Gewebe nicht mehr aus, und es entsteht eine Minderdurchblutung, die zu typischen Symptomen führt:
- **In den Beinen:** Claudicatio intermittens; im fortgeschrittenen Stadium auch in Ruhe, vor allem nachts (Stadieneinteilung → Tab. 30.13). Eine ähnliche Symptomatik verursacht auch eine Verengung im Rückenmarkskanal, die im Alter ebenfalls gehäuft auftritt und diagnostisch abgegrenzt werden muss.
- **Am Herzen:** Koronare Herzkrankheit (→ Kap. 30.5).
- **Im Bauchraum:** Angina abdominalis mit Bauchschmerzen nach dem Essen.
- **Im Gehirn:** Schlaganfall (→ Kap. 38.2).

Tab. 30.12 Hauptrisikofaktoren für eine Atherosklerose.

Arterielle Hypertonie
Erhöhte Blutfette (v. a. LDL-Cholesterin)
Diabetes mellitus
Nikotinkonsum
Übergewicht (BMI > 30)
Bewegungsarmer Lebensstil
Chronischer Stress
Erbliche Faktoren
Männliches Geschlecht
Niedriger sozioökonomischer Status (u. a. auch niedriges Bildungsniveau)

Diagnostik

Die Diagnose wird gestellt durch
- Anamnese
- Körperliche Untersuchung (Tasten der Pulse in Leiste, Kniekehle und an den Füßen, Fühlen der Hauttemperatur, Aussehen der Haut, Gehtest mit Ermittlung der Gehstrecke bis zum Schmerz, Lagerungsprobe etc.)
- Bestimmen des Blutdrucks in den Arterien per Gefäß-Doppler (Knöchel-Arm-Index, krankhaft ab Werten unter 0,9)
- Darstellung der Arterien mittels farbkodierten Ultraschalls (Duplex)
- Angiografie (*Gefäßdarstellung mit Kontrastmittel*).

Ältere Menschen haben häufiger eine eingeschränkte Gehstrecke, beispielsweise durch Gelenkverschleiß. Typische Symptome der pAVK werden dann oft erst erkannt, wenn die Erkrankung schon fortgeschritten ist.
Manchmal fällt eine pAVK erst durch schlecht heilende Wunden am Bein auf. Hautulzera an der Außenseite der Unterschenkel oder an den Zehen sowie stark schmerzhafte oder tief entzündete Wunden sind verdächtig auf eine pAVK.

Therapie

Die Behandlung der pAVK beginnt mit der Verringerung oder dem Ausschalten von Risikofaktoren (→ Tab. 30.12). Meist ist eine medikamentöse Senkung des Cholesterins notwendig. Immer sinnvoll ist eine Hemmung der Thrombozytenaggregation beispielsweise durch Acetylsalicylsäure (*z. B. ASS 100 mg*), um die Fließfähigkeit des Blutes an den Engstellen zu verbessern.

Bis zum Stadium IIa nach Fontaine ist ein programmiertes 1- bis 1,5-stündiges Gehtraining pro Tag sehr effektiv. Die Patienten sollen regelmäßig bis an die Schmerzschwelle gehen, wodurch die Bildung von **Kollateralen** (*Umgehungsgefäßen*) gefördert wird.

Versagen die konservativen Möglichkeiten, so ist eine Aufdehnung der Gefäße mittels Ballon und/oder Stent möglich (*perkutane transluminale Angioplastie, PTA*). Reichen diese Maßnahmen nicht aus, kann eine Bypass-Operation erwogen werden. Bei nicht beherrschbaren Schmerzen oder Entzündung des Gewebes ist eine Amputation notwendig.

Ältere Menschen tun sich erfahrungsgemäß schwer, nach einer Amputation wieder laufen zu lernen. Es muss daher alles getan werden, um die Extremität zu erhalten!

Pflege

Bei der Pflege von Patienten mit pAVK müssen einige wichtige Grundsätze beachtet werden, um eine Verschlechterung bis hin zur Amputation zu verhindern.

Tab. 30.13 Stadien-Einteilung der pAVK nach Fontaine.

Stadium	Symptome
I	Nur diagnostischer Befund ohne Beschwerden (z. B. Knöchel-Arm-Index < 0,9)
IIa	Gehstrecke bis zum Schmerz über 200 Meter
IIb	Gehstrecke bis zum Schmerz unter 200 Meter
III	Schmerzen in Ruhe
IV	Hautschädigung

- **Wunden** bei pAVK müssen mit großer Vorsicht behandelt werden: Ziel ist eine trockene Wunde. Jede zu feuchte Wunde kann eine Infektion begünstigen und so rasch in der Amputation münden. Ein weißlicher Wundrand oder ein sulzig wirkender Wundgrund sind wichtige Warnzeichen für eine zu feuchte Wunde. **Das Prinzip der feuchten Wundbehandlung wurde für Druckgeschwüre entwickelt und gilt bei der pAVK nicht!** Verbände müssen aseptisch unter Einhalten der Hygieneregeln angelegt werden.
- Die **Haut** bei pAVK ist sehr empfindlich für Lagerungsschäden. Freilagern der Fersen und ggf. Abpolstern der Fersen und Unterschenkel mit Watteverbänden sind äußert wichtig. Die Haut bei pAVK ist oft trocken und rissig. Regelmäßige Hautpflege z. B. mit Bepanthen-Lotio® oder Harnstoffsalbe beugt Einrissen vor. Nach dem Waschen müssen die Zehenzwischenräume gründlich getrocknet werden, um ein Aufweichen der Haut (*Mazeration*) zu verhindern, da es das Eindringen von Keimen begünstigt. Pilzinfektionen müssen konsequent behandelt werden.
- Nagelpflege an den Füßen darf bei pAVK nur mit großer Vorsicht durchgeführt werden. Bereits kleine Einschnitte in die Haut können zu schlecht heilenden, tiefen Wunden bis hin zur Notwendigkeit der Amputation führen. Dies gilt ganz besonders für Patienten mit Diabetes mellitus, da bei ihnen nicht nur die Durchblutung gestört ist, sondern auch die Schmerzwahrnehmung und die Abwehrkräfte vermindert sind.
- Kompressionsverbände, z. B. wegen Herzinsuffizienz, dürfen bei der pAVK nicht angewendet werden. Klagen Patienten über Schmerzen durch die Kompression, muss der Verband sofort entfernt werden.

SPICKZETTEL

Periphere arterielle Verschlusskrankheit

- **Ursachen:** embolischer Verschluss infolge von Vorhofflimmern (akut), Atherosklerose (chronisch)
- **Symptome/Folgeerkrankungen:** Claudicatio intermittens, koronare Herzkrankheit, Angina abdominalis, Schlaganfall
- **Diagnostik:** Anamnese, körperliche Untersuchung (Pulse, Temperatur und Aussehen der Haut, Gehtest, Lagerungsprobe), Gefäß-Doppler, Duplex-Ultraschall, Angiografie
- **Therapie:** Cholesterinsenkung, Thrombozytenaggregationshemmer, Gehtraining (fördert die Bildung von Kollateralgefäßen), Ballon-oder Stentimplantation (Angioplastie, PTA), Bypass-Operation
- **Pflege:** Bei offenen Wunden aseptische Wundversorgung (Trocknung), sorgfältige Hautpflege, Dekubitusprophylaxe (Fersen, Unterschenkel), äußerst vorsichtige Nagelpflege, keine Kompressionsverbände.

30.8 Erkrankungen der Venen: Tiefe Venenthrombose

Bis zu 20 % der Erwachsenen haben Krampfadern (*Varizen, Varikosis,* [28]). Es handelt sich dabei um Aussackungen oberflächlicher Venen meist in den Beinen. Die Varikosis begünstigt das Entstehen tiefer Venenthrombosen inkl. der Lungenembolie und der chronisch-venösen Insuffizienz. Hautschäden (Ulcus cruris venosum) finden sich vor allem an der Innenseite der Knöchel und der Unterschenkel.

Unter einer **tiefen Venenthrombose** *(TVT, auch Phlebothrombose)* versteht man das Ausbilden eines **Thrombus** der tiefen Venen meist im Becken- und Beinbereich, seltener an den Armen. An den Beinen werden vier „Etagen“ unterschieden: Becken, Oberschenkel, Kniekehle und Waden. Reicht eine Thrombose z. B. von den Venen der Wade bis in die Vene des Oberschenkels, handelt es sich um eine 3-Etagen-Thrombose.

Risikofaktoren

Ab dem 60. Lebensjahr ist das Risiko für eine TVT deutlich erhöht (um den Faktor 100 im Vergleich zu Jüngeren, [28]). Wichtigste Ursachen sind

- Immobilisierung, Ruhigstellung und Schwellung nach Operationen insbesondere an Becken, Hüfte und Knie
- Rückstau von Blut vom Herz bis in die Beine (Herzinsuffizienz)
- Ausschwemmen von Ödemen mit Diuretika
- Vorschäden der Venen (z. B. Varikosis)
- Blutveränderungen (v. a. Störungen der Blutgerinnung, Vermehrung von Thrombozyten und Erythrozyten)
- Medikamente (Hormone, Neuroleptika).

Symptome

Die betroffene Extremität ist meist angeschwollen, gerötet, überwärmt und druckempfindlich. Die Patienten empfinden ein Spannungsgefühl und ziehende Schmerzen. Die klinischen Symptome sind aber nicht zuverlässig. In bis zu 50 % der Fälle sind die Symptome und klinischen Zeichen nur gering ausgeprägt.

VORSICHT! Die klinischen Anzeichen einer TVT sind unsicher und können bei bis zur Hälfte der Fälle fehlen. Jede einseitige, nicht anderweitig erklärbare Beinschwellung ist verdächtig auf eine Thrombose!

Thromboseprophylaxe

Risikopatienten erhalten Heparin, wegen der besseren Verträglichkeit bevorzugt niedermolekulares Heparin (*z. B. Clexane®, Innohep®, Mono-Embolex®, Fraxiparin®*). Lediglich bei fortgeschrittener Niereninsuffizienz kommt unfraktioniertes Heparin zum Einsatz. In bestimmten Situationen (geplante hüftgelenksnahe Operationen) werden auch DOAK in entsprechend angepasster Dosis verwendet (*z. B. Pradaxa®, Xarelto®, Eliquis®, Lixiana®*).

Zusätzlich sind **Basismaßnahmen** sinnvoll, wie ausreichende Flüssigkeitsversorgung, Aktivieren der Wadenpumpe durch Fußwippen sowie frühzeitige und regelmäßige Mobilisation nach Operationen. Die Anwendung von **Antithrombosestrümpfen** (*Abk. ATS*) ist wissenschaftlich umstritten. Ihr Effekt ist erheblich schwächer als derjenige der medikamentösen Maßnahmen, sodass sie eine medikamentöse Prophylaxe keinesfalls ersetzen können. Ob sie als zusätzliche Maßnahme das Risiko weiter vermindern, ist nicht abschließend geklärt. Ihre Anwendung kann aber empfohlen werden. Ausnahme sind Patienten mit pAVK.

VORSICHT! Bei geriatrischen Patienten, die sich unkontrolliert selbst mobilisieren, sollte das erhöhte Sturzrisiko durch die glatten AT-Strümpfe berücksichtigt werden. Im Zweifelsfall sollte auf die ATS verzichtet werden, da das Sturzrisiko den fraglichen positiven Effekt überwiegt.

Diagnostik

Die Diagnose wird gesichert durch eine Ultraschalluntersuchung der Venen (farbkodierter Venen-Duplex). Nur sehr selten benötigt man Kontrastmitteluntersuchungen (CT, MRT), um die Diagnose zu klären. Als Blutwert können erhöhte **D-Dimere** (*Abbauprodukte von Gerinnungsfaktoren*) auf eine Thrombose hinweisen. **Bei älteren Menschen**

sind die D-Dimere aber chronisch erhöht. Auch durch Immobilität, Tumore, Entzündungen und nach Operationen finden sich hohe Werte. Insofern kann bei diesen Patienten nur ein niedriger bzw. normaler Wert für die D-Dimere verwertet werden, da eine Thrombose dann unwahrscheinlich ist.

Komplikationen

Wichtigste Komplikation einer TVT ist die **Lungenarterienembolie** (→Kap. 31.5). Bis zu 50 % der Patienten mit TVT haben eine Lungenarterienembolie.

Die zweite wichtige Komplikation ist das **postthrombotische Syndrom** (*PTS*) mit Ausbildung einer chronisch-venösen Insuffizienz. Dabei kommt es zu einer chronischen Schwellneigung der Beine, Verfärbung der Haut (häufig bräunlich), Stauungsdermatitis und -ekzem mit chronischem Juckreiz, zyanotischer Hautfarbe und in schweren Fällen zur Hautschädigung mit Ausbildung eines chronischen **Ulcus cruris venosum** (*Geschwür am Unterschenkel,* meist an der Innenseite). Das PTS begünstigt erneute Thrombose und Hautentzündungen (Erysipel).

Therapie

Die Behandlung der TVT besteht in Kompression (anfangs durch Wickeln, später durch angepasste Kompressionsstrümpfe) und Blutverdünnung (OAK, →Kap. 30.4).

In seltenen Fällen (schwergradige Lungenarterienembolie, schwergradige TVT mit massiver Beinschwellung oder Beeinträchtigung der arteriellen Durchblutung) kann eine Auflösung des Thrombus durch **Fibrinolyse** (*Lysetherapie*) versucht werden. Auch ein operativer Eingriff mit Entfernung des Thrombus und gleichzeitiger Anlage einer vorübergehenden Kurzschlussverbindung zwischen arteriellem und venösem System kann in schwergradigen Fällen erwogen werden.

Strenge Bettruhe ist bei tiefer Venenthrombose nicht mehr erforderlich, wenn ausreichende Kompression und Blutverdünnung gewährleistet sind. Stuhlregulierende Maßnahmen sind sinnvoll, da durch heftiges Pressen die Gefahr einer Lungenarterienembolie ansteigt.

SPICKZETTEL

Tiefe Beinvenenthrombose

- **Ursachen/Risikofaktoren:** Varizen, Immobilisierung, Herzinsuffizienz, Diuretika, Hormone, Neuroleptika, Blutbildveränderungen
- **Symptome:** Schwellung, Rötung, Überwärmung und Druckschmerzhaftigkeit der betroffenen Extremität
- **Thromboseprophylaxe:** Heparinisierung, orale Antikoagulation, Mobilisation, Antithrombosestrümpfe (umstritten)
- **Diagnostik:** Duplex-Ultraschall, seltener CT/MRT, Blutuntersuchung (D-Dimere)
- **Komplikationen:** Lungenarterienembolie, postthrombotisches Syndrom, Ulcus cruris venosum
- **Therapie:** Kompressionstherapie, orale Antikoagulation, Lysetherapie.

TRANSFERAUFGABEN

Der 78-jährige Rudolf B. hat vor drei Wochen ein Zimmer im Pflegeheim bezogen. Von seinem Hausarzt wird er wegen einer Herzerkrankung weiterbehandelt. Als Sie sich am Morgen erkundigen, wie er geschlafen hat, erklärt er: „Gar nicht gut – ich musste diese Nacht wieder viermal zum Wasserlassen aufstehen. Ich glaube, das kommt von den Wassertabletten. Vielleicht sollte ich die wenigstens mittags weglassen.“ Ihnen fällt auf, dass das Sprechen Herrn B. schwerzufallen scheint, offenbar bekommt er nicht gut Luft. Sie messen den Puls und ermitteln einen Wert von 120/Minute. Während Sie Herrn B. ins Bad begleiten, bemerken Sie eine Schwellung rund um seinen linken Fußknöchel.

1. Welche Art von Herzerkrankung könnte bei Herrn B. vorliegen?
2. Für welche Folgeerkrankungen und Komplikationen besteht in diesem Fall ein erhöhtes Risiko?
3. Was antworten Sie Herrn B. auf seinen Vorschlag, die „Wassertabletten“ mittags nicht mehr zu nehmen?
4. Welche pflegerischen Maßnahmen würden Sie in die Pflegeplanung für Herrn B. aufnehmen?

31

ATMUNG UND LUNGE

Julia Oppenländer und Monika Schmaus

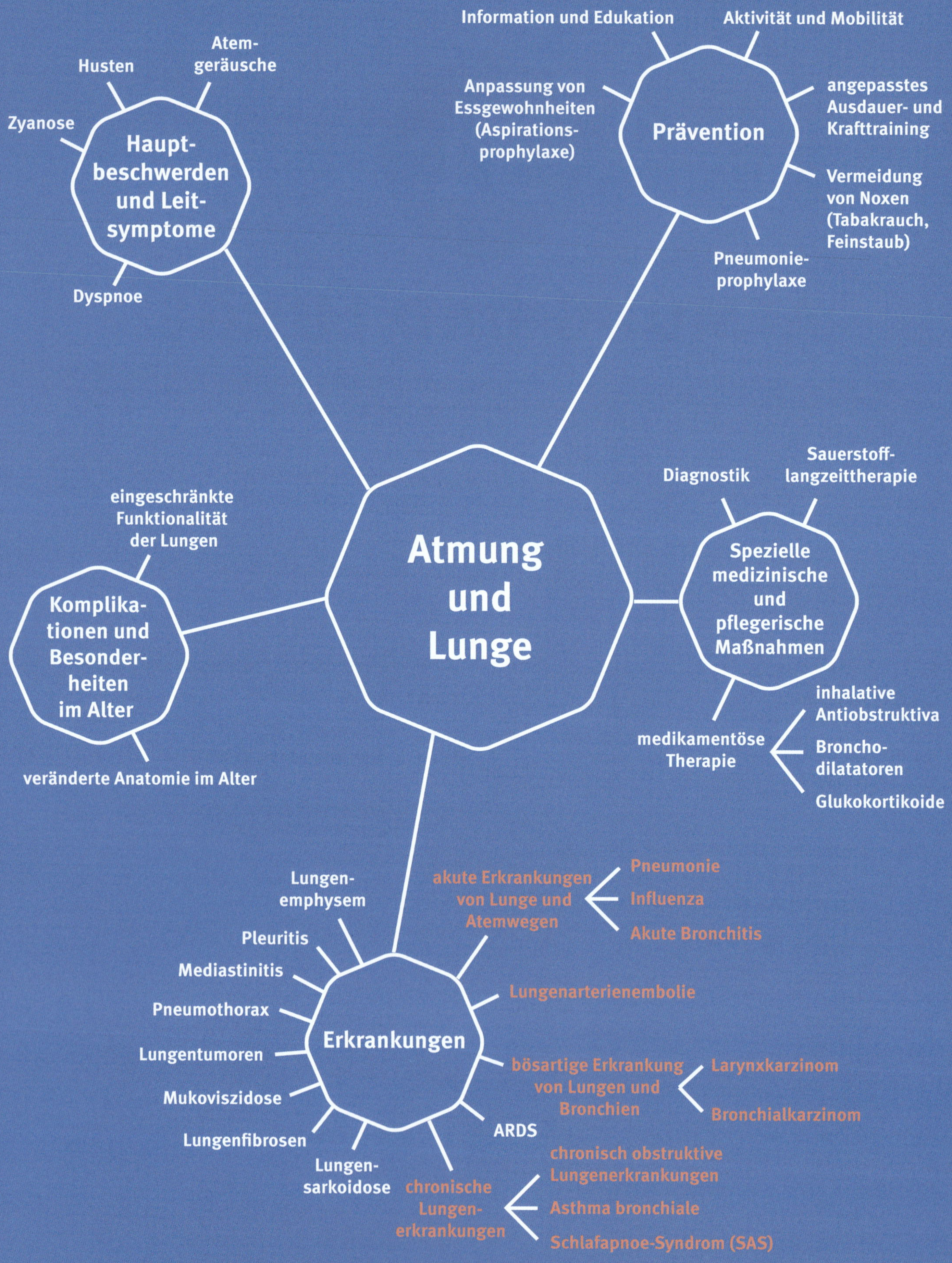

Atmung und Lunge
Haupt-beschwerden und Leit-symptome
Husten
Atem-geräusche
Zyanose
Dyspnoe
Prävention
Information und Edukation
Aktivität und Mobilität
Anpassung von Essgewohnheiten (Aspirations-prophylaxe)
angepasstes Ausdauer- und Krafttraining
Vermeidung von Noxen (Tabakrauch, Feinstaub)
Pneumonie-prophylaxe
Spezielle medizinische und pflegerische Maßnahmen
Diagnostik
Sauerstoff-langzeittherapie
medikamentöse Therapie
inhalative Antiobstruktiva
Broncho-dilatatoren
Glukokortikoide
Komplika-tionen und Besonder-heiten im Alter
eingeschränkte Funktionalität der Lungen
veränderte Anatomie im Alter
Erkrankungen
Lungen-emphysem
Pleuritis
Mediastinitis
Pneumothorax
Lungentumoren
Mukoviszidose
Lungenfibrosen
Lungen-sarkoidose
akute Erkrankungen von Lunge und Atemwegen
Pneumonie
Influenza
Akute Bronchitis
Lungenarterienembolie
bösartige Erkrankung von Lungen und Bronchien
Larynxkarzinom
Bronchialkarzinom
ARDS
chronische Lungen-erkrankungen
chronisch obstruktive Lungenerkrankungen
Asthma bronchiale
Schlafapnoe-Syndrom (SAS)

31.1 Übersicht

Dieses Kapitel lenkt den Fokus auf geriatriespezifische Besonderheiten in der Thematik „Atmung und Lunge" und weist mögliche pflegerische Interventionen sowie Basisinformationen zu den wichtigen und häufigen Lungen- und Atemwegserkrankungen bei geriatrischen Patienten auf. Dies sind insbesondere akute Entzündungen von Lunge und Atemwegen, die chronisch obstruktive Lungenerkrankung (COPD), das Asthma bronchiale, bösartige Erkrankungen von Lunge und Bronchien, das Schlafapnoe-Syndrom und die Lungenarterienembolie.

31.1.1 Prävention

Häufig ziehen Lungen- und Atemwegserkrankungen bei älteren Menschen einen Krankenhausaufenthalt nach sich, was zu extremen Veränderungen im Lebensalltag führt. Speziell Infekte und Erkrankungen, die eine invasive Maßnahme bzw. eine Narkose notwendig werden lassen, können schwere kognitive Beeinträchtigungen bei geriatrischen Patienten auslösen. Dies führt zu einer enormen Herausforderung für alle beteiligten Personengruppen und die Betroffenen selbst. Die im Folgenden beschriebenen präventiven Maßnahmen sollen helfen, ältere Menschen vor Lungen- und Atemwegserkrankungen zu schützen.

Alle präventiven Handlungen bei geriatrischen Patienten sollten darauf abzielen, die individuell noch vorhandenen Fähigkeiten und Fertigkeiten der zu betreuenden Menschen zu fördern und zu erhalten.

Aktivität und Mobilität

Um geriatrische Patienten vor Lungen- und Atemwegserkrankungen zu schützen, darf die tägliche Bewegung nicht fehlen. Regelmäßige Aktivität und Mobilität im Alter führen dazu, dass die Atemwege richtig durchlüftet werden und ein effektiver Gasaustausch stattfindet. Je nach vorhandenen Fähigkeiten reichen Spaziergänge an der frischen Luft, das Umsetzen vom Bett in den Rollstuhl oder eine Fahrt mit dem Rollstuhl an der frischen Luft schon aus, um täglich etwas für die Aktivität und Mobilität zu tun. Auch Atemtraining mit z. B. tiefer Inspiration und forcierter Exspiration kann von großem Nutzen sein. Diese Maßnahmen können in die normalen Pflegetätigkeiten (z. B. während der Grundpflege) integriert werden.

Ausdauer- und Krafttraining

Wöchentliches Ausdauer- und Krafttraining, angepasst an das hohe Alter und die Krankheiten der geriatrischen Patienten, beugt gesundheitlichen Verschlechterungen vor. Seniorengymnastik und -fitnesstraining sind empfehlenswert. In einer Gruppe von Gleichgesinnten trainiert es sich leichter, und die Patienten sind motivierter. Hierbei übernehmen die Pflegefachpersonen steuernde, informierende und evtl. organisatorische Aufgaben.

> In Deutschland gibt es vielerorts spezielle Lungensportgruppen. Die Teilnahme an den Kursen wird bei ärztlicher Verordnung von den Krankenkassen bzw. im Rahmen der Rehabilitation von der gesetzlichen Rentenversicherung übernommen. Ein Überblick über entsprechende Angebote vor Ort bietet das Online-Angebot www.lungensport.org.

Anpassung von Essgewohnheiten zur Vermeidung einer Aspiration

Die Aspiration von Essensresten oder -bestandteilen ist im Alter eine häufige Ursache für das Entstehen einer Pneumonie. Man spricht dann von einer **Aspirationspneumonie.** Diese hat eine ungünstige Prognose. Je nach Alter und Begleitproblemen beträgt die Sterblichkeit geriatrischer Patienten bei Aspirationspneumonie bis zu 39 % [1].

Es ist daher sehr wichtig, Aspirationen zu verhindern. Der erste Schritt der **Aspirationsprophylaxe** besteht darin, auf Anzeichen einer Schluckstörung (→ Kap. 24) zu achten. Die häufigsten Symptome sind folgende:

- Speisereste, Speichel fließen aus dem Mund
- Speisereste bleiben in den Wangentaschen
- Häufiges Husten, Würgen, Verschlucken
- Brodelgeräusche begleiten die Atmung des Patienten.

Das Erkennen einer Schluckstörung bzw. die Einschätzung des vorliegenden Aspirationsrisikos obliegt meist der Logopädie. Vonseiten der professionellen Pflege ist es unabdingbar, diese Anzeichen zu erkennen, in lenkender Funktion eine logopädische Diagnostik und Therapie anzuregen sowie essenzielle Grundregeln bei der weiteren pflegerischen Behandlung einzuhalten.

Maßnahmen zur Aspirationsprophylaxe

- Schlucktraining, um Zungenmuskulatur zu trainieren
- Mund- und Rachenmuskulatur trainieren (Logopäde hinzuziehen)
- Aufrechte Sitzposition zum Essen und Trinken
- Ausreichend Zeit zum Essen, beim Essenanreichen
- Konzentration auf die Nahrungsaufnahme (nicht gleichzeitig sprechen etc.)
- Anregen zum gründlichen Kauen und Schlucken
- Vermeiden verschiedener Nahrungskonsistenzen. Eine Mischung flüssiger und zugleich fester Nahrungsbestandteile (z. B. klare Brühe mit Gemüseeinlage) erhöht das Risiko einer Aspiration
- Breiige Konsistenz bei den Speisen bevorzugen bzw. Konsistenz der Speisen dem Grad der Schluckstörung anpassen; evtl. Flüssigkeiten andicken (Logopäde hinzuziehen)
- Inspektion der Mundhöhle nach den Mahlzeiten, um Essensreste zu entfernen
- Mundhygiene im Sitzen oder in der Seitenlage mit wenig Flüssigkeit – evtl. nur getränkte Tupfer verwenden (Gefahr von Mundschleimhautentzündungen, Pilzinfektionen minimieren, dadurch Vermeidung absteigender Entzündungen in Lunge und Atemwegen)
- Aufrechte Sitzposition nach der Mahlzeit für min. 20 Minuten beibehalten
- Beratung der Betroffenen und ihrer Familien.

Rauchstopp, Feinstaubvermeidung

Rauchen und Feinstaubbelastung wirken sich ungünstig auf Atmung und Lungenfunktion aus. Patienten und deren Angehörige sollten motiviert werden, das Rauchen aufzugeben. Hierfür sind der eigene Wunsch und nach dem Rauchstopp die fortbestehende Motivation von größter Wichtigkeit. Der Wunsch des geriatrischen Patienten, das Rauchen aufzugeben, sollte pflegerisch unterstützt werden. Es gibt verschiedene Unterstützungsangebote, wie z. B. Nikotinpräparate (Pflaster, Spray), Hypnose, Einzel- und Gruppentherapien, Hilfsmittel wie Kalender und interaktive Online-Angebote wie Chats und Foren. Einige Therapien werden durch die Krankenkasse gefördert.

Im Lebensumfeld des Patienten wäre eine Reduktion der Schadstoffbelastung in der Atemluft wünschenswert (→ Abb. 31.1). Hierfür müssen der Patient und seine Familien sensibilisiert werden. Eine Beratung erfolgt z. B. zur Vermeidung von Passivrauchen und hoher Staubbelastung innerhalb von Räumen.

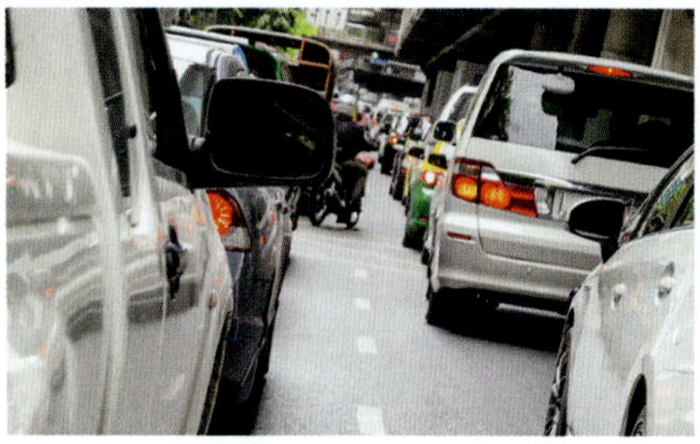

Abb. 31.1 Eine Feinstaubbelastung der Atemwege lässt sich im Alltag nicht immer vermeiden. [J787]

Information und Edukation

Pflegeberatung und Angehörigenedukation → Kap. 19

Um vor Lungen- und Atemwegserkrankungen zu schützen, benötigen die Betroffenen bzw. ihre Familien Informationen, um die angesprochenen präventiven Maßnahmen zu kennen und anwenden zu können. Daneben können spezielle Pflegetätigkeiten Bestandteile der Edukation der Betroffenen selbst wie auch ihrer Familien sein (→ Kap. 31.1.4).

Pneumonieprophylaxe

Um die Pneumoniegefahr im Alter zu minimieren, ist eine interdisziplinäre Zusammenarbeit des therapeutischen Teams nötig. Zu den vorbeugenden pflegerischen Interventionen gehören folgende Maßnahmen:

- Atemübungen: Anleitung zu tiefen Atemzügen und Erinnerung daran
- Atemstimulierende Einreibungen (ASE) in die tägliche Körperpflege integrieren
- Bestimmte Positionierungen fördern die Lungenbelüftung, andere den Sekretablauf
- Anfeuchten der Atemluft durch Vernebler
- Inhalationstherapie
- Vibrationsmassage
- Absaugen des gelösten Sekrets
- Abklopfen des Sekrets
- Spezielle Mundpflege (siehe auch Aspirationsprophylaxe)
- Mobilisation.

SPICKZETTEL

Prävention von Atemwegserkrankungen

- Aktivität und Mobilität: Spaziergänge/Rollstuhlfahrten, Atemtraining
- Angepasstes Ausdauer- und Krafttraining
- Anpassung von Essgewohnheiten (Aspirationsprophylaxe)
- Vermeidung von Noxen (Tabakrauch, Feinstaub)
- Information und Edukation (Präventions- und Pflegemaßnahmen)
- Pneumonieprophylaxe.

31.1.2 Hauptbeschwerden und Leitsymptome

Dyspnoe (Belastung – Ruhe)

Das subjektive Empfinden von Atemnot beim Patienten geht mit einer Zunahme der normalen Atemfrequenz einher. Die **Dyspnoe** tritt in Ruhe **(Ruhedyspnoe)** oder bei Belastung **(Belastungsdyspnoe)** auf. Die normale Atemfrequenz liegt bei einem Erwachsenen zwischen ca. 12 und 20 Atemzügen pro Minute. Die Dyspnoe hat verschiedene Ursachen. Sie kann als Begleiterscheinung bei einigen Lungenerkrankungen, aber auch bei Herzerkrankungen auftreten (→ Kap. 30). Dyspnoe kann bei geriatrischen Patienten auch ein Symptom von **Frailty** sein (→ Kap. 27) sein.

Veränderte Atemgeräusche

Zu den physiologischen Atemgeräuschen zählen das **Bronchialatmen** (*zentrales Atemgeräusch*) über der Trachea und das **vesikuläre Atmen** (*peripheres Atemgeräusch*) über den Bronchien und Bronchiolen.

Das zentrale Atemgeräusch ist ein lautes, zischendes und hochfrequentes Atemgeräusch über den zentralen Atemwegen (z. B. Trachea). Pathologisch ist dieses Geräusch, wenn es in der Peripherie zu hören ist. Ursache hierfür sind Veränderungen (meist Entzündungen) der Bronchien.

Rasselgeräusche (RG) werden in eine feuchte und eine trockene Form unterteilt. Sie kommen vor bei der Pneumonie (feinblasiges, ohrnah empfundenes Knistern), bei Wassereinlagerungen (mittel- und grobblasige Geräusche meist über den unteren Lungen) oder bei einer Verengung der Bronchien (sog. trockene RGs mit Brummen, Giemen oder Pfeifen).

Abgeschwächte oder aufgehobene Atemgeräusche entstehen durch Dämpfungen zwischen Lunge und Thoraxwand, wie sie bei Pleuraerguss und Pneumothorax vorkommen. Auch die vermehrte Luftretention z. B. beim Asthmaanfall kann zu einer Abschwächung der Atemgeräusche führen (engl. *silent lung*).

Typische Atemgeräusche bei geriatrischen Patienten

Typische Nebengeräusche bei der Atmung von geriatrischen Patienten sind u. a.:

- Physiologisches **Entfaltungsknistern:** Knistergeräusch durch Entfaltung der **Alveolen** *(Lungenbläschen)*, das nach einigen Atemzügen verschwindet
- Feuchte Geräusche bei Flüssigkeit in den Luftwegen, Lungenödem
- Trockene Geräusche bei Asthma und chronischer Bronchitis
- **Stridor** (*zischendes oder pfeifendes Atemgeräusch*) entsteht bei verengten Atemwegen
  - **Inspiratorisch** (*beim Einatmen*): Engstelle in den oberen Atemwegen, vor allem an Stimmlippen, Kehlkopf und oberer Trachea, z. B. durch Fremdkörper, allergiebedingte Schwellung, vergrößerte Schilddrüse, Einblutungen nach Punktionen
  - **Exspiratorisch** (*beim Ausatmen*): Engstelle(n) im unteren Teil der Atemwege, z. B. bei Asthma, COPD.

Husten

Husten ist ein Schutzreflex, um Bronchialsekret oder Fremdkörper aus den Luftwegen zu entfernen. Je nach Symptomatik und Zeitverlauf unterscheidet man verschiedene Formen [2]:

- **Unproduktiver Husten** *(trockener Reizhusten)* entsteht durch trockene Luft, Entzündungen oder als Nebenwirkung von Medikamenten (z. B. ACE-Hemmern). Ein Abhusten von Sekret ist nicht möglich.
- Beim **produktiven Husten** wird Sekret gebildet und abgehustet (definitionsgemäß mehr als 30 ml Sekret pro Tag). Typisch ist dies bei chronischer Bronchitis, aber auch bei bakteriellen Infektionen der Bronchien.
- **Rezidivierender Husten** ist ein immer wiederkehrender Husten, z. B. bei Asthmatikern, der von Phasen ohne Husten unterbrochen sein kann.

- **Akuter Husten** dauert maximal drei Wochen an. Er tritt z. B. bei Erkältung oder akuter Bronchitis und Lungenentzündung auf und heilt in der Regel wieder komplett aus.
- **Subakuter Husten** dauert mehr als drei Wochen, aber weniger als acht Wochen an.
- **Chronischer Husten** dauert länger als acht Wochen an, häufig besteht er dauerhaft. Typisch ist dies bei langjährigen Rauchern, chronisch obstruktiver Lungenerkrankung, Krebserkrankung der Lunge oder Tuberkulose. Auch eine chronische Linksherzinsuffizienz (→ Kap. 30) oder ein gastroösophagealer Reflux (→ Kap. 32.2) können chronischen Husten verursachen.

Das Abhusten von Sputum aus den Bronchien ist meist Hinweis auf eine Schädigung der Bronchialschleimhaut.

Zyanotisches Hautbild (blaue Verfärbung der Haut)

Die Zyanose tritt bei akuten, lebensbedrohlichen Störungen des Organismus (z. B. Atemwegsverlegungen) und bei chronischen Krankheitsbildern (z. B. Pneumonie, Asthma bronchiale, Bronchitis) auf. Unterschieden werden die zentrale und die periphere Zyanose.

- Die **zentrale Zyanose** entsteht bei Erkrankungen eines zentralen, inneren Organs wie z. B. des Herzens (→ Kap. 30) oder der Lunge. Hierbei ist das Blut nicht ausreichend mit Sauerstoff versorgt.
- Die **periphere Zyanose** entsteht durch vermehrte Sauerstoffausschöpfung in der Körperperipherie. Ursachen können ebenfalls Herz- und Lungenerkrankungen sein, aber auch arterielle Durchblutungsstörungen, Thrombosen und bestimmte, meist antikörpervermittelte Blutveränderungen.

SPICKZETTEL

Symptome und geriatrische Besonderheiten

- **Dyspnoe** (Atemfrequenz > 20 Atemzüge/Min.)
- **Atemgeräusche**
  - Feuchtes Rasselgeräusch bei Pneumonie und Lungenödem
  - Trockenes Rasselgeräusch bei Verengung der Bronchien
  - Abgeschwächtes Atemgeräusch bei Pneumothorax, Pleuraerguss und Asthma
  - Entfaltungsknistern
  - Inspiratorischer Stridor bei Verengung der oberen Atemwege
  - Exspiratorischer Stridor bei Asthma und COPD
- **Husten**
  - Unproduktiv bei trockener Luft und akuten Entzündungen, produktiv bei Bronchitis
  - Akut (max. 3 Wochen), subakut (3–8 Wochen) oder chronisch (> 8 Wochen)
- **Zyanose** (zentral bei mangelnder Sauerstoffsättigung, peripher bei vermehrter Sauerstoffausschöpfung).

31.1.3 Komplikationen und Besonderheiten im Alter

Veränderte Anatomie im Alter

Mit der sog. **Frailty,** der *allgemeinen Gebrechlichkeit,* die im Alter auftreten kann, kommt es zum Verlust der Haltungskontrolle (→ Kap. 27). Die Rumpfinstabilität zeigt sich im Gehen oder Stehen mit nach vorn geneigter Haltung und kleinen, unsicheren Schritten. Dieses sog. Gehen in den Boden (**Rundrücken,** → Abb. 31.2) und die damit einhergehenden Veränderungen der Thoraxform führen zu einer asymmetrischen Brustkorbbewegung beim Atmen. Zudem wird das Atmen durch das eingeschränkte Brustvolumen erschwert. Die Stimme im Alter verliert an Kraft und Ausdauer. Es kommt zur Einschränkung der Stimmfunktion, was auf eine Abnahme der Muskelkraft bzw. eine Verknöcherung der Kehlkopfknorpel zurückzuführen ist. Die Stimme ist im Alter oft schrill, behaucht oder belegt und kann schneller unter Belastung ermüden und wegbleiben.

Schlechte Mundhygiene aufgrund fehlenden Verständnisses oder fehlender Beweglichkeit des geriatrischen Patienten können dazu beitragen, dass Keime aus der Mundhöhle in die Lunge abwandern und so die Entstehung z. B. einer Pneumonie begünstigen. Aufgrund des verminderten Schluckreflexes im Alter kann es zu Aspirationen von Essensresten in die Lunge kommen (→ Kap. 24).

Eingeschränkte Funktionalität der Lungen

Geriatrische Patienten haben oft eine verminderte Lungenbelüftung aufgrund von Immobilität, Bettlägerigkeit oder **Atemzentrumsstörungen** *(Erkrankungen der Atemwege).* Sie atmen flach und einige Teile der Lungen werden nicht belüftet. **Atelektasen** *(Teilverschlüsse in den Lungen)* werden durch das Zusammenfallen dieser Lungenteile gebildet und bieten einen Nährboden für Bakterien.

Aufgrund der Altersschwäche können geriatrische Patienten das Lungensekret nur ungenügend oder gar nicht abhusten. Eine erhöhte Sekretansammlung in den Bronchien ist die Folge. Allgemein wird Husten von geschwächten Patienten oft schon als kräfteraubend empfunden, aber für geriatrische Patienten ist es ein richtiger Kraftakt. Oft ist daher eine Sputumgewinnung für die mikrobiologische Diagnostik bei geriatrischen Patienten kaum möglich, da sie nur Schleim ausspucken. Meist zeigen geriatrische Patienten – wenn überhaupt – nur leichten Husten mit Auswurf. Daher ist auch die klassische Beurteilung des Sputums auf Farbe, Geruch, Menge und Konsistenz (→ Kap. 31.1.4) nur begrenzt anwendbar.

VORSICHT! Alte Menschen zeigen oft selbst dann nur einen leichten Husten, wenn sie z. B. bereits an einer Pneumonie leiden. Sehr stark geschwächte Senioren können Sekret überhaupt nicht mehr abhusten. Es kommt zur **Mukostase** (*Sekretstau*) mit sehr schlechter Prognose.

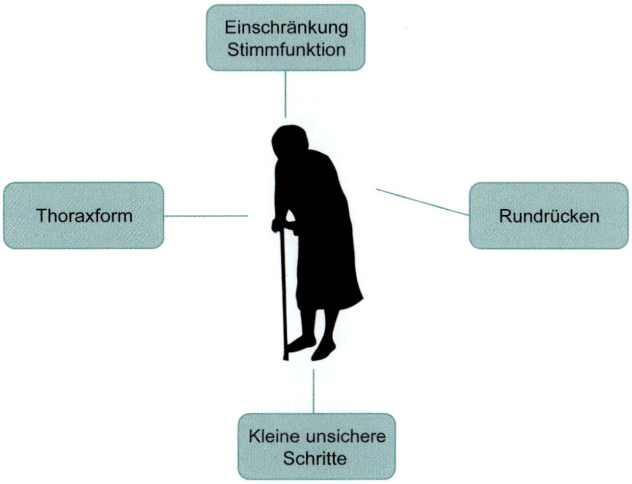

Abb. 31.2 Veränderungen der Anatomie im Alter, die sich auf die Atmung auswirken können. [L143]

SPICKZETTEL

Geriatrische Besonderheiten

- Frailty, die allgemeine Gebrechlichkeit
- Veränderte Anatomie (Rundrücken mit asymmetrischer Brustkorbbewegung beim Atmen)
- Einschränkung der Stimmfunktion
- Mangelnde Mundhygiene aufgrund kognitiver oder funktioneller Einschränkungen
- Minderbelüftung der Lungen z. B. durch Immobilität mit der Folge von Atelektasen
- Ungenügendes Abhusten von Lungensekret (Sekretstau in der Lunge).

31.1.4 Spezielle medizinische und pflegerische Maßnahmen

Diagnostik

- Lungenfunktionsprüfung (Spirometrie)
- 6-Minuten-Gehtest
- Blutgasanalyse (BGA)
- Bildgebende Verfahren (Röntgen, Sonografie, CT, MRT).

Medikamentöse Therapie

Zur **medikamentösen Behandlung** von Lungen- und Atemwegserkrankungen gibt es etliche Arzneimittel. Klassische Medikamente in diesem Bereich sind **inhalative Antiobstruktiva,** die eine Entspannung der Muskulatur der Bronchien bewirken, um das Lumen zu vergrößern, sodass die Luft leichter durch die Bronchien in die Alveolen fließen kann.

Medikamente, die die Bronchialmuskulatur entspannen und die Bronchien erweitern, nennt man auch **Bronchodilatatoren**. Zu ihnen zählen

- **Sympathikomimetika** (β2-Agonisten) wie Salbutamol (z. B. *Sultanol®*) oder Salmeterol (z. B. *Serevent®)*
- **Parasympathikolytika** wie Ipratropiumbromid (z. B. *Atrovent®*, kurzwirksam) oder Tiotropiumbromid (z. B. *Spiriva®*, langwirksam).

Zusätzlich werden **Glukokortikoide** als entzündungshemmende Medikamente eingesetzt, z. B. Budenosid (*Miflonide®*, *Pulmicort®*) oder Fluticason (*Flutide®*).

VORSICHT! Zu den möglichen Nebenwirkungen von Sympathikomimetika gehören Tachykardie, Herzrhythmusstörungen und Unruhe. Diese Medikamente sollten daher bei geriatrischen Patienten nur unter sorgfältiger Kontrolle eingesetzt werden.

Zu beachten ist auch, dass Glukokortikoide langfristig das Osteoporose-Risiko erhöhen. Außerdem begünstigen inhalative Glukokortikoide die Entstehung eines Mundsoors. Die Patienten sollten nach der Inhalation eine Kleinigkeit essen bzw. eine gründliche Mundhygiene vornehmen, um Wirkstoffreste aus dem Mundraum zu beseitigen.

Sauerstofflangzeittherapie

Unter der Sauerstofflangzeitbehandlung versteht man die Gabe von Sauerstoff über die meiste Zeit am Tag (→ Abb. 31.3). Anwendung findet diese Therapie bei sämtlichen Erkrankungen, die mit einem *Sauerstoffmangel* **(Hypoxie)** im arteriellen Blut einhergehen (z. B. COPD, Bronchialkarzinom). Durch eine Sauerstofflangzeittherapie kann die Lebensqualität der Patienten gesteigert werden. Sie bedarf allerdings einer genauen Kosten-Nutzen-Analyse in Bezug auf die Sauerstofflangzeittherapie im Alter, denn sie bringt einige Nebenwirkungen mit sich.

Zu beachten ist, dass bei hohen Sauerstoffgaben die Nasenschleimhäute austrocknen. Ein Befeuchter und entsprechende Pflegemaßnahmen minimieren diese Komplikation. Infekte der Atemwege können auftreten, wenn die hygienischen Anforderungen eines sauberen Mundstücks bzw. einer sauberen Nasensonde nicht eingehalten werden. Ansonsten, wenn die verordnete Sauerstoffgabe konstant verabreicht wird, ist diese Therapie auch bei einer Anwendung über Jahre nebenwirkungsfrei. Diese Behandlung darf jedoch nicht eigenständig ohne Arzterlaubnis unterbrochen werden. Bei Luftnot darf die Sauerstoffmenge nicht über einen vorgegebenen Maximalwert erhöht werden, denn eine länger andauernde Überdosierung des Medikaments Sauerstoff kann zur **Ateminsuffizienz** *(Störung der Belüftung, des Gasaustauschs oder der Blutzirkulation in der Lunge)* führen.

VORSICHT! Bei empfindlichen Patienten kann durch übermäßige Sauerstoffzufuhr der Atemantrieb nachlassen bis hin zur Entwicklung eines Komas durch Ansammlung von Kohlendioxid im Blut.

Des Weiteren kann eine Sauerstofflangzeittherapie den Sozialraum auf einen geringen Radius begrenzen. Es ist für alte Menschen oft zu schwer, sich mit einer Sauerstoffflasche im Rucksack (Gewicht!!) oder mit einem Caddy außerhalb der Wohnung fortzubewegen. Als Folgen sind dann die soziale Isolation und der Bewegungsmangel zu nennen.

Pflegerische Maßnahmen

Die Pflege ist die Berufsgruppe im therapeutischen Team mit dem häufigsten Patientenkontakt. Ihr kommt daher eine wichtige Rolle in der weiterführenden Begleitung, Anleitung und Schulung von therapeutischen Interventionen zu, um einen nachhaltigen Effekt zu bewirken.

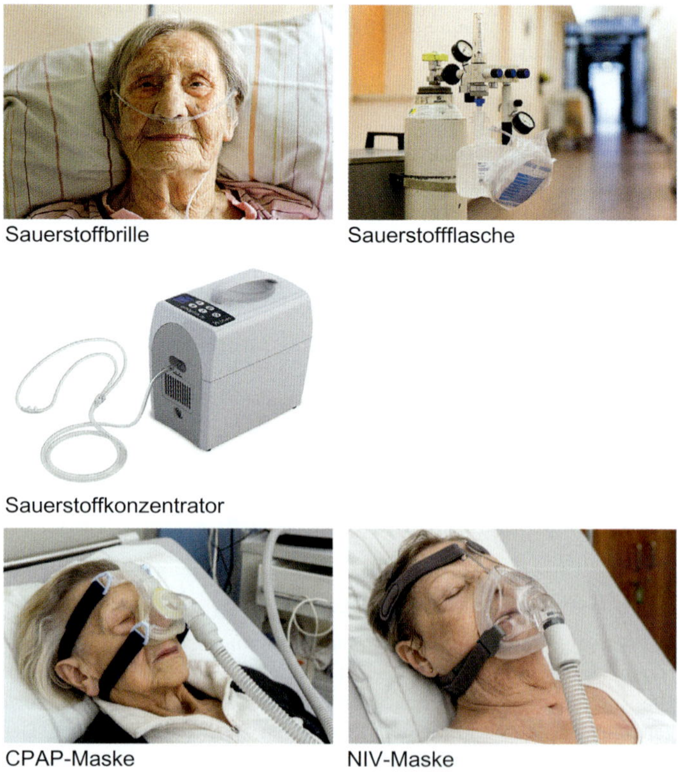

Abb. 31.3 Verschiedene Sauerstoffapplikatoren und -zubehör. [K115, Konzentrator: V607]

Dabei müssen unbedingt die Lebenswelt und die Familie der geriatrischen Patienten mit einbezogen werden.

Um eine professionelle pflegerische Versorgung von geriatrischen Patienten mit Veränderungen bei Atmung oder Lunge zu gewährleisten, ist ein ganzheitlicher und patientenorientierter Ansatz nötig.

Aktivierende therapeutische Pflege

Ziel der aktivierenden therapeutischen Pflege (→ Kap. 16.1) ist es, die geriatrischen Patienten mit ihren individuellen, akuten, multimorbiden, chronischen Krankheitsbildern und den damit einhergehenden Einschränkungen zu motivieren, mithilfe professioneller Pflegepersonen alltägliche Aktivitäten wieder zu erlernen. Die Förderung und Aufrechterhaltung vorhandener Ressourcen der geriatrischen Patienten sind Teil der aktivierenden therapeutischen Pflegetätigkeit und werden ergänzt durch die Unterstützung durch Pflegepersonen. Leitend gilt folgender Satz: **So viel Hilfe wie nötig, so wenig wie möglich.**

Angstbewältigung

Insbesondere Atemnot löst starke Ängste bei dem Betroffenen aus. Hier können Entspannungstechniken helfen. Der Einsatz von autogenem Training, Meditation und progressiver Muskelentspannung wird empfohlen. Bei eingeschränkter Kognition können Techniken wie **Suggestion** *(geistig-psychische Beeinflussung)*, **Therapeutic Touch** *(engl. Therapeutische Berührung)* und Ähnliches hilfreich sein. Die Herstellung eines emotionalen Gleichgewichts in stress- und angstbehafteten Situationen kann wesentlichen Einfluss auf die Lebensqualität der Patienten und deren Familien nehmen. Daher haben Pflegende den Auftrag, hier informierend, steuernd und unterstützend tätig zu werden.

Medikationsmanagement

Lungen- und Atemwegserkrankungen können die Komplexität von Medikamentenplänen nochmals deutlich steigern. So sind z. B. verschiedene Inhalationstechniken, bedarfsorientierte Einnahmezeitpunkte etc. bei einer kognitiven Einschränkung äußerst problembehaftet. Die wiederholte Anleitung der Medikamenteneinnahme insbesondere bei Inhalativa, die Abwägung der Fähigkeiten des Patienten und die Prüfung möglicher Alternativen stellen ein Aufgabengebiet der Pflege dar. Die Anwendung von Inhalatorsystemen ist häufig sehr unterschiedlich und kognitiv anspruchsvoll. Für viele Wirkstoffgruppen gibt es die Möglichkeit, eine aktive Verneblerkammer zu nutzen (→ Abb. 31.4), mit der die Medikation durch einfache Ein- und Ausatmung appliziert wird. Solche Systeme werden jedoch primär stationär angewendet. Die Verwendung einer Reservoirkammer (Spacer) ist im häuslichen Bereich eine wesentlich praktikablere Variante. Derartige Hilfsmittel schränken aber die Auswahl der Medikamente ein, sie können z. B. nicht für Pulverinhalate genutzt werden.

Inhalationstechnik bei Pulver- oder Druckgasinhalatoren

Es gibt ein breites Angebot an unterschiedlichen Produkten, die in der Handhabung sehr verschieden sind und unbedingt den Herstellerinformationen entsprechend verwendet werden müssen.

Sehr häufig werden **Pulverinhalatoren** verwendet, wobei das Pulver jeweils als Einzeldosis in einer Kapsel in das Gerät eingelegt werden muss oder in einem größeren Behälter bereits vorhanden ist. In letzterem Fall muss meist ein Dosierring gedreht werden, und eine Anzeige zählt dann die abgegebenen Einzeldosen. Pulverinhalatoren haben den Vorteil, dass das Medikament aktiv mit der Einatmung aufgenommen wird und somit recht sicher in tiefere Lungenanteile gelangt. Geschwächte ältere Menschen oder Menschen mit Demenz tun sich mit der Handhabung aber oftmals schwer, denn nur ein ausreichend starker Einatemstrom kann das Pulver mobilisieren und zum Wirkort transportieren.

Die **Druckgasinhalatoren** (Dosieraerosole) sind gängigerweise mit einem Eindrücken der Auslösetaste zu bedienen. Die Verwendung setzt ein gutes Koordinationsvermögen voraus, damit der freigesetzte Wirkstoff korrekt eingeatmet wird. Gerade ältere Menschen haben dabei Schwierigkeiten und atmen beim Auslösen eher aus als ein. Etwas einfacher zu verwenden sind Modelle, die quasi „scharf gestellt" und durch den Einatemstrom ausgelöst werden.

Eine Mischung beider Verfahren sind Pulverinhalatoren, die ohne Treibmittel eine feine Wirkstoffwolke erzeugen, die langsam ausgeströmt wird (*Respimat Soft Inhaler®*). Hierdurch steht mehr Zeit zur Verfügung, um das Medikament einzuatmen.

Eine weitere Schwierigkeit liegt neben den oft sehr kleinen Beschriftungen in einem häufig schwer abschätzbaren Applikationserfolg. Es gibt einige Grundregeln, um den Inhalationserfolg zu verbessern:

Grundregeln der Inhalationstechnik

- Gerade Sitzposition
- Maximale Ausatmung
- Vorbereitetes Inhalationsgerät
- Mundstück bis hinter die Zähne
- Tiefe, zügige und lange Inhalation
- 3–5 Sek. Luft anhalten, dann ausatmen.

Vernebler

Applikatoren wie Vernebler können durch regelmäßige Ein- und Ausatmung ohne spezielle Atemtechnik effektiv genutzt werden. Eine gerade Sitzposition und eine tiefe Ausatmung sind trotzdem sinnvoll. Vernebler können mit etwas Hilfe auch von kognitiv eingeschränkten Patienten benutzt werden. Als Nachteile sind die reduzierte Medikamentenauswahl, der verlängerte Anwendungszeitraum und die Größe der Geräte zu nen-

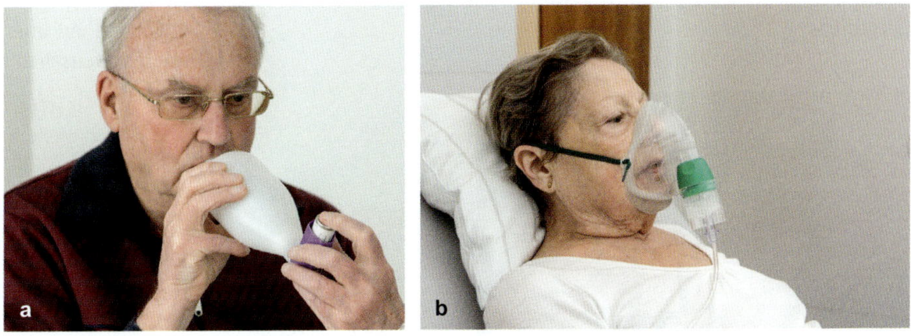

Abb. 31.4 Verschiedene Möglichkeiten der Medikamentengabe: a) Dosieraerosol, b) Kaltvernebler. [K115]

nen. Vor- und Nachbereitung der Inhalation müssen bei gebrechlichen oder dementen Patienten von Hilfspersonen übernommen werden.

Sekretmanagement

Die gängigen Techniken zur **Sekretlimitation** *(Begrenzung der Schleimabsonderung, wie z. B. Speichel)* wie Atem- und Hustentechniken sowie die Verwendung von Hilfsmitteln haben häufig einen relativ hohen kognitiven Anspruch an den Anwender und sind daher nur begrenzt bei geriatrischen Patienten einsetzbar. Grundsätzlich sind Interventionen wie die Hustentechnik des „Huffing" mit tiefer Einatmung und forcierter Ausatmung sowie eine lenkende Atemtechnik und schwerkraftorientierte Lagerungsdrainagen gute Möglichkeiten, um Bronchialsekret mobilisieren und transportieren zu können. Primär werden diese Techniken von Physio- und Atemtherapeuten vermittelt. Um daraus eine nachhaltige und gefestigte Handlung für die Patienten und deren Familien entstehen zu lassen, bedarf es der regelmäßigen Anleitung, Schulung und Begleitung durch die professionelle Pflege.

Sekretmanagement bei verengten Atemwegen (Obstruktion)

Hustentechniken z. B.:
- Tunnelhusten (Husten gegen Widerstand in Handhöhle)
- „Hauchen" gegen Spiegel bzw. offen Hand (→ Abb. 31.5).

Hilfsmittel bei Sekretverhalt z. B.:
- PEP (Ausatmung mit Widerstand, Lumen verstellbar)
- Cornet (Horn mit „schlagender" Kugel)
- Cough-Assist (Gerät mit nichtinvasiver, aktiver Absaugung des Sekrets).

Atemtechniken/-training z. B.:
- Entblähen (auch sehr gut mit CPAP-ASB möglich) → tiefe Exspiration, kleine Einatmung, tiefe Exspiration, normale Atmung
- Atmung unter Belastung
- Lippenbremse.

Produktives Abhusten:
- Hinsetzen
- Beine zusammen
- Po anspannen
- Hände auf den Bauch
- Tief ein- und ausatmen
- In kurzen Phasen abhusten.

Beobachtung der Körperfunktion

Atemfrequenz

Eine normale Atemfrequenz bei älteren Patienten kann bis zu 20 Atemzüge pro Minute betragen (Vergleich: Erwachsener 16 Atemzüge pro Minute). Erster Hinweis für eine Infektion der Atemwege kann eine Atemfrequenz von mehr als 20 Atemzügen pro Minute sein.

Im geriatrischen Bereich lassen sich die verschiedenen Atemtypen häufig beobachten. In → Tab. 31.1 werden die typischen Atemmuster dargestellt.

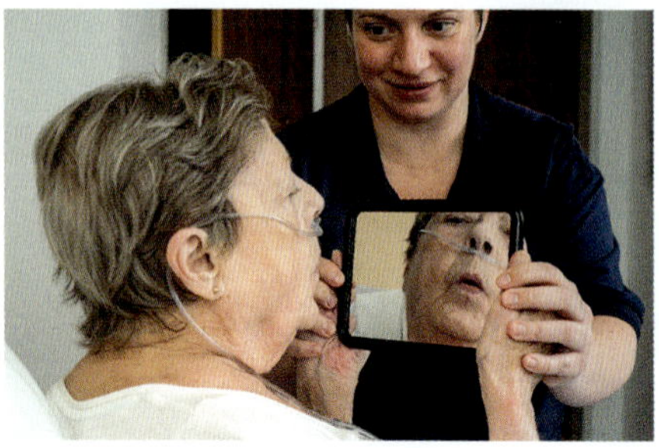

Abb. 31.5 Das Hauchen gegen einen Spiegel stimuliert eine verlängerte Ausatmung. [K115]

Bei der Messung der Atemfrequenz werden jeweils eine Einatmung und eine Ausatmung zusammen als ein Atemzug gezählt. Der Atemrhythmus kann regelmäßig (im Takt) sein oder unregelmäßig verlaufen. Damit die Patienten die Atmung nicht willentlich beeinflussen, wird die Atemfrequenz ohne Ankündigung beim Patienten gezählt, indem die Pflegefachperson z. B. so tut, als würde sie den Puls fühlen, während sie eigentlich die Atmung beobachtet. Zur besseren Wahrnehmung kann man den Patienten bitten, seine Arme auf den Bauch oder den Brustkorb zu legen, umso deutlicher die Bauch- bzw. Brustkorbbewegung beim Atmen zählen zu können. Die Atemfrequenz wird in Atemzüge pro Minute angegeben.

Sekret, Sputum, Auswurf

Abgehustetes Bronchialsekret ist immer als infektiös zu behandeln. Folgende Hygieneregeln sind daher zwingend zu beachten:
- Arbeiten mit Handschuhen
- Sich nicht anhusten lassen
- Bei Kontaminationen betroffene Hautpartien und Flächen desinfizieren
- Sputumbecher mit Desinfektionslösung füllen (Ausnahme: wenn Sputum zur Untersuchung gebraucht wird)
- Für eine bakteriologische Untersuchung Sputum vom nüchternen Patienten gewinnen, also vorher nicht Zähne putzen und nichts essen lassen.

Sputum wird auf Farbe, Menge, Geruch, Beschaffenheit (z. B. zäh) und Beimengungen (Blut, Eiter) beobachtet. Die Farbe des Sputums kann Hinweise auf verschiedene Erkrankungen geben (→ Abb. 31.6):
- Weiß-glasig: virale Infektion (z. B. Bronchitis, typisch ist Abhusten am Morgen)
- Weiß-schaumig: Lungenstauung/-ödem
- Gelb-grün: bakterielle Infektion
- Grün: Hinweis auf Pseudomonas-Infektion
- Gräulich: Pneumokoniose, bakterieller Infekt in Abheilung
- Bräunlich-schwarz: möglicherweise altes Blut, Abklärung erforderlich (kann auch harmlos sein)
- Bröckelig: Tuberkulose, Aktinomykose
- Blutig: schwerer Infekt, starker Husten/Würgen, Malignom.

Sputum ist normalerweise geruchlos. Dennoch können jauchige und faulige Gerüche durch bakterielle Zersetzung und/oder Gewebszerfall vorkommen. Sputumuntersuchungen finden bei z. B. Lungenentzündung, akuter Bronchitis, chronischer Bronchitis oder zur Diagnose von Tuberkulose oder Atemwegstumoren statt.

Körpertemperatur

Der Anstieg der Körpertemperatur *(Fieber/Hyperthermie)* ist ein Zeichen für eine Infektion. Dabei gilt bei geriatrischen Patienten der Merksatz: **„The older, the colder"** (engl. *„Je älter, je kälter"*). Darunter ist zu verstehen, dass das klassische Fieber im höheren Alter nicht zwingend auf über 38,3 °C ansteigt, denn die Ausgangstemperatur bei älteren Menschen ist oft geringer.

VORSICHT! Eine Körpertemperaturerhöhung von 1 °C über der Ausgangstemperatur bei älteren Menschen wird bereits als Anzeichen für eine Infektion angesehen. Subfebrile Temperaturen *(37,1 °C – 37,9 °C)* können bei den alten Menschen auf evtl. massive Infektionen hinweisen.

Regelmäßige Temperaturkontrollen (z. B. 1× täglich) lassen Temperaturerhöhungen frühzeitig erkennen. Dramatische Verläufe bei Fieber (wie z. B. Schüttelfrost) sind nicht typisch für ältere Menschen. Bei ihnen bestehen eher folgende Gefahren oder Komplikationen:

Tab. 31.1 Atemmuster. (Zeichnungen: [L143, A400])

Atemmuster	Bezeichnung	Mögliche Ursachen
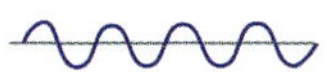	Normalatmung	
	Orthopnoe (Atemnot); aufrechte Sitzposition nötig	Lungenstauung bei Linksherzinsuffizienz
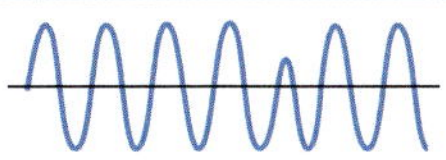	Tachypnoe (Beschleunigung der Atemfrequenz auf über 20 Atemzüge pro Minute)	Bei älteren Patienten oft normal bis 25 Atemzüge pro Minute
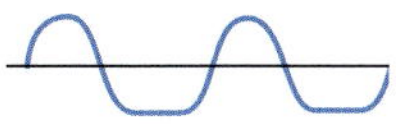	Bradypnoe (Verminderung der Atemfrequenz auf unter 10 Atemzüge pro Minute)	z. B. Pneumonie, Schlafapnoe-Syndrom (periodische Atemstillstände)
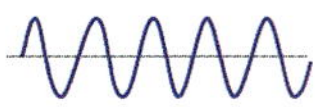	Kußmaul-Atmung (anhaltend besonders tiefe Atmung)	Hinweis auf Übersäuerung des Körpers durch z. B. eine Sepsis (Blutvergiftung) oder ein Nierenversagen
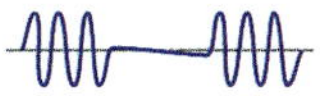	Biot-Atmung (einzelne gleich hohe Atemzüge, nach kurzer Zeit von einer Pause unterbrochen)	Stammhirnschaden bei z. B. erhöhtem Hirndruck durch Meningoenzephalitis (Hirnhautentzündung)
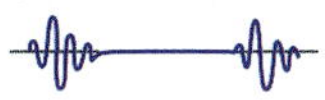	Cheyne-Stokes-Atmung (periodisch undulierendes An- und Abklingen von tiefen und flachen Atemzügen, oft unterbrochen von einer Atempause)	Z. B. Schlaganfall, Schlafapnoe-Syndrom (periodische Atemstillstände) durch sedierende Medikamente, präfinale Sterbephase

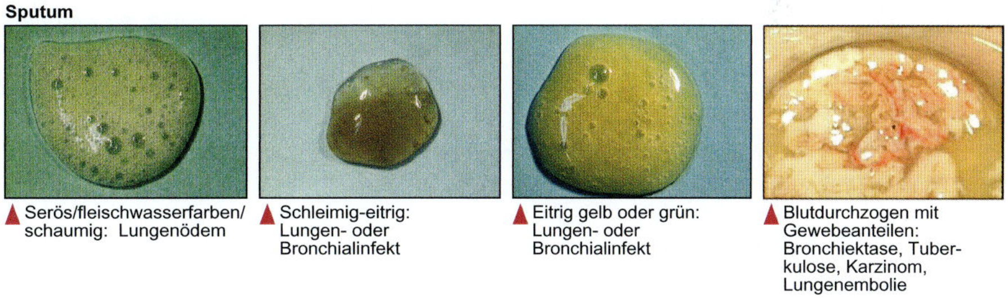

Abb. 31.6 Verschiedene Sputumproben und mögliche Diagnosen. [E499–002]

- Kreislaufkollaps (Schwächeanfall, Kreislaufversagen)
- Ateminsuffizienz (Minderbelüftung der Lungenbläschen)
- Verlängerte Rekonvaleszenz
- Fieberdelir (Verwirrtheit, Halluzinationen)
- Exsikkose durch Schwitzen.

Problemlösungsansatz im häuslichen Sektor

Ein effektiver Problemlösungsansatz im häuslichen Sektor kann nur durch Kompetenzen wie Entscheidungsfähigkeit, Problemerkennung, Selbstwirksamkeitserwartung und Risikomanagement durch einen Notfallhandlungsleitfaden entstehen. Der geriatrische Patient wird hierbei nach seinen individuellen Möglichkeiten gefordert und gefördert sowie durch die Familie und das therapeutische Team unterstützt. Das therapeutische Team steht dabei in interprofessioneller Zusammenarbeit mit allen begleitenden Berufsgruppen (Ernährungsberatung, Sozialdienst etc.).

Interventionen des therapeutischen Teams:
- Aktivierend therapeutische Pflege
- Beobachtung der Körperfunktion wie Atemfrequenz (AF), Temperatur
- Sekretbeobachtung etc.
- Entscheidungsfähigkeit bei Problemerkennung im häuslichen Sektor
- Selbstwirksamkeitserwartung
- Risikomanagement durch Notfallhandlungsleitfaden
- Angstbewältigung, Entspannungstechniken und emotionales Gleichgewicht
- Medikamentenmanagement
- Sekretmanagement
- Ernährungs- und Gewichtsoptimierung
- Ausdauer- und Krafttraining
- Rauchstopp, Feinstaubvermeidung
- Familiäre Ressourcen erkennen und annehmen
- Soziales Netzwerk (z. B. Selbsthilfegruppe, Lungensportgruppe etc.).

SPICKZETTEL

Diagnostik, Therapie und Pflege
- Diagnostik: Lungenfunktionsprüfung, 6-Minuten-Gehtest, Blutgasanalyse, bildgebende Verfahren
- Therapie:
  - Medikamente zur Inhalation (Bronchodilatatoren, Glukokortikoide)
  - Langzeit-Sauerstofftherapie/Heimbeatmung
- Pflege:
  - Aktivierende therapeutische Pflege (Förderung und Aufrechterhaltung von Fähigkeiten, Unterstützung nur nach Notwendigkeit)
  - Angstbewältigung (Entspannungstechniken)
  - Medikationsmanagement (zuverlässige Einnahme sichern, korrekte Inhalationstechnik vermitteln, Auswahl von Hilfsmitteln)
  - Sekretmanagement (Atem- und Hustentechniken, Hilfsmittel, Anleitung zu produktivem Abhusten)
  - Patientenbeobachtung (Atemfrequenz, Sekret/Sputum, Körpertemperatur).

31.1.5 Beratung und Anleitung

Um Behandlungserfolge zu erreichen und diese dann zu festigen, sind Beratung und Anleitung des Patienten sowie seiner Bezugspersonen nötig. Dabei stehen die individuellen Ziele des Patienten und seiner Familie im Vordergrund. Folgende mögliche Ziele können durch Beratung und Anleitung verfolgt werden:

Mögliche Ziele der Beratung und Anleitung im Überblick

- Autonomie und Partizipation der Betroffenen und ihrer Familien fördern, wiederherstellen oder erhalten
- Lebensqualität fördern, wiederherstellen oder erhalten
- Soziale Teilhabe fördern, wiederherstellen oder erhalten
- Atemnot und daraus bedingte Stresssituation reduzieren
- Funktionalität und Aktivität fördern, wiederherstellen oder erhalten
- Zu frühzeitiger Symptomerkennung und Handlungsentscheidungsfähigkeit anleiten, um Exazerbationen und Hospitalisierung zu reduzieren
- Effektive Inhalationstechnik und effektives Medikationsmanagement
- Belastungstoleranz steigern
- Effektive Problemlösungsstrategien fördern
- Depressionen erkennen und effektiv behandeln
- Kostenreduzierung.

31.2 Akute Erkrankungen von Lunge und Atemwegen

31.2.1 Pneumonie

Die **Pneumonie** ist ein Krankheitsbild, das im Alter häufig auftritt. Sie gehört zu den zehn häufigsten Todesursachen nach ICD-10 und zu den häufigsten Todesursachen unter den Infektionskrankheiten (→ Kap. 30, → Abb. 30.3).

Meistens ist die *akute Lungenentzündung* bakteriell verursacht. Selten wird sie durch Viren oder Pilze ausgelöst. Alte Menschen sind aufgrund ihrer vermehrten Immobilität stark gefährdet, eine Lungenentzündung zu bekommen. Die Lunge wird häufig vermindert belüftet, in den Bronchien sammelt sich vermehrt Sekret an, das Immunsystem ist allgemein geschwächt, und oft liegt ein eingeschränkter Schluckreflex vor. All diese Beschwerden tragen zum Entstehen einer Lungenentzündung im Alter bei.

Symptome

- Mäßiges Fieber (bei alten Menschen selten Schüttelfrost!)
- Leichter Husten mit Auswurf
- Dyspnoe
- Evtl. Schmerzen beim Atmen
- Tachypnoe
- Zyanose.

Diagnostik

- Körperliche Untersuchung
- Röntgenaufnahme der Lunge
- CRB-65-Index zur Letalitätsprädiktion.

Der CRB-65-Index gibt Aufschluss über das Letalitätsrisiko. Er wird unkompliziert durch drei klinische und einen anamnestischen Parameter gebildet und ist auch ambulant gut anwendbar. Der Score wird berechnet durch die Addition jeweils eines Punktes für das Vorliegen eines der vier aufgelisteten Kriterien. Somit können Werte zwischen 0 und 4 erhoben werden. Das Letalitätsrisiko steigt von 2 % bei 0 Punkten über 13 % bei 1–2 Punkten bis zu 34 % bei 3–4 Punkten [3]. Die Kriterien sind:

- **C**onfusion (Bewusstseinstrübung/Delir)
- **R**espiratory Rate (Atemfrequenz ≥ 30/min)
- **B**lood Pressure (diastolischer Blutdruck ≤ 60 mmHg oder systolischer Blutdruck < 90 mmHg)
- Alter ≥ 65 Jahre.

Therapie

- Stationäre Behandlung mit Antibiotika
- Körperliche Schonung
- Ausreichende Flüssigkeitszufuhr (bei Fieber pro 1 °C Temperaturerhöhung kommt es zu einem Flüssigkeitsverlust von 1 Liter)
- Sauerstoffverabreichung bei Atemnot
- Leichte Krankengymnastik mit Atemübungen und Abreibungen
- Fiebersenkende Mittel, um das Herz (Tachykardie aufgrund des Fiebers, d. h., das Herz muss mehr arbeiten) zu entlasten.

Ambulante Pneumoniebehandlung

Bei einem CRB-65-Index von 0 kann die Pneumonie ambulant behandelt werden. Als weitere Bedingung muss eine pflegerische Versorgung gewährleistet sein, um eine zuverlässige Medikamentengabe zu sichern, ggf. eine Sauerstoffgabe und bei Bedarf eine parenterale Ernährung einzuleiten. Außerdem muss innerhalb von 48–72 Stunden eine wiederholte ärztliche Vorstellung des Patienten erfolgen [4].

31.2.2 Influenza

Die Entzündung der Atemwege im Rahmen der sog. **Influenza** *(Grippe)* wird durch das Influenzavirus ausgelöst und durch Tröpfcheninfektion übertragen (→ Kap. 41.3). Bei geriatrischen Patienten ist sie besonders komplikationsbehaftet mit nicht selten tödlichem Verlauf. Prophylaxe bietet eine Schutzimpfung, die für alte Menschen empfohlen wird und einmal im Jahr durchzuführen ist.

Symptome

- Kopf- und Gliederschmerzen
- Fieber
- Plötzliches, starkes Krankheitsgefühl
- Husten, Schnupfen.

Therapeutische Besonderheiten

- Fieberbedingten Flüssigkeitsverlust ausgleichen
- Vorbeugung weiterer Komplikationen: Dekubitus-, Pneumonie-, Thrombose- und Obstipationsprophylaxe
- Achtung: Gefahr der Superinfektion (zusätzliche bakterielle Infektion – eitriger Auswurf).

31.2.3 Akute Bronchitis

Die **akute Bronchitis** *(Entzündung der Bronchialschleimhaut)* ist meist viral bedingt und auch durch Tröpfcheninfektion übertragbar.

Therapeutische Besonderheiten:

- Achtung: Gefahr der **Superinfektion** *(zusätzliche bakterielle Infektion* – eitriger Auswurf)

- **Antitussiva** *(Antihustenmittel)* bei nächtlichem Husten abends einnehmen (am Tag Abhusten fördern)
- **Mukolytika** *(schleimlösende Mittel)* morgens einnehmen.

SPICKZETTEL

Therapie bei akuten Atemwegserkrankungen

Pneumonie
- **Symptome:** mäßiges Fieber, Husten mit Auswurf, Dyspnoe, Tachypnoe, Thoraxschmerz, Zyanose
- **Therapie:** Antibiotikabehandlung (meist stationär), ggf. fiebersenkende Maßnahmen, körperliche Schonung, ausreichende Flüssigkeitszufuhr, Atemübungen, Abreibungen.

Influenza
- **Symptome:** plötzliches starkes Krankheitsgefühl, Kopf- und Gliederschmerzen, Fieber, Husten, Schnupfen
- **Therapie:** ausreichend Flüssigkeitszufuhr, Dekubitus-, Pneumonie-, Thrombose- und Obstipationsprophylaxe.

Akute Bronchitis
- **Leitsymptom:** Husten
- **Therapie:** tagsüber Mukolytika, um das Abhusten von Sekret zu erleichtern, zur Nacht Antitussiva zur Dämpfung des Hustens.

31.3 Chronische Lungenerkrankungen

Unspezifische Zeichen einer chronischen Lungenerkrankung, durch chronische Hypoxie (auch bei Herzerkrankungen):
- **Uhrglasnägel** (vergrößerte, rundlich geformte Nägel mit starker Wölbung nach außen)
- **Trommelschlägelfinger** (kolbenförmig aufgetriebene Fingerendglieder).

31.3.1 Chronisch obstruktive Lungenerkrankung (COPD)

DEFINITION

COPD *(engl. Chronic Obstructive Pulmonary Disease; Chronische obstruktive Lungenerkrankung)*: Voranschreitende, nach Gabe von Bronchodilatatoren und/oder Kortikosterioden nicht vollständig rückbildbare Obstruktion *(Verengung)* der Atemwege. Sie entsteht auf dem Boden einer chronischen Bronchitis und/oder eines Lungenemphysems. Die COPD muss vom Asthma bronchiale abgegrenzt werden, bei dem die Obstruktion prinzipiell rückbildungsfähig ist [5].

Die COPD ist die vierthäufigste Todesursache weltweit und umfasst eine funktionelle Beeinträchtigung und organische Veränderung der Lunge. Die wichtigste Ursache für die COPD ist Tabakrauch (80 % der Patienten sind Raucher oder Ex-Raucher). Der COPD geht meist jahrelang eine chronische Bronchitis voraus (Husten und Auswurf in zwei aufeinander folgenden Jahren und während jeweils mind. drei aufeinander folgender Monate) [6].

Hauptsymptome COPD

- Dyspnoe mit Zunahme des Atemwiderstands und erhöhter Atemarbeit
- Obstruktive Atmung mit Überblähung und Airtrapping (*engl. trap = Falle*)
- Chronischer, produktiver Husten
- Störung der Sekretbeförderung
- Gestörter pulmonaler Gasaustausch
- Verteilungsstörung der Atemluft
- Arterielle Hypoxie und Hyperkapnie
- Besonders bei älteren Menschen: Mangelernährung, Sarkopenie (Muskelverarmung) und vorzeitige Gebrechlichkeit.

Häufig treten psychische Komorbiditäten wie Angststörungen und Depressionen auf. Es finden sich aber auch systemische Erkrankungen insbesondere im kardiovaskulären System, im Skelettsystem (z. B. Osteoporose, → Kap. 35.3) und im muskulären Bereich (Sarkopenie, → Kap. 26) sowie Beeinträchtigungen des Stoffwechsels.

Meist tritt als erstes Symptom eine chronische Bronchitis mit chronischem Husten, Auswurf und Atemnot unter Belastung auf. Neben dem Bronchospasmus ist die obstruktive Beteiligung ein zentrales Kriterium für das Vorliegen einer COPD, denn eine chronische Bronchitis ohne Obstruktion wird nicht der COPD zugeordnet [5].

„Der Krankheitsverlauf der COPD ist durch eine progrediente Verschlechterung der Lungenfunktion und eine zunehmende Beeinträchtigung des Befindens, der Leistungsfähigkeit und der Lebensqualität gekennzeichnet, insbesondere hervorgerufen durch rezidivierende Exazerbationen und zunehmende Auswirkungen auf andere Organe.“ [7]

Therapieziele bei COPD

Für das Management der Erkrankung sind eine exakte Diagnose, Prävention durch Ausschalten von Risikofaktoren, eine abgestimmte Langzeittherapie und die Vermeidung und Behandlung von Exazerbationen wichtig. Als spezielle Ziele zum effektiven Management der COPD sind folgende Ziele anzustreben [7]:
- Progressionsverminderung
- Symptomlinderung
- Steigerung der körperlichen Belastbarkeit
- Verbesserung des Gesundheitsstatus und der Lebensqualität
- Vorbeugung und Behandlung von Exazerbationen und Komplikationen
- Reduktion der Mortalität.

Diagnostik

In der Diagnostik wird der Schweregrad der COPD festgestellt und anhand der vier Stufen nach GOLD *(engl: **G**obal **I**nitiative **f**or **C**hronic **O**bstructive **L**ung **D**isease)* eingeteilt. Dabei wird u. a. die Einsekundenkapazität *(FEV_1)* nach der Gabe von Bronchodilatatoren bestimmt. Dazu muss der Patient tief einatmen und dann auf Kommando so kräftig wie möglich ausatmen. Das in der ersten Sekunde ausgeatmete Volumen wird gemessen und häufig in Beziehung zu einem anderen wichtigen Wert, der Vitalkapazität, gesetzt. Die Einteilung der Schweregrade ist als Übersicht in → Tab. 31.2 dargestellt.

Tab. 31.2 GOLD-Schweregradeinteilung der COPD 2007 [7].

Schweregrad	Kriterien
I (leicht)	$FEV_1 \geq 80\,\%$ Soll Mit/ohne Symptomatik wie Husten, Auswurf; meist keine Dyspnoe
II (mittel)	$FEV_1 \geq 50\,\%$ Soll und $FEV_1 < 80\,\%$ Soll Mit/ohne chronische Symptome wie Husten, Auswurf, Dyspnoe
III (schwer)	$FEV_1 \geq 30\,\%$ Soll und $FEV_1 < 50\,\%$ Soll Mit/ohne chronische Symptome wie Husten, Auswurf, Dyspnoe
IV (sehr schwer)	$FEV_1 \leq 30\,\%$ Soll $FEV_1 < 50\,\%$ Soll plus chronische respiratorische Insuffizienz

Im Stadium der sehr schweren COPD mit dem Grad IV wird häufig eine Sauerstofflangzeittherapie bzw. eine Heimbeatmung unumgänglich, und/oder eine palliative Versorgung ist anzustreben [7].

DEFINITION

Respiratorische Insuffizienz: Sauerstoffpartialdruck in der arteriellen BGA unter Raumluft unterhalb < 60 mmHg. Ist zusätzlich der Wert für Kohlendioxid (CO_2) auf > 45 mmHg erhöht, liegt eine **respiratorische Globalinsuffizienz** vor.

Seit 2011 wird nach dem aktualisierten GOLD-Bericht zur besseren Darstellung der Komplexität und Schwere der Erkrankung eine überarbeitete klinische Schweregradeinteilung anhand des in → Abb. 31.7 dargestellten Modells vorgenommen. Hier werden die vorgenannten spirometrisch definierten Schweregrade I–IV kombiniert mit den Stadien A–D anhand von Symptomen, FEV_1, Exazerbationsrisiko und Komorbiditäten (→ Tab. 31.3).

Therapie

Behandlungsplan medikamentös und nichtmedikamentös

Zum Behandlungsplan gehören neben der medikamentösen Therapie und der Anleitung zu effektiver Inhalationstechnik (→ Kap. 31.1.4.) auch **nichtmedikamentöse Maßnahmen:**

- Prävention durch Reduzierung von Noxen (z. B. Rauchstopp), regelmäßige Impfungen gegen Influenza und Pneumokokken.
- Körperliches Training mit Ausdauer- und Kraftkomponenten. Es steigert die Leistungsfähigkeit, die Lebensqualität und die psychische Belastbarkeit und hilft, die Rate an Exazerbationen senken.
- Spezielle Atemtherapie für COPD-Patienten mit nachweislich evidenzbasierten Effekten. Sie fördert die gezielte Nutzung der Atemmuskulatur und übt spezielle Atemtechniken ein.
- Sekretmanagement (→ Kap. 31.1.4). Es kann unter anderem mit technischen Hilfsmitteln unterstützt werden.
- Ernährung ist für viele COPD-Patienten ebenfalls ein therapierelevantes Thema. Insbesondere ist auf die bedarfsorientierte Kalorienzufuhr zu achten.
- Bei fortgeschrittener COPD mit **pulmonaler Kachexie** rechtzeitige palliativmedizinische Betreuung und Advance Care Planning (→ Kap. 17.6).

Die therapeutischen Maßnahmen sollten im Rahmen einer pneumologischen Rehabilitation verstetigt werden [7], denn Rehabilitationsmaßnahmen zeigen einige positive Effekte [9]. Bei sehr schwergradiger COPD mit respiratorischer Insuffizienz ist zudem eine Sauerstofftherapie bzw. Heimbeatmung erforderlich.

Tab. 31.3 Kombinierte klinische Schweregradeinteilung [8].

Typ	Charakteristika Symptome Exazerbationen	Spirometrische Klassifikation	Exazerbationen pro Jahr	Symptome CAT	Symptome mMRC
A	niedriges Risiko wenig Symptome	GOLD 1/GOLD 2	≤ 1	< 10	≤ 1
B	niedriges Risiko mehr Symptome	GOLD 1/GOLD 2	≤ 1	≥ 10	2+
C	hohes Risiko wenig Symptome	GOLD 3/GOLD 4	2+	< 20	≤ 1
D	hohes Risiko mehr Symptome	GOLD 3/GOLD 4	2+	≥ 20	2+

mMRC = modified Medical Research Council (Skala zur Beurteilung der Dyspnoe)
CAT = COPD-Assessment-Test (Fragebogen zu Dyspnoe und weiteren Symptomen)

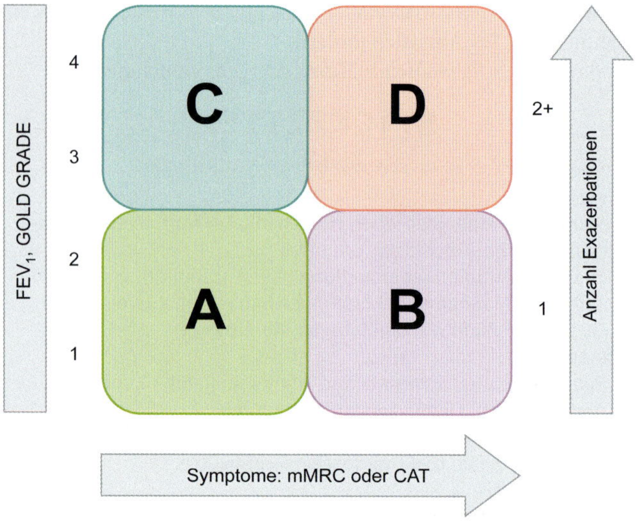

Abb. 31.7 Die neuen GOLD-2011-Schweregrade [8]. [L143, F772–007]

Exazerbation

Die häufig im Zusammenhang mit der COPD genannte **Exazerbation** ist nicht abschließend definiert. In der Regel ist damit ein Ereignis im Verlauf der Erkrankung gemeint, das Veränderungen in folgenden Bereichen auslöst:

- Dyspnoe und Husten
- Sputummenge und -farbe
- Allgemeinzustand
- Fieber
- Entgleisungen der Blutgase.

Diese Veränderungen werden von den Betroffenen als akute Verschlechterung wahrgenommen. Häufig ist eine ärztliche und medikamentöse Intervention nötig, um eine Stabilisierung der Symptomatik zu erzielen.

Als Ursachen für die Exazerbation bei der COPD werden häufig virale oder bakterielle Infektionen angeführt. Aber auch kardiale Störungen, Umweltfaktoren, Medikamente, übermäßige O_2-Therapie, Lungenembolie und Ermüdung der Atemmuskulatur können zu Exazerbationen führen [7], [10]. Diese akuten Verschlechterungen bedingen üblicherweise auch nach der Stabilisierung eine dauerhafte Reduzierung des Allgemeinzustands, jedoch in unterschiedlichsten Schweregraden. Dabei haben COPD-Patienten im Krankheitsverlauf mit wesentlichen Einbußen ihrer Lebensqualität zu rechnen, da die zu erwartenden physischen Funktionalitätseinschränkungen und die psychischen Belastungen sehr hoch sind.

Eine mögliche **palliative Versorgung** muss durch die palliativmedizinischen Bedürfnisse der Patienten begründet sein und kann kaum von der Diagnose und Prognose alleine abhängig gemacht werden. Bei nichtonkologischen Patienten mit fortgeschrittenen internistischen Erkrankungen muss meist parallel zu einer möglichen palliativen Versorgung eine krankheitsspezifische Therapie aufrechterhalten werden. Dazu ist eine interprofessionelle Zusammenarbeit zwischen den Fachrichtungen von hoher Wichtigkeit, um den Betroffenen in ihrer letzten Lebensphase ein möglichst beschwerdefreies Leben zu ermöglichen [11].

Die Vermeidung von Exazerbationen ist bei geriatrischen Patienten schwieriger umzusetzen, da bei ihnen häufig viele Risikofaktoren zugleich vorliegen.

SPICKZETTEL

COPD

Symptome:
- Dyspnoe mit Zunahme des Atemwiderstands durch Lungenüberblähung
- Chronischer produktiver Husten mit Störung der Sekretbeförderung
- Verringerte körperliche Belastbarkeit
- Gestörter pulmonaler Gasaustausch, arterielle Hypoxie und Hyperkapnie
- Besonders bei älteren Menschen Sarkopenie, Frailty, Kachexie.

Diagnostik:
- Messung der Einsekundenkapazität der Ausatmung (FEV_1)
- Blutgasanalyse (Sauerstoff- und Kohendioxidpartialdruck)
- Stadieneinteilung nach GOLD (Grad I–IV bzw. A–D).

Therapie:
- Reduzierung von Noxen, Impfung gegen Influenza und Pneumokokken
- Kraft- und Ausdauertraining, spezielle Atemtherapie
- Bedarfsangepasste Kalorienzufuhr
- Sekretmanagement
- Medikamente (Bronchodilatatoren und Glukokortikoide zur Inhalation)
- Ggf. Sauerstofftherapie/Heimbeatmung
- Bei fortgeschrittener COPD mit pulmonaler Kachexie ggf. palliativmedizinische Versorgung.

31.3.2 Asthma bronchiale

DEFINITION

Asthma: Entzündliche Erkrankung der Atemwege, die ursächlich oft auf Allergien zurückzuführen ist, aber auch andere Ursachen haben kann.

Asthma bronchiale tritt voranging bereits in der Kindheit und Jugend auf. Typischerweise finden sich Phasen mit nahezu normaler Atmung und Phasen mit bronchialer Obstruktion. Bei 20 bis 50 % der Menschen bildet sich das Asthma im Laufe des Lebens zurück. Ein Teil der Patienten leidet jedoch auch im höheren Lebensalter noch am Asthma. Manchmal führen immer wiederkehrende Exazerbationen zu einer Schädigung der Bronchien, sodass ein fließender Übergang in die COPD möglich ist.

Die betroffenen Senioren kennen sich in der Regel mit der Erkrankung aus und können damit umgehen. Die Kurzatmigkeit tritt immer wieder auf, genauso wie die Asthmaanfälle, die medikamentös seit der Kindheit oder dem Erwachsenenalter (je nach Verlaufsform) behandelt werden. Komplikationen bei geriatrischen Asthma-Patienten kommen hauptsächlich durch die Multimorbidität zustande, selten durch das Asthma selbst.

31.3.3 Schlafapnoe-Syndrom (SAS)

DEFINITION

Apnoe: Atempause von mehr als 10 Sekunden.

Hypopnoe: Verminderung der Atemamplitude um mehr als 50 %.

Schlafapnoe: Mehr als 10 Apnoe- oder Hypopnoe-Phasen pro Stunde während des Schlafs **und** Tagesmüdigkeit.

Das Risiko, ein SAS zu bekommen, steigt mit dem Alter. Es wird ein **obstruktives Schlaf-Apnoe-Syndrom** (*OSAS*) vom **nichtobstruktiven (zentralen) SAS** unterschieden. Die häufigste Form ist das OSAS, bei dem es zu einem Kollaps der oberen Luftwege im Schlaf kommt. Es geht meist mit lautem Schnarchen einher und tritt besonders bei Übergewichtigen auf. Dem nichtobstruktiven SAS liegt eine zentrale Regulationsstörung des Nervensystems zugrunde. Etwa die Hälfte aller Patienten mit Herzinsuffizienz ab NYHA-Stadium II hat ein überwiegend zentrales SAS mit periodischer Atmung (spindelförmiger Wechsel zwischen Hypo- und Apnoe-Phasen mit anschließender Hyperpnoe).

SAS-bedingte Risiken [6]

Das SAS erhöht das Risiko für Herzinfarkte, Schlaganfälle und hohen Blutdruck. Sprechen Blutdruckwerte nicht auf die übliche Therapie an, sollte immer ein SAS ausgeschlossen werden.

Das SAS führt zu Tagesmüdigkeit, Konzentrations- und Gedächtnisstörungen und kann so eine kognitive Verschlechterung bewirken/imitieren. Außerdem ist die Rate an Unfällen stark erhöht, z. B. im Straßenverkehr, aber auch in häuslicher Umgebung (Stürze mit Knochenbrüchen).

Unbehandelt versterben innerhalb von 8 Jahren bis zu 40 % der Patienten.

Diagnose
- (Fremd-)Anamnese (Tagesmüdigkeit, lautes Schnarchen, Atempausen?)
- Untersuchung durch Hals-Nasen-Ohren-Arzt
- Schlaflabor (Polysomnografie).

Therapie
- Ursächliche Behandlung, wenn möglich (z. B. Operation vergrößerter Gaumenmandeln), Schnarchschiene bzw. Protrusionsschiene vom Zahnarzt
- Allgemeinmaßnahmen: Reduktion von Übergewicht, Verzicht auf Alkohol, Verzicht auf Beruhigungs- und Schlafmittel, Schlafen in Seitenlage etc.
- **Nichtinvasive Beatmung (NIV)** mit einem Beatmungsgerät in der Nacht.

SPICKZETTEL

Übersicht chronische Lungenerkrankungen

COPD:
- Fortschreitende Verengung der Atemwege, die sich nach Gabe von Bronchodilatatoren/Glukokortikoiden nicht vollständig zurückbildet
- Überwiegend durch Tabakkonsum verursacht, entsteht auf dem Boden einer langjährigen nicht obstruktiven Bronchitis und/oder eines Lungenemphysems.

Asthma bronchiale:
- Häufig allergisch bedingte Verengung der Atemwege, die sich nach Gabe von Bronchodilatatoren/Glukokortikoiden vollständig zurückbildet
- Beginn meist im Kindes- und Jugendalter, bildet sich meist in höherem Alter zurück
- Bei Erkrankungen im höheren Alter Schädigung der Bronchien durch wiederholte Exazerbationen und fließender Übergang in eine COPD möglich.

Schlafapnoe-Syndrom:
- Obstruktive Form meist in Verbindung mit Schnarchen, häufig bei Übergewicht
- Nichtobstruktive Form auf dem Boden einer Regulationsstörung des ZNS
- Risiken: Herzinfarkt, Schlaganfall, Bluthochdruck, Unfallgefahr
- Therapie: Reduktion von Übergewicht, Verzicht auf Alkohol sowie Schlaf- und Beruhigungsmittel, Schnarcher- bzw. Protrusionsschiene, ggf. nichtinvasive Beatmung zur Nacht, ggf. Resektion der Gaumenmandeln.

Merke: Der Verlauf und die Bewältigung chronischer Krankheiten sind sehr komplex [12].

31.4 Bösartige Erkrankungen von Lungen und Bronchien

31.4.1 Larynxkarzinom

Das **Larynxkarzinom** *(Kehlkopfkrebs)* ist ein Plattenepithelkarzinom und ist der häufigste Tumor im Halsbereich. Meistens sind ältere Menschen betroffen. Hauptursache ist das Rauchen in Kombination mit hohem Alkoholkonsum. Chronische und therapieresistente Heiserkeit ist das Leitsymptom.

Therapie

- Strahlentherapie
- Operation: Teilentfernung des Kehlkopfs oder komplette Kehlkopfentfernung mit Anlage eines **Tracheostomas**, das über eine Trachealkanüle offengehalten werden muss.

Die Prognose des Larynxkarzinoms ist bei Früherkennung allgemein gut, jedoch häufig aufgrund der operativen Maßnahmen mit wesentlichen Beeinträchtigungen verbunden.

Trachealkanülenpflege

- Reinigung der Kanüle bzw. der Innenkanüle *(Sele)* bei Bedarf, mindestens einmal täglich mit Wasser oder einem speziellen Desinfektionsmittel, um angetrocknetes Sekret zu entfernen. Dabei Kontakt von Wasser und Desinfektionsmittel mit der Luftröhre vermeiden
- Kompresse zwischen Haut und Kanüle bei Bedarf wechseln, mindestens einmal täglich, Fixierband bei Bedarf erneuern
- Bei beatmeten Patienten werden geblockte Kanülen mit einem Cuff (Ballon zum Abdichten der Trachea, → Abb. 31.8) verwendet, dabei ist die Druckhöhe des Ballons mindestens dreimal pro Schicht zu kontrollieren.

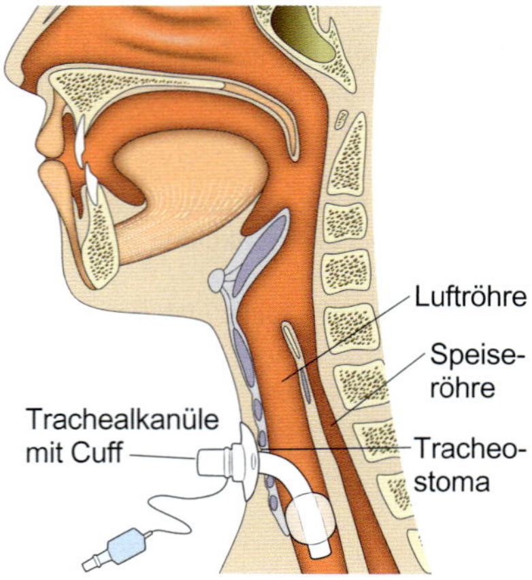

Abb. 31.8 Lage und Querschnitt eines Tracheostomas, hier mit geblockter Trachealkanüle. [L264]

Pflegerische Besonderheiten

- Feuchtwarme Inhalationen (Atmung über Nase zum Anwärmen der Luft nicht möglich, Atmung erfolgt direkt durch das Tracheostoma)
- Duschschutz beim Duschen
- Schutz vor Fremdkörpern durch spezielle Filter, Schutztücher oder Tragen von Rollkragenpullovern
- Sprachrehabilitation durch Logopäden (kognitive Fähigkeiten des alten Menschen prüfen).

VORSICHT! Bei der Verwendung eines Sprechaufsatzes (Ventil, das die Ausatemluft neben der Kanüle an den Stimmbändern vorbeiströmen lässt) ist die Trachealkanüle stets zu entblocken.

Wird der Sprechaufsatz bei geblockter Trachealkanüle verwendet, droht Erstickung, da die Luft wegen der Blockung nicht nach außen entweichen kann (Inspiration ohne Exspiration).

31.4.2 Bronchialkarzinom

Das Lungenkarzinom oder Bronchialkarzinom (Abk. BC) ist ein bösartiger Tumor, der vom Lungengewebe ausgeht. Die meisten BCs werden durch schädliche Inhalationsstoffe, vor allem durch Zigarettenrauchen, verursacht. Bei älteren Patienten spielt auch eine beruflich bedingte Schadstoffbelastung (z. B. Asbest) eine gewisse Rolle. Männer sind häufiger betroffen als Frauen. Das Altersmaximum liegt bei 55 bis 60 Jahren. Ausnahme ist das Adenokarzinom der Lunge, das unabhängig von inhalativen Noxen entsteht und mehr Frauen als Männer betrifft. Das BC ist die häufigste Krebsart bei Männern und steht an dritter Stelle bei Frauen.

Symptome

Im Frühstadium verursacht das BC nur selten Symptome. Leitsymptom ist der chronische, therapieresistente Husten (Zeichen einer chronischen Bronchitis, deshalb bleibt das Bronchialkarzinom oft unerkannt). Bluthusten, Atemnot und atemabhängige Thoraxschmerzen treten ebenfalls, jedoch meist erst später auf. Des Weiteren kommt es zur raschen Allgemeinzustandsverschlechterung mit Appetitverlust und Gewichtsabnahme. Das BC streut schnell in andere Organe. Diese Metastasen verursachen dann Symptome, die zur Diagnostik des eigentlichen Bronchialkarzinoms führen.

Diagnostik

- Biopsie
- Bronchoskopie
- Lungen-CT
- Röntgen.

Therapie

- Operation
- Chemotherapie
- Strahlentherapie.

Die Prognose des Bronchialkarzinoms ist insgesamt schlecht. Über alle Altersgruppen hinweg liegt die 5-Jahres-Überlebensrate nur bei 15 %. Zwei Drittel der Tumoren sind bei Diagnosestellung bereits inoperabel (Herold, 2017). Geriatrische Patienten können häufig die Belastungen einer kurativen Therapie (Operation, Chemotherapie) nicht mehr kompensieren. Deshalb mündet die Erstdiagnose eines BCs bei Älteren sehr rasch in eine palliative Behandlung.

SPICKZETTEL

Bösartige Lungenerkrankungen

Larynxkarzinom
- Plattenepithel des Kehlkopfs, häufig verursacht durch Rauchen in Kombination mit Alkoholkonsum
- **Symptome:** chronische therapieresistente Heiserkeit
- **Therapie:** Vollständige oder teilweise Resektion des Kehlkopfs mit Anlage eines Tracheostomas.

Bronchialkarzinom
- Vom Lungengewebe ausgehender Tumor, meist durch Rauchen oder Schadstoffbelastung verursacht
- **Symptome:**
  - Zunächst chronischer therapieresistenter Husten
  - Thoraxschmerz, Bluthusten, rapide Verschlechterung des Allgemeinzustands oft erst im Spätstadium, rasche Metastasierung in andere Organe
- **Therapie:** Operation, Chemo- und Strahlentherapie
- **Prognose:** insgesamt schlecht, Tumoren bei Erstdiagnose häufig schon inoperabel.

31.5 Lungenarterienembolie

DEFINITION

Lungenarterienembolie (Lungenembolie): Plötzlicher Verschluss von Blutgefäßen in der Lunge.

Die Lungenarterienembolie tritt mit zunehmendem Alter gehäuft auf. Thromben wandern dabei aus tieferen Venen (z. B. bei tiefer Beinvenenthrombose, → Kap. 30.8) in die Lunge und verlegen dort die Lungengefäße. Lungenembolien treten typischerweise bei der ersten Mobilisation auf (z. B. nach Operationen, aber auch beim Toilettengang am Morgen).

Symptome

- Plötzliche Atemnot
- Tachypnoe
- Blaufärbung von Haut und Fingernägeln
- Angstgefühle
- Schock (Blässe, Schweißausbruch)
- Ruhelosigkeit
- Dumpfer Schmerz hinter dem Brustbein
- Hervortreten von gestauten Halsvenen.

VORSICHT! Kleine Embolien sind oft symptomlos oder nur an einer Kurzatmigkeit zu erkennen.

Lungenembolien werden häufig übersehen. Gerade bei älteren Menschen sind die typischen Symptome oftmals gering ausgeprägt. Unspezifische Beschwerden wie Herzrasen, kurze Bewusstlosigkeit, Schwindel und Verwirrtheit können auf eine Lungenembolie hinweisen. Auch plötzliche Beschwerden nach einem (morgendlichen) Toilettengang sind verdächtig auf eine Lungenembolie.

Diagnose

- EKG
- Arterielle Blutgasanalyse (*geringer O_2-Partialdruck*) oder Pulsoxymetrie mit niedriger Sauerstoffsättigung, die erst unter hochdosierter Gabe von Sauerstoff ansteigt
- Computertomografie der Lunge mit Kontrastmittel ist das Standardverfahren. Es ist rasch verfügbar und hinreichend genau. Problem ist die Gabe von Kontrastmittel bei Einschränkung der Nierenfunktion (in der Geriatrie häufig!)
- Lungenszintigrafie (Untersuchung mit radioaktiven Substanzen, auch bei Niereninsuffizienz möglich)
- Farbdopplerechokardiografie *(Nachweis einer Belastung des rechten Herzens)*
- Farbdoppler der Beinvenen, um eine tiefe Venenthrombose als mögliche Quelle feststellen zu können.

Therapie

- Medikamente gegen Schmerzen und zur Beruhigung
- Aufrechte Sitzposition
- Gabe von Sauerstoff
- Antikoagulation durch Heparin, später durch direkte orale Antikoagulanzien (DOAK) oder Vitamin-K-Antagonisten *(z. B. Marcumar®)* (→ Kap. 30.4)
- In seltenen Fällen: Fibrinolyse (systemische oder lokale Lyse über einen Gefäßkatheter), Operation mit Entfernung des Thrombus (pulmonale Endarteriektomie).

TRANSFERAUFGABEN

Bei dem 78-jährige Rentner Karlheinz L. wurde bereits vor vier Jahren eine COPD diagnostiziert. Das Rauchen hat er seinerzeit aufgegeben; dennoch ist es immer wieder zu Exazerbationen gekommen, in diesem Jahr bereits zum zweiten Mal. Zuletzt musste Herr L. wegen einer Pneumonie stationär behandelt werden. Er wurde mit der Verordnung einer Langzeit-Sauerstofftherapie nach Hause entlassen und gehört nun zu Ihren Klienten im ambulanten Pflegedienst.

1. Wodurch lässt sich die COPD von einem Asthma bronchiale abgrenzen?
2. Überlegen Sie, welches COPD-Stadium bei Herrn L. vorliegen könnte.
3. Welche Medikamente werden bei Lungen- und Atemwegserkrankungen häufig verordnet?
4. Zu welchen Themen beraten Sie Herrn L. und seine Familie, und in welchen Bereichen benötigt der Klient praktische Anleitung?

32

VERDAUUNGSSYSTEM

Werner-Johannes Mayet und Katja Bünting

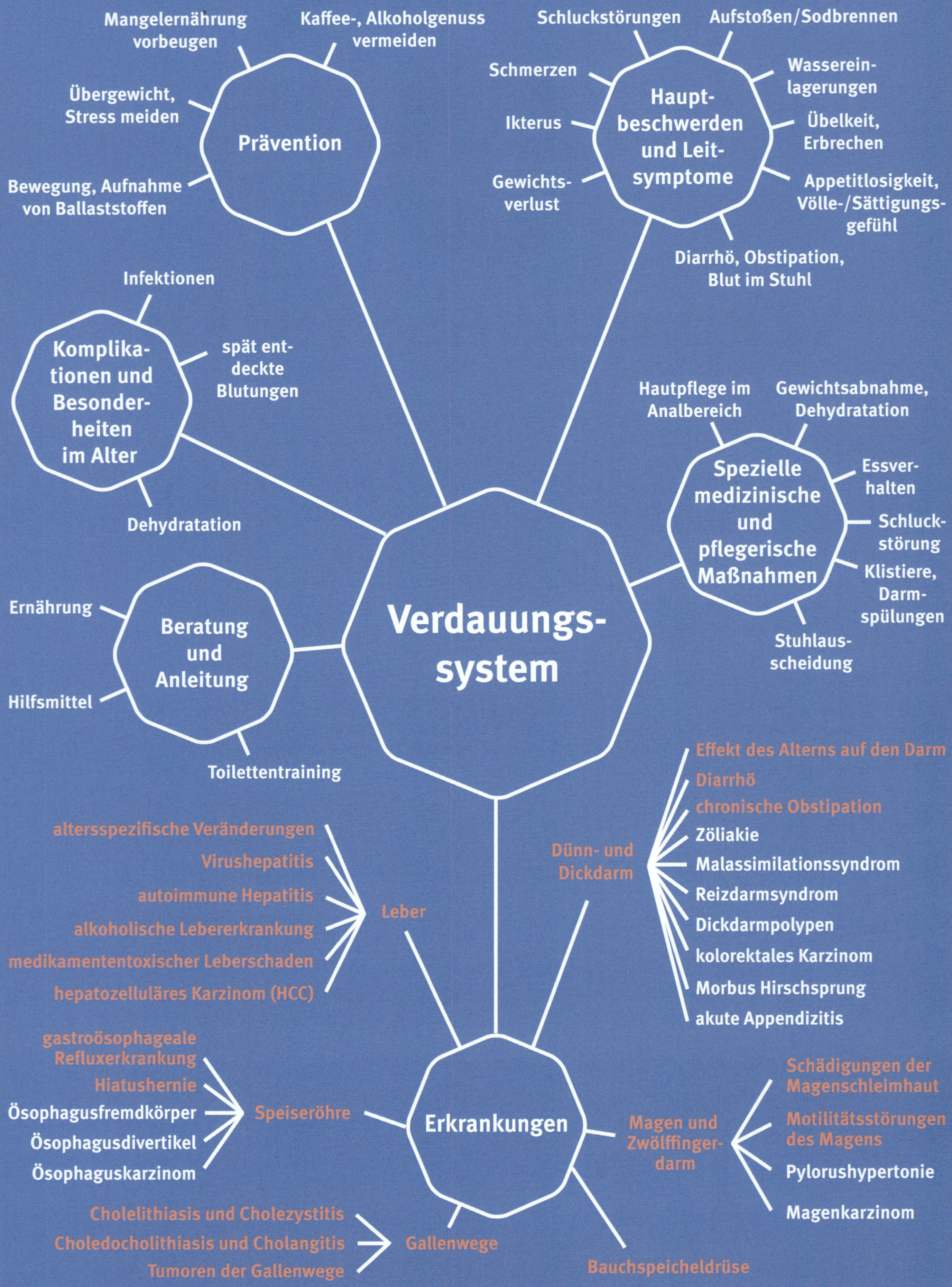
Verdauungssystem
Prävention
Mangelernährung vorbeugen
Kaffee-, Alkoholgenuss vermeiden
Übergewicht, Stress meiden
Bewegung, Aufnahme von Ballaststoffen
Hauptbeschwerden und Leitsymptome
Schluckstörungen
Aufstoßen/Sodbrennen
Schmerzen
Wassereinlagerungen
Ikterus
Übelkeit, Erbrechen
Gewichtsverlust
Appetitlosigkeit, Völle-/Sättigungsgefühl
Diarrhö, Obstipation, Blut im Stuhl
Komplikationen und Besonderheiten im Alter
Infektionen
spät entdeckte Blutungen
Dehydratation
Spezielle medizinische und pflegerische Maßnahmen
Hautpflege im Analbereich
Gewichtsabnahme, Dehydratation
Essverhalten
Schluckstörung
Klistiere, Darmspülungen
Stuhlausscheidung
Beratung und Anleitung
Ernährung
Hilfsmittel
Toilettentraining
Erkrankungen
Leber
altersspezifische Veränderungen
Virushepatitis
autoimmune Hepatitis
alkoholische Lebererkrankung
medikamententoxischer Leberschaden
hepatozelluläres Karzinom (HCC)
Dünn- und Dickdarm
Effekt des Alterns auf den Darm
Diarrhö
chronische Obstipation
Zöliakie
Malassimilationssyndrom
Reizdarmsyndrom
Dickdarmpolypen
kolorektales Karzinom
Morbus Hirschsprung
akute Appendizitis
Speiseröhre
gastroösophageale Refluxerkrankung
Hiatushernie
Ösophagusfremdkörper
Ösophagusdivertikel
Ösophaguskarzinom
Magen und Zwölffingerdarm
Schädigungen der Magenschleimhaut
Motilitätsstörungen des Magens
Pylorushypertonie
Magenkarzinom
Gallenwege
Cholelithiasis und Cholezystitis
Choledocholithiasis und Cholangitis
Tumoren der Gallenwege
Bauchspeicheldrüse

32.1 Übersicht

Zu den häufigsten gastrointestinalen Erkrankungen im Alter zählen die gastroösophageale Refluxkrankheit, Schleimhauterosionen und Motilitätsstörungen des Magens, Diarrhöen und chronische Obstipation, Gallensteine sowie bei erhöhter Infektanfälligkeit Virus-Hepatitiden. Es gibt auch eine klare Altersabhängigkeit des Auftretens bösartiger Tumoren im Gastrointestinaltrakt.

32.1.1 Prävention

Gastrointestinale Erkrankungen können den Appetit mindern, oder die Patienten reduzieren die Nahrungsaufnahme aus Angst vor Schmerzen. Daher kommt der Prävention einer Mangelernährung eine wichtige Rolle zu (→ Kap. 23.5).

Zur Vorbeugung von Schleimhauterosionen des Magens oder der Speiseröhre empfiehlt sich die Vermeidung auslösender Faktoren wie Kaffee- und Alkoholkonsum, Übergewicht, Stress und bestimmte Medikamente (z. B. nichtsteroidale Antirheumatika).

Mehrere kleinere Mahlzeiten über den Tag verteilt sind meist besser verträglich als drei große Hauptmahlzeiten. Dabei sollten individuelle Nahrungsmittelunverträglichkeiten berücksichtigt werden. Regelmäßige Bewegung und eine ausreichende Aufnahme von Ballaststoffen können einer Obstipation vorbeugen.

32.1.2 Hauptbeschwerden und Leitbefunde

Gastrointestinale Erkrankungen können zu einer Vielzahl von Symptomen führen, die die Lebensqualität der Patienten erheblich beeinträchtigen:

- Schluckstörungen (Dysphagie, → Kap. 24)
- „Saures Aufstoßen" und Sodbrennen
- Appetitlosigkeit, Völlegefühl oder vorzeitiges Sättigungsgefühl
- Übelkeit, Erbrechen
- Gewichtsverlust
- Schmerzen (abdominal, im Brustbereich, Koliken)
- Diarrhö
- Obstipation
- Blutbeimengungen im Stuhl
- Ikterus.

32.1.3 Komplikationen und Besonderheiten im Alter

Bei geriatrischen Patienten sind die klinischen Symptome gastrointestinaler Erkrankungen oft weniger ausgeprägt als bei Jüngeren, Fieber und andere Entzündungszeichen fehlen nicht selten, sodass die Diagnose oft verspätet gestellt wird. Daher kommt es häufig ohne vorherige Warnzeichen zu ernsthaften Komplikationen wie z. B. chronischen Blutungen.

Diarrhöen führen bei älteren Menschen schneller zur Dehydratation mit allen damit verbundenen Risiken (→ Kap. 25). Die im Alter herabgesetzte Immunabwehr erhöht das Risiko für bakterielle oder virale Infektionen des Gastrointestinaltrakts. Lebererkrankungen haben aufgrund der herabgesetzten Regenerationsfähigkeit der Leber eine schlechtere Prognose.

32.1.4 Spezielle medizinische und pflegerische Maßnahmen

In der Pflegeanamnese sollte nach den Ernährungsgewohnheiten des Patienten gefragt werden, und diese sollten so weit wie möglich berücksichtigt werden.

Da geriatrische Patienten Symptome gastrointestinaler Erkrankungen oft deutlich schwächer wahrnehmen und nicht unbedingt spontan ansprechen, kommt der Krankenbeobachtung eine wichtige Rolle zu. Pflegende achten insbesondere auf

- Veränderungen des Essverhaltens
- Gewichtsabnahme, Zeichen einer Dehydratation
- Anhaltspunkte für eine Schluckstörung
- Stuhlausscheidung (Häufigkeit, Menge, Konsistenz, Blutbeimengungen)
- Erbrechen, Schmerzen und Entzündungszeichen.

Wenn Patienten Unterstützung bei der Stuhlausscheidung benötigen oder abführende Maßnahmen wie Klistiere und Darmspülungen erforderlich sind, achten Pflegende auf die Wahrung der Intimsphäre der Patienten. Bei Diarrhöen ist eine sorgfältige Hautpflege im Analbereich wichtig, um ein Wundwerden zu vermeiden.

32.1.5 Beratung und Anleitung

Ein wichtiges Beratungsthema bei gastrointestinalen Erkrankungen ist die Ernährung. Spezielle Diäten sind nur selten erforderlich und sollten dann verständlich begründet werden. Der Patient und/oder pflegende Angehörige sollten aber angeleitet werden, darauf zu achten, welche Nahrungsmittel und Getränke gastrointestinale Symptome auslösen oder verstärken. Für diese kann dann gemeinsam nach Alternativen gesucht werden.

Der Patient sollte angehalten werden, zum Essen möglichst eine aufrechte Sitzposition einzunehmen und nach der Mahlzeit noch einige Zeit beizubehalten. Auch die Bedeutung einer ausreichenden Flüssigkeitsaufnahme sollte dem Patienten und den Angehörigen erläutert werden.

Weitere für die Beratung relevante Aspekte sind der Umgang mit Hilfsmitteln (Toilettenstuhl/Steckbecken, Einlagen) und Medikamenten (z. B. Protonenpumpeninhibitoren rechtzeitig vor einer Mahlzeit einnehmen). Hilfreich kann auch eine Anleitung zu Darm-/Toilettentraining, Bauchmassagen oder einer bauchdeckenentspannenden Positionierung sein.

32.2 Speiseröhre: Gastroösophageale Refluxerkrankung

i DEFINITION

Gastroösophagealer Reflux: Rückfluss von Mageninhalt in die Speiseröhre. Es besteht ein typisches klinisches Beschwerdebild mit und ohne Veränderungen der Schleimhaut der Speiseröhre. Diese können endoskopisch (*Magenspiegelung*) bzw. histologisch nachgewiesen werden.

In westlichen Industriestaaten kommt die Refluxerkrankung relativ häufig vor (20–30 %). In den USA war in den letzten 10 Jahren die **gastroösophageale Refluxerkrankung** (Abk. GERD) die von niedergelassenen Gastroenterologen am häufigsten gestellte Diagnose [1]. Es sind mehr Frauen als Männer betroffen. Im Alter nimmt die Häufigkeit zu.

Bei ca. 60 % der GERD-Patienten kann das Beschwerdebild der Reflux-Krankheit ohne den endoskopischen Nachweis von Schleimhautläsionen vorliegen. Man spricht dann von einer nichterosiven gastroösophagealen Reflux-Krankheit (NERD).

Symptomatik

Typische **Symptome** der Reflux-Krankheit sind:

- Sodbrennen (besonders nach dem Essen bzw. im Liegen)
- Aufstoßen von Luft
- Druckgefühl hinter dem Brustbein
- Chronischer Reizhusten
- Dysphagie
- Mundgeruch.

VORSICHT! Der Schmerz hinter dem Brustbein stellt eine wichtige Differenzialdiagnose zur Angina pectoris dar!

Geriatrische Patienten nehmen die Symptome der Reflux-Krankheit deutlich schwächer wahr. Daher kommt es ohne Vorboten zu ernsthaften Komplikationen wie der ausgeprägten Refluxösophagitis mit Blutungen und **Strikturen** (→Abb. 32.1, [2]).

Veränderungen der Speiseröhre

Im Alter kommt es in der Speiseröhre zu Veränderungen der Anatomie wie z. B. größere axiale **Hernien** *(Zwerchfellbruch)*. Die Folge ist auch eine häufigere Lokalisation des unteren **Ösophagussphinkters** im Brustraum, wodurch die Verschlussfunktion beeinträchtigt wird.

Die Funktion der Speicheldrüsen und der Schleimhautsekretion ist vermindert (→Kap. 9.2). Bei zusätzlich veränderter Körperhaltung und längeren Liegezeiten ist die sog. **ösophageale Clearance** (*Reinigung der Speiseröhre*) herabgesetzt. Die dadurch verlängerte Kontaktzeit der Ösophagus-Schleimhaut mit saurem Mageninhalt mit zunehmendem Alter führt häufiger zu Schleimhauterosionen, Ulzera oder Blutungen.

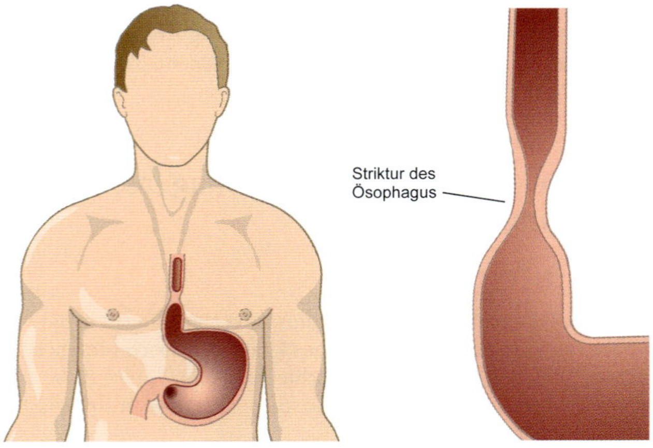

Abb. 32.1 Striktur (Verengung) des Ösophagus. [L138]

[2]. Die **Ösophagus-Motilität** ist vermindert bzw. nicht mehr effektiv. Allgemein begünstigende Faktoren sind sonst:

- Kaffee, Nikotin, Alkohol
- Übergewicht
- Stress.

VORSICHT! Bei Älteren können Verletzungen der Schleimhaut auch ohne Beschwerden zu einer chronischen Blutung führen. Diese Möglichkeit darf als Ursache einer chronischen Anämie nicht übersehen werden.

Infolge einer länger bestehenden Refluxösophagitis mit einer Schädigung des Plattenepithels durch die Magensäure kann es zu einem Ersatz durch Zylinderepithel kommen (sog. *Barrett-Metaplasie*). Diese Veränderung hat eine erhöhte Entartungstendenz, d. h., es kann daraus Speiseröhrenkrebs entstehen. Daher muss ein Barrett-Ösophagus regelmäßig endoskopisch überwacht werden.

Diagnostik

Bei unklarer klinischer Symptomatik ist auch beim älteren Patienten die **Ösophago-Gastro-Duodenoskopie** (ÖGD, →Abb. 32.2) die Methode der Wahl. Dabei handelt es sich um die Spiegelung von Speiseröhre, Magen und Zwölffingerdarm. Neben einer Beurteilung der Strukturen können im Rahmen der Untersuchung die Speiseröhre mit Wasser gespült oder Auflagerungen abgesaugt werden. Auch können feine Instrumente vorgebracht werden, um Proben zu entnehmen (*Biopsie*), Substanzen in die Wände der inspizierten Organe einzuspritzen oder blutende Gefäße mit Clips zu verschließen.

Die endoskopische Untersuchung ermöglicht die Stadienzuordnung und die gezielte Entnahme von Biopsien zur späteren feingeweblichen Untersuchung unter dem Mikroskop. Im Falle einer NERD kann die **24-Stunden-pH-Metrie** weiterhelfen. Dabei wird der pH-Wert in der Speiseröhre mithilfe einer dünnen Sonde kontinuierlich aufgezeichnet.

Therapie

Die **Therapieempfehlungen** für ältere Patienten unterscheiden sich kaum von denen für jüngere. Die ansonsten empfohlenen Modifikationen des „Lifestyle" sind allerdings für geriatrische Patienten weniger geeignet [3]. Soweit möglich, können schon das Schlafen mit erhöhtem Oberkörper und kleinere über den Tag verteilte Mahlzeiten viel bringen.

Die Wirksamkeit und die Sicherheit für **Protonenpumpeninhibitoren** (PPI) ist für ältere Patienten gegeben [4]. Häufig verwendete Medikamente sind **Omeprazol** (*Antra®*), **Pantoprazol** (*Pantozol®*) oder **Esomeprazol** (*Nexium®*). Medikamente mit dem Zusatz **„mups"** (z. B. *Antra mups®*, *Nexium mups®*) können gut aufgelöst (am besten in Apfelsaft) und auch über Magensonden verabreicht werden. Diese Medikamente unterdrücken die Bildung von Salzsäure durch die Magenzellen.

Im Vergleich zu jüngeren Patienten ist oft eine längere Therapiedauer mit höheren Dosen erforderlich. Die Wechselwirkung mit der individuellen Co-Medikation ist zu beachten. Die Heilungsrate ist hoch und

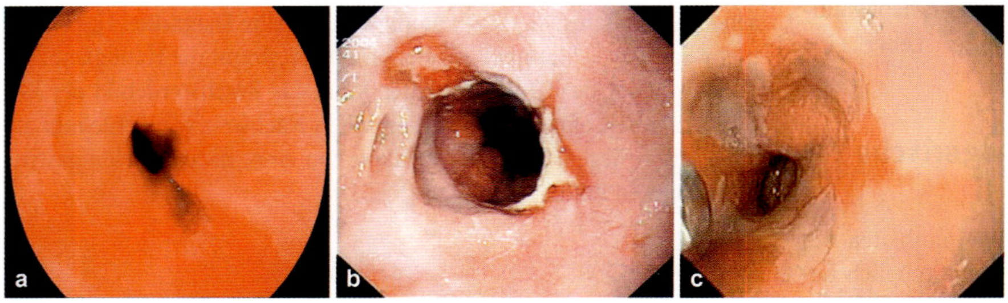

Abb. 32.2 Endoskopische Befunde bei GERD. [T559]
a) Nichterosive Refluxkrankheit (NERD) mit Normalbefund
b) Erosive Ösophagitis
c) Barrett-Ösophagus

beträgt in etwa 90 %. Leider gilt dies allerdings auch für die Rezidivrate nach dem Absetzen der PPI. In der akuten Phase einer Refluxösophagitis, bei Bettlägerigkeit oder eventuell bestehender Magenentleerungsstörung können sog. Prokinetika eingesetzt werden. Diese fördern die natürliche Magenbewegung.

SPICKZETTEL

Gastroösophagealer Reflux

- **Symptome:** Sodbrennen, Aufstoßen, Druckgefühl, Husten, Dysphagie, Mundgeruch
- **Ursachen:** axiale Hernien, Verlagerung des Ösophagussphinkters in den Brustraum mit Beeinträchtigung der Verschlussfunktion, verminderte Funktion der Speicheldrüsen und der Schleimhautsekretion, verminderte Motilität des Ösophagus
- **Risikofaktoren:** Kaffee, Nikotin, Alkohol, Übergewicht und Stress
- **Komplikationen:** Schleimhauterosionen, Ulzera, Blutungen, Strikturen, Barrett-Ösophagus
- **Diagnostik:** Ösophago-Duodenoskopie, Biopsie, 24-Stunden-pH-Metrie
- **Therapie:** Schlafen mit erhöhtem Oberkörper, kleinere Mahlzeiten, Protonenpumpeninhibitoren.

32.3 Magen und Zwölffingerdarm

Vom Verlauf des Alterungsprozesses sind auch Funktionsabläufe des Magens betroffen. Besonders gilt dies für die Magenschleimhaut und funktionelle Störungen.

32.3.1 Schädigungen der Magenschleimhaut

Zu den im Alter auftretenden Erscheinungen gehören auch strukturelle Veränderungen der Magenschleimhaut (z. B. Atrophie). Diese führen zu einer Beeinträchtigung der Motilität sowie der sekretorischen und hormonellen Funktionen. Infolge einer herabgesetzten Magenschleimhautresistenz (*Mukosabarriere*) muss häufiger mit **Schleimhautläsionen** gerechnet werden [2]. Zugleich ist die Säureproduktion der Belegzellen im Alter nicht regelhaft vermindert, und die häufigere Medikation mit nichtsteroidalen Antirheumatika (NSAR) verstärkt zusätzlich die Schleimhautbelastung.

Als ein weiterer Risikofaktor zur Ausbildung eines Ulkus oder eines Magenkarzinoms hat sich die Infektion mit dem Bakterium **Helicobacter pylori** erwiesen (→ Abb. 32.3). Bei Patienten über 75 Jahren sind die infektionsbedingten atrophischen Veränderungen der Magenschleimhaut stärker ausgeprägt [5].

Altersbedingte Veränderungen der Schleimhautbarriere des Magens:

- Abnahme der Magendurchblutung
- Abnahme der Schleim- und Bikarbonat-Sekretion
- Abnahme der Prostaglandin-Konzentration
- Verminderte Zellreparatur
- Verminderte Mukosaheilung.

Therapeutisch werden bei Schleimhautläsionen und Ulzera Protonenpumpenhemmer zum Schutz der Magenschleimhaut eingesetzt. Bei nachgewiesener Helicobacter-pylori-Infektion kann zusätzlich eine Therapie mit Antibiotika erfolgen.

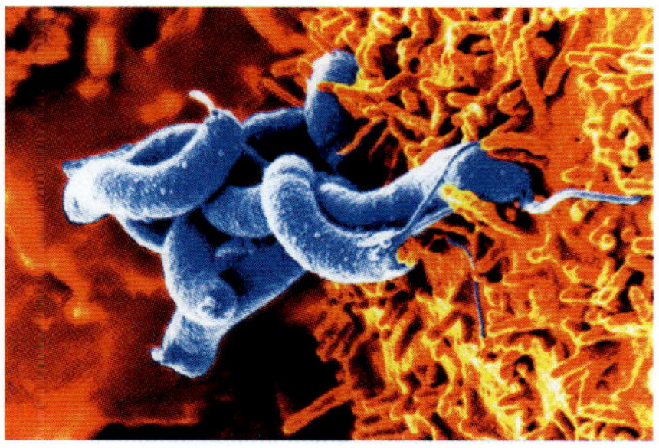

Abb. 32.3 Helicobacter pylori. Das saure Milieu des Magens tötet die meisten, aber nicht alle Krankheitserreger ab. Das Bakterium Helicobacter pylori (blau) hat sich geradezu auf das Leben auf der Magenschleimhaut (orange) spezialisiert. [T332–01]

32.3.2 Motilitätsstörungen des Magens

Das physiologische Altern des Magens führt zwar hauptsächlich zu einer Herabsetzung des Mukosaschutzes (s. o.), jedoch führen die Verminderung der Peristaltik des **Magenantrums** (*lat. antrum = Höhle*) sowie die Erschlaffung des **Magenfundus** (*lat. fundus = Boden, Grund*) im Alter auch zur Störung der Motilität (*Nahrungstransport*).

Symptome

Generell ist die eindeutige Zuordnung klinischer Symptome zum Schweregrad einer Motilitätsstörung nicht immer gegeben. Eine Magenentleerungsstörung geht mit typischen Beschwerden einher [6]:

- Völlegefühl/frühes Sättigungsgefühl nach dem Essen
- Übelkeit
- Erbrechen
- Schmerzen in der Magengegend (*epigastrisch*)
- Warnsymptome
  - Ungewollter Gewichtsverlust
  - Schwierigkeiten beim Einstellen des Blutzuckers bei Diabetikern
  - Wiederkehrende Infekte der Bronchien/Lunge als Hinweis auf Aspirationen [7].

Falls ein frühes Sättigungsgefühl auftritt, sind dem Patienten mehrere kleinere Mahlzeiten über den Tag verteilt anzubieten.
Falls der Patient Angst vor der Nahrungsaufnahme aufgrund von Schmerzen hat, ist eine systematische Schmerzeinschätzung vorzunehmen (→ Kap. 22). Hieraus sind dann Bewältigungsstrategien für den Alltag abzuleiten.

Ein ungewollter Gewichtsverlust oder bei Diabetikern ungewöhnliche Schwierigkeiten bei der Blutzuckereinstellung können ebenfalls zur Symptomatik gehören. Bei ausgeprägter Klinik sind sogar tödliche Verläufe infolge der Aspiration von Nahrung mit schweren Pneumonien oder Sepsis möglich [7].

Bei Patienten mit **diabetischer Neuropathie** (*Nervenschaden durch die Zuckerkrankheit*) muss mit einem symptomarmen Verlauf der Transportstörung der Nahrung gerechnet werden.

Ursachen

Die **Steuerung der Magenfunktion** ist ein komplexer Vorgang. Sie erfolgt durch Gehirn- und Rückenmarksnerven und durch Nervenzellen in der Magen- oder Darmwand selbst. Sind einzelne oder mehrere dieser Komponenten gestört, kann die Magenentleerung beeinträchtigt sein. Der bei älteren Patienten oft problematische **Blutzuckerspiegel** spielt in diesem Zusammenhang eine bedeutende Rolle. Die motorische Magenfunktion wird durch akute Blutzuckerschwankungen beeinträchtigt. **Hypoglykämie** kann beispielsweise die Magenentleerung deutlich beschleunigen.

Eine **Gastroparese** (*Magenlähmung*) kann ferner durch im Alter häufiger vorkommende Tumoren bedingt sein. Eine Ursache ist das Tumorwachstum mit Raumforderung oder Infiltration nervaler Strukturen. Von großer Bedeutung sind zudem **paraneoplastische** Effekte von Tumoren durch den Einfluss neuronaler Antikörper. Mit paraneoplastischen Effekten muss besonders bei folgenden Tumoren gerechnet werden:

- Kleinzelliges Bronchialkarzinom (*Lungenkrebs*)
- Mammakarzinom (*Brustkrebs*)
- Ovarialkarzinom (*Eierstockkrebs*)
- Karzinoid (*seltene Darmtumoren*)
- Pankreaskarzinom (*Bauchspeicheldrüsenkrebs*)
- Cholangiokarzinom (*Gallengangskrebs*)
- Hodgkin-Lymphom.

Weitere Ursachen einer Gastroparese können sein:

- Operationen am Gastrointestinaltrakt
- Virale Infektionen (Rotavirus, Norovirus)
- Rheumatische Erkrankungen (Kollagenosen, Sklerodermie)
- Neurologische Erkrankungen (Schlaganfall, Morbus Parkinson, Multiple Sklerose)
- Psychiatrische Erkrankungen (Anorexie, Depression)
- Chemotherapie und/oder Bestrahlung im Rahmen der Tumortherapie.

Eine besondere Rolle spielen bei älteren Patienten Nebenwirkungen der Medikation. Für Magenmotilitätsstörungen sind besonders relevant:

- Schlafmittel
- Opiate
- Trizyklische Antidepressiva
- Kalzium-Antagonisten
- Dopamin-Antagonisten
- Phenothiazine.

Diagnostik

Motilitätsstörungen des Magens sollten nicht übersehen werden, da sie über Appetitminderung und Mangelernährung (→ Kap. 23.5) den Weg zur **Gebrechlichkeit** (*frailty*) beschleunigen (→ Kap. 27). Die klinische Symptomatik alleine ermöglicht nicht immer die Diagnose. Auch bei älteren Patienten sollten daher die diagnostischen Möglichkeiten einschließlich der apparativen Maßnahmen ausgeschöpft werden. Die Endoskopie des Verdauungstraktes gilt heute auch bei betagten Patienten als sicheres Untersuchungsverfahren. Die Entleerung des Magens kann mittels Sonografie oder C13-Atemtest untersucht werden.

Der Lactulose-Atemtest (auch H_2-Atemtest genannt, → Abb. 32.4) ermöglicht den Nachweis von Störungen des Dünndarmtransits. Gemessen wird die Zeit, die Lactulose bei oraler Aufnahme bis zu Beginn des Dickdarms braucht (*orozökale Transitzeit*). Bei vielen geriatrischen Patienten liegt **eine bakterielle Fehlbesiedelung des Dünndarms** als Folge von Magenmotilitätsstörungen oder der Therapie mit Protonenpumpenhemmern vor. Mithilfe eines Atemtests kann dann in der Ausatemluft nach Glukosezufuhr eine erhöhte Wasserstoffkonzentration nachgewiesen werden.

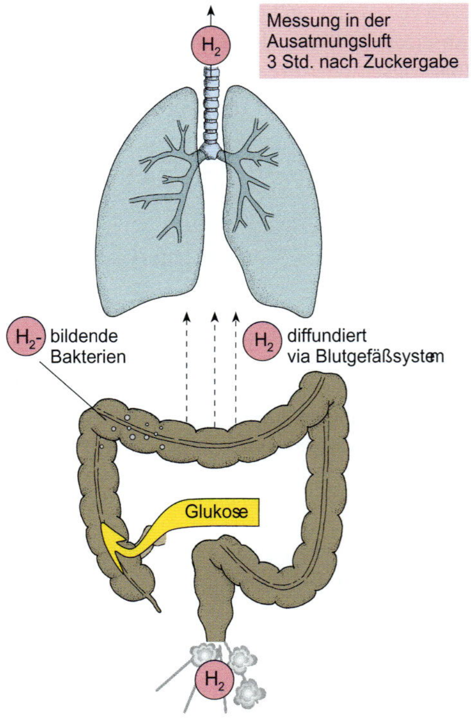

Abb. 32.4 Prinzip des H_2-Atemtests. [L157]

> Finden sich nach einer achtstündigen Nahrungskarenz im Rahmen der Gastroskopie noch Reste der Nahrung im Magen, muss von einer Magenentleerungsstörung ausgegangen werden.

Therapie

Im Falle einer Störung der Magenentleerung steht zunächst die **diätetische Therapie** im Vordergrund. Die Nahrungsaufnahme sollte in kleinen Mahlzeiten über den Tag verteilt erfolgen. Fett- und ballaststoffreiche Ernährung hemmt die Magenentleerung und sollte daher bei Motilitätsstörungen vermieden werden. Weitere notwendige Maßnahmen sind die Regulation von Elektrolytstörungen und des Blutzuckers. Eine ausführliche Medikamentenanamnese ist obligat. Medikamentös kann die Magenentleerungsstörung therapiert werden mit:

- **Phytotherapeutika** (*pflanzliche Medikamente*)
  - Pfefferminzöl
  - Kümmelöl
  - Iberis amara
- **Prokinetika** (beschleunigen die Peristaltik)
  - Metoclopramid (*MCP® oder Paspertin®*)
  - Domperidon (*Motilium®*)
- **Erythromycin** (Antibiotikum mit prokinetischem Effekt).

SPICKZETTEL

Erkrankungen des Magens

Schädigung der Magenschleimhaut

- **Ursachen:** altersbedingte Veränderungen der Magenschleimhaut, Helicobacter-pylori-Infektion
- **Therapie:** Protonenpumpeninhibitoren, Antibiotika zur Therapie der Helicobacter-pylori-Infektion.

Motilitätsstörungen des Magens

- **Symptome:** Völlegefühl, Übelkeit, Erbrechen, Magenschmerzen
- **Warnsymptome:** Gewichtsverlust, Probleme bei der Blutzuckereinstellung, wiederkehrende Atemwegsinfektionen
- **Ursachen:** Blutzuckerschwankungen, Tumoren und paraneoplastische Effekte, Operationen, rheumatische, neurologische und psychiatrische Erkrankungen, Chemotherapie, Bestrahlung, Medikamente, bakterielle Fehlbesiedlung der Magenschleimhaut
- **Komplikationen:** Appetitminderung, Mangelernährung
- **Diagnostik:** Gastroskopie, Sonografie, Atemtests
- **Therapie:** Phytotherapeutika, Prokinetika, Erythromycin.

32.4 Dünn- und Dickdarm

Altersbedingte Störungen der Darmfunktion führen in der Regel zu starken Beeinträchtigungen der Lebensqualität. Zu berücksichtigen sind dabei neben dem Darmtrakt selbst auch Funktionsdefizite des intestinalen Immunsystems mit der Konsequenz einer erhöhten Anfälligkeit für darmpathogene Keime [8]. Zu den bei Hochbetagten häufig vorkommenden Erkrankungen des Darmtraktes zählen:

- Diarrhö
- Chronische Obstipation
- Stuhlinkontinenz (→ Kap. 29.2).

32.4.1 Effekt des Alterns auf den Darm

Die Effekte des Alterns auf den Darm sind vielschichtig. Zu berücksichtigen sind z. B. Veränderungen der Schleimhautdurchblutung, des intestinalen Nervensystems und des intestinalen Immunsystems. Der Einfluss der individuellen Medikation mit möglichen Wechselwirkungen einiger Präparate darf nicht unterschätzt werden.

Im Rahmen des Alterungsprozesses verändert sich die Mikroflora des Darmes [9]. Im Mikrobiom des Hochbetagten ist das Verhältnis von Firmicuten und Bacteroidetes zugunsten der Bacteroidetes verschoben. Bifidobakterien nehmen ab, Enterobakterien hingegen zu. Mit einer herabgesetzten Diversität des Mikrobioms geht auch eine erhöhte Rate von Gebrechlichkeit einher. Das Mikrobiom wird auch durch die Therapie mit Antibiotika beeinflusst. Gerade bei Älteren wird dies als einer der wichtigsten Gründe für die drastische Zunahme der durch **Clostridium difficile** (→ Kap. 41.2) ausgelösten Diarrhö gesehen [10]. Die bisherigen wissenschaftlichen Erkenntnisse erlauben unter geriatrischen Gesichtspunkten noch keine definitive Therapieempfehlung zur Pflege des Mikrobioms.

32.4.2 Diarrhö

Bei Hochbetagten kann die Diarrhö deutlich mehr Ursachen als bei Jüngeren haben. Die im Alter rasch herabgesetzte Lebensqualität wird durch eine oft zusätzlich bestehende Funktionsstörung des Schließmuskels (*Sphinkterinsuffizienz*) begünstigt. Die Konsequenz ist oft eine Inkontinenz (→ Kap. 29) mit sozialer Isolation [8]. Bei geriatrischen Patienten mit Diarrhö muss im Vergleich zu Jüngeren mit einem schnelleren Auftreten von folgenden Symptomen gerechnet werden:

- Dehydratation
- Störung des Elektrolythaushalts
- Abnahme der Vigilanz
- Erhöhtes Sturzrisiko
- Verschlechterung einer vorbestehenden Niereninsuffizienz
- Malnutrition.

Infektionen

Ältere Patienten sind aufgrund des gealterten intestinalen Immunsystems anfälliger für gastrointestinale Infektionen mit Bakterien und Viren als Jüngere (s. o.). Bei plötzlich einsetzenden Brechdurchfällen ist insbesondere an eine Infektion mit **Noroviren** oder **Clostridium difficile** zu denken (Therapie und Pflegemaßnahmen → Kap. 41.2).

Ischämische Colitis

Die **ischämische Colitis** kommt bevorzugt bei Älteren vor. Es handelt sich um eine Durchblutungsstörung (*Ischämie*) des Dickdarms (*Colon*). Sie betrifft besonders den linksseitigen Dickdarm mit Colon descendens und Sigma. Aufgrund einer gedoppelten Gefäßversorgung ist das Rektum meist nicht betroffen. Klinisch fallen blutiger Durchfall und plötzlich auftretende krampfartige abdominelle Schmerzen auf.

Diagnostisch hat sich die partielle Koloskopie bewährt (Einsehen der linken Flexur). Die typische Histologie hilft bei der Abgrenzung zu chronisch-entzündlichen Darmerkrankungen.

Therapeutische Maßnahmen:

- Ausgleich von Flüssigkeitsverlusten
- Evtl. Nahrungskarenz
- Absetzen von Medikamenten, welche die Darmschleimhaut schädigen (z. B. NSAR)
- Meist ist die Prognose gut, die Erkrankung „beendet“ sich selbst.

Kolondivertikel

Kolondivertikel sind Ausstülpungen des Dickdarms. Sie treten mit zunehmendem Lebensalter häufiger auf und verursachen meist keine Beschwerden. Divertikel können, besonders bei Blutverdünnung, eine Quelle für einen chronischen Blutverlust sein (Sickerblutung). Kommt es zu einer Entzündung, dann spricht man von einer **Divertikulitis**. Typische **Symptome** sind:

- Flüssiger blutiger Stuhlgang
- Beimengung von frischem Blut
- Abdominelle Schmerzen (meist linker Unterbauch)
- Evtl. Kreislaufprobleme (Hypotonie infolge akuten Volumenmangels).

Diagnostisch ist eine Ultraschall-Untersuchung des Abdomens für den alten Patienten nicht belastend, bei kompliziertem Verlauf mit Zeichen der Entzündung wird diese durch eine Computertomografie (CT) ergänzt. Die endoskopische Untersuchung hilft bei einer raschen Diagnosesicherung und dient evtl. der lokalen Blutstillung. Die wichtige differenzialdiagnostische Abgrenzung zu einer akuten Hämorrhoidalblutung gelingt so ebenfalls.

Therapeutisch erfolgt bei komplizierterem Verlauf mit Fieber bzw. entzündlicher Aktivität im Labor der Einsatz von Antibiotika. Bei Rezidiven bzw. komplizierten Verläufen mit Abszess- und/oder Fistelbildungen muss auch bei Hochbetagten eine chirurgische Intervention mit Entfernung des betroffenen Darmabschnittes diskutiert werden.

Chronisch-entzündliche Darmerkrankung

Auch bei Älteren kann die Diarrhö ein Zeichen der Erstmanifestation einer **chronisch-entzündlichen Darmerkrankung** (CED) sein. Damit sind in der Regel der **Morbus Crohn** (besonders bei Kolonbeteiligung) und die **Colitis ulcerosa** („Linksseitenkolitis“) gemeint. Künftig wird der Anteil der 60-Jährigen mit CED bei ca. 30 % liegen [11]. Typische klinische Symptome sind Diarrhöen (z. T. mit Blut) und Bauchschmerzen.

Diagnostisch werden das Labor (Entzündungszeichen), die Abdomensonografie, die Computertomografie (CT) und die Magnetresonanztomografie (MRT) eingesetzt. Die Endoskopie erlaubt die gezielte Entnahme von Gewebsproben zur histologischen Diagnosesicherung.

Therapeutisch können die auch bei jüngeren Patienten standardmäßig eingesetzten immunsuppressiven Medikamente verwendet werden. Dazu gehören z. B. Mesalazin, Glukokortikosteroide, Azathioprin, Methotrexat und Anti-TNF-alpha-Blocker.

! VORSICHT! Der Einsatz von Medikamenten, die das Immunsystem unterdrücken, ist bei Hochbetagten immer mit einem deutlich erhöhten Infektionsrisiko verbunden.

Mikroskopische Kolititiden und Zöliakie

Bei den **mikroskopischen Kolitiden** unterscheidet man die **kollagene Kolitis** und die **lymphozytäre Kolitis.** Bei Patienten über 65 Jahren mit wässrigen Diarrhöen muss auch an diese Erkrankung gedacht werden [12]. Sie wird durch die Einnahme von Medikamenten wie z. B. NSAR oder Protonenpumpenhemmern begünstigt. Diagnostischer Goldstandard ist die Koloskopie. Meist kann die Diagnose nur histologisch mittels Stufenbiopsien gestellt werden. Therapie der Wahl ist Budesonid.

Die mikroskopische Kolitis geht öfter mit einer **Zöliakie** einher und kann erstmals nach dem 65. Lebensjahr auftreten. Klinisch besteht außer den Durchfällen häufig auch eine **Malabsorption**. Die Bestimmung von Antikörpern im Blut und die mikroskopische Untersuchung von Gewebsproben aus dem Zwölffingerdarm sichern die Diagnose [13]. Die einzige wirksame Therapie ist eine lebenslange glutenfreie Diät.

Tumoren

Bösartige Tumoren müssen bei Älteren immer als wichtige Differenzialdiagnose bei länger andauernder Diarrhö bzw. Stuhlunregelmäßigkeiten bedacht werden. Sie können auch die Ursache eines latenten Blutverlusts sein, der den Kreislauf zusätzlich belastet. Die Endoskopie (komplette Koloskopie) ist die diagnostische Methode der Wahl. Sie erlaubt auch eine gezielte Probeentnahme zur histologischen Untersuchung.

SPICKZETTEL

Diarrhöen

- **Diagnostik:** Labor, Histologie, Sonografie, Endoskopie, CT, MRT
- **Infektionen:** Noroviren, Clostridium difficile
- **Ischämische Colitis**
  - **Symptome:** blutiger Durchfall, plötzlich einsetzende krampfartige Schmerzen
  - **Therapie:** Ausgleich von Flüssigkeitsverlusten, evtl. Nahrungskarenz, Absetzen schleimhautschädigender Medikamente (NSAR)
- **Kolondivertikel/Divertikulitis**
  - **Symptome:** flüssiger blutiger Stuhl, Schmerzen im Unterbauch, Kreislaufprobleme
  - **Therapie:** ggf. Antibiotika, endoskopische Blutstillung, Entfernung des betroffenen Darmabschnitts
- **Chronisch-entzündliche Darmerkrankungen**
  - **Formen:** Morbus Crohn, Colitis ulcerosa
  - **Symptome:** teils blutige Diarrhöen, Bauchschmerzen
  - **Therapie:** Immunsuppressiva
- **Kollagene/lymphozytäre Kolitis**
  - **Symptome:** wässrige Diarrhöen
  - **Risikofaktoren:** NSAR, Protonenpumpenhemmer
  - **Therapie:** Budesonid
- **Zöliakie**
  - **Symptome:** Diarrhöen, Malabsorption
  - **Therapie:** glutenfreie Diät
- **Tumoren** als wichtige Differenzialdiagnose.

32.4.3 Chronische Obstipation

DEFINITION

Chronische Obstipation: Nach der gemeinsamen S2k-Leitlinie der Deutschen Gesellschaft für Neurogastroenterologie und Motilität und der Deutschen Gesellschaft für Verdauungs- und Stoffwechselkrankheiten (2013) liegt eine chronische Obstipation vor, wenn seit mindestens drei Monaten bestehende unbefriedigende Stuhlentleerungen berichtet werden, die mindestens zwei der folgenden Leitsymptome aufweisen [14]:

- Starkes Pressen
- Klumpiger oder harter Stuhl
- Subjektiv unvollständige Entleerung
- Subjektive Obstruktion
- Manuelle Manöver zur Erleichterung der Defäkation jeweils bei mehr als 25 % der Stuhlentleerungen oder
- Weniger als drei Stühle pro Woche.

Die **chronische Obstipation** ist bei mehr als 50 % der Hochbetagten ein Problem, ca. 75 % der Betroffenen müssen ständig **Laxanzien** nehmen [15].

Ursachen

Die Ursachen der chronischen Obstipation sind vielfältig. Unterschieden werden primäre von sekundären Formen.

Je nach Symptom wird die **primäre Obstipation** unterteilt in:

- Obstipation mit normaler Kolontransitzeit
- Obstipation mit langsamem Kolontransit („Slow-Transit-Obstipation“)
- Entleerungsstörungen („Outlet Obstipation“).

Eine verlangsamte Kolontransitzeit hat meist eine intestinale Neuropathie als Ursache. Bei Hochbetagten stehen die **Entleerungsstörungen** im Vordergrund [16]. Oft ist dabei die Koordination des äußeren und des inneren Schließmuskels gestört. Zu den Entleerungsstörungen oder sog. anorektalen Funktionsstörungen gehören weiter:

- Innerer Rektumprolaps (Vorfall)
- Pathologische Beckenbodensenkung
- Rektozele
- Störungen des Tonus der Rektumwand
- Anismus (gestörte Stuhlentleerung durch Verkrampfung der Beckenbodenmuskulatur).

Ursachen der **sekundären Obstipation** zeigt → Tab. 32.1.

Tab. 32.1 Mögliche Ursachen einer Obstipation [15], [17].

Neurologische Störungen	• Demenz • Schlaganfall • Morbus Parkinson • Multiple Sklerose • Wirbelsäulenverletzungen
Tumoren (paraneoplastische Symptome)	• Karzinoid (Lunge) • Kleinzelliges Lungenkarzinom
Endokrine oder metabolische Störungen	• Diabetes mellitus • Hyperkalzämie, Hypokalzämie, Hypokaliämie • Hypothyreose, Hyper- und Hypoparathyreoidismus
Kollagenosen	• Amyloidose • Dermatomyositis • Systemische Sklerose
Psychiatrische Erkrankungen	• Angststörung • Somatisierungsstörung • Depression

Auch Medikamente können eine Obstipation verursachen. Besonders betroffene Substanzen sind [18], [19]:

- Anticholinergika
- Kalzium-Supplemente
- Eisen-Supplemente
- Opioide.

Besonderheiten bei Hochbetagten:

- Eine unvollständige Entleerung wird oft nicht wahrgenommen
- Starkes Pressen beim Stuhlgang oft nicht mehr möglich
- Die Unterscheidung „primär/sekundär" hat wenig Konsequenzen.

Gerade in der Geriatrie darf die **Exsikkose** als Risiko für die Entwicklung einer Obstipation nicht vergessen werden. Typisch ist die Exsikkose bei niedrigem Natriumspiegel. Diese kann im Rahmen der Medikation (z. B. Schleifendiuretika) verstärkt werden. Das physiologische Durstgefühl ist bei Älteren herabgesetzt. Bei zunehmender Immobilität und/oder Inkontinenz wird außerdem aus Angst vor nächtlich notwendigen Toilettengängen absichtlich weniger getrunken.

Durch **Komplikationen** der chronischen Obstipation kann die Lebensqualität älterer Menschen z. T. massiv beeinträchtigt werden. Neben der **Dranginkontinenz der Blase** ist die **Koprostase** (*Stuhlverhalt*) mit Stuhlinkontinenz die wichtigste Komplikation (Prävalenz bei Hochbetagten 10–33 %). Die Dehnung des Rektums bedingt eine Erschlaffung des Analsphinkters, flüssiger Stuhl fließt dann am verhärteten Stuhl vorbei. Oft lässt sich die häufig fehlgedeutete Situation schon durch eine rektale Austastung klären!

Stuhlinkontinenz und chronische Obstipation sind bei pflegebedürftigen Patienten im Zusammenhang zu sehen.

Anamnese und Diagnostik

Die Erhebung der Anamnese ist besonders anspruchsvoll, da die Patienten in der Regel die Symptome nicht spontan äußern. Nach Defäkationsstörungen muss daher gezielt gefragt werden. Folgende Parameter sollten erhoben werden:

- Stuhlfrequenz
- Stuhlkonsistenz (zusätzlich rektale Untersuchung)
- Stuhlmenge
- Unvollständige Entleerung
- Notwendiges vermehrtes Pressen
- Fremdkörpergefühl im Rektum
- Blut im Stuhl (zusätzlich rektale Untersuchung).

Die Inspektion der Mundschleimhaut dient der Einschätzung des Hydrierungszustandes. Die allgemeine körperliche Untersuchung inklusive rektal-digitaler Austastung sollte selbstverständlich sein. Eine endoskopische Untersuchung mit dem alleinigen Diagnoseziel „Chronische Obstipation" ist nicht zielführend. Dies gilt meist auch für Laboruntersuchungen. Die Abdomensonografie stellt eine auch für Ältere wenig belastende Untersuchungsmethode dar.

Spezielle diagnostische Verfahren, die in Einzelfällen sinnvoll sein können, sind in → Tab. 32.2 dargestellt.

Therapie

Die Therapie der chronischen Obstipation erfolgt in mehreren Stufen. Sie beginnt schon mit der **Beratung** über die Variabilität einer noch als „normal" geltenden Stuhlfrequenz. Der Hinweis auf die Notwendigkeit eines regelmäßigen Toilettengangs ist wichtig. Von nicht unerheblicher Bedeutung ist dabei auch der Zustand der Toilettenzone (möglichst sauber und bequem). Die Sitzposition auf der Toilette sollte optimiert werden: Oberkörper leicht vorwärts geneigt, Beine leicht auseinander gestellt.

Nichtmedikamentöse Maßnahmen sind beispielsweise: Diät aus adäquaten Mahlzeiten mit hohem Ballaststoffanteil, täglich frisches Gemüse und Obst, täglich körperliche Bewegung (30–60 min) nach der Mahlzeit, Flüssigkeitsaufnahme [20].

Bei normalhydrierten Personen hat eine gezielte Zufuhr von Flüssigkeit kaum einen Effekt auf die Entwicklung einer Obstipation. Bei latent exsikkierten Hochbetagten wird durch diese Maßnahme das Risiko allerdings deutlich gemindert.

Bei geriatrischen Patienten muss die Frage nach der Durchführbarkeit von **Lebensstilinterventionen** beachtet werden. Beispielsweise kann die ansonsten empfohlene tägliche Trinkmenge von 2,25–2,7 Litern bei den oft multimorbiden Patienten zu kardialen Problemen führen (dekompensierte Herzinsuffizienz). Leider ist die eigentlich geforderte körperliche Aktivität für Hochbetagte oft nicht möglich. Der Einsatz von Ballaststoffen ist bei Bewohnern von Pflege- und Altenheimen oft mit deutlichen Nebenwirkungen (abdominelle Schmerzen, Blähungen) verbunden. Geriatrische Patienten mit Slow-Transit-Obstipation oder einer Defäkationsstörung profitieren oft nicht von Ballaststoffen [14].

Ballaststoffe sollten bei Hochbetagten eher in löslicher Form gegeben werden (z. B. Flohsamenschalen).

Nach dem Ausschöpfen der Basismaßnahmen erfolgt der oft längerfristige Einsatz von **Laxanzien.** Zur pharmakologischen Klassifikation → Tab. 32.3 [21].

- Das **Polyethylenglycol** (*Macrogol*) hat sich in der Dauertherapie Hochbetagter bewährt. Bei täglicher Einnahme tritt die Wirkung eher langsam ein, aber eine Gewöhnung ist nicht bekannt.

Tab. 32.2 Spezielle diagnostische Verfahren.

Modifizierter Hinton-Test	Messung des Transits (Mund bis Anus) mittels geschluckter Marker, objektive Messung der Kolontransitzeit
Ballonexpulsionstest	Erfassung von ausgeprägten Stuhlentleerungsfunktionen
Anorektale Manometrie	Erfassung der Funktionen der Stuhlentleerung: Kontinenzfunktion, Sensorik, Koordination
Defäkografie	Radiologische Untersuchung der Stuhlentleerung. Informationen über die Schließmuskelfunktion

Tab. 32.3 Pharmakologische Klassifikation von Laxanzien.

Antiabsorptiv-sekretagoge (antiresorptiv-hydragoge) Substanzen	
Anthrachinone	Aloe, Sennoside
Diphenole	Bisacodyl (*Dulcolax®*), Picosulfat (*Laxoberal®*)
Füll- und Quellstoffe	
	Leinsamen, Weizenkleie, Flohsamen
Osmotische Substanzen	
Salinika	Bitter- und Glaubersalz (Mg- und Na-Sulfat)
Zucker	Lactulose (*Bifiteral®*)
Zuckeralkohole	Mannitol, Sorbitol
Macrogole	Polyethylenglycol (*Movicol®*)

- Die **Zuckeralkohole** werden zwar häufig eingesetzt, haben jedoch in der Geriatrie den Nachteil deutlicher Nebenwirkungen mit Blähungen bzw. abdominellen Krämpfen. Bei langsamem Transit wirken sie zudem schlecht [22].
- Einen direkt prokinetischen Effekt am Kolon haben Senna-Präparate, Bisacodyl und neuere Substanzen wie **Prucaloprid** (*Resolor*®).
- Bei Hochbetagten haben stimulierende Laxanzien (Anthrachinone, Diphenylmethane) und besonders Macrogol das günstigste Wirkungs-Nebenwirkungsverhältnis [23].

Die **Koprostase** des Rektums muss je nach Ausprägung oft durch manuelle Ausräumung therapiert werden. Im Verlauf von 2–3 Tagen kann die orale Gabe von Macrogol (ca. 100 g in 1 Liter pro Tag) helfen.

SPICKZETTEL

Ursachen, Diagnostik und Therapie der chronischen Obstipation

- **Leitsymptome:** starkes Pressen/manuelle Manöver zur Entleerung, subjektiv unvollständige Entleerung/Obstruktion, weniger als drei Stühle pro Woche
- **Ursachen:** Funktionsstörung des Schließmuskels, innerer Rektumprolaps, Beckenbodensenkung oder -verkrampfung, Rektozele, Tonusstörungen der Rektumwand, neurologische, endokrine oder metabolische Störungen, Tumoren, Kollagenosen, psychiatrische Erkrankungen, Medikamente, Exsikkose
- **Komplikationen:** Dranginkontinenz der Blase, Koprostase
- **Diagnostik:** gezielte Anamnese, Inspektion der Mundschleimhaut, körperliche Untersuchung, Labor, Sonografie, verschiedene Messverfahren
- **Therapie:** ballaststoffreiche Ernährung, ausreichend Bewegung, ausreichende Flüssigkeitsaufnahme, Laxanzien, ggf. manuelle Ausräumung.

Spezielle pflegerische Maßnahmen bei Obstipation

Prophylaktische Maßnahmen beziehen sich vorrangig auf die habituellen Ursachen der Obstipation. Sie sind gemeinsam mit dem Patienten zu planen. Hierbei sind dem Patienten die Notwendigkeit und der Nutzen aufzuzeigen, um die Mitarbeit zu erhöhen.

Probleme, die innerhalb der Versorgung der Patienten mit Obstipation auftreten können, sind [24]:

- Bei Patienten, die zeitlich nicht orientiert sind, besteht die Herausforderung darin, die Patienten anzuhalten, zu jeder Defäkation die Pflegekraft hinzuzurufen.
- Patienten haben ein reduziertes Hunger- und Durstgefühl.
- Patienten vermeiden häufig bewusst, zu trinken, um die Toilettengänge zu minimieren (aufgrund von Bewegungsbeeinträchtigungen).

Maßnahmen, die indiziert sein können, sind [24]:

- Verabreichung von Abführmitteln nach ärztlicher Anordnung
- Ein Glas lauwarmes Wasser am Morgen auf nüchternen Magen regt die Darmbewegung an
- Stopfende Nahrungsmittel vermeiden bzw. reduzieren: Weißbrot, kakaohaltige Produkte, Bananen, schwarzer Tee etc.
- Abführende Nahrungsmittel bevorzugen: Sauerkraut, Rhabarber, Butter- und Dickmilch, Feigen, Leinsamen, Weizenkleie, Melonen etc.
- Aufklärung des Patienten, dass eine Hinzuziehung der Pflegekraft von Bedeutung sein kann, um anhand der Stuhlvisite die therapeutischen Maßnahmen hierauf abzustimmen
- Aufklärung über die Bedeutung einer ausreichenden Trinkmenge. Der Einsatz eines Trinkprotokolls kann Hilfestellung geben
- Durchführen einer Stuhlvisite: Zeitpunkt der Defäkation, Aussehen, Geruch, geschätzte Menge; bei Farbveränderungen Ernährung der letzten Tage erfragen
- Anlegen eines Defäkationsplans: Anzahl/d, Dauer, angewendete Kraft bei der Defäkation, zugeführte Nahrung und Flüssigkeit, Bewegungsumfang
- Durch Darmtraining wird der Darm auf feste Entleerungszeiten trainiert. Ein Erfolg des Trainings benötigt Zeit. So kann es mehrere Wochen dauern, bis der Patient bewusst einen positiven Effekt bemerkt
- Eine willkürliche Stuhlretention ist zu vermeiden
- Der Patient ist zur Bewegung anzuhalten. Hierzu kann die Physiotherapie hinzugezogen werden
- Bewegungsübungen, welche die Bauchmuskulatur und den Beckenboden trainieren, wirken sich förderlich aus
- Durchführung der Bauchatmung fördert ebenfalls die Darmperistaltik
- Durchführung analer Stimulation
- Falls der Patient es toleriert, können Bauchmassagen zur Anregung der Peristaltik durchgeführt werden
- Zur Entkrampfung und Anregung der Darmtätigkeit können Wickel und Auflagen eingesetzt werden. Hierbei sind Kontraindikationen zu beachten
- Defäkationsgewohnheiten sind zu beachten: Rituale z. B. zu festen Defäkationszeiten erfragen und in den Pflegealltag integrieren
- Intimsphäre wahren (mindestens durch Sichtschutz und mobile Mitpatienten aus dem Zimmer bitten)
- Ruhe und Zeit für die Defäkation einräumen.

32.5 Gallenwege

Mit zunehmendem Lebensalter muss vermehrt mit Erkrankungen der Gallenwege gerechnet werden. Beispielsweise entwickelt jeder 4. Erwachsene, der älter als 50 Jahre ist, Gallensteine [25].

32.5.1 Cholelithiasis und Cholezystitis

Als **Cholelithiasis** wird das Vorkommen von Steinen in der Gallenblase bezeichnet. Die klinische Symptomatik einer Cholelithiasis bei Älteren ist häufig wenig ausgeprägt und kann somit leicht übersehen werden. Zeichen der Entzündung **(Cholezystitis)** bzw. Fieber fehlen oft. Auch das sog. **Murphy-Zeichen** (Druckschmerz unterhalb des rechten Rippenbogens bei tiefem Einatmen des Patienten) kann oft negativ sein [26]. Bei Älteren ist daher eine Oberbauch-Sonografie zur Diagnostik von Gallenblasensteinen erforderlich. Der Krankheitsverlauf kann ab dem 80. Lebensjahr deutlich schwerer als bei jüngeren Patienten sein. Besonders häufig leiden die Patienten unter Gallenkoliken und/oder einem Verschluss des Gallengangs durch einen eingeklemmten Gallenstein (**Verschlussikterus**).

Zur medikamentösen Behandlung kommen sog. Spasmolytika in Kombination mit Schmerzmitteln (z. B. Diclofenac) zur Anwendung. Der Einsatz von Opioiden sollte bei Hochbetagten immer mit Vorsicht erfolgen, da häufiger Nebenwirkungen zu befürchten sind (z. B. Probleme bei der Entleerung der Blase, Glaukom).

Wie auch bei Jüngeren benötigen ältere Gallensteinträger ohne Symptome keine spezielle Therapie. Als Indikation einer operativen Entfernung der Gallenblase wird jedoch der Nachweis eines Gallenblasenpolypen (> 1 cm) gesehen.

Im Falle einer Cholelithiasis mit Symptomen ist auch im höheren Alter eine Entfernung der Gallenblase die Therapie der Wahl. Ein „konservatives" Zuwarten ist hier risikoreicher.

Ohne operative Therapie ist eine **akute Gallenblasenentzündung (Cholezystitis)** bei Älteren mit einer Sterberate von über 10 % verbunden. Infolge der Multimorbidität (z. B. Herzinsuffizienz, Diabetes mellitus) kommen Komplikationen wie Gangrän (Gewebsnekrose) oder Gallenblasenperforation häufiger vor.

Als therapeutischer Goldstandard bei leichten und mittelschweren Verläufen gilt heute die laparoskopische Entfernung der Gallenblase in einem Zeitraum von 24 Stunden nach der Aufnahme in die Klinik [27]. Die Zwei-Jahres-Überlebensraten ohne Operation sind deutlich schlechter. Auch älteren Patienten mit einem hohen Operationsrisiko kann durch die Anlage einer perkutanen Drainage der Gallenblase geholfen werden (Cholezystostomie).

32.5.2 Choledocholithiasis und Cholangitis

Steine im Gallengang werden als **Choledocholithiasis** bezeichnet. Meist führen sie zum teilweisen oder kompletten Gallengangverschluss. Ein erweiterter Gallengang kann auch für ältere Patienten schonend durch eine Ultraschalluntersuchung dargestellt werden. Im Labor fallen erhöhte Werte für Bilirubin, alkalische Phosphatase, Gamma-Glutamyl-Transferase (gamma-GT) und Alanin-Aminotransferase (ALT) auf.

Die Therapie Hochbetagter unterscheidet sich nicht von der jüngerer Patienten, Standard ist die **Papillotomie** (*Spaltung der Papilla duodeni major mitsamt dem Sphinkterapparat*) mit anschließender **Steinextraktion**. Im Verlauf sind dazu oft eine Aufweitung des Gallengangs mit einem Ballon (Ballondilatation), eine Papillotomie und/oder eine Steinzertrümmerung erforderlich. Die im Anschluss durchgeführte Einlage einer Endoprothese zur Sicherung des Galleabflusses kann bei geriatrischen Patienten mit erhöhtem Operationsrisiko auch alternativ als einzige Maßnahme erfolgen.

Im Rahmen eines Verschlusses des Gallengangs kann es leicht zu einer **akuten Infektion der Gallenwege** mit Bakterien kommen. Gerade bei Älteren droht dann beispielsweise eine rasch tödlich verlaufende **akute Cholangitis** mit gramnegativer Sepsis.

Diagnostisch und therapeutisch steht die **endoskopisch retrograde Cholangiografie** (ERC) mit anschließender Steinentfernung an erster Stelle. Die Einlage einer Drainage (Stent) ist eine Option für Patienten mit akuter Cholangitis, bei denen eine Steinentfernung nicht möglich ist.

Im Rahmen einer Cholangitis oder eines Gallengangsteines kann es zu einem Rückstau in den Hauptgang der Bauchspeicheldrüse (Pankreas) mit der Folge einer sog. **biliären Pankreatitis** kommen. Auch aus diesem Grunde muss die ERC möglichst früh (< 24 Stunden nach stationärer Aufnahme) durchgeführt werden. Klinische Symptome sind heftige Oberbauchschmerzen, die oft gürtelförmig in den Rücken ausstrahlen.

32.5.3 Tumoren der Gallenwege

Etwa 75 % der **Gallenblasenkarzinome** werden nach dem 85. Lebensjahr manifest [28]. Als Risikofaktoren für ein Karzinom gelten:

- Hohes Lebensalter
- Gallenblasensteine > 3 cm
- Gallenblasenpolypen > 1 cm
- Gallengangszysten.

Bei Hochbetagten tritt das **Gallengangkarzinom** häufiger auf. Das typische Symptom ist der **schmerzlose Ikterus**.

Therapeutisch sind operative Eingriffe wie z. B. eine Whipple-OP oder Leberresektion mit einem hohen postoperativen Risiko verbunden. Die Einlage einer Gallengangsdrainage ist als Palliativmaßnahme möglich. Ein fortgeschrittenes Lebensalter schließt nicht die Möglichkeit einer Chemotherapie (z. B. *Gemcitabin und Platinderivat*) aus [29].

SPICKZETTEL

Erkrankungen der Gallenwege

- **Symptome:** Gallenkoliken, Entzündungszeichen, Druckschmerz beim Einatmen, Ikterus
- **Komplikationen:** Verschluss des Gallengangs mit Verschlussikterus, akute Cholezystitis, Gangrän, Gallenblasenperforation, akute Cholangitis mit Sepsis, biliäre Pankreatitis
- **Diagnostik:** Sonografie, Labor, ERC
- **Therapie:**
  - Bei Cholelithiasis Spasmolytika und Schmerzmittel
  - Bei Cholezystitis laparoskopische Gallenblasenentfernung, bei hohem Operationsrisiko Cholezystostomie
  - Bei Choledocholithiasis Papillotomie und Steinextraktion, ggf. Gallengangsdrainage
  - Bei Tumoren Whipple-Operation oder Leberresektion, Chemotherapie, ggf. Gallengangsdrainage.

32.6 Leber

32.6.1 Altersspezifische Veränderungen der Leber

Typische Veränderungen im Alter sind die Verminderung der Organmasse und des Blutflusses in der Leber. Infolge eines reduzierten Stoffwechsels ist die Funktion der Leberzellen (Hepatozyten) zunehmend gestört. Der Bilirubinspiegel fällt als Folge der reduzierten Muskelmasse im Alter ab. Generell ist der zunehmende Verlust der Regenerationsfähigkeit eine der wichtigsten Veränderungen bei Hochbetagten.

Alterungsbedingt nimmt der Fettgehalt des Gewebes zu. Dies gilt auch für die Leber [30]. Die **nichtalkoholische Fettleber** (*NASH*) und das Fortschreiten zur Leberfibrose kommen im Alter häufiger vor. Mit einer NASH assoziierte Komplikationen sind:

- Gutartige Leberverfettung
- Fettleber-Hepatitis
- Fibrose
- Leberzirrhose
- Leberzellkarzinom.

32.6.2 Virushepatitis

Bei Älteren muss im Rahmen einer **Virushepatitis** mit einer höheren Komplikationsrate gerechnet werden. Gründe dafür sind:

- Vermehrte Stoffwechselstörungen
- Verminderte Immunantwort
- Verstärkter Anfall von für die Leber toxischen Substanzen.

Hepatitis A

Ältere Menschen reisen heute öfter, die Gefahr einer **Hepatitis A-Infektion** (HAV) gewinnt daher auch in dieser Altersgruppe vermehrt an Bedeutung. Der klinische Verlauf der HAV ist im Alter eher unproblematisch. Allerdings müssen doch einige Komplikationen beachtet werden:

- **Ikterus** (→ Abb. 32.5)
- Ausgeprägte **Cholestase** (*Gallestauung*)
- Störungen des **Gerinnungssystems**
- **Aszites**
- **Pankreatitis.**

Ein Vergleich der Sterberate zeigt einen Prozentsatz von 0,03–0,06 bei Jüngeren (25- bis 35-Jährige) und von 15 % bei HAV-Patienten über 75 Jahren [31].

Aus diesem Grunde ist bei Hochbetagten der Schutz vor einer HAV-Infektion durch eine **Impfung** wichtig. Diese wird in der Regel gut vertragen und führt auch bei Älteren zu einer ausreichenden Antikörperbildung.

Hepatitis B

Im Gegensatz zu jüngeren Patienten ist der klinische Verlauf einer **Hepatitis B** (HBV) bei Älteren eher arm an klinischen Auffälligkeiten. Häufige Symptome sind:

- Appetitlosigkeit
- Übelkeit
- Erbrechen.

Je früher eine HBV-Infektion erfolgt, umso höher ist das Risiko, eine chronische Hepatitis B zu entwickeln.

VORSICHT! Auch bei klinisch wenig auffälligen Verläufen muss bei älteren Patienten vermehrt mit hochinfektiösen chronischen HBs-Antigenträgern gerechnet werden.

Der therapeutische Einsatz von **Interferon-alpha** ist bei Hochbetagten mit einer höheren Komplikationsrate verbunden (z. B. auch neurologische Symptome wie Verwirrtheitszustände, Gedächtnisstörungen, Schlafstörungen). **Nukleotid- oder Nukleosidanaloga** (z. B. *Tenofovir, Adefovir, Entecavir*) müssen als Langzeittherpie eingesetzt werden.

Bei hochbetagten Patienten ist eine effektive Therapie wichtig, da das Risiko der Entwicklung eines **hepatozellulären Karzinoms** (HCC) mit dem Lebensalter ansteigt. Viele ältere Patienten erhalten auch eine sog. immunsuppressive Therapie. Diese kann zu einer Reaktivierung einer HBV-Infektion führen. Bei Älteren wird bei erhöhtem Infektionsrisiko eine Impfung gegen HBV angeraten.

Hepatitis C

Klinisch verläuft die akute Hepatitis C bei Hochbetagten schwach ausgeprägt. Symptome sind z. B.:

- Schmerzen im Abdomen
- Fieber
- Ikterus (→ Abb. 32.5).

Im Labor findet man eher ALT-Spiegel im Normbereich, was zu Fehlinterpretationen führen kann. Oftmals sind bei über 65-Jährigen die ersten Symptome schon auf eine der möglichen Komplikationen bei HCV-Infektion zurückzuführen:

- Zirrhose
- Hepatozelluläres Karzinom (HCC)
- Leberversagen.

Aus diesem Grunde ist auch bei Älteren eine möglichst frühe Therapie der Hepatitis C anzustreben. Obwohl die Datenlage noch nicht endgültig geklärt ist, sind die neueren direkt wirkenden **antiviralen Substanzen** (*z. B. Sofosbuvir, Telaprevir, Ledipasvir*) wohl eine gute Alternative zu dem früheren Standard. Der Einsatz von Interferon-alpha-2b und Ribavirin führt bei Älteren deutlich häufiger zu Nebenwirkungen wie Blutbildveränderungen, arterieller Hypertonie und Niereninsuffizienz.

Hepatitis E

Die enteral übertragene Hepatitis E wird durch einen RNA-Virus (HEV) verursacht. In Mexiko, Afrika und Asien kommt sie häufig vor. Die Übertragung erfolgt durch den Verzehr von nicht gegartem Fleisch (Schwein, Wildschwein, Hirsch). Die klinischen Symptome sind kaum von denen der Hepatitis A zu unterscheiden. Die Therapie umfasst symptomorientiert unterstützende Maßnahmen.

32.6.3 Autoimmune Hepatitis

Patienten mit autoimmuner Hepatitis (AIH) werden in bis zu 20 % der Fälle erst nach dem 60. Lebensjahr „auffällig". Oft hat der chronische Verlauf dann schon zu einer Fibrose bzw. Leberzirrhose geführt.

Die **Diagnostik** ist auch wegen der Symptomarmut oft verzögert. Ein akuter Verlauf (40–70 % der Fälle) wird oft mit einer Virushepatitis oder einer Medikamentennebenwirkung verwechselt. Auch bei Älteren kann die Diagnose im Labor durch den Nachweis von Autoantikörpern gestellt werden. Die Leberbiopsie zeigt ein typisches Gewebebild.

Die **Therapie** älterer Patienten erfolgt wie bei Jüngeren durch Immunsuppressiva wie Prednisolon und Azathioprin. Der Therapieerfolg ist bei Älteren und Jüngeren vergleichbar [32].

32.6.4 Alkoholische Lebererkrankung

Der Konsum von Alkohol steigt in der Altersgruppe der über 65-Jährigen [33]. Infolge des altersbedingt veränderten Stoffwechsels kommt es bei Älteren im Vergleich zu Jüngeren zu einer deutlich erhöhten Blutalkoholkonzentration. Der verstärkte Medikamentenkonsum führt zusätzlich zu unerwünschten Wechselwirkungen. Die klinischen Symptome sind bei Hochbetagten oft schon die einer fortgeschrittenen Lebererkrankung (→ Abb. 32.6):

- **Unspezifisch**
  - Übelkeit
  - Abdominelle Schmerzen
  - Gewichtsverlust
- **Fortgeschrittener Leberschaden**
  - Ödeme
  - Ikterus
  - Aszites.

Die Auffälligkeiten im Labor sind wie auch bei Jüngeren eine erhöhte Aspartat-Aminotransferase (AST) und erhöhte Bilirubinwerte. Die Therapie erfolgt im Wesentlichen wie im jüngeren Lebensalter. Symptome des Alkoholentzugs müssen häufiger mit sedierenden Medikamenten behandelt werden. Beim Ausschwemmen des Aszites sollte eine tägliche Gewichtsabnahme von 800–1.000 g nicht überschritten werden. Die häufigsten Todesursachen sind das sog. hepatorenale Syndrom mit Nierenversagen und gastrointestinale Blutungen [34].

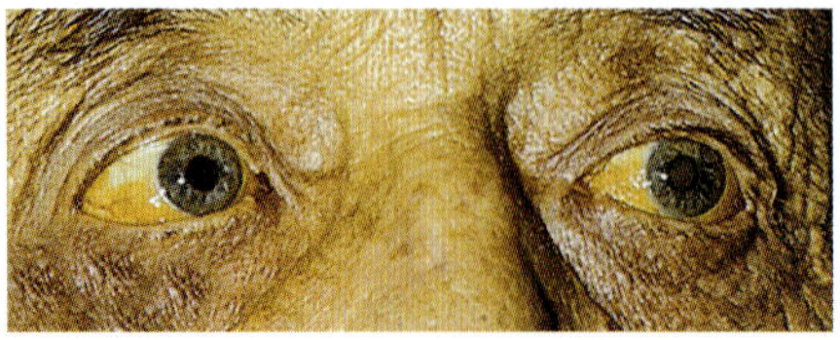

Abb. 32.5 Ikterus. Besonders auffällig ist die Gelbfärbung der Leberhaut der Augen. [T212]

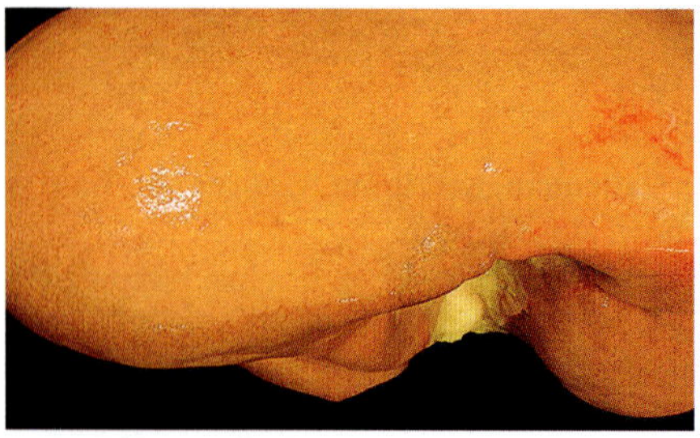

Abb. 32.6 Bei einer alkoholbedingten Leberschädigung kommt es zunächst zur Fettleber. Diese Leber ist erheblich vergrößert und ausgeprägt gelb verfärbt. [T399]

32.6.5 Medikamententoxischer Leberschaden

Obwohl im Alter die Leberfunktion im Vergleich zu anderen Organen relativ wenig beeinträchtigt ist, nehmen die Arzneimittelnebenwirkungen aufgrund der häufigen Polypharmazie (➔ Kap. 21.2.1) zu. Damit sind Arzneimittelwechselwirkungen vorprogrammiert [35]. Bei Hochbetagten kommt eine medikamenteninduzierte Leberschädigung daher häufiger vor. Klinisch ist ein derartiger Leberschaden oft symptomlos. Im Labor werden erhöhte Lebertransaminasen gemessen. Giftige Abbauprodukte von Medikamenten können in der Leber auch nach Beenden der Therapie noch über mehrere Monate verbleiben und zu einer chronischen Schädigung der Leber führen. **Juckreiz** (*Pruritus*) und **Ikterus** sind klinische Symptome.

32.6.6 Hepatozelluläres Karzinom (HCC)

Der bedeutendste Risikofaktor für die Entstehung eines HCC ist die im Alter oft durch eine nichtalkoholische Fettleber induzierte Leberzirrhose. In der Altersgruppe von 75–90 Jahren kommt das HCC allerdings weniger häufig vor [36]. Klinisch kann das symptomarme Anfangsstadium leicht übersehen werden. Therapeutisch wird die **Leberresektion** neben der Lebertransplantation als wirksame Maßnahme angesehen. Laut den Ergebnissen mehrerer Studien ist das Risiko bei Patienten über 70 Jahren nicht viel höher als bei Jüngeren, wobei jedoch die individuelle altersbedingte Co-Morbidität berücksichtigt werden muss.

SPICKZETTEL

Erkrankungen der Leber

Nichtalkoholische Leberverfettung

- Ursache: altersbedingte Veränderungen (Reduzierung der Organmasse und des Stoffwechsels, verminderte Regenerationsfähigkeit)
- Komplikationen: Fettleber-Hepatitis, Fibrose, Leberzirrhose, Leberzellkarzinom.

Virushepatitiden

- Hepatitis A und E
  - Übertragung durch verunreinigte Lebensmittel und Trinkwasser
  - Komplikationen: Ikterus, Cholestase, Gerinnungsstörungen, Aszites, Pankreatitis
  - Prophylaxe: Impfung gegen Hepatitis A bei geplanten Reisen
- Hepatitis B
  - Symptome: Appetitlosigkeit, Übelkeit und Erbrechen
  - Therapie: Interferon-alpha, Nukleotid- und Nukleosidanaloga; Impfung bei erhöhtem Infektionsrisiko empfehlenswert
- Hepatitis C
  - Symptome: Schmerzen im Abdomen, Ikterus, Fieber
  - Komplikationen: Leberzirrhose, hepatozelluläres Karzinom, Leberversagen
  - Therapie: antivirale Medikamente.

Autoimmunhepatitis

- Komplikationen bei chronischem Verlauf: Leberfibrose/-zirrhose
- Therapie: Immunsuppressiva.

Toxische Leberschäden

- Alkoholische Lebererkrankung mit Übelkeit, abdominalen Schmerzen und Gewichtsverlust, Ödeme, Ikterus, Aszites
- Medikamententoxischer Leberschaden, oft symptomarm, ggf. Pruritus und Ikterus.

Hepatozelluläres Karzinom

- Häufig Folge einer nichtalkoholischen Fettleber
- Therapie: Leberresektion, Lebertransplantation.

32.7 Bauchspeicheldrüse

Die altersbedingten anatomischen Veränderungen der Bauchspeicheldrüse führen in der Regel nicht zu Funktionseinschränkungen, die in der Klinik eine Bedeutung haben [37]. Die **Bauchspeicheldrüsenentzündung** (*Pankreatitis*) hat bei Jüngeren häufig den Alkoholmissbrauch als Ursache. Bei Hochbetagten ist ein Gallensteinleiden (➔ Kap. 32.5) oft der Grund. Das **Pankreaskarzinom** gilt eher als eine Erkrankung Älterer.

TRANSFERAUFGABEN

1. Im Alter kommt es häufig zu Schleimhautveränderungen. Welche gastrointestinalen Erkrankungen können hierdurch entstehen, und welche prophylaktischen Maßnahmen können diese verhindern oder die Symptome mildern?
2. Neben viralen und bakteriellen Infektionen können verschiedene Grunderkrankungen Durchfälle verursachen. Nennen Sie die infrage kommenden Krankheitsbilder und die entsprechenden Therapieoptionen.
3. Viele alte Menschen leiden an chronischer Obstipation. Welche pflegerischen Maßnahmen sind bei diesen Patienten sinnvoll?
4. Gallensteine können unterschiedliche Komplikationen nach sich ziehen. Nennen Sie mögliche Folgeerkrankungen jeweils für die Cholelithiasis und Choledocholithiasis.
5. Welches sind die häufigsten Symptome und Komplikationen bei Lebererkrankungen?

33

NIERE UND UROGENITALSYSTEM

Jens Trögner (33.1), Clemens Grupp (33.2, 33.3), Ralf Weiser (33.4, 33.6), Jakub Nosek (33.5)

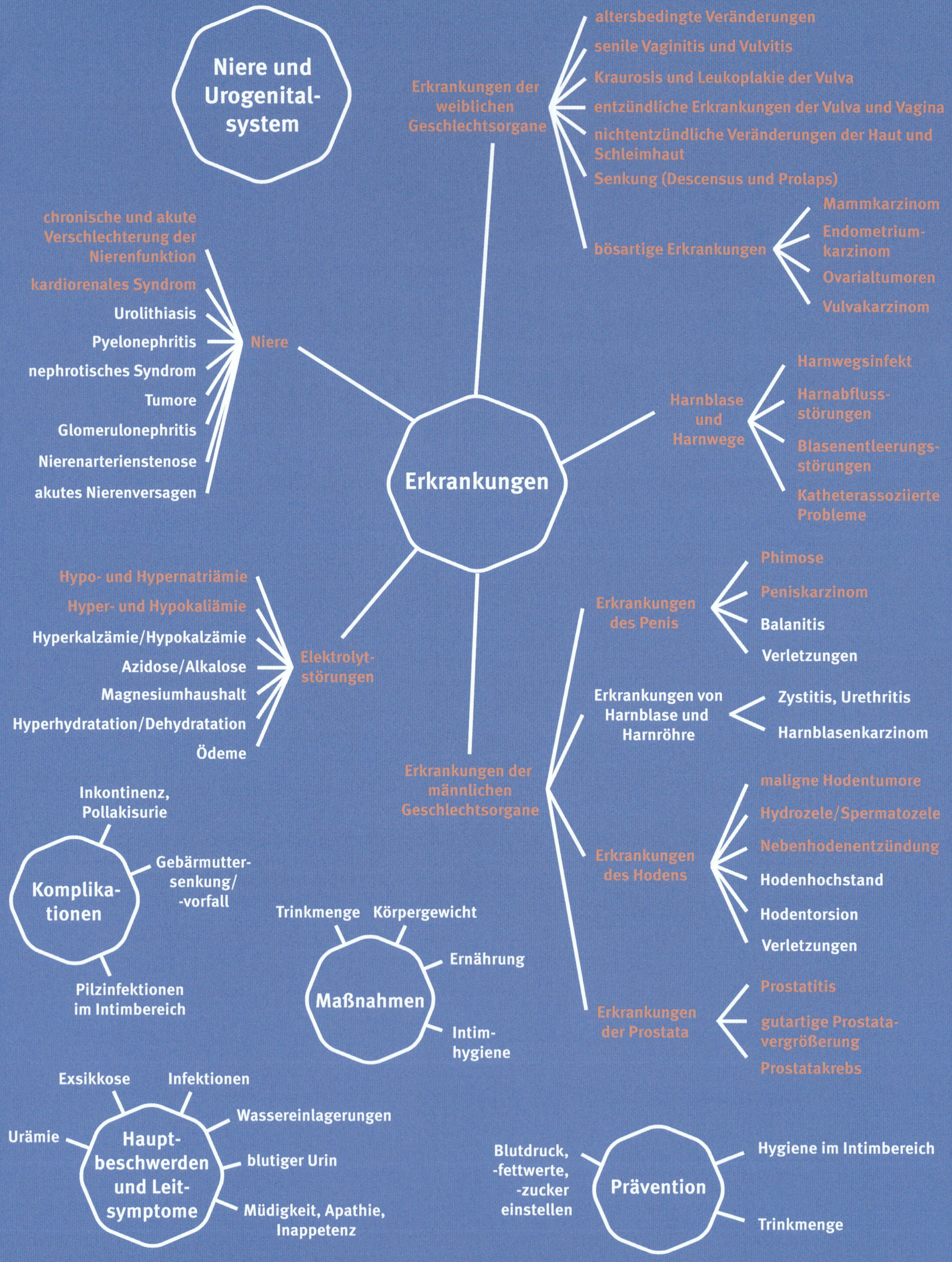

Niere und Urogenitalsystem
Erkrankungen
Erkrankungen der weiblichen Geschlechtsorgane
altersbedingte Veränderungen
senile Vaginitis und Vulvitis
Kraurosis und Leukoplakie der Vulva
entzündliche Erkrankungen der Vulva und Vagina
nichtentzündliche Veränderungen der Haut und Schleimhaut
Senkung (Descensus und Prolaps)
bösartige Erkrankungen
Mammkarzinom
Endometrium-karzinom
Ovarialtumoren
Vulvakarzinom
Niere
chronische und akute Verschlechterung der Nierenfunktion
kardiorenales Syndrom
Urolithiasis
Pyelonephritis
nephrotisches Syndrom
Tumore
Glomerulonephritis
Nierenarterienstenose
akutes Nierenversagen
Harnblase und Harnwege
Harnwegsinfekt
Harnabfluss-störungen
Blasenentleerungs-störungen
Katheterassoziierte Probleme
Elektrolyt-störungen
Hypo- und Hypernatriämie
Hyper- und Hypokaliämie
Hyperkalzämie/Hypokalzämie
Azidose/Alkalose
Magnesiumhaushalt
Hyperhydratation/Dehydratation
Ödeme
Erkrankungen der männlichen Geschlechtsorgane
Erkrankungen des Penis
Phimose
Peniskarzinom
Balanitis
Verletzungen
Erkrankungen von Harnblase und Harnröhre
Zystitis, Urethritis
Harnblasenkarzinom
Erkrankungen des Hodens
maligne Hodentumore
Hydrozele/Spermatozele
Nebenhodenentzündung
Hodenhochstand
Hodentorsion
Verletzungen
Erkrankungen der Prostata
Prostatitis
gutartige Prostata-vergrößerung
Prostatakrebs
Komplika-tionen
Inkontinenz, Pollakisurie
Gebärmutter-senkung/-vorfall
Pilzinfektionen im Intimbereich
Maßnahmen
Trinkmenge
Körpergewicht
Ernährung
Intim-hygiene
Haupt-beschwerden und Leit-symptome
Exsikkose
Infektionen
Urämie
Wassereinlagerungen
blutiger Urin
Müdigkeit, Apathie, Inappetenz
Prävention
Blutdruck, -fettwerte, -zucker einstellen
Hygiene im Intimbereich
Trinkmenge

33.1 Übersicht

Jens Trögner

Erkrankungen der Nieren, der ableitenden Harnwege sowie der weiblichen oder männlichen Geschlechtsorgane sind im Alter sehr häufig. Hinzu kommen Störungen der Blutsalzkonzentration, die ebenfalls bei vielen älteren Menschen zu beobachten sind.

Die Konzentration der Blutsalze wird über komplexe Mechanismen geregelt, wobei den Nieren eine Schlüsselfunktion bei der Ausscheidung zukommt. Kalium- und Natriumentgleisungen können lebensbedrohliche Folgen haben.

Harnwegsinfekte sind eine sehr häufige Ursache des Delirs (Verwirrtheit). Wiederkehrende Harnwegsinfekte, hohes Fieber und Flankenschmerzen können auf Harnabflussstörungen z. B. durch Steine, Prostatavergrößerung, Tumoren hinweisen. Die Unfähigkeit, die Blase weitgehend entleeren zu können, wird als Harnverhalt bezeichnet. Durch altersbedingte Veränderungen sind die Grenzwerte für den noch zu tolerierenden Restharn im Alter deutlich höher.

Bei älteren Frauen während und nach der Menopause ist jede vaginale Blutung als krankhaft anzusehen und bedarf der Abklärung. Altersbedingte Veränderungen der Vaginalschleimhaut begünstigen Entzündungen, Harnwegsinfekte und Harninkontinenz. Tumoren der Geschlechtsorgane betreffen bei älteren Frauen auch die Brust, wobei der Altersgipfel in jüngeren Jahren liegt. Häufiger sind Tumoren der Gebärmutter (Endometriumkarzinom), der Eierstöcke (Ovarialkarzinom) und des äußeren Genitals (Vulvakarzinom). Bei Männern dominiert das Prostatakarzinom.

33.1.1 Prävention

Nierenschäden sind häufig durch Durchblutungsstörungen bedingt. In der Vorbeugung spielt die optimale Einstellung des Blutdrucks, der Blutfettwerte und des Blutzuckers eine wesentliche Rolle. Regelmäßiges Trinken ausreichender Mengen wirkt ebenfalls präventiv. Gesunde sollen 1,5 bis 3 Liter Flüssigkeit pro Tag zu sich nehmen. Auch nichtsteroidale Antirheumatika (NSAR) können die Niere schädigen; ihr Einsatz sollte daher kritisch geprüft werden.

Harn- und Stuhlinkontinenz erhöhen das Risiko für Hautschädigungen im Intimbereich. Hier ist auf sorgfältige Hygiene und weitgehende Trockenheit der Haut mit entsprechend häufigem Vorlagenwechsel zu achten; zusätzliche Hautreizungen durch ungünstige Pflegeprodukte sind zu vermeiden (Hautschutz → Kap. 39).

Eine Paraphimose kann leicht vermieden werden, wenn die Vorhaut des Penis nach dem Waschen oder z. B. nach Anlage eines Dauerkatheters konsequent wieder vorgeschoben wird. Die Paraphimose ist schmerzhaft und sollte so rasch wie möglich durch Reposition der Vorhaut beseitigt werden. Lokale Anwendung abschwellender Nasentropfen kann in extremen Fällen helfen, die Schwellung der Schleimhaut zu vermindern.

33.1.2 Hauptbeschwerden und Leitsymptome

Nierenerkrankungen führen zu Müdigkeit, Apathie, allgemeiner Inappetenz und zu Wassereinlagerungen in den Körper bis hin zum Lungenödem mit akuter Luftnot. Als Urämie bezeichnet man die Blutvergiftung mit harnpflichtigen Substanzen, vor allem mit Harnstoff. Vertiefte Atmung und Mundgeruch nach Urin weisen dabei auf eine Übersäuerung des Blutes hin. Im Verlauf kommt es zu Flüssigkeitsansammlungen in Organgeweben (Lungen, Herzbeutel, Bauchraum) und einer zunehmenden Hirnschädigung bis hin zum Koma.

Blutiger Urin kann auf akute Nierenschädigungen (Glomerulonephritis, Verletzung), aber auch auf einen Harnwegsinfekt, auf Tumoren der ableitenden Harnwege (z. B. Urothel-Karzinom der Harnblase) oder einen Harnstein hinweisen und sollte immer medizinisch abgeklärt werden.

Harnwegsinfekte führen durch Beschwerden bei der Miktion (Dysurie) gerade bei Älteren zu einer verminderten Flüssigkeitsaufnahme und damit zur Exsikkose. Diese geht oft mit Verwirrtheit (Delir) einher. In extremer Ausprägung kommt es zu aufsteigenden Infektionen des Nierenbeckens (Pyelonephritis) mit Flankenschmerz und hohem Fieber bis hin zur Urosepsis mit Übertritt der Erreger in die Blutbahn und schwergradiger systemischer Entzündungsreaktion.

33.1.3 Komplikationen und Besonderheiten im Alter

Bei der Niereninsuffizienz wird jüngeren Menschen zu einer kalium- und eiweißarmen Diät geraten. Dies ist für Ältere ungünstig, da sie per se gefährdet sind, eine Sarkopenie zu entwickeln. Daher rät man älteren Menschen mit Niereninsuffizienz zu einer eher eiweißreichen Ernährung. Auf kaliumreiche Nahrungsmittel (Obst, v. a. Bananen, Weintrauben) sollen aber auch sie verzichten, da die Gefahr einer Hyperkaliämie mit Auslösung von Herzrhythmusstörungen besteht.

Senile Vaginitis, Bewegungsarmut, Inkontinenz und mangelhafte persönliche Hygiene begünstigen Pilzinfektionen im Intimbereich und unter den weiblichen Brüsten. Ausgedehnte Mykosen deuten auf mangelnde Fähigkeit zur Selbstpflege hin und sollten Anlass sein, das soziale Umfeld zu überprüfen und ggf. für Hilfestellungen im Alltag zu sorgen.

Ältere Frauen haben durch Erschlaffen von Bindegewebe und Bändern ein erhöhtes Risiko für eine Gebärmuttersenkung (Descensus uteri) bis hin zum nach außen sichtbaren Vorfall (Prolaps uteri). Gerade im hohen Lebensalter werden gynäkologische Vorsorgeuntersuchungen seltener wahrgenommen, sodass diese Probleme lange Zeit unerkannt bleiben. Urininkontinenz, Pollakisurie und Rückenschmerzen können erste Anzeichen sein.

Harnwegsinfekte werden begünstigt durch altersbedingte Veränderungen, geringe Trinkmenge, unzureichende Hygiene und auch durch Blasenkatheter. Katheter sollten generell, speziell aber bei älteren Menschen, nur gelegt werden, wenn eine klare Indikation besteht und Nutzen und Risiko abgewogen wurden. Auch sollte die Liegedauer eng begrenzt werden. Beim Umgang mit Kathetern muss speziell von Pflegefachkräften auf strikte Antisepsis gemäß den gültigen Richtlinien geachtet werden: Händedesinfektion vor Manipulation am Katheter, vorsichtige Entfernung von Verschmutzungen, steriles Arbeiten beim Anlegen und beim Beutelwechsel.

33.1.4 Spezielle medizinische und pflegerische Aspekte

Ältere Menschen mit Nierenerkrankungen benötigen besondere Aufmerksamkeit bei der Pflege, da das Selbstmanagement ihrer Erkrankung oftmals eingeschränkt ist. Häufig ist die maximale Trinkmenge pro Tag reglementiert, was mithilfe von Trinkplänen überwacht werden muss. Im Unterschied zu anderen Patienten bzw. Bewohnern sollten nicht mehrere Kannen mit Flüssigkeit schon am Morgen bereitgestellt werden. Andererseits müssen klinische Zeichen der Exsikkose (→ Kap. 25) rechtzeitig erkannt werden. Das Körpergewicht muss regelmäßig und sorgfältig gemessen werden, am besten morgens nüchtern vor dem Frühstück. Bei der Blutdruckmessung bei Dialysepatienten muss der Arm mit dem Shunt streng ausgespart werden. Pflegefachkräfte sollten über die nierenadaptierte Ernährung Bescheid wissen, um Patienten und ihre Angehörigen beraten zu können.

Bei neu aufgetretener Urininkontinenz, Beschwerden beim Wasserlassen, erhöhter Körpertemperatur oder einer generellen Verschlechterung des Allgemeinzustands sollte immer an einen Harnwegsinfekt gedacht und der Arzt informiert werden.

Bei der Pflege älterer Menschen ist auf eine gute Intimhygiene zu achten. Dies schließt auch die selbständige Behandlung von geröteten und infizierten Hautfalten (Intertrigo) durch Pflegefachkräfte ein (→ Kap. 39). Die sorgsame Pflege von Blasenkathetern ist bedeutsam, um aufsteigende Infektionen zu verhindern. Ärzte sollten regelmäßig gebeten werden, die Notwendigkeit der weiteren Katheterbehandlung zu überprüfen.

Ältere Menschen mit Funktionseinschränkungen können vaginale Therapeutika wie Salben und Ovula nicht mehr selbst anwenden. Hier ist eine einfühlsame Hilfestellung durch die Pflegefachkräfte gefordert. Auch ist bei der Körperpflege regelmäßig auf potenziell krankhafte Befunde zu achten (z. B. Knoten unter der Haut, auffällige Hautveränderungen, Ausfluss aus Vagina oder Penis).

33.1.5 Beratung und Anleitung

In Altenpflege und Geriatrie müssen neben den Patienten meist auch die Angehörigen beraten werden, wie mit bestimmten Krankheiten umgegangen werden soll (z. B. Trinkmenge, Wiegen, Diät). Pflegefachkräfte müssen die Grundlagen dieser Erkrankungen und ihre alterstypischen Besonderheiten kennen, um kompetent Auskunft geben und auf akute Probleme reagieren zu können.

33.2 Erkrankungen der Nieren

Clemens Grupp

Die Nieren haben vielfältige Aufgaben: in ihrer **exkretorischen Funktion** die Ausscheidung von giftigen Substanzen, z. B. Abbauprodukten des Eiweißstoffwechsels, des Weiteren die **Regulation des Wasser- und Elektrolythaushalts** (→ Kap. 33.3) und des **Säure-Basen-Gleichgewichts**. Darüber hinaus sind die Nieren **Bildungsort** für lebenswichtige **Signalstoffe:** Sie produzieren **Erythropoetin,** das die Bildung der roten Blutkörperchen im Knochenmark anregt. Darüber hinaus bilden bestimmte Zellen der Niere ein wichtiges Hormon für die Regulation des Blutdrucks, das **Renin.** Ein weiteres Hormon, das in der Niere entsteht, ist die „aktive Form" von **Vitamin D3,** das Calcitriol.

Die exkretorische Nierenfunktion nimmt mit höherem Alter physiologisch ab, die Nierenleistung eines gesunden 80-Jährigen liegt im Allgemeinen deutlich unter der Hälfte der eines jungen Erwachsenen. Eine Nierenerkrankung kann zu einer weiteren Einschränkung der Nierenleistung führen. Dabei eignet sich das Serum-Kreatinin weniger zur Beurteilung der Nierenfunktion als die **glomeruläre Filtrationsrate (GFR),** die die wahre Nierenleistung besser abbildet.

Die GFR lässt sich anhand eines 24-Stunden-Sammelurins bestimmen. Da das korrekte Sammeln von Urin gerade bei älteren Patienten eine hohe Fehlerquote aufweist, hat man diese Messmethode heutzutage weitgehend verlassen. Es wurden Algorithmen entwickelt, anhand derer sich die GFR aus dem Serum-Kreatinin, dem Alter und Geschlecht des Patienten bestimmen lässt, die sogenannte **errechnete GFR (eGFR).** In → Abb. 33.1 ist dargestellt, wie sich für einen Serum-Kreatinin-Wert von 1,0 mg/dl die eGFR anhand der derzeit gebräuchlichsten Formel, der CKD-epi, in Abhängigkeit von Alter und Geschlecht ändert.

Die genaue Bestimmung der Nierenfunktion anhand der (e)GFR ist für die richtige Dosierung einer Vielzahl von Medikamenten, so beispielsweise der **Neuen Oralen Antikoagulanzien** (*NOAKs,* → Kap. 30), gerade bei Älteren mit eingeschränkter Nierenfunktion von großer Bedeutung.

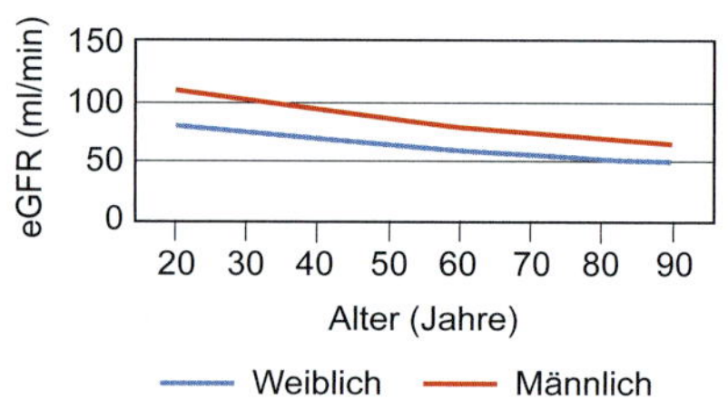

Abb. 33.1 eGFR Serum-Kreatinin von 1,0 mg/dl in Abhängigkeit von Alter und Geschlecht. [L143, T1070]

33.2.1 Chronische Verschlechterung der Nierenfunktion

Ursächlich für eine pathologisch eingeschränkte Nierenfunktion beim über 80-Jährigen sind heutzutage zu über 40 % Schädigungen der Gefäße (sogenannte **ischämische Nierenerkrankung**) mit steigender Tendenz und die **diabetische Nephropathie** mit ca. 30 % [1]. Letztere scheint in ihrer Häufigkeit abzunehmen, hier greifen offenbar zunehmend die Möglichkeiten zur besseren Behandlung des Diabetes mellitus.

Da beim überwiegenden Anteil der älteren Nierenkranken eine Schädigung der (Nieren-)Gefäße als Ursache der Erkrankung vorliegt, stehen therapeutisch Maßnahmen zum Schutz der arteriellen Gefäße im Vordergrund. In erster Linie umfassen diese eine optimale Einstellung des Blutdrucks, des Fettstoffwechsels (weniger gesichert) sowie bei Diabetikern zusätzlich des Blutzuckers und bei Rauchern Verzicht auf Nikotin. Eine immunsuppressive Therapie mit Glukokortikoiden oder anderen Immunsuppressiva erhalten ältere Patienten selten.

Während eines stationären Aufenthalts sollte es das Ziel sein, weitere akute Verschlechterungen der Nierenfunktion zu verhindern. Insbesondere bei älteren Patienten ist die Erholungsfähigkeit der Niere oft vermindert, sodass das Vorniveau der Nierenfunktion nicht mehr erreicht wird.

33.2.2 Akute Verschlechterung der Nierenfunktion

Gerade bei bereits eingeschränkter Nierenfunktion können weitere Faktoren eine akute Verschlechterung, ein sogenanntes akutes Nierenversagen auslösen:

- Relativ zu wenig Flüssigkeit (Exsikkose, → Kap. 25)
- Verschlechterung der Kreislaufverhältnisse im Rahmen einer Erkrankung
- Akuter Harnwegsinfekt (→ Kap. 33.4.1)
- Medikamente, die die Nierenfunktion verschlechtern können: z. B. Schmerzmittel wie nichtsteroidale Antirheumatika (NSAR wie Ibuprofen, Diclofenac) oder Coxibe (z. B. Celecoxib).

33.2.3 Symptome einer eingeschränkten Nierenfunktion

- Nierenerkrankungen verlaufen oft bis in fortgeschrittene Stadien **weitgehend symptomlos,** unspezifisches Zeichen kann ein zunehmender **Bluthochdruck** sein.
- Ist die Niere nicht mehr in der Lage, Wasser ausreichend auszuscheiden, kann dies zu **Wassereinlagerungen** führen. Diese finden sich meist primär in den Beinen (Ödeme) oder der Lunge. Letzteres geht einher mit starker **Luftnot,** typischerweise verstärkt im Liegen.
- **Makrohämaturie** (*sichtbares Blut im Urin*) ist ein seltenes Symptom einer Nierenerkrankung (Erkrankung der Nierenkörperchen: Glomerulonephritis), tritt jedoch häufiger im Rahmen von Tumoren oder Infekten des Harntrakts auf.

- **Dysurie** (*Brennen oder Schmerzen beim Wasserlassen*) und **Pollakisurie** (*häufiges Wasserlassen in kleinen Portionen*) sprechen ebenfalls für eine Infektion im Bereich des Harntrakts.
- **Zeichen einer Vergiftung im Rahmen eines Nierenversagens,** einer Urämie, können zunehmende Appetitlosigkeit, Übelkeit und Erbrechen, starker Juckreiz oder eine zunehmende Schwäche und Müdigkeit bis zum Delir und Koma sein.

Gerade hinter den letztgenannten Leitsymptomen können sich aber auch viele andere Erkrankungen, beispielsweise Erkrankungen des Herzens oder des Magen-Darm-Trakts, verbergen. Nicht selten treten diese zusammen mit einer eingeschränkten Nierenfunktion auf. Im Einzelfall muss abgeklärt, welche Erkrankung im Vordergrund steht.

VORSICHT! **Dyspnoe bei fortgeschrittener Niereninsuffizienz** kann darauf beruhen, dass die Niere nicht in der Lage ist, Flüssigkeit adäquat auszuscheiden. Im Extremfall kommt es zu einer lebensbedrohlichen Flüssigkeitsansammlung in der Lunge, einem **Lungenödem.**

Aufgrund der eingeschränkten Nierenfunktion wirken hier Diuretika oft nicht ausreichend. Erste Maßnahmen sind:

- Messen von Blutdruck, Puls, Temperatur, Sauerstoffsättigung (Pulsoxymetrie)
- Stopp der Flüssigkeitszufuhr (sowohl oral als auch intravenös)
- Möglichst Aufsetzen des Patienten (Frage an den Patienten: Bessert sich die Luftnot mit dem Aufsetzen? Falls „ja“, spricht dies für eine Überwässerung).
- Ultima Ratio: notfallmäßige Dialyse, sofern diese Möglichkeit besteht.

33.2.4 Maßnahmen bei eingeschränkter Nierenfunktion

Flüssigkeitszufuhr

Die tägliche Flüssigkeitszufuhr soll speziell im Hinblick auf die Nierenfunktion bei mindestens 1 Liter liegen. Bei älteren Patienten hängt die optimale Trinkmenge von verschiedenen Faktoren ab. Nieren und Gehirn benötigen für eine optimale Funktion möglichst viel Flüssigkeit, Herz und Lunge dagegen möglichst wenig. Da beim älteren Patienten häufig Funktionseinschränkungen mehrerer dieser Organe vorliegen, muss im Einzelfall immer abgewogen werden, was die optimale Trinkmenge für den Patienten ist. Liegt eine eingeschränkte Nierenfunktion vor, sollte diese nach Möglichkeit mindestens bei 1,5 Liter pro Tag liegen, jedoch nicht über 3 Liter am Tag, da eine darüber hinausgehende Flüssigkeitszufuhr ohne wesentlichen Nutzen ist.

Flüssigkeitszufuhr beim kardiorenalen Syndrom

Gerade bei älteren Patienten liegt oft gleichzeitig eine Nieren- und Herzinsuffizienz vor. Man spricht dann von einem **kardiorenalen Syndrom** (→ Kap. 30.1.3). Da für das Herz möglichst wenig, für die Niere möglichst viel Flüssigkeit gut ist, muss hier der optimale Flüssigkeitsstatus unter Berücksichtigung der Erfordernisse dieser beiden Organe ermittelt werden. Dieser stellt den bestmöglichen Flüssigkeitskompromiss dar, bei dem sowohl die Niere als auch das Herz akzeptabel arbeiten können.

Dokumentiert wird dies durch das sogenannte **Zielgewicht.** Dieses entspricht dem Körpergewicht beim optimalen Hydrierungszustand des Patienten. Das Zielgewicht wird anhand klinischer (z. B. Luftnot, v. a. im Liegen oder bei Belastung, Beinödeme etc.) und laborchemischer Befunde (z. B. Kreatinin, ggf. B-natriuretisches Peptid – BNP etc.) festgelegt und muss im Verlauf immer wieder überprüft werden.

Primär unerheblich ist, in welcher Form die Flüssigkeit zu sich genommen wird, ob als Wasser, Kaffee, Tee, Bier, Suppe oder wässrige Speise (z. B. Wassermelone, Gurke etc.). Entscheidend ist hier die Flüssigkeitsmenge. Bei einer Bilanzierung der Flüssigkeitszufuhr sind diese Komponenten alle in gleicher Weise zu berücksichtigen.

Ernährung des älteren Nierenkranken

Ältere multimorbide Patienten, gerade auch wenn sie nierenkrank sind, neigen zur Unterernährung. Sie halten sich an allgemeine Diätvorgaben für Nierenkranke, die oftmals bei ihnen gar nicht indiziert sind, oder sie essen zu wenig, aus Furcht, etwas falsch zu machen. Bei akuter Erkrankung besteht die Gefahr, dass die Patienten noch weniger Nahrung zu sich nehmen. Es kommt zur **Katabolie,** dem *Abbau körpereigener Substanz.* Der Abbau von körpereigenem Eiweiß führt zu einem Anstieg des Harnstoffs u. U. in einen dialysepflichtigen Bereich. Auf eine adäquate Ernährung mit ausreichender Kalorienzufuhr ist deshalb bei dieser Patientengruppe besonders zu achten.

Mit dem Arzt sollte geklärt werden, ob der Patient eine Kost für Nierenkranke benötigt („Nieren-Diät“, die oft wenig schmackhaft ist und deshalb schlecht angenommen wird), oder ob er Normalkost zu sich nehmen kann.

Kalium: Kalium spielt eine bedeutsame Rolle für die Stabilisierung des Herzrhythmus. Sowohl im Rahmen einer Hyperkaliämie (Serum-Kalium > 5,5 mmol/l) als auch Hypokaliämie (< 3,3 mmol/l) kann es im Extremfall zu tödlichen Rhythmusstörungen kommen. Diese gehen zuvor oft mit einer nur geringen oder keiner klinischen Symptomatik einher (→ Kap. 33.3.2). Vorsicht ist beim Verzehr von Obst und Obstsäften geboten, da diese viel Kalium enthalten.

Eiweiß: Eine eiweißarme Ernährung wird bei Nierenerkrankungen empfohlen, die mit einem großen Eiweißverlust (im Rahmen eines sogenannten nephrotischen Syndroms) einhergehen. Diese Erkrankungen kommen im höheren Alter sehr selten vor. Da ältere Patienten häufig zu Malnutrition neigen, sollte hier von einer Eiweiß-Restriktion im Allgemeinen Abstand genommen werden.

Phosphat: Bei chronischer Niereninsuffizienz kommt es zu einem Anstieg des Serumphosphats. Dieses korreliert mit dem kardiovaskulären Risiko. Aus diesem Grunde erhalten die Patienten Phosphatbinder, die sie zu den Mahlzeiten einnehmen müssen, und eine Empfehlung für eine phosphatarme Diät. Diese Diät führt aber gerade bei älteren, multimorbiden Nierenkranken oft zur Malnutrition und ist deshalb für diese Patientengruppe umstritten.

Überwachung des Flüssigkeitshaushalts

- **Bilanzierung der Einfuhr:** Trinkmengenprotokoll (auch Erfassung von Suppen): Meist sind die Patienten und Angehörigen nicht in der Lage, sämtliche aufgenommenen Flüssigkeiten korrekt zu dokumentieren, sodass dies von den Pflegekräften übernommen werden sollte. Man bekommt damit auch einen Überblick über den Flüssigkeitsstatus des Patienten.
- **Bilanzierung der Ausfuhr:** gestaltet sich in der Praxis schwierig, da die Patienten oft nicht in der Lage sind, korrekt Urin zu sammeln. Ein Dauerkatheter ausschließlich zur Messung der Ausfuhr ist nur in Ausnahmefällen (z. B. drohendes akutes Nierenversagen) indiziert und sollte nur möglichst kurz liegen. Allerdings lässt sich aus Bilanzierung der Einfuhr und (morgendlicher) täglicher **Kontrolle des Körpergewichts** abschätzen, ob ein Patient Flüssigkeit einlagert oder zunehmend austrocknet und wie sein Flüssigkeitsumsatz ist.
- **Flüssigkeitszufuhr:** Nierenkranke trinken in der Akutphase einer Erkrankung oft zu wenig und/oder sind zu schwach, um selbst zu

trinken. Pflegekräfte sollten regelmäßig Unterstützung bieten und anhand des Trinkmengenprotokolls überprüfen, wie viel der Patient bereits getrunken hat. Situationen, die einen erhöhten Flüssigkeitsbedarf erfordern, und pflegerische Maßnahmen zur Förderung der Flüssigkeitsaufnahme sind in → Kap. 25 beschrieben.

Beobachtung auf Harnwegsinfekte

Harnwegsinfekte (→ Kap. 33.4.1) können sowohl die Nierenfunktion als auch den Allgemeinzustand des Patienten gravierend verschlechtern. Hinweise können Brennen und Schmerzen beim Wasserlassen sowie ein trüber oder gar blutiger Urin sein. Ein Urin-Stix kann Auskunft geben, ob das Vorliegen einer Infektion des Harntrakts wahrscheinlich ist oder nicht. Hierfür muss der Urin nicht unter sterilen Bedingungen gewonnen werden.

Für die Bestimmung von Keimen im Urin für eine resistenzgerechte Antibiose ist jedoch eine Uringewinnung unter *sterilen Bedingungen* erforderlich. Dazu sollen die Patienten Mittelstrahlurin abgeben. Das bedeutet, die erste Urinportion geht in die Toiletten, die mittlere Portion wird aufgefangen und der Rest geht wieder in die Toilette. Ältere Patienten schaffen dies häufig nicht zuverlässig. Daher ist es besser und genauer, Urin für diese Untersuchung mittels Einmalkatheter zu gewinnen.

Besonderheiten bei Dialysepatienten

Trinkmenge: Dialysepatienten sollen so wenig wie möglich trinken, im Allgemeinen gilt die Regel: Restausscheidung + 400–500 ml Flüssigkeit/Tag. Dies gilt insbesondere, wenn keine oder eine nur sehr geringe Restausscheidung (unter 300 ml/Tag) vorhanden ist.
Kaliumzufuhr: Beim überwiegenden Anteil der Hämodialysepatienten (gilt nicht für Patienten, die die Bauchfell-Dialyse machen) kann zwischen zwei Hämodialysen das Serum-Kalium lebensbedrohlich ansteigen, sofern nicht auf eine strenge Begrenzung der Kaliumzufuhr geachtet wird. Stark kaliumhaltige Nahrungsmittel (z. B. Obst oder Obstsäfte) dürfen gefährdete Patienten nicht oder nur in geringer Menge erhalten.
Planung der Dialyse: Nach der Dialyse sind die Patienten häufig erschöpft. Mit der Dialysestation sollte deshalb Rücksprache gehalten werden, dass diese Patienten möglichst nachmittags zur Dialyse eingeplant werden, sodass morgens Diagnostik und Beübung stattfinden können.
Blutdruckmessung/Blutentnahme: keine Blutdruckmessung und keine Blutabnahmen etc. am Shunt-Arm. Möglichst Schonung auch der Venen des anderen Unterarms, da diese möglicherweise später für die Anlage eines Shunts benötigt werden.

SPICKZETTEL

Eingeschränkte Nierenfunktion

- **Chronisch verschlechterte Nierenfunktion** v. a. durch Gefäßschädigungen (ischämische Nephropathie) und Diabetes mellitus (diabetische Nephropathie)
- **Akutes Nierenversagen** v. a durch Exsikkose, Verschlechterung der Kreislaufsituation, Harnwegsinfekte und Medikamente (NSAR, Coxibe)
- **Kardiorenales Syndrom** (gleichzeitige Herz- und Niereninsuffizienz)
- **Symptome:** Bluthochdruck, Ödeme, Dyspnoe (bei Lungenödemen), Makrohämaturie, Dysurie, Pollakisurie, Urämie mit Appetitlosigkeit, Übelkeit, Erbrechen, Juckreiz, Schwäche, Bewusstseinsstörungen (Delir, Koma)
- **Maßnahmen:**
  - Ausreichende Flüssigkeitszufuhr (1,5 bis max. 3 Liter), bei Dialysepatienten Menge der Restausscheidung + 400–500 ml Flüssigkeit
  - Überwachung des Flüssigkeitshaushalts
  - Ausreichende Kalorienzufuhr, bei Dialysepatienten ggf. kaliumarme Kost; Reduzierung von Phosphat- und Eiweißaufnahme bei Älteren nicht empfehlenswert, ggf. Gabe von Phosphatbindern.

33.3 Elektrolytstörungen

Clemens Grupp

Der menschliche Organismus besteht zu ca. 60 % aus Wasser. Dieses verteilt sich auf verschiedene **Kompartimente** (*abgegrenzte Räume*): ca. 2/3 befinden sich in den Zellen (intrazellulär), der größte Teil des extrazellulären Wassers (ca. 1/3) im Zellzwischenraum (interstitielle Flüssigkeit), etwa 1/5 davon im Blutplasma, das ca. 55 % des Blutes ausmacht. Der Rest des Blutes sind zelluläre Bestandteile, vor allem Erythrozyten (*rote Blutkörperchen*).

Ein wesentlicher Bestandteil des Körperwassers sind **Elektrolyte.** Unter Elektrolyten versteht man Salze, die in Flüssigkeiten als Ionen vorliegen. Die klinisch bedeutsamsten Elektrolyte sind Natrium und Kalium. Störungen der Elektrolyte zeigen sich als veränderte Elektrolytkonzentration in der Körperflüssigkeit, das heißt, pro Flüssigkeitseinheit (z. B. Liter) befindet sich zu viel oder zu wenig des jeweiligen Ions. Die Konzentrationen einzelner Ionen sind in den verschiedenen Kompartimenten sehr unterschiedlich. Im klinischen Alltag lässt sich nur die **Elektrolyt-Konzentration im Blutplasma** schnell und verlässlich messen.

Elektrolytstörungen treten bei älteren Patienten häufiger auf als vermutet: Jeweils ca. ein Drittel der stationär liegenden geriatrischen Patienten weisen eine gestörte Natrium- oder Kalium-Konzentration im Blutplasma auf. Ein auffälliger Kalziumspiegel findet sich dagegen nur bei ca. 3 % der Patienten (daher wird darauf im Folgenden nicht weiter eingegangen).

Eine Elektrolytstörung kann bei erhöhter Konzentration bedeuten, dass zu viele Ionen pro Volumeneinheit im Blutplasma sind, sie kann aber auch darauf beruhen, dass sich die Konzentration aufgrund eines Volumenmangels erhöht. Bei erniedrigter Ionen-Konzentration ist der Sachverhalt genau umgekehrt. Die Konzentrationsstörungen können somit sowohl auf einer veränderten Ionenmenge bei gleichbleibendem Volumen oder auf einem veränderten Volumen bei gleichbleibender Ionenmenge beruhen. In → Abb. 33.2 ist dies schematisch dargestellt.

33.3.1 Hypo- und Hypernatriämie

DEFINITION

Hyponatriämie: Erniedrigte Natriumkonzentration im Blutplasma (leicht: ‹ 135 mmol/l, schwer: ‹ 120 mmol/l).

Hypernatriämie: Erhöhte Natriumkonzentration im Blutplasma (› 145 mmol/l).

Eine **Hyponatriämie aufgrund eines Natriummangels** ist bei älteren Patienten durch Diuretika oder durch Fieber, Schwitzen, selten durch einen Verlust über die Niere bei Nierenerkrankung, bedingt. **Therapeutisch** ist hier eine positive Natriumbilanz, z. B. durch vermehrte Natriumzufuhr, indiziert.

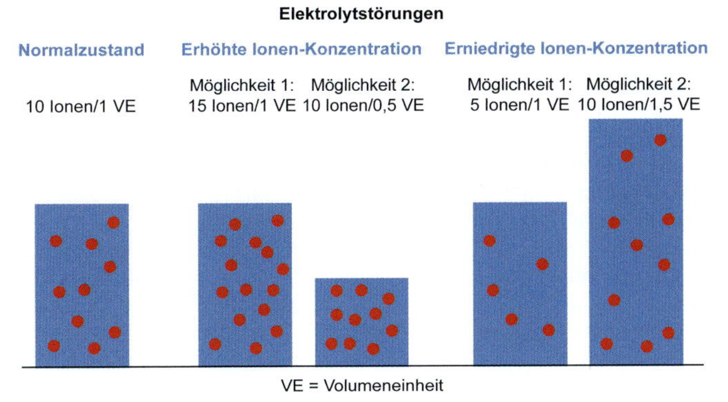

Abb. 33.2 Ionenkonzentration im Normalzustand und bei Elektrolytstörungen. [L143, T1070]

Zu einer **Hyponatriämie durch relativ zu viel Flüssigkeit** im Gefäßsystem kann es im Rahmen einer Herzinsuffizienz oder im Rahmen eines Syndroms einer inadäquaten Sekretion von ADH *(SIADH)* kommen. ADH *(Antidiuretisches Hormon)* wird von der Hirnanhangdrüse (Hypophyse) freigesetzt und sorgt für eine vermehrte Rückresorption von Wasser durch die Niere und damit für eine Verdünnungs-Hyponatriämie im Blutplasma. Als relativ häufige Ursache dieser vermehrten ADH-Sekretion finden sich Medikamente, nicht selten Psychopharmaka. Bei Verdacht auf ein SIADH ist die Bestimmung der Natriumkonzentration im Spontanurin von Bedeutung, diese ist inadäquat hoch. Diuretika verfälschen diese Untersuchung, da sie die Natriumkonzentration im Urin steigern. **Therapeutisch** stehen bei diesen Formen der Verdünnungs-Hyponatriämie eine Verminderung der Flüssigkeitsaufnahme sowie die Behandlung der auslösenden Ursache im Vordergrund. Bei hartnäckigen Formen eines SIADHs gibt es neuerdings die Option, die Wirkung des ADHs mit einem Medikament (*Tolvaptan*) zu antagonisieren (*aufzuheben*).

Hypernatriämie durch eine erhöhte Natriummenge im Blutplasma beobachtet man bei älteren Patienten meist durch Gabe Natrium-haltiger Infusionen. **Therapeutisch** sollte hier der Natriumanteil in den Infusionen möglichst weit gesenkt werden.

Hypernatriämie aufgrund eines Flüssigkeitsmangels kann durch Flüssigkeitsverluste im Rahmen von Schwitzen oder Diarrhöen bedingt sein. Selten liegt eine verminderte Ausschüttung des Hormons ADH z. B. im Rahmen von Erkrankungen der Hirnanhangdrüse vor. **Therapeutisch** steht bei diesen Formen der Hpyernatriämie die Zufuhr von natriumfreier/armer Flüssigkeit im Vordergrund, bei ADH-Mangel die Substitution dieses Hormons.

33.3.2 Hyper- und Hypokaliämie

DEFINITION

Hyperkaliämie: Erhöhte Kaliumkonzentration im Blutplasma (> 5,5 mmol/l).

Hypokaliämie: Erniedrigte Kaliumkonzentration im Blutplasma (< 3,5 mmol/l).

Ursache einer **Hyperkaliämie** ist meist eine Kombination von eingeschränkter Nierenfunktion und Medikamenten, die den Kaliumspiegel erhöhen können (ACE-Hemmer, Sartane, Kalium-sparende Diuretika). Eine Hyperkaliämie kann begünstigt werden durch eine Übersäuerung des Bluts (laborchemisch gemessen an einer negativen Basen-Abweichung). Diese geht mit einer Verschiebung von Kalium aus den Zellen in das Blutplasma einher. **Therapeutisch** stehen eine Reduktion/Absetzen der kaliumsparenden Medikamente, eine kaliumarme Ernährung (s. u.) und ein medikamentöser Ausgleich der Übersäuerung (Gabe von Natriumbikarbonat) im Vordergrund. Eine weitere Option stellt die orale Gabe von Medikamenten dar (nicht resorbierbare Kationen-Austauscher, die Kalium im Darm binden und damit seine Aufnahme in den Kreislauf verhindern).

Mögliche Ursachen einer **Hypokaliämie** sind eine kaliumarme Ernährung, eine Nierenerkrankung, bei der relativ zu viel Kalium ausgeschieden wird, oder Medikamente, die die Kaliumausscheidung fördern, wie gewisse Diuretika. Begünstigt wird die Hypokaliämie durch eine Alkalose (Basenüberschuss) im Blut, laborchemisch erkennbar an einer positiven Basenabweichung. **Therapeutisch** steht eine Steigerung der Kalium-Zufuhr mit der Nahrung, ggf. auch als Tabletten, im Vordergrund. Auch eine Umstellung der Medikation auf ein kaliumsparendes Diuretikum, sofern der Patient ein solches benötigt, und ggf. auf weitere kaliumsparende Medikamente (ACE-Hemmer, Sartane) ist sinnvoll.

VORSICHT! Eine Hyperkaliämie kann lebensbedrohliche Ausmaße annehmen.

Symptomatik: Auch eine lebensbedrohliche Hyperkaliämie geht meist nur mit geringer Symptomatik einher: Am häufigsten bestehen muskuläre Schwäche und Missempfindung (Dysästhesie) in erster Linie in den Beinen, Unwohlsein, Übelkeit und Benommenheit. Weitere Hinweise sind:

- Puls: Bradykardie, längere Pausen?
- Blutdruck: Hypotonie?
- Wachheitszustand: Patient ansprechbar?

Erste Maßnahmen:

- Monitorüberwachung verfügbar? EKG → ärztliche Beurteilung
- Intravenöser Zugang
- I. v. Gabe von 10 ml Kalzium 10 % (unter Monitorkontrolle, wirkt sofort als funktioneller Antagonist des Kaliums), kann bei Bedarf nach 5–10 Minuten wiederholt werden
- I. v. Gabe z. B. von 100 ml Glukose 40 % und 20 I. E. Altinsulin
- Gabe eines β-Sympathikomimetikums, z. B. 0,5 mg Terbutalin (*Bricanyl*©) s. c.
- In Abhängigkeit vom Säure-Basen-Status (Labor: negative Basen-Abweichung) 50–100 mmol Natriumbikarbonat als Kurzinfusion über 10–20 Minuten
- Ultima Ratio (*letzte Möglichkeit*): akute Hämodialyse, sofern verfügbar.

33.3.3 Symptome einer Elektrolytstörung

Elektrolytstörungen verursachen meist uncharakteristische, von dem Patienten selbst nicht wahrgenommene Beschwerden und werden deshalb in ihrer Bedeutung häufig unterschätzt.

- **Entgleisungen des Serum-Natriums:** Sowohl Hypo- als auch Hypernatriämie wirken sich in erster Linie auf das zentralnervöse System aus: von Kopfschmerzen über eine zunehmende Lethargie (*Mattigkeit*), Übelkeit und Erbrechen kann sie zu Delir, Koma und letztendlich Tod führen. Eine oft unterschätzte Folge sind Gangstörungen mit Gangunsicherheit, die mit einem deutlich erhöhten Sturzrisiko assoziiert sind.
- **Entgleisungen des Serum-Kaliums:** Sowohl eine Hypo- als auch eine Hyperkaliämie können zu lebensbedrohlichen oder gar tödlichen Herzrhythmusstörungen führen. Kardial vorgeschädigte Patienten sind hier besonders gefährdet. Eine Hyperkaliämie kann mit muskulärer Schwäche und Missempfindungen vor allen in den Bei-

nen einhergehen. Diese Symptome werden vom Patienten am ehesten wahrgenommen.

Ältere Patienten sind besonders gefährdet für eine Entgleisung des Wasser- und Elektrolythaushalts, da sie aufgrund von Erkrankungen des Herzens und der Nieren relativ häufig Diuretika einnehmen müssen, die eine solche Entgleisung begünstigen. Des Weiteren sind die Nieren altersbedingt weniger leistungsfähig, sodass der Körper schlechter gegensteuern kann. Hinzu kommt die altersbedingte Abnahme des Durstgefühls.

Die mit einer Entgleisung der Natrium-Konzentration einhergehende Symptomatik (zentralnervöse Störungen mit Gangunsicherheit) ist ziemlich unspezifisch und kommt gerade bei älteren multimorbiden Patienten relativ häufig vor. Nicht selten werden diese Beschwerden deshalb nicht mit einer Entgleisung des Natriums, sondern mit anderen gesundheitlichen Problemen dieser Patienten in Verbindung gebracht.

33.3.4 Maßnahmen zur Sicherung eines ausgeglichenen Elektrolythaushalts

Pflegende beobachten bei älteren Menschen sorgfältig den Flüssigkeitsstatus, um Zeichen eines Flüssigkeitsmangels oder einer Überwässerung frühzeitig zu erkennen (➔ Tab. 33.1)

Hyponatriämie: Benötigt der Patient bei ausgeprägter Hyponatriämie eine intravenöse Natrium-Substitution, darf diese nicht zu schnell erfolgen, da sonst die Gefahr einer **pontinen Myelinolyse** droht. Es handelt sich dabei um eine schwere Schädigung des Pons-Gebiets im Hirnstamm mit ausgeprägten neurologischen Ausfällen. Die Serumnatrium-Konzentration darf deshalb nicht schneller als 10 mmol/l pro 24 Stunden ansteigen, was engmaschige Kontrollen des Natriumspiegels erfordert. Es muss darauf geachtet werden, dass die Natriuminfusionen kontinuierlich und gleichmäßig laufen, dem Patienten also nicht versehentlich ein großer Natrium-Bolus appliziert wird. Bei einem zu schnellen Anstieg der Natriumkonzentration im Blut ist eine Verdünnung mit fünfprozentiger Glukoselösung angezeigt.

Hypernatriämie: Benötigt der Patient intravenöse Medikamente, sollte geprüft werden, ob diese nicht in einer natriumfreien Trägerlösung verbreicht werden können

Liegt ein **Flüssigkeitsmangel** vor bei einem Patienten, der (vorübergehend) nicht ausreichend trinken kann, sollte auch die **Möglichkeit einer subkutanen Flüssigkeitsgabe** in Betracht gezogen werden. Man schont damit die Venen des Patienten, sofern er nicht aus anderen Gründen (z. B. intravenöse Arzneimittel: Antibiose etc.) einen intravenösen Zugang benötigt.

Subkutane Flüssigkeitsgabe
- Ähnlich effizient wie eine intravenöse Flüssigkeitsgabe
- Subkutan über Butterfly oder Teflonkanüle, vorzugsweise Oberschenkel oder Rumpf (Aussparen eines 3–5 cm breiten Streifens um den Bauchnabel)
- 1. Wahl: NaCl 0,9 %. Ebenfalls möglich: Glukose 5 %, Halbelektrolyt, ggf. Kalium-Substitution in einer maximalen Konzentration von 10 mmol/l
- Max. 500 ml/3 Std., max. 1.500 ml/24 Std. pro Punktionsstelle (max. 2 Punktionsstellen gleichzeitig)
- Kontraindiziert bei Ödemen und akutem (Volumenmangel-) Schock.

Tab. 33.1 Anzeichen eines inadäquaten Flüssigkeitsstatus.

Zeichen eines Flüssigkeitsmangels	Zeichen einer Überwässerung
• Trockene Schleimhäute, eventuell tonlose Stimme • Stehende Hautfalten: am Brustbein (Sternum) überprüfen, an den Armen hat dieses Zeichen eine geringe Aussagekraft • Gewichtsabnahme innerhalb weniger Tage • Zunehmende Tachykardie und Abfall des Blutdrucks • Zunehmende Müdigkeit und Schwäche • Verringerte Füllung der Halsvenen im Liegen	• Wassereinlagerung in die Beine oder beim liegenden Patienten in die Flanken (Anasarka) • Gewichtszunahme innerhalb weniger Tage • Zunehmende Luftnot (Dyspnoe) vor allem im Liegen, beschleunigte Atemfrequenz, verschärftes, pfeifendes Atemgeräusch • Gestaute Venen am Hals

SPICKZETTEL

Elektrolytstörungen

Symptome:
- Bei **Entgleisung des Serum-Natriums** Kopfschmerzen, Übelkeit, Erbrechen, Gangstörungen, Bewusstseinsstörungen bis hin zu Delir und Koma
- Bei **Entgleisung des Serum-Kaliums** lebensbedrohliche Herzrhythmusstörungen, bei Hyperkaliämie muskuläre Schwäche und Missempfindungen in den Beinen, Bradykardie, Hypotonie.

Therapie:
- Bei **Hyponatriämie** vermehrte Natriumzufuhr (auf langsamen Anstieg des Serum-Natriums achten), bei **vermehrter ADH-Sekretion** Reduzierung der Flüssigkeitsaufnahme, ggf. ADH-Antagonisierung mit Tolvaptan
- Bei **Hypernatriämie** natriumarme Flüssigkeitszufuhr, bei **verminderter ADH-Sekretion** ADH-Substitution
- Bei **Hypokaliämie** Erhöhung der Kaliumzufuhr (Nahrung, Tabletten), Umstellung auf kaliumsparende Medikamente
- Bei **Hyperkaliämie** Reduktion/Absetzen kaliumsparender Medikamente, kaliumarme Kost, ggf. Gabe von Natriumbikarbonat oder nichtresorbierbaren Kationen-Austauschern
- Bei **lebensbedrohlicher Hyperkaliäme** i. v. Gabe von Kalzium, Glukose, Altinsulin, Natriumbikarbonat, Gabe eines Sympathikomimetikums, ggf. Hämodialyse
- Bei **Flüssigkeitsmangel** ggf. subkutane Flüssigkeitssubstitution.

TRANSFERAUFGABEN

Die 86-jährige Johanna N. kommt heute wieder nach Hause, nachdem sie vor einer Woche wegen eines akuten Nierenversagens und plötzlich eintretender Herzrhythmusstörungen ins Krankenhaus eingewiesen werden musste. Ursache war eine Exsikkose. Das Team des ambulanten Pflegedienstes, der die Klientin seit einigen Monaten betreut, bespricht die ärztlichen Anordnungen und berät sich darüber, was bei der Patientin künftig zu beachten ist.

1. An welchen Symptomen ist ein akutes Nierenversagen erkennbar, und welche Ursachen außer einer Exsikkose kommen hierfür infrage?
2. Welcher Zusammenhang könnte zwischen dem Nierenversagen und den Herzrhythmusstörungen der Klientin bestehen?
3. Beschreiben Sie die jeweiligen Symptome der unterschiedlichen Elektrolytentgleisungen und die entsprechenden therapeutischen Maßnahmen.

33.4 Harnblase und Harnwege

Ralf Weiser

DEFINITION

Harnwege (harnableitendes System): Nierenkelche, Nierenbecken, Harnleiter, Harnblase und Harnröhre.

Diagnostik und Behandlung von Erkrankungen der Harnwege stellen einen wesentlichen Teil des urologischen Fachgebietes dar. Sie können in diesem Lehrbuch nicht umfassend dargestellt werden. Allerdings gibt es eine Reihe von Besonderheiten beim geriatrischen Patienten. Die wichtigsten Herausforderungen sind:

- Harnwegsinfekte (fieberhaft und afebril)
- Harnabflussstörungen
- Probleme im Zusammenhang mit Harnblasenkathetern.

Es ist wichtig zu wissen, dass diese drei Pathologien eng miteinander verzahnt sind und sich gegenseitig verstärken können: So verursacht eine Harnabflussstörung Infekte. Der Katheter kann die Abflussstörung beseitigen, ist aber Infektquelle, Infekte wiederum führen zu Verkrustungen am Katheter, was wieder eine neue Infektquelle darstellt und im schlimmsten Falle durch vollständige Verlegung des Katheterlumens wieder zu einer Harnabflussstörung führen kann. Es ist damit von größer Bedeutung, Abflussstörung, Infekt und Katheter immer im Zusammenhang zu betrachten.

33.4.1 Harnwegsinfekte

Als Harnwegsinfekte werden bakterielle Infektionen der harnableitenden Wege mit uropathogenen Keimen bezeichnet, die zu einer spezifischen Symptomatik führen.

Davon zu unterscheiden ist die Besiedelung des Harns mit Bakterien ohne Symptomatik *(asymptomatische Bakteriurie)*. Sie muss beim geriatrischen Patienten in den meisten Fällen nicht behandelt werden.

Symptome eines Harnwegsinfekts können sein:

- Fieber
- Makrohämaturie *(sichtbares Blut im Urin)*
- Schmerzen in den Harnwegen und beim Wasserlassen
- Gehäufter Harndrang
- Allgemeinsymptome wie Verwirrtheit, allgemeine Schwäche, Benommenheit.

Die **Behandlung des Harnwegsinfektes** besteht aus drei Säulen:

- Testgerechte antibiotische Therapie: Deswegen immer vor Beginn einer Antibiose eine Urinprobe zur mikrobiologischen Untersuchung schicken, damit die verursachenden Keime angezüchtet und näher untersucht werden können.
- Beseitigung einer bestehenden Harnabflussstörung (→ Kap. 33.4.2)
- Behandlung der Allgemeinsymptome durch Senken des Fiebers (z. B. Paracetamol, Metamizol [*Novalgin*®] oder Wadenwickel), Ausgleich eines bestehenden Flüssigkeitsdefizits und adäquate Schmerztherapie.

33.4.2 Harnabflussstörungen

Harnabflussstörungen des oberen Harntraktes

Dabei handelt es sich um eine Störung des Harntransports aus der Niere oder dem Harnleiter bis zur Blase. Die häufigsten Ursachen dafür sind zum einen Tumoren, die entweder im Harntrakt selbst entstanden sind und den Harnweg verlegen (z. B. Harnleiter-Karzinome) oder von außen auf den Harnleiter drücken und diesen zusammenquetschen (vor allem bei Dickdarm- und gynäkologischen Tumoren). Zum anderen können Steine zur Obstruktion der Harnwege führen.

Die Akutbehandlung der Abflussstörung aus dem oberen Harntrakt ist in fast allen Fällen zunächst die Einlage einer sogenannten Harnleiterschiene (→ Abb. 33.3): Über den natürlichen Harnweg wird ein dünner Kunststoff-Stent (*Röhrchen*) eingeführt, der die Passage des Urins zwischen Niere und Blase wieder ermöglicht, allerdings ohne die eigentliche Ursache zu beseitigen.

Während beim jüngeren Patienten nach der Akutphase die Beseitigung der Ursache der Obstruktion wenn immer möglich erfolgen sollte (z. B. Beseitigung eines Tumors oder Entfernung eines Steins), muss beim geriatrischen Patienten eine Abwägung zwischen Nutzen und Risiko dieser Folgeeingriffe stattfinden. Hier ist eine enge Abstimmung zwischen dem Patienten, seinen Angehörigen und den beteiligten Behandlern aller Fachrichtungen und Berufsgruppen nötig, um die für den Patienten beste Entscheidung zu treffen.

Aufgrund der häufig bestehenden Komorbiditäten und der begrenzten Lebenserwartung kann es für den geriatrischen Patienten sinnvoller sein, die eigentliche Ursache nicht zu behandeln und die einliegende Harnleiterschiene lediglich regelmäßig zu wechseln (alle 3–6 Monate).

Harnabflussstörung des unteren Harntraktes

Harnabflussstörungen aus der Blase heraus werden auch Blasenentleerungsstörung genannt. Dabei kommt es zur Ausbildung von Restharn: Auch nach der Miktion verbleibt eine unterschiedlich hohe Menge an Harn in der Blase. Symptome einer Blasenentleerungsstörung sind:

- Häufiger Harndrang, vor allem nachts
- Abgeschwächter Harnstrahl
- Mehrzeitige Miktion (mehrfaches Wasserlassen in kurzen Abständen hintereinander)
- Plötzlich einschießender Harndrang *(Urgency)*
- Kleine Miktionsmengen
- Startschwierigkeiten bei der Miktion, insbesondere nachts
- Nachträufeln.

Der Übergang zwischen einer gerade noch ausreichenden Blasenentleerung und einer bereits gestörten Entleerung ist fließend und lässt sich nicht eindeutig definieren. Da Elastizität und Muskelkraft der Blase im Alter abnehmen, ist eine langsame Verschlechterung der Harnentleerung völlig normal. Deswegen wird im zunehmenden Alter eine

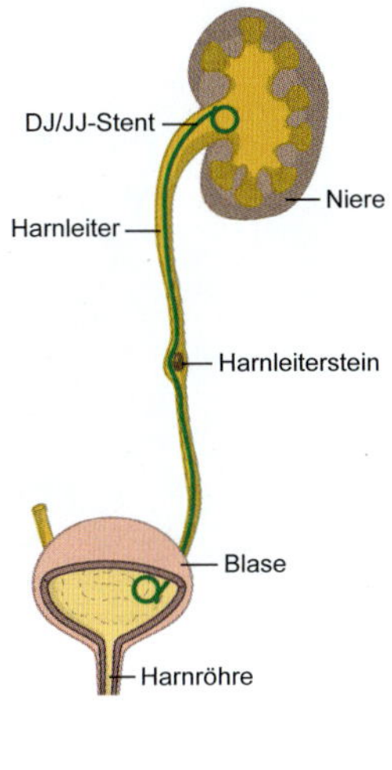

Abb. 33.3 Innere Harnleiterschiene zur Behandlung einer Obstruktion beim Harnleiterstein. [L138]

steigende Menge an Restharn toleriert. Während in den ersten Lebensjahrzehnten die Restharnmenge nicht über 15 % des Miktionsvolumens hinausgehen sollte, wird beim „mittelalten" bis älteren Menschen als grobe Grenze eine Menge von etwa 100 ml Restharn definiert. Beim geriatrischen Patienten hingegen sind durchaus auch höhere Resturinmengen tolerabel, solange der Patient keine subjektiven Symptome oder objektiven Komplikationen hat (→Tab. 33.2). Da ein erhöhter Restharn erst nach vielen Jahren zu manifesten Erkrankungen oder Komplikationen führt, ist eine enge Auslegung der Grenze bei Kindern sehr wichtig und verliert in zunehmendem Alter an Bedeutung: Der geriatrische Patient hat schlicht nicht mehr genügend Lebenszeit, um die sich wahrscheinlich entwickelnden Probleme zu erleben.

Die Bestimmung des Restharnvolumens erfolgt mittels Ultraschall (→Abb. 33.4); hierbei kann schnell, reproduzierbar, nichtinvasiv und ohne Strahlenbelastung ein verlässlicher Wert ermittelt werden.

Die Therapie der Blasenentleerungsstörung ist in Stufen aufgebaut:

- Engmaschige Beobachtung bei geringem Restharn und Symptomen
- Medikamentöse Therapie bei zunehmendem Restharn und beeinträchtigenden Symptomen
- Operative Behandlung bei Versagen der medikamentösen Therapie
- Katheterbehandlung als Dauerlösung, wenn OP nicht möglich oder gewünscht.

VORSICHT! Ein **Harnverhalt/eine Harnsperre** ist eine Sonderform der Blasenentleerungsstörung. Der Patient ist nicht mehr in der Lage, Harn zu entleeren, und klagt über zunehmende, stärkste Schmerzen im Unterbauch. Dies ist eine Notfallsituation, die umgehendes Handeln erfordert. Wichtigste Maßnahme ist die **Einlage eines transurethralen Katheters (durch die Harnröhre).** Diese pflegerische Maßnahme sollte allen Pflegenden geläufig sein!

Tab. 33.2 Tolerable Restharnmengen.

Kinder, Jugendliche, junge Erwachsene	Bis ca. 15 % des Miktionsvolumens
Erwachsene	Bis ca. 100 ml
Geriatrische Patienten	Bis ca. 100 ml; bei fehlender Symptomatik auch deutlich mehr

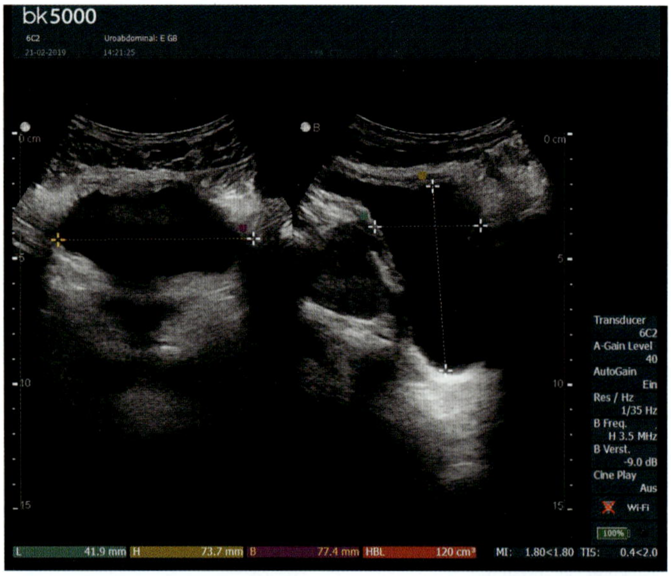

Abb. 33.4 Sonografische Restharnbestimmung: Hier 150 ml Resturin unmittelbar nach dem Toilettengang. [T1067]

Eine weit verbreitete Angst, bei der Kathetereinlage „etwas zu verletzten", verhindert häufig die unmittelbare Hilfe. Dies ist völlig unbegründet, da es mit den modernen Kathetermaterialien fast unmöglich ist, relevante Verletzungen zu verursachen. Sollte es Schwierigkeiten bereiten, einen Katheter über die Harnröhre einzuführen (z. B. wegen eine Harnröhrenenge), sollte umgehend der behandelnde Arzt verständigt werden.

SPICKZETTEL

Erkrankungen von Harnblase und Harnwegen

Harnwegsinfekte

- **Symptome:** Fieber, Makrohämaturie, Schmerzen in den Harnwegen und beim Wasserlassen, häufiger Harndrang, Verwirrtheit, Schwäche, Benommenheit
- **Therapie:** testgerechte Antibiotikatherapie, Beseitigung einer vorhandenen Harnabflussstörung, fiebersenkende Maßnahmen, erhöhte Flüssigkeitszufuhr, Schmerztherapie.

Harnabflussstörungen des oberen Harntrakts

- **Ursachen:** Tumoren, Steine
- **Therapie:** Akutbehandlung mit Harnleiterschiene (Stent), bei älteren Patienten auch als Dauerbehandlung (Wechsel alle 3–6 Monate), bei jüngeren Patienten operative Tumor-/Steinentfernung.

Blasenentleerungsstörungen

- **Symptome:** häufiger, plötzlich einschießender Harndrang, abgeschwächter Harnstrahl, geringe Urinmengen, Startschwierigkeiten bei der Miktion, Nachträufeln, Restharnmengen ≥ 100 ml des Miktionsvolumens
- **Therapie:** Engmaschige Beobachtung, medikamentöse oder operative Therapie, Dauerkatheter, bei Harnverhalt umgehend Einlage eines transurethralen Blasenkatheters.

33.4.3 Katheterassoziierte Probleme

Die spezielle Situation des geriatrischen Patienten (Demenz, zu geringe Flüssigkeitszufuhr, Immobilisierung, häufige lange Dauerversorgung usw.) führt in vielen Fällen zu speziellen Problemen beim und mit dem Harnblasenkatheter:

- Wiederholt auftretende Makrohämaturie
- Katheterverstopfung
- Harnwegsinfekte (→Kap. 33.4.1)
- Drucknekrosen an Eichel und Harnröhre (→Abb. 33.5)
- Manipulationen am Katheter bis zur vollständigen Entfernung (z. B. im Delir).

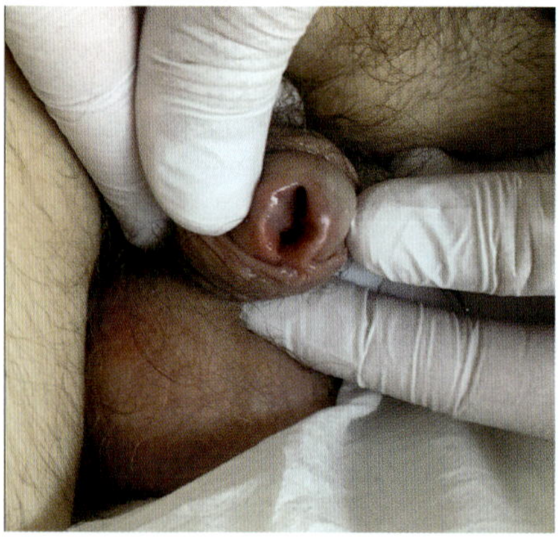

Abb. 33.5 Vollständige Nekrose der Harnröhre durch Fehllage des transurethralen Katheters. [T1067]

Einige dieser oft schwerwiegenden Komplikationen lassen sich durch einfachste Maßnahmen zumindest minimieren, wenn nicht sogar gänzlich verhindern [2]:

- Regelmäßige Katheterpflege, um Drucknekrosen, Fehllagen oder andere Unstimmigkeiten frühzeitig zu erkennen und zu beheben
- Flüssigkeitszufuhr so hoch wie möglich (Spüleffekt), dabei Herz-Kreislauf-Situation des Patienten beachten!
- Beim Mann suprapubischen Katheter anlegen
- Bei der Frau ist ein suprapubischer Katheter nur notwendig, wenn eine Stuhlinkontinenz vorliegt (Vermeidung von Schmierinfektionen)
- Indikation zur Dauerableitung kritisch stellen, Alternativen überdenken
- Abtrennen des Beutels nur unter sterilen Bedingungen und wenn unbedingt nötig (der Katheter mit Beutelsystem ist ein in sich geschlossenes, steriles System).

TRANSFERAUFGABEN

Der Rentner August R., der seit einem Jahr in der Pflegeeinrichtung wohnt, klagt schon seit einigen Tagen darüber, dass er häufig Harndrang verspürt, aber immer nur ganz wenig Wasser lassen kann. Heute wirkt er zudem etwas benommen. Die diensthabende Pflegefachfrau misst seine Temperatur – das Thermometer zeigt 38,7 °C an.

1. Auf welche Erkrankungen können die Symptome von Herrn R. deuten?
2. Welche Maßnahmen sind bei einem Harnwegsinfekt erforderlich?
3. Nachdem sich der Zustand von Herrn R. weiter verschlechtert, ordnet der behandelnde Arzt das Anlegen eines Dauerkatheters an. Welchen Grund könnte es hierfür geben?
4. Benennen Sie die Probleme, die im Zusammenhang mit einem Dauerkatheter entstehen können.

33.5 Erkrankungen der weiblichen Geschlechtsorgane

Jakub Nosek

33.5.1 Altersbedingte Veränderungen

Die Regelblutung kann bereits vor der Menopause unregelmäßig sein, in der Übergangsphase sind sogar ein paar Monate ohne Regelblutung gefolgt von einer heftigen Periode keine Ausnahme. In der Geriatrie ist jedoch jede vaginale Blutung als pathologisch zu bezeichnen und benötigt eine gynäkologische Abklärung, um eine Krebserkrankung auszuschließen.

Das altersbedingte Absinken des Östrogenspiegels führt zu Haut- und Schleimhautveränderungen. Es kommt zu einer Atrophie des Plattenepithels der Vulva und Vagina. Bei Frauen im Senium treten häufig auch Beschwerden des Harnapparats auf: **Dysurie** (*erschwerte oder schmerzhafte Miktion*), überaktive Blase, Harnwegsinfektionen. Neben anderen Faktoren werden all diese Beschwerden auch durch Atrophie der Schleimhaut in der Blase (v. a. Trigonum vesicae) und der Harnröhre verursacht.

33.5.2 Senile Vaginitis und Vulvitis

Durch Atrophie des Plattenepithels der Vagina entsteht eine **senile Vaginitis** (*Entzündung der Vagina*) oder **Vulvitis** (*Entzündung der Vulva*). Dieser Zustand führt zu verminderter Sekretion der Vagina, was in Trockenheit resultiert. Die Schleimhaut wird glatter, die elastischen Fasern im Bindegewebe nehmen ab, das subkutane Fettgewebe schwindet. Dadurch werden die großen Schamlippen flach, die kleinen Schamlippen und die Klitoris bilden sich weitgehend zurück. Die Urethralmündung zieht sich in die Vagina zurück und ist beim Katheterisieren schwerer auffindbar. Dieser Zustand führt zu Schmerzen beim Geschlechtsverkehr. Es treten häufiger bakterielle und mykotische (Pilz-) Infektionen auf. Geriatrische Patientinnen klagen oft über Juckreiz im Genitalbereich, manchmal über brennende Schmerzen, nachdem sie zu Bett gegangen sind und sich zugedeckt haben („burning Vulva").

33.5.3 Kraurosis und Leukoplakie der Vulva

Bei einer pathologischen Ausprägung der beschriebenen altersbedingten Veränderungen sklerosiert das subepidermale Bindegewebe, die Oberhaut wird atrophisch. Die anogenitale Region sieht bläulich glänzend, pergamentartig aus (→ Abb. 33.6). Betroffene Frauen klagen über starken Juckreiz, und es liegt fast immer eine sekundäre Vulvitis vor.

Der biologische Selbstreinigungsmechanismus der Vagina funktioniert in der Postmenopause nicht mehr ausreichend. Die Vagina ist vorwiegend mit einer bakteriellen Mischflora besiedelt. Diese Erkrankung lässt sich sehr gut mit lokaler Gabe von Östrogenen und Kortikoiden behandeln.

33.5.4 Entzündliche Erkrankungen der Vulva und Vagina

Neben den Erkrankungen, die durch Hormonmangel verursacht werden können, sieht man als eine Steigerung des Krankheitsbildes eine Superinfektion des bereits sehr verletzlichen Terrains. Die häufigste Form der Entzündung in der Geriatrie ist eine **Windeldermatitis**. Bei liegenden, inkontinenten Frauen im Senium findet man fast immer eine Hautirritation im Bereich der Vorlage oder Windel. Die Haut ist gerötet, manchmal mit Pustelbildung. Die Symptome können das durch die Vorlage bedeckte Hautareal auch überschreiten und sich z. B. am Rücken oder am Oberschenkel zeigen.

Die Patientinnen klagen über Brennen und Schmerzen im Genitalbereich. Eine Vorbeugung der Dermatitis ist daher sehr wichtig. Dazu zählen häufige Windel- bzw. Vorlagenwechsel sowie regelmäßige Intimtoilette, am besten nur mit klarem Wasser – ohne Seife und Schaum –, um weitere unnötige Hautirritationen zu vermeiden.

Sehr häufig ist eine **Mykose** zu sehen – entweder in der Vagina oder oberflächlich. Erreger ist hier der Candida-Pilz, der im feucht-warmen

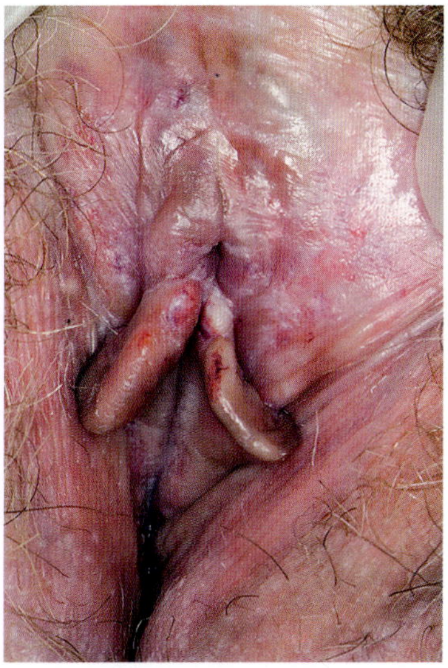

Abb. 33.6 Kraurosis. [E385–002]

Milieu wächst. Die altersbedingte Schleimhautatrophie und somit reduzierte Abwehrkräfte sind die optimale Voraussetzung zur Entwicklung einer Pilzinfektion.

Die Therapie der Mykose ist im Grunde einfach, eine lokale Therapie mit einem Antimykotikums über drei Tage ist meist ausreichend. Bei etwas schwerwiegenderen Erkrankungen könnte man eine systemische antimykotische Therapie erwägen. Vorbeugend ist eine lokale Milchsäurekur, evtl. begleitend mit etwas Östrogen, sehr hilfreich.

Bei **bakteriellen Vaginitiden** ist die lokale Therapie mit einem Desinfiziens vorzuziehen (*z. B. Dequaliniumchlorid*). Erst beim Versagen ist eine antibiotische (optimal wieder lokale) Therapie nach bakteriologischem Abstrich durchzuführen.

33.5.5 Nichtentzündliche Veränderungen der Haut und Schleimhaut

Manchmal werden die als Kraurosis und Leukoplakie beschriebenen Haut- und Schleimhautveränderungen als Bild eines **Lichen sclerosus et atrophicus** verstanden (→ Abb. 33.7). Bei Lichen handelt es sich um eine nichtentzündliche Erkrankung der Haut mit einer ausgeprägten autoimmunen Komponente. Die Zusammenhänge zwischen Postmenopause, Hormonmangel und der Entstehung von Lichen sind jedoch umstritten. Lichen kann nämlich in jedem Alter auftreten, und auch andere nichtentzündliche Erkrankungen im Genitalbereich führen zum Lichen. Es sind mit Sicherheit noch andere Faktoren an der Entstehung von Lichen beteiligt. Erfolgreich kann eine lokale Therapie mit Östrogensalben oder -zäpfchen sein.

33.5.6 Senkung (Descensus und Prolaps)

Neben geburtsbedingten Schädigungen des Gebärmutterhalteapparates und des Beckenbodens spielen konstitutionelle Faktoren (Bindegewebsschwäche) sowie altersbedingte Rückbildungssvorgänge bei der Entstehung der Genitalsenkung eine Rolle. Der Uterus streckt sich mit zunehmendem Alter aus, wird kleiner und tritt tiefer.

Die Patientinnen klagen über Harninkontinenz, Pollakisurie, Senkungsgefühl und Kreuzschmerzen, seltener treten auch Defäkationsbeschwerden oder Harnsperren auf. Bei einem Teil der Descensus-Patientinnen ist mit vorbestehenden Harnwegsinfekten und Funktionsstörungen von Nieren und Harnleiter zu rechnen.

Bei der Therapie spielen die Ausprägung der Senkung und der Allgemeinzustand der Patientin die wichtigste Rolle. Die optimale Therapie stellt eine Descensus-Operation dar, von der es viele Varianten gibt. Manche Operationen müssen in Kooperation mit Urologen oder Chirurgen (z. B. bei begleitender Stuhlinkontinenz) durchgeführt werden.

Bei Patientinnen, für die eine Operation eine unzumutbare Belastung bedeutet oder die eine Operation ablehnen, kommt eine konservative Therapie mittels Pessars infrage. Pessare haben unterschiedliche Größen und Formen (→ Abb. 33.8), können relativ einfach eingeführt und wieder entfernt werden. Wenn es die Patientin schafft, sich das Pessar selbst abends zu entfernen und morgens wieder einzuführen („wie die Brille zu tragen“), ist mit Ulkusbildung oder Infektionen der Vagina praktisch nicht zu rechnen. Eine zusätzliche Gabe von Östrogensalben ist bei der Pessartherapie sehr hilfreich. Mit einem Pessar wird meistens die Senkungsproblematik als anatomische Komplikation beseitigt und gleichzeitig eine eventuelle Inkontinenz therapiert.

Wichtig ist eine mindestens halbjährliche gynäkologische Kontrolle bei Patientinnen, die den Pessarwechsel selbst durchführen können. Patientinnen, die dazu nicht in der Lage sind und das Pessar daher länger in der Vagina belassen, sollen alle 4–6 Wochen zur gynäkologischen Kontrolle kommen, da es in diesen Fällen häufiger zu einem Vaginalulkus kommt.

33.5.7 Bösartige Erkrankungen

Bösartige Geschwulste der Genitalorgane sind bei Patientinnen im Senium keine Seltenheit. Die häufigste gynäkologische Malignität bei allen Altersgruppen stellt das **Mammakarzinom** dar. Es ist dringend anzuraten, mindestens einmal monatlich die Brüste der Patientin, z. B. bei der Ganzkörperhygiene, zu inspizieren und abzutasten. Bei jeder Veränderung der Haut, vor allem bei Hauteinziehungen (→ Abb. 33.9), Einziehung der Brustwarze, Rötung oder geschwollener Haut ist eine gynäkologische Untersuchung unabdingbar.

Im Genitalbereich stellen bei jüngeren Frauen das Zervixkarzinom und Endometriumkarzinom die häufigste Malignität dar, im späterem Alter und im Senium ist es eher das **Endometriumkarzinom**. Das früheste Symptom ist eine vaginale Blutung, die im Senium immer abgeklärt werden muss. Der Häufigkeitsgipfel der Endometriumkarzinome

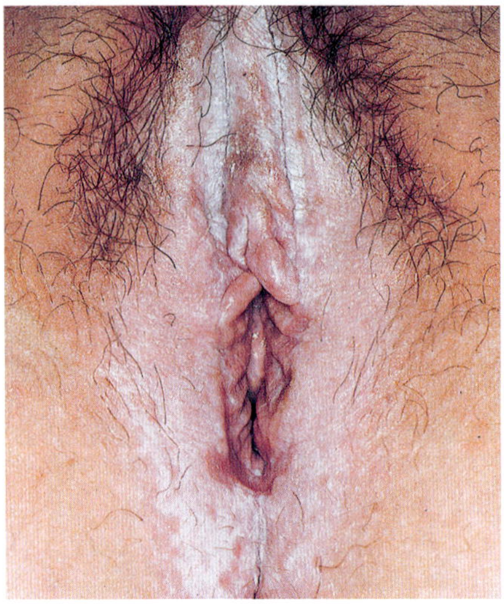

Abb. 33.7 Lichen sclerosus et atrophicus: Im Bereich von Vagina und Rektum findet sich weiße Plaque. [E385–002]

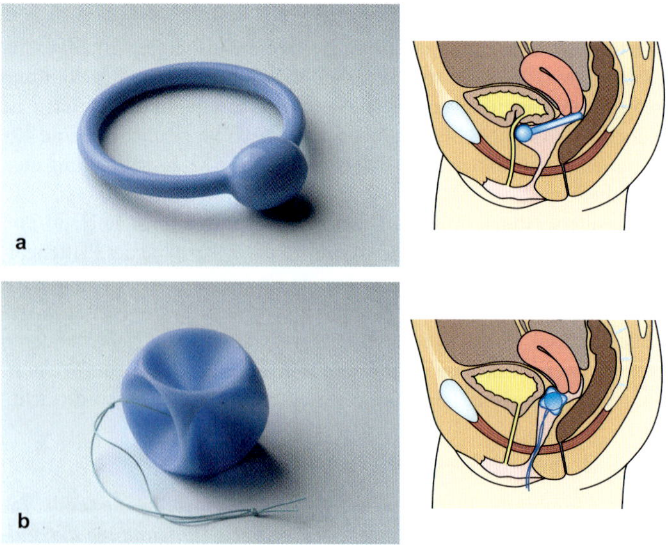

Abb. 33.8 Pessare. [L243]
a) Urethraringpessar
b) Würfelpessar

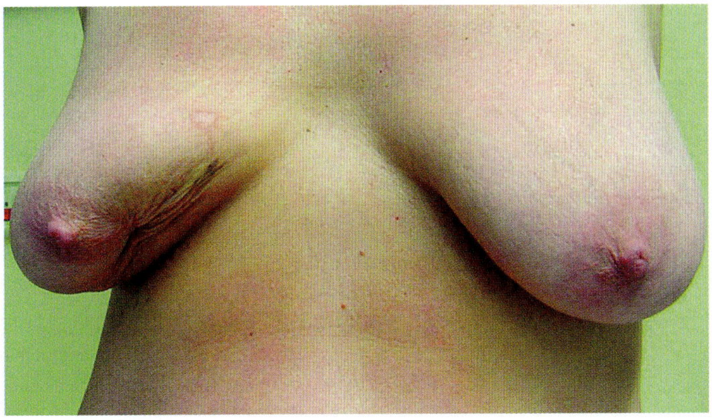

Abb. 33.9 Mammakarzinom mit deutlichen Hauteinziehungen. [R284]

liegt zwischen dem 75. und 79. Lebensjahr, das mittlere Alter bei Diagnose bei 69 Jahren.

In der Pathogenese des Endometriumkarzinoms spielen zweifellos sozioökonomische, konstitutionelle und endokrinologische Faktoren eine Rolle. Klare Risikofaktoren sind hier das Menopausenalter (je später, umso wahrscheinlicher) und eine geringere Zahl von Schwangerschaften bzw. Geburten. Außerdem ist ein erhöhter Anteil von Frauen mit Adipositas, Hypertonie und Diabetes mellitus festzustellen. Endokrinologisch liegt eher eine Störung der Östrogen-Androgen-Relation beziehungsweise der Biosynthese der Nebennierenrindensteroide als ein einfacher Hyperöstrogenismus zugrunde.

Ovarialtumoren können sich in jedem Lebensalter bilden; ihr Häufigkeitsmaximum liegt zwischen dem 51. und 60. Lebensjahr. Die Früherkennung bei Ovarialtumoren ist eher schwierig, häufig fällt ein zunehmender Bauchumfang auf, manchmal wird eine Kachexie beobachtet.

Der Altersgipfel für das **Vulvakarzinom** (→ Abb. 33.10) liegt um das 70. Lebensjahr. Kraurosis und Leukoplakie gelten als fakultative Präkanzerosen. Das Vulvakarzinom ist im Frühstadium relativ schwer zu entdecken. Jede Veränderung der Vulva, v. a. Veränderungen der Hautfarbe, erhobene Stellen, Blutungen der Haut usw., sollten umgehend abgeklärt werden. Selten manifestiert sich ein Vulva-Karzinom mit geschwollenen Lymphknoten in der Leiste oder sogar mit Beinödemen.

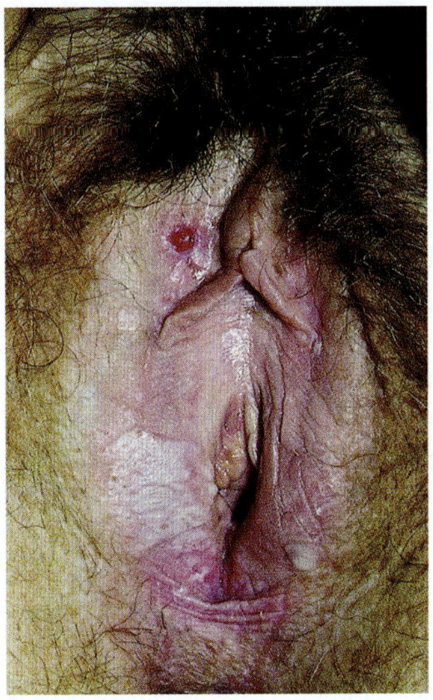

Abb. 33.10 Vulvakarzinom: Scharf umgrenzter, leicht erhabener, weiß glänzender Herd im unteren Drittel der rechten Labie. [R240]

SPICKZETTEL

Erkrankungen der weiblichen Geschlechtsorgane

Erkrankungen von Vulva und Vagina

- Senile Vaginitis und Vulvitis mit Atrophie des Plattenepithels, verminderter vaginaler Sekretion, Rückbildung von Schamlippen und Klitoris, Rückzug der Urethralmündung in die Vagina, Juckreiz und Schmerzen beim Geschlechtsverkehr
- Kraurosis, Leukoplakie, Lichen sclerosus et atrophicus als pathologische Ausprägung der Vaginitis/Vulvitis, Besiedlung mit bakterieller Mischflora
- Windeldermatitis
- Mykosen und bakterielle Infektionen
- **Prävention:** Regelmäßiger Vorlagenwechsel, regelmäßige Intimhygiene bevorzugt mit klarem Wasser
- **Therapie:** Lokal mit Östrogenen, Kortikoiden, bei Mykosen Antimykotika, Milchsäure, bei bakteriellen Vaginitiden lokales Desinfiziens, ggf. Antibiotika.

Gebärmuttersenkung

- **Ursachen:** Schädigung des Gebärmutterhalteapparats durch Geburten, Bindegewebsschwäche, altersbedingte Veränderungen des Uterus
- **Symptome:** Harninkontinenz, Pollakisurie, Senkungsgefühl, Kreuzschmerzen, Defäkationsbeschwerden, Harnsperre
- **Therapie:** Operation, Einlage eines Pessars, zusätzlich Östrogensalben.

Bösartige Tumoren

- **Mammakarzinom;** Symptome: Einziehung der Brustwarze oder der Haut, Rötung und/oder Schwellung der Haut
- **Endometriumkarzinom;** Symptome: postmenopausale vaginale Blutung
- **Ovarialtumor;** Symptome: zunehmender Bauchumfang, Kachexie
- **Vulvakarzinom;** Symptome: Hautveränderungen, Hautblutung, ggf. geschwollene Lymphknoten in der Leiste, Beinödeme.

TRANSFERAUFGABEN

Die 80-jährige Sibylle K. hat eine seit Längerem diagnostizierte Gebärmuttersenkung, lehnt aber eine Operation bisher ab. Durch eine zunehmende Inkontinenz wächst jedoch ihr Leidensdruck. Zudem beklagt sie in letzter Zeit einen starken vaginalen Juckreiz.

1. Welche nichtoperativen Möglichkeiten zur Therapie der Gebärmuttersenkung kennen Sie?
2. Welche möglichen Erkrankungen können für den vaginalen Juckreiz von Frau K. verantwortlich sein, und welche therapeutischen Maßnahmen kommen hierbei infrage?
3. Beschreiben Sie die altersbedingten Veränderungen von Vagina und Vulva.
4. Welche dieser Veränderungen können Vorläufer eines Vulvakarzinoms sein?

33.6 Erkrankungen der männlichen Geschlechtsorgane

Ralf Weiser

33.6.1 Erkrankungen des Penis

Phimose

DEFINITION

Phimose: **Verengung der Vorhautöffnung,** sodass ein Zurückziehen der Vorhaut über die Eichel nicht oder nur schwer möglich ist (relative Phimose). Die Phimose führt zu wiederkehrenden Entzündungen von Vorhaut und Eichel (*Balanoposthitis*) und in extremen Fällen auch zu einem Miktionshindernis mit Blasenentleerungsstörungen.

Die Vorhaut dient zum Schutz der Eichel. Kann sie bei einer Vorhautenge nicht mehr regelmäßig zurückgezogen werden, so führt die mangelnde Hygiene unweigerlich zu Entzündungen. Die rituelle Beschneidung der Jungen in Islam und Judentum hat ihren Ursprung in der Vermeidung dieser Entzündungen. Die Beschneidung ist hier seit vielen Jahrhunderten ein wirksamer Schutz; ihre Bedeutung hat sich jedoch im Laufe der Zeit verselbstständigt.

In der Regel ist die Phimose ein Erkrankungsbild von Kindern und Jugendlichen. Wenn sie bei den regelmäßigen U-Untersuchungen rechtzeitig erkannt wird, kann oft eine konservative Behandlung mit kortisonhaltigen Cremes eine operative Behandlung vermeiden [3]. Die Behandlung sollte spätestens bis zum Eintritt in die Schule beendet sein.

Beim Erwachsenen tritt eine Phimose gehäuft bei Diabetikern auf. Eine konservative Therapie ist hier ohne Aussicht auf Erfolg. In aller Regel muss eine Operation erfolgen: die **Zirkumzision** *(Vorhautbeschneidung)*. Die Zirkumzision ist ein Eingriff, der problemlos in örtlicher Betäubung erfolgen kann [3] und bei Diagnosestellung aufgrund der möglichen Vermeidung der Folgeprobleme (s. u.) immer dem Patienten angeboten werden sollte.

Sollte bei einem Patienten im Rahmen der pflegerischen Tätigkeit eine Phimose auffallen, so ist Folgendes zu beachten:

- Kein gewaltsames Zurückziehen gegen Widerstand über die Eichel, es droht ein Einklemmen der Vorhaut (*Paraphimose*, → Abb. 33.11)
- Bei nicht komplett retrahierbarer Vorhaut behandelnden Arzt verständigen
- Ist die Vorhaut hinter der Eichel eingeklemmt, umgehend versuchen, sie zurückzuschieben ([3], → Abb. 33.12)

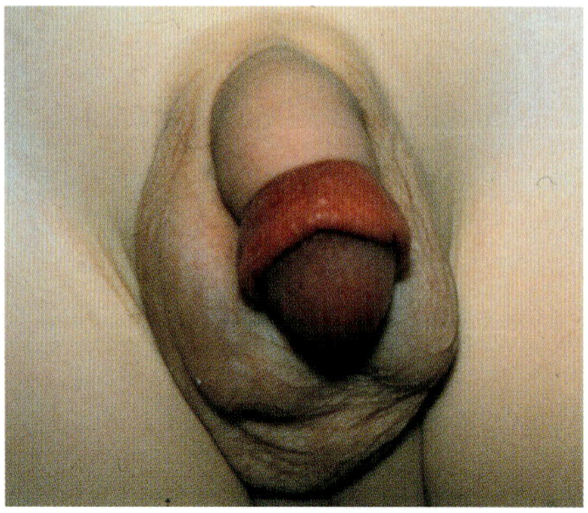

Abb. 33.11 Paraphimose. [T1067]

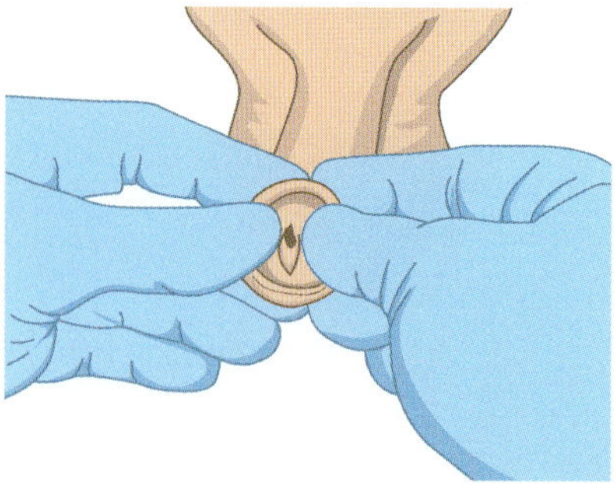

Abb. 33.12 Reposition einer Paraphimose. [L138]

- Gelingt dies nicht, muss sofort der zuständige Arzt verständigt werden. Je länger die Vorhaut eingeklemmt ist, umso schwerer ist es durch die zunehmende Schwellung, diese zurückzuschieben.

Weiterhin kann es durch die immer wieder auftretenden Entzündungen von Vorhaut und Eichel zur Entwicklung eines Peniskarzinoms kommen. Patienten mit einem Peniskarzinom haben fast immer eine Phimose. Im Gegenzug ist das Peniskarzinom in den Teilen der Welt, in denen eine rituelle Beschneidung vorherrscht, so gut wie unbekannt.

Peniskarzinom

Das Peniskarzinom betrifft im Anfangsstadium entweder die Vorhaut oder die Eichel. Im weiteren Verlauf der Erkrankung kommt es aber zu einem Übergreifen auf die Harnröhre und die Schwellkörper. Das Peniskarzinom beginnt mit einer Rötung oder einem kleinen Geschwür. Bei Nichtbehandlung kann es zur Ausbildung von blumenkohlartigen Geschwulsten kommen.

Die Behandlung kann in Anfangsstadien sehr zurückhaltend mit einer schonenden Entfernung oder Zerstörung des Geschwürs schon ausreichend sein. Deshalb ist die rechtzeitige Diagnose sehr wichtig. Bei fortgeschrittenen Tumoren ist ggf. die komplette Amputation des Penis nötig.

33.6.2 Erkrankungen des Hodens

Maligne Hodentumore

Da der Erkrankungsgipfel bei den „echten" Hodentumoren zwischen dem zweiten und vierten Lebensjahrzehnt liegt, ist der Hodenkrebs in der Geriatrie eine Rarität.

Hydrozele/Spermatozele

Durch eine Flüssigkeitsansammlung im Nebenhoden (**Spermatozele**) oder in den Hodenhüllen (**Hydrozele**) kommt es zu einer Größenzunahme des Skrotums (→ Abb. 33.13). Sowohl Hydrozele als auch Spermatozele sind schmerzlos und völlig harmlos. Eine Behandlung ist nur bei Symptomen (z. B. Druck-, Schwere- oder Spannungsgefühl) nötig. Dabei wird operativ das flüssigkeitsenthaltende Gewebe entfernt. Punktionen sind erfolglos, da die Zele so gut wie immer in kurzer Zeit wiederkommt.

Nebenhodenentzündung

Auf dem Boden eines Harnwegsinfektes kommt es aufsteigend (via Prostata und Samenleiter) zu einer Entzündung des Nebenhodens *(Epididymitis)*. Typischerweise berichtet der Patient über Zeichen einer Blasenentzündung (Brennen, häufiges und schmerzhaftes Wasserlassen …) einige Tage vor dem Einsetzen der Hodenschmerzen. Die häufigsten Symptome sind:

- Fieber

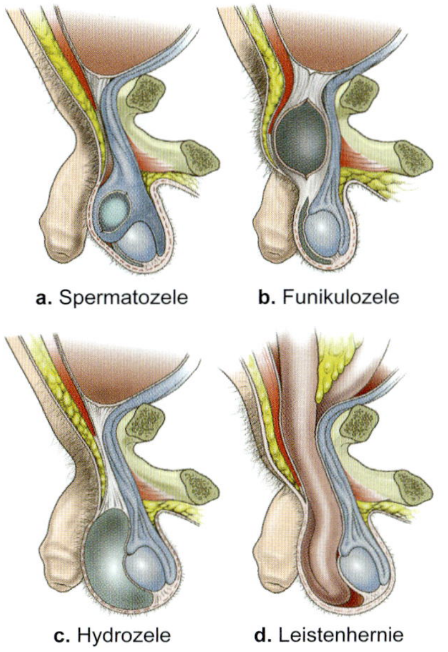

Abb. 33.13 a Spermatozele, b Funikulozele, c Hydrozele, d Leistenhernie. [L255]

- Schwellung
- Rötung
- Hodenschmerz.

Die Behandlung richtet sich grundsätzlich nach den Therapierichtlinien des fieberhaften Harnwegsinfekts (→ Kap. 33.4.1). Zusätzlich ist das Hochlagern und Kühlen des Hodens hilfreich.

33.6.3 Erkrankungen der Prostata

Durch die langsame Hormonumstellung beim Mann etwa ab dem 40. Lebensjahr (Abfall des aktiven Testosterons und relative Zunahme der Östrogene) kommt es zu einem Wachstum der Prostata. Dieses Wachstum ist individuell sehr unterschiedlich, allerdings haben rund 90 % aller Männer über 80 Jahren eine Prostatavergrößerung [4].

Da die Harnröhre die Prostata durchquert, kann es durch das Größenwachstum zu einem „Zusammenquetschen" des Harnweges kommen. Die Folge ist eine Blasenentleerungsstörung (→ Kap. 33.4.2). Etwa 40 % aller über 70-Jährigen leiden unter Symptomen ihrer Prostatavergrößerung [5]. Daher ist damit zu rechnen, dass etwa die Hälfte der männlichen geriatrischen Patienten auch Probleme mit ihrer Prostata hat.

Prostatitis

Die Prostatitis ist eine Sonderform des fieberhaften Harnwegsinfektes mit Beteiligung der Vorsteherdrüse. Die allgemeinen Grundregeln der Diagnostik und Therapie gelten auch hier (→ Kap. 33.4.1). Wichtig sind eine suffiziente (*ausreichende*) Harnentleerung (bei Restharn unbedingt Katheterableitung) und die antibiotische Behandlung für 2–3 Wochen.

Gutartige Prostatavergrößerung

Die Vergrößerung der Prostata kann zu Blasenentleerungsstörungen führen, die von milden Symptomen über langsam steigenden Restharn bis zur Harnsperre reichen. Diese sogenannte **benigne Prostatahyperplasie** (BPH, auch *Prostataadenom* genannt) stellt die häufigste Ursache für Blasenentleerungsstörungen im Alter dar. Kommt es im Zusammenhang mit der BPH zu einer Harnabflussstörung des unteren Harntrakts (→ Kap. 33.4.2), so wird dies als **benignes Prostatasyndrom** (BPS) bezeichnet. → Abb. 33.14 zeigt die Häufigkeit der BPH und des BPS in Abhängigkeit vom Alter.

Da der geriatrische Patient oft eine Reihe von Begleiterkrankungen mitbringt, sollten operative Eingriffe eher vermieden werden. Leider ist beim älteren, vorerkrankten Patienten die Harnableitung durch einen Dauerkatheter oft die einzige mögliche Alternative.

Prostatakrebs

Der Prostatakrebs ist die mit Abstand häufigste Krebserkrankung des Mannes, in Deutschland erkranken – Stand 2016 – etwa 60.000 Männer jedes Jahr neu, etwa 13.000 Männer sterben jedes Jahr daran [6]. Damit ist es sehr wahrscheinlich, dass auch ein Teil der geriatrischen Patienten entweder einen Prostatakrebs entwickeln wird oder bereits darunter leidet. Im Verlauf seiner Erkrankung entwickelt der Patient entweder lokale Probleme durch das Wachstum des Krebses in der Prostata selbst oder Komplikationen durch die Metastasierung, die vor allem die Knochen betrifft.

Allerdings unterscheiden sich die Behandlungsrichtlinien beim geriatrischen Patienten aufgrund der begrenzten Lebenszeit wesentlich von den allgemeinen Therapiestrategien. Während beim jüngeren Patienten die Heilung als Behandlungsziel im Vordergrund steht, gilt es beim geriatrischen Patienten vor allem, die Lebensqualität so weit wie möglich zu erhalten. So sind die Radikaloperation und die Bestrahlung für den geriatrischen Patienten eher eine Ausnahme. Im Vordergrund stehen die bewusste „Nicht-Therapie" unter engmaschiger Kontrolle (*Watchful Waiting* oder *Active Surveillance*) oder die Hormontherapie [7]. Da der Prostatakrebs das männliche Geschlechtshormon Testosteron zum Wachstum benötigt, kann durch eine **antihormonelle Behandlung** das Krebswachstum für einige Jahre verlangsamt werden.

Da der Prostatakrebs meist recht langsam wächst, wird bei fehlenden Symptomen jenseits des 80. Lebensjahres gar nicht erst danach gesucht, da trotz Diagnose der Erkrankung keine Behandlung erfolgen würde. Es ist dann besser, dem Patienten die psychologische Belastung der Diagnose „Krebs" zu ersparen.

Grundsätzlich verursachen der Prostatakrebs und/oder seine Behandlung beim Patienten vor allem folgende **Komplikationen:**

- Blasenentleerungsstörungen
- Makrohämaturie

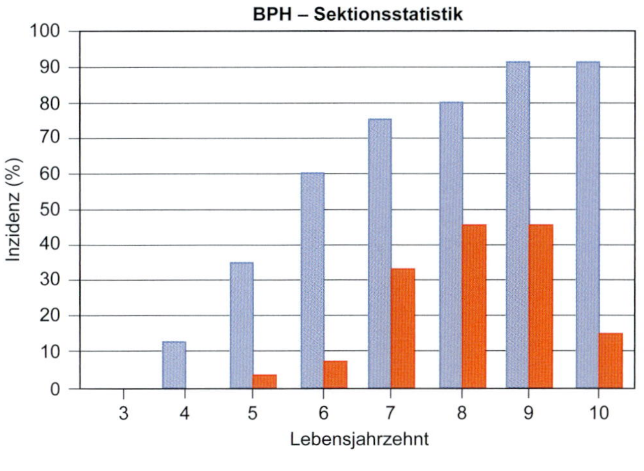

Abb. 33.14 Zusammenhang zwischen Prostatavergrößerung (BPH, blau) und Symptomen (BPS, rot) im zunehmenden Alter. [4]. [L143]

- Osteoporose und Frakturgefahr
- Blutarmut durch Hämaturie (Blutverlust) oder Knochenmetastasen (fehlende Blutneubildung).

Die Therapie der Blasenentleerungsstörungen ist in → Kap. 33.4.2 beschrieben. Für die Behandlung der übrigen Komplikationen gibt es folgende **Behandlungsrichtlinien:**

Makrohämaturie

Zu unterscheiden ist die Hb-wirksame Hämaturie von der Blutung ohne Auswirkung auf die Blut-Gesamtmenge. Während eine Hb-neutrale Blutung zunächst immer konservativ behandelt wird (ggf. kurzfristige Einlage eines Spülkatheters, um einer Harnverhaltung durch Blutgerinnsel vorzubeugen), muss bei einer Hb-wirksamen Blutung aktiv gehandelt werden. Mittels eines operativen Eingriffes über die Harnröhre **(transurethrale Prostataresektion = TUR-P)** in Narkose wird die Blutungsquelle „verschorft". Dieser Eingriff kann auch mehrfach wiederholt werden, birgt aber wie alle Operationen gerade beim geriatrischen Patienten erhebliche Risiken, die genau abgewogen werden müssen.

Osteoporose und Frakturgefahr

Der Patient mit Prostatakrebs hat aus zwei unterschiedlichen Gründen ein erhöhtes Risiko für eine Fraktur:

- Die antihormonelle Behandlung führt zu einer Entkalkung der Knochen (Osteoporose).
- Die Stabilität des Knochens ist durch Metastasen herabgesetzt.

Zur Prophylaxe der erhöhten Frakturgefahr sollte sich der Prostatakrebs-Patient vor allem viel bewegen, wenn möglich sogar (kontaktfreien) Sport treiben. Weiterhin werden Medikamente zur Steigerung der Mineralsalze im Knochen eingesetzt. Bei schmerzhaften, bruchgefährdeten Knochenmetastasen kann auch eine Bestrahlung hilfreich sein.

Blutarmut

Ist die Anämie vor allem durch einen Blutverlust bei immer wieder auftretender Makrohämaturie bedingt, so steht an erster Linie die chirurgische Blutstillung (TUR-P). Weiterhin muss bei symptomatischer Anämie das Hb-Defizit durch eine Blutübertragung *(Transfusion)* ausgeglichen werden. Eine Steigerung der körpereigenen Hb-Produktion, z. B. durch Erythropoetin *(Epo)*, ist in aller Regel erfolglos, da der Körper durch die Metastasen im blutbildenden Knochen keine Produktionsreserven mehr hat. Hier hilft eine Transfusion schnell, muss aber regelmäßig wiederholt werden, da das fremde Blut im Körper nur etwa drei Monate nachweisbar ist, bis es wieder komplett abgebaut ist.

SPICKZETTEL

Erkrankungen der männlichen Geschlechtsorgane

Phimose (Vorhautverengung)

- **Folgen:** wiederkehrende Entzündungen der Eichel (Balanoposthitis), Blasenentleerungsstörungen, erhöhtes Risiko für ein Peniskarzinom
- **Therapie:** operativ (Zirkumzision).

Peniskarzinom

- **Symptome:** Im Anfangsstadium Rötung oder kleines Geschwür, im fortgeschrittenen Stadium blumenkohlartige Geschwulst
- **Therapie:** Im Frühstadium Entfernung des Geschwürs, im fortgeschrittenen Stadium Penisamputation.

Hydrozele/Spermatozele

- **Symptome:** Vergrößerung des Skrotums, ggf. Druck-, Schwere- und Spannungsgefühl
- **Therapie:** Nur bei Beschwerden, Entfernung des flüssigkeitsenthaltenden Gewebes.

Nebenhodenentzündung

- **Symptome:** Zeichen einer Blasenentzündung, Fieber, Schwellung, Rötung, Hodenschmerz
- **Therapie:** wie Therapie eines Harnwegsinfekts, zusätzlich Hochlagern und Kühlen des Hodens.

Prostatitis

- Sonderform des fieberhaften Harnwegsinfekts
- Therapie wie bei Harnwegsinfekt, bei vermehrtem Restharn Katheterisierung.

Prostatavergrößerung

- **Symptome:** Blasenentleerungsstörungen bis hin zur Harnsperre
- **Therapie:** operativ, bei älteren Männern eher Dauerkatheterisierung.

Prostatakrebs

- **Symptome:** Lokale Probleme durch Tumorwachstum, Komplikationen durch Metastasen (v. a. Knochen)
- **Komplikationen:** Blasenentleerungsstörungen, Makrohämaturie mit möglicher Folge einer Anämie, Osteoporose bei Hormonbehandlung, Frakturrisiko bei Knochenmetastasen
- **Therapie:** Bei älteren Patienten vor allem symptomatisch; ggf. antihormonelle Behandlung zur Verlangsamung des Tumorwachstums, bei Hb-wirksamer Blutung transurethrale Prostataresektion mit Verschorfung der Blutungsquelle, ggf. Bluttransfusion; bei Osteoporose viel Bewegung, ggf. Medikamente zur Erhöhung der Knochenmineraldichte, bei Knochenmetastasen ggf. Bestrahlung.

TRANSFERAUFGABEN

Der allein lebende Josef O., 86 Jahre alt, wird von einem ambulanten Pflegedienst betreut. Nachdem die Mitarbeitenden bei Herrn O. wiederholt Harnwegsinfekte und schließlich Zeichen einer Blasenentleerungsstörung feststellen, regt der Pflegedienst die Konsultation eines Urologen an.

1. Welche Erkrankungen der männlichen Geschlechtsorgane können ursächlich für häufige Harnwegsinfekte und Blasenentleerungsstörungen sein?
2. Welche pflegerische Maßnahme ist bei einer Nebenhodenentzündung hilfreich?
3. Warum ist bei geriatrischen Patienten mit Prostatakarzinom eine Operation oft nicht sinnvoll, und welche therapeutischen Optionen kommen stattdessen infrage?

34

STOFFWECHSEL UND HORMONSYSTEM

Jens Trögner (34.1, 34.4), Hans-Christian Sänger (34.2, 34.3)

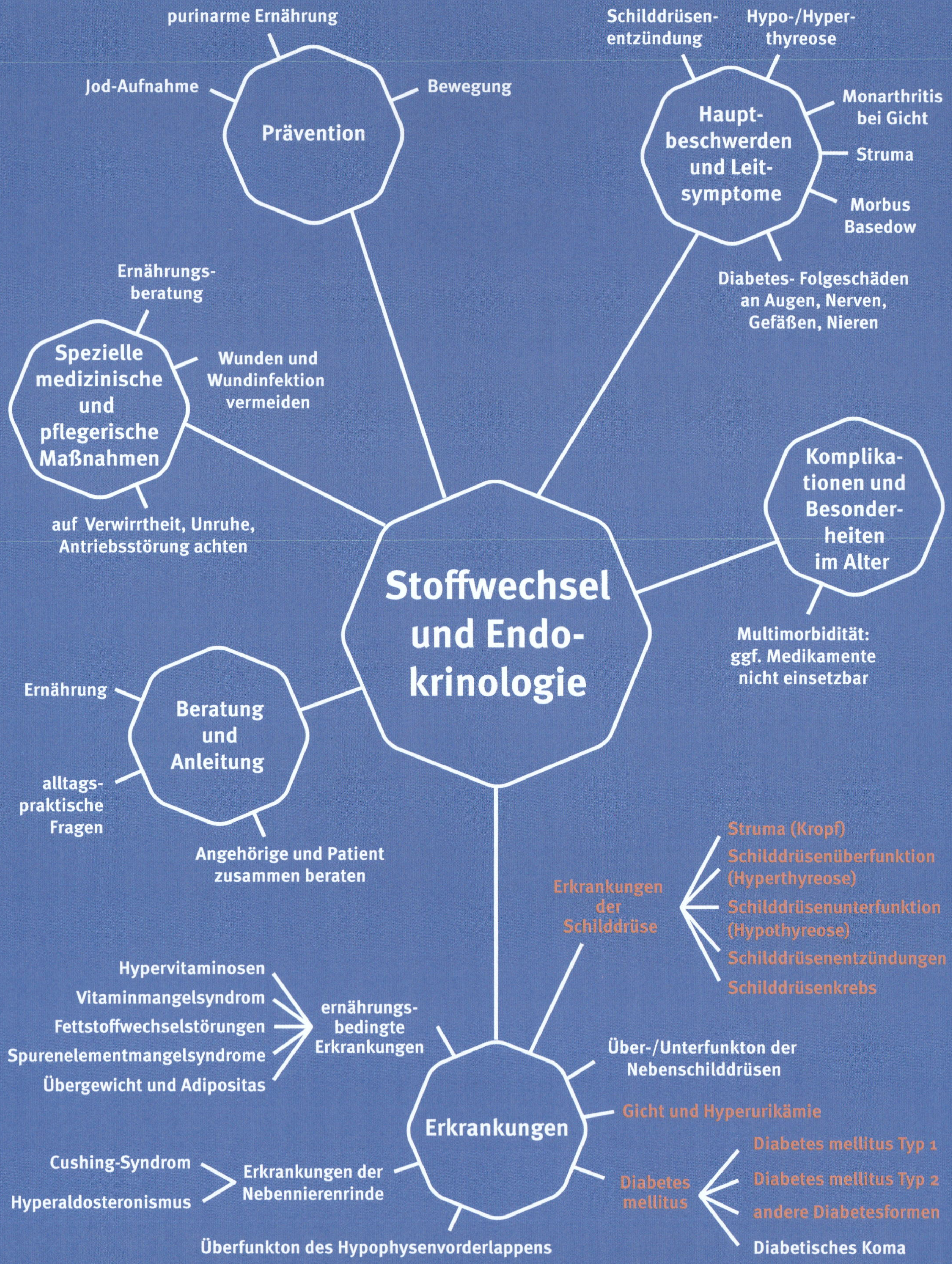
Stoffwechsel und Endokrinologie
Prävention
purinarme Ernährung
Jod-Aufnahme
Bewegung
Hauptbeschwerden und Leitsymptome
Schilddrüsenentzündung
Hypo-/Hyperthyreose
Monarthritis bei Gicht
Struma
Morbus Basedow
Diabetes- Folgeschäden an Augen, Nerven, Gefäßen, Nieren
Spezielle medizinische und pflegerische Maßnahmen
Ernährungsberatung
Wunden und Wundinfektion vermeiden
auf Verwirrtheit, Unruhe, Antriebsstörung achten
Komplikationen und Besonderheiten im Alter
Multimorbidität: ggf. Medikamente nicht einsetzbar
Beratung und Anleitung
Ernährung
alltagspraktische Fragen
Angehörige und Patient zusammen beraten
Erkrankungen
Erkrankungen der Schilddrüse
Struma (Kropf)
Schilddrüsenüberfunktion (Hyperthyreose)
Schilddrüsenunterfunktion (Hypothyreose)
Schilddrüsenentzündungen
Schilddrüsenkrebs
ernährungsbedingte Erkrankungen
Hypervitaminosen
Vitaminmangelsyndrom
Fettstoffwechselstörungen
Spurenelementmangelsyndrome
Übergewicht und Adipositas
Über-/Unterfunkton der Nebenschilddrüsen
Gicht und Hyperurikämie
Diabetes mellitus
Diabetes mellitus Typ 1
Diabetes mellitus Typ 2
andere Diabetesformen
Diabetisches Koma
Erkrankungen der Nebennierenrinde
Cushing-Syndrom
Hyperaldosteronismus
Überfunkton des Hypophysenvorderlappens

34.1 Übersicht

Jens Trögner

Die in diesem Kapitel behandelten Erkrankungen sind sehr vielschichtig und können nur ansatzweise dargestellt werden. Die wichtigste Stoffwechselkrankheit ist der **Diabetes mellitus**. Im Alter tritt besonders der Typ 2 auf, der durch Bewegungsarmut und Übergewicht begünstigt wird.

Erkrankungen der **Schilddrüse** haben für den gesamten Körper gravierende Folgen. Sie können Herzrhythmusstörungen auslösen und bei Älteren vor allem die geistige Leistungsfähigkeit und die Stimmungslage negativ beeinträchtigen. Die Schilddrüsenfunktion sollte daher regelmäßig per Bluttest geprüft werden.

Zu den Stoffwechselkrankheiten zählt auch die **Gicht.** Sie ist die häufigste Form der Arthritis und mit schmerzhaften Bewegungseinschränkungen verbunden.

34.1.1 Prävention

Eine gesunde Lebensführung mit ausgewogener Ernährung und viel Bewegung kann viele Gesundheitsprobleme im Alter verhindern. **Adipositas** begünstigt ein Bündel von Erkrankungen und erhöht die Sterblichkeit (→ Kap. 23). Vor allem das Risiko, einen **Diabetes mellitus Typ 2** *(„Alterszucker")* zu entwickeln, könnte durch Gewichtskontrolle, zuckerarme Ernährung und Bewegung in vielen Fällen deutlich reduziert werden.

Ausreichende Jodaufnahme mit der Nahrung ist besonders in küstenfernen Gebieten nicht immer gegeben. Früher waren dort teils monströse Schilddrüsenvergrößerungen **(Jodmangelstruma)** nicht selten. Durch den Zusatz von Jod zum Speisesalz und die Verwendung auch in Backwaren, die eine der Hauptquellen der Salzzufuhr sind, ist die Jodmangelstruma seltener geworden. Regelmäßiger Verzehr von Seefisch wird einmal pro Woche empfohlen, um die Jodversorgung sicherzustellen.

Gicht ist eine Stoffwechselstörung, bei der Harnsäurekristalle im Körper entstehen, die bevorzugt – aber nicht nur – die Gelenke schädigen. Hauptrisikofaktor sind die Erbanlagen. Eine purinarme Ernährung ist allgemein und speziell für anfällige Personen sehr wichtig und kann (weiteren) Gichtanfällen vorbeugen.

34.1.2 Hauptbeschwerden und Leitsymptome

Die Erkrankungen, die in diesem Kapitel behandelt werden, führen zu ganz verschiedenen Symptomen und Schädigungen. Diabetes mellitus verursacht über einen längeren Zeitraum zunächst keine Beschwerden. Erst die Folgeprobleme reduzieren dann die Lebensqualität im Alter erheblich.

Die **Zuckerkrankheit,** wenn sie nicht ausreichend behandelt wird, führt zu typischen **Folgeschäden,** die nicht selten erst zur Diagnose führen:

- Schädigungen der Augen mit Sehverminderung
- Schädigung der Nerven mit Polyneuropathie und daraus folgender Gangstörung, Gefühlsstörung und Hautschädigung bis hin zu tiefen, schlecht heilenden Wunden (→ Kap. 34.2.1)
- Schädigung von Gefäßen mit Begünstigung von Herzinfarkten, Schlaganfällen (→ Kap. 38.2) und arteriellen Durchblutungsstörungen der Beine bis hin zur Gefahr der Amputation (→ Kap. 30.7)
- Schädigung der Nieren mit Ausbilden einer Niereninsuffizienz (→ Kap. 33.2).

Eine **Struma** (Kropf) verursacht ein Engegefühl am Hals, Atem- und Schluckbeschwerden und Heiserkeit; diese Symptome können auch auf eine bösartige Erkrankung der Schilddrüse hinweisen. Gewichtsverlust, Tachykardie, Nervosität und vermehrtes Schwitzen sind Anzeichen einer **Hyperthyreose**. Dagegen zeichnet sich die **Hypothyreose** durch Symptome wie Müdigkeit und Leistungsminderung, Bradykardie, Obstipation und Haarausfall aus. Bei **Entzündungen** der Schilddrüse treten neben einer Hyperthyreose Schmerzen und ein ausgeprägtes Krankheitsgefühl auf. Der **Morbus Basedow** ist zusätzlich an den auffällig hervortretenden Augäpfeln erkennbar.

Kennzeichen der **Gicht** ist eine plötzlich auftretende, äußerst schmerzhafte **Monarthritis** mit Schwellung, Rötung und Überwärmung eines einzelnen Gelenks. Die Diagnostik kann sich als schwierig erweisen, da eine akute Gelenkschwellung bei älteren Menschen verschiedenste Ursachen haben kann.

34.1.3 Komplikationen und Besonderheiten im Alter

Wie bei allen anderen Erkrankungen auch spielt die Multimorbidität eine große Rolle bei alten Menschen. Durch Überlagerung mehrerer Krankheiten kann das Erkennen einzelner Störungen erschwert sein oder die Therapie behindert werden. Beispielsweise sind wichtige Medikamente bei schwergradiger Nierenschädigung nicht mehr einsetzbar (→ Kap. 21). Besonders bedeutsam ist dies bei der Behandlung von Schmerzen, etwa im akuten Gichtanfall, und auch beim Diabetes mellitus.

Viele Erkrankungen präsentieren sich bei älteren Menschen eher untypisch. Komplikationen und letztlich auch eine Übersterblichkeit betreffen besonders geriatrische Patienten, die durch ihre Vielfacherkrankung in Kombination mit funktionellen Einschränkungen sehr empfindlich sind und über erheblich geringere körperliche und geistige Reserven verfügen.

Die Therapieziele sind bei älteren Menschen häufig andere als bei jüngeren Menschen. Durch die natürlicherweise begrenzte Lebenserwartung müssen Folgeerkrankungen, deren Entwicklung viele Jahre in Anspruch nimmt, weniger beachtet werden als vielmehr Sicherheit und Komfort der Therapie. Auch muss die Therapie an die Lebenswelt von Menschen mit Demenz angepasst sein. So wird bei der Zuckerkrankheit im Alter keine strenge Diät empfohlen, sondern eine Änderung der Ernährung, die im Alltag praktikabel ist und die Balance zwischen notwendiger Therapie und Lebensqualität hält.

34.1.4 Spezielle medizinische und pflegerische Maßnahmen

Bei der Pflege von Menschen mit **Diabetes mellitus** ist große Sorgfalt wichtig. Pflegekräfte müssen beispielsweise die Messung des Blutzuckers sicher beherrschen, da von diesen Werten die Therapie abhängt. Prophylaxen zur Vermeidung von Wunden oder Wundinfektionen sind speziell bei Zuckerkranken mit Nervenschädigung oder Durchblutungsstörungen äußerst wichtig. Bei Fehlern drohen schlecht heilende Infektionen, die zur Amputation von Gliedmaßen oder über eine Sepsis zum Tod des Patienten führen können.

Bei neu auftretender Verwirrtheit, Unruhe oder Antriebsstörungen sollten Pflegefachkräfte auch eine **Schilddrüsenerkrankung** in Betracht ziehen. Insbesondere bei Schmerzen und Verdickungen im Halsbereich sowie häufigen Durchfällen sollten sie den Arzt verständigen, damit eine entsprechende Diagnostik veranlasst wird.

Patienten mit **Gicht** profitieren von einer Ernährungsberatung, da manche Nahrungsmittel die Erkrankung begünstigen und andere einen schützenden Effekt haben. Im akuten Gichtanfall steht die medikamentöse und nichtmedikamentöse Schmerzlinderung im Vordergrund.

34.1.5 Beratung und Anleitung

Die Behandlung älterer Menschen mit endokrinen Erkrankungen erfordert viel Fingerspitzengefühl und Geduld. Fast immer sind die Angehörigen einzubeziehen, sodass nie nur der Patient alleine behandelt wird. Schulungsmaßnahmen müssen sich an der Lebenswirklichkeit des Patienten und seiner Familie ausrichten und auch die im Einzelfall kurze Lebenserwartung berücksichtigen.

Professionell Pflegende müssen über Grundkenntnisse der häufigsten Erkrankungen verfügen, über deren Besonderheiten im Alter und sich auch mit den gängigen Therapiemöglichkeiten auskennen. Häufig sind sie erste Anlaufstelle der Patienten und deren Angehörigen, um alltagspraktische Fragen zu klären. Dies gilt auch für die krankheitsangepasste Ernährung.

34.2 Diabetes mellitus (Zuckerkrankheit)

Hans-Christian Sänger

DEFINITION

Diabetes mellitus: Störungen des Zuckerstoffwechsels, die zu einer dauerhaften Erhöhung der Glukosekonzentration im Blut (Hyperglykämie) führen. Ursache ist entweder eine gestörte Insulinausschüttung oder eine gestörte Insulinwirkung.

Epidemiologie

Laut dem Deutschen Gesundheitsbericht Diabetes 2018 sind in Deutschland derzeit rund 6,7 Millionen Menschen an Diabetes mellitus erkrankt. Von diesen Menschen ist die Erkrankung ca. bei 4,7 Mio. schon diagnostiziert und bekannt, bei ca. 2 Mio. Menschen ist die Erkrankung schon bestehend, aber noch nicht diagnostiziert [1]. Aufgrund der Häufigkeit der Erkrankung steht das deutsche Gesundheitswesen hinsichtlich der Prävention und Behandlung der Zuckerkrankheit vor großen Herausforderungen.

Ist in Bezug zur Gesamtbevölkerung in Deutschland „nur“ jeder Zwölfte betroffen, steigt die Erkrankungshäufigkeit im Alter an (➔ Abb. 34.1): Diabetes ist eine typische Alterserkrankung!

Formen des Diabetes

Insulin wird in der Bauchspeicheldrüse gebildet und über die Blutbahn in die Organe transportiert. An den Zellen dient das Insulin dann sozusagen als Schlüssel, der das Schloss der Zelle aufsperrt, damit diese Zucker aufnehmen kann (➔ Abb. 34.2).

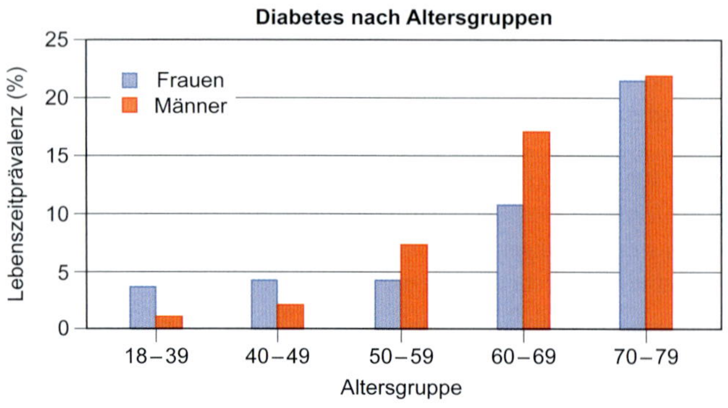

Abb. 34.1 Häufigkeit von Diabetes-Erkrankungen nach Altersgruppen. [L143, X221]

Ist z. B. zu wenig Insulin vorhanden oder wirkt das vorhandene Insulin nicht, kann der Zucker nicht aus dem Blut in die Zellen aufgenommen werden. Er verbleibt im Blut, es werden erhöhte Blutzuckerspiegel gemessen.

Es gibt verschiedene Unterteilungen der Zuckerkrankheit. Im Folgenden soll die Unterteilung der Deutschen Diabetes Gesellschaft kurz dargestellt werden [2].

Diabetes mellitus Typ 1

Beim Typ-1-Diabetes (5–10 % aller Diabetiker) geht man davon aus, dass die Insulin-herstellenden Zellen der Bauchspeicheldrüse durch das Immunsystem zerstört werden (Autoimmunerkrankung). Dies führt zu einem absoluten Insulinmangel (➔ Tab. 34.1). Die einzig mögliche Therapie besteht im Insulinersatz.

Das Insulin wird im Normalfall ins Unterhautgewebe gespritzt. Im Notfall gibt es auch die Möglichkeit der intravenösen Insulingabe. Bemühungen, Insulin nicht spritzen zu müssen, sondern zum Beispiel inhalieren zu lassen, sind noch im Entwicklungsstadium. Der Typ-1-Diabetes wird oft als juveniler Diabetes bezeichnet, weil er bereits in der Kindheit oder Jugend erstmals auftritt.

Diabetes mellitus Typ 2

Über 90 % aller Diabetiker sind Typ-2-Diabetiker. Bei ihnen besteht eine erbliche Veranlagung. Kommen zu dieser Veranlagung Übergewicht und/oder eine ungesunde Lebensweise hinzu, kann dies den Ausbruch der Krankheit begünstigen. Der Typ-2-Diabetes wird oft als Altersdiabetes bezeichnet, ist aber zunehmend auch bei jüngeren Menschen zu beobachten.

Die ungünstige Kombination aus Übergewicht (Adipositas), Diabetes, Bluthochdruck und Fettstoffwechselstörung wird auch als **metabolisches Syndrom** bezeichnet.

Im Gegensatz zum Diabetes Typ 1, bei dem die Krankheit einzig insulinmangelbedingt ist, kann beim Diabetes Typ 2 anfangs sogar noch genügend Insulin vorhanden sein. Dieses wirkt aber nicht ausreichend, was als „Insulinresistenz“ bezeichnet wird. Im späten Verlauf der Krankheit besteht dann wie beim Diabetes Typ 1 ein Insulinmangel (➔ Tab. 34.1).

Andere Diabetes-Typen

Weiterhin gibt es Diabetes bei anderen Erkrankungen:

- Wiederkehrende Entzündungen der Bauchspeicheldrüse
- Bestimmte Hormonüberschusskrankheiten („Cushing-Syndrom“)
- Genetische Defekte oder Autoimmunkrankheiten
- Gestationsdiabetes (erstmals während der Schwangerschaft auftretende Glukosetoleranzstörung).

Die Zuckerkrankheit kann auch als Nebenwirkung einiger Medikamente (z. B. Kortison) beobachtet werden.

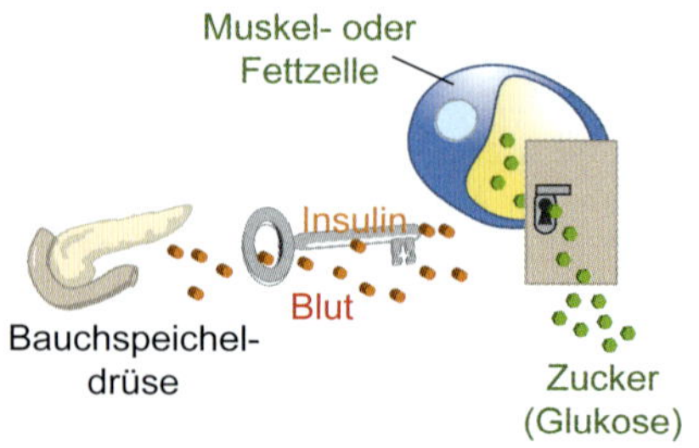

Abb. 34.2 Physiologie des Diabetes. [L138]

Tab. 34.1 Typische Unterschiede zwischen den häufigsten Diabetesformen.

Kriterien	Typ 1	Typ 2
Häufigkeit	ca. 5–10 %	ca. 90 %
Pathogenese	Absoluter Insulinmangel	Insulinresistenz und gestörte Insulinausschüttung
Alter bei Ausbruch	Kindheit/Jugend	Meist über 40 Jahre
Verlauf des Ausbruchs	Oft rasch	Schleichend, zu Beginn oft unbemerkt
Gewicht	Normal- oder Untergewicht	Übergewicht
Plasmainsulin/C-Peptid	Niedrig bis fehlend	Anfangs erhöht, im Verlauf abfallend
Insulinempfindlichkeit	Vorhanden	Gering
Insulinzellen- und Insulinautoantikörper	Häufig	Keine
Blutzucker	Große Schwankungen	Relativ konstant

34.2.1 Folgeerscheinungen der Zuckerkrankheit

Mit dem Diabetes mellitus sind verschiedene langfristige und kurzfristige Folgeerkrankungen verbunden (→ Abb. 34.3).

Langfristige Folgen

Dauerhaft erhöhter Blutzucker ist schädlich für die Blutgefäße des Menschen. Es werden zum einen große Blutgefäße geschädigt *(Makroangiopathie)*. Folgezustände können u. a. ein Herzinfarkt (→ Kap. 30.5) oder ein Schlaganfall (→ Kap. 38.2) sein.

Der Zucker schädigt aber mit der Zeit auch die kleinsten Blutgefäße *(Mikroangiopathie)*, was wiederum u. a. zu schlechtem Sehen (Schäden an der Netzhaut) oder Nierenschäden bis hin zur Dialyse führen kann.

Weiterhin ist langfristig erhöhter Blutzucker in der Lage, die Nerven in ihrer Funktion zu beeinträchtigen (*diabetische Polyneuropathie*, → Kap. 38.4.2). Folgen sind Gefühlsstörungen und reduziertes Schmerzempfinden. Das ist der Grund, warum ältere Diabetiker nie barfuß laufen sollten und die Füße täglich inspiziert werden sollten. Es besteht die Gefahr, dass sie aufgrund der Gefühlsstörungen eine Verletzung nicht als schmerzhaft empfinden. Kleinere Verletzungen können sich z. B. durch fehlende Schonung zu einer größeren Wunde ausweiten.

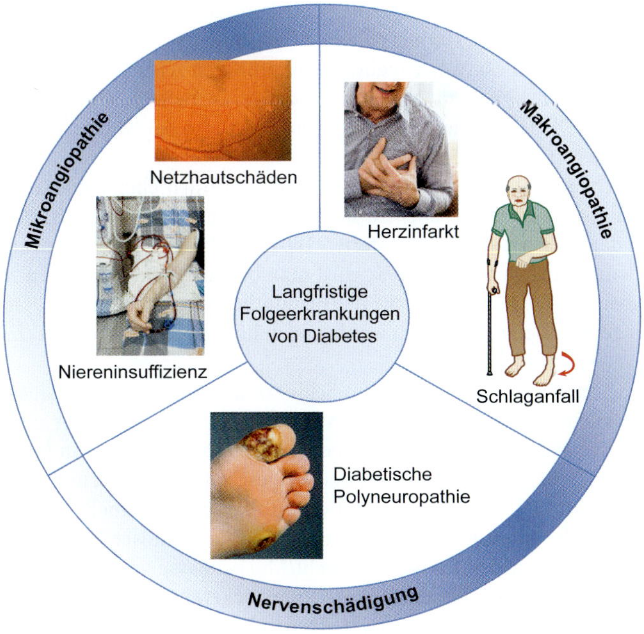

Abb. 34.3 Folgeerscheinungen des Diabetes mellitus: Herzinfarkt, Schlaganfall, diabetische Retinopathie, diabetische Nephropathie, diabetisches Fußsyndrom. [L138, Fotos: J787, L255, R392, E1029]

Kurzfristige Folgen

Erhöhter Blutzucker wird über die Niere ausgeschieden, sobald die sogenannte Nierenschwelle überschritten ist. Dies kann zu vermehrtem Durst führen. Ist jedoch das Durstempfinden reduziert, was im Alter nicht selten ist, kann es zur Exsikkose kommen. Da über den Urin ausgeschiedener Zucker verlorener, nicht verwertbarer Zucker ist, fehlen dem noch nicht diagnostizierten Diabetiker auch jede Menge Kalorien, typischerweise ist hier ein Gewichtsverlust zu verzeichnen.

Da die Augenlinse Wasser beinhaltet, geht auch Zucker in die Linse. Der wiederum zieht wieder Wasser nach, und die Linse hat eine veränderte Brechkraft, was zu Sehstörungen führt. Zudem wird die Netzhaut geschädigt (diabetische Retinopathie). Hat ein Patient sehr häufige Infektionen u. a. der Haut, wird man auch nach einer bisher nicht diagnostizierten Zuckerkrankheit fahnden.

Auch kann erhöhter Blutzucker die Kognition beeinträchtigen. Bei einem akut verwirrten Menschen (Delir) muss man immer eine Blutzuckerentgleisung ausschließen. Nicht zuletzt ist der Körper mit hohen Blutzuckerwerten nicht so leistungsfähig.

34.2.2 Ziele der Behandlung von älteren Diabetikern

Generell kann ein behandelter und gut eingestellter Blutzucker helfen, die o. g. langfristigen und kurzfristigen Komplikationen zu verhindern, zu verzögern oder abzumildern. Die Ziele der Diabetesbehandlung geriatrischer Patienten wird man immer mit dem Patienten und evtl. auch mit seinen Angehörigen besprechen. Sie sind stark abhängig vom Alter und vom funktionellen Zustand des Patienten [3]:

- Bei einem neu entdeckten Diabetes bei einem 85-jährigen Patienten wird es weniger um Langzeitschäden gehen als um Vermeidung der o. g. kurzfristigen Störungen.
- Ein 65-jähriger, relativ rüstiger Mensch wird evtl. auch noch langfristige Komplikationen erleben, die es dann ebenso zu verhindern gilt.
- Ist ein Patient bettlägerig oder höhergradig demenzerkrankt, wird man die Behandlungsstrategie wiederum anders und sehr individuell ausrichten.

Oft wird es beim geriatrischen Patienten nicht nur um die Verhinderung von Gefäßkomplikationen gehen, sondern um die Verbesserung geriatrischer Syndrome. Ein für den Patienten meist erstrebenswertes Ziel ist das bessere Sehen, des Weiteren sind die Besserung von Inkontinenz (Blasenschwäche), die Besserung der allgemeinen Stimmungslage (Depression) und von Hirnleistungsstörungen sicher lohnenswerte Ziele. Diese Syndrome sind ebenso wie Stürze, Frakturen und Dekubiti bei gut eingestellten Diabetikern nämlich im Vergleich seltener als bei schlecht eingestellten Diabetikern.

Bei allen Bemühungen um eine möglichst gute Einstellung der Blutzuckerwerte muss aber immer bedacht werden, dass Unterzuckerungen (Hypoglykämie, → Kap. 34.2.5) im Rahmen der medikamentösen Therapie unbedingt vermieden werden müssen. Je gebrechlicher ein Patient ist, umso mehr wird man zugunsten der Vermeidung von Hypoglykämien eine weniger straffe Blutzuckereinstellung akzeptieren.

Die Straffheit der Blutzuckereinstellung kann man mit einem Zuckerdurchschnittswert (HbA1c) ca. der letzten acht Wochen messen. HbA1c ist eine Form des roten Blutfarbstoffs (Hämoglobin), an den Zucker gebunden ist. Der Anteil dieses speziellen Hämoglobins am gesamten Hämoglobin (Hb) im Blut kann bei Blutuntersuchungen festgestellt werden. Er wird je nach Labor z. B. in Prozent gemessen (Normwert < 5,7 %).

Bei Patienten in gutem Funktionsstatus wird ein HbA1c-Wert von 6,5–7,5 % angestrebt [3], [4]. Ist der Patient jedoch schon gebrechlich („frail"), wird ein Ziel von 7,5–8,5 % festgesetzt.

34.2.3 Säulen der Behandlung von älteren Diabetikern

Eine gute Therapie älterer Diabetiker ist niemals alleine nur eine medikamentöse Therapie. Die vier Säulen der Therapie älterer Diabetiker sind 1) Schulung, 2) Ernährung, 3) Bewegung und zerebrales Training sowie 4) medikamentöse Therapie (→ Abb. 34.4).

1. Schulung

Schulungsprogramme müssen auf die Bedürfnisse älterer Menschen abgestimmt sein. Ein Beispiel für eine gute geriatrieadaptierte Diabetikerschulung ist das SGS-Angebot (Strukturierte Geriatrische Schulung). Dieses ist sowohl inhaltlich als auch vom Layout für ältere Menschen mit Diabetes geeignet. Hierin werden Themen wie Ernährung, Insulintherapie oder Fußpflege abgehandelt. Dabei werden die verminderte Lern- und Gedächtnisleistung sowie die veränderte Wahrnehmung dieser Patientengruppe berücksichtigt.

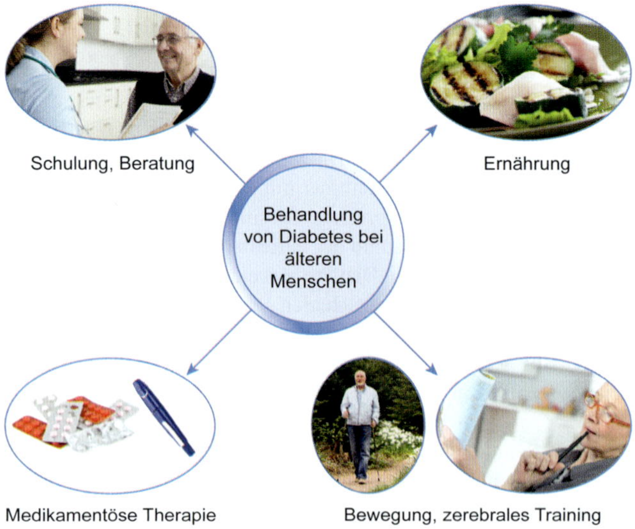

Abb. 34.4 Therapie des Diabetes. [L138, Fotos: J787]

2. Ernährung

Zur Ernährung sollten in der o. g. Schulung wichtige Hinweise vermittelt werden. Ältere Diabetiker sollten sich nicht kasteien, hungern und dabei Muskelmasse verlieren. Sie sollten sich vielmehr gesund und ausgewogen wie alle anderen ernähren, bevorzugt mit gesunder Mischkost. Konzentrierte Zuckerprodukte wie Cola oder Eis sollten nur sehr in Maßen genossen werden. Wichtig ist die relativ regelmäßige Nahrungsaufnahme (v. a. bei Insulingebrauch).

3. Zerebrales Training und Bewegung

Auch ältere Diabetiker sollten sich lebenslang fordern und möglichst aktiv bleiben (Reisen, Hobbys, Freundschaften). Wertvoll gerade im Alter für das Gleichgewicht sind Tanzen und Tai Chi. Aber auch Bekanntes wie Klavierspielen oder Stricken sollte im Alter weitergeführt werden, um sich geistig rege zu halten. Einzelne Spezialkliniken bieten auch Schulungsprogramme von z. B. 10× 90 Minuten 1×/Woche an.

Bei der Bewegung hilft Kleines und Großes. Feinmotorisches Training erleichtert den Umgang z. B. mit einem Insulinpen, Tablettenblistern oder Tropfflaschen mit Sicherheitsverschluss. Es ist nicht richtig, dass nur Sport auf dem Sportplatz als Bewegung gezählt werden kann. Bereits niedrige Belastungen um 25 W (z. B. leichtes Spazierengehen) sind stoffwechselrelevant und erhöhen die Gehirndurchblutung um 10 %. Jeder ältere Diabetiker sollte sich seinen Möglichkeiten entsprechend so viel wie möglich bewegen.

4. Medikamentöse Therapie

Lange versuchen Diabetiker, mit „Diät" das Einnehmen von Tabletten oder das Spritzen von Insulin zu vermeiden. Letzteres zu akzeptieren kann den Arzt schon einmal 1–2 Jahre Überzeugungsarbeit kosten.

Beim Diabetes mellitus werden die Vorstufe („Prädiabetes") und der manifeste Diabetes mellitus unterschieden. Ein Gesunder sollte einen BZ-Nüchternwert < 100 mg/dl haben. Liegen bei einem Menschen die Nüchternblutzuckerwerte mehrmals in größeren zeitlichen Abständen jeweils über 126 mg/dl, darf die Diagnose Diabetes mellitus gestellt werden. Die Grauzone oder Prädiabetes liegt also bei Nüchternwerten zwischen 100 und 125 mg/dl.

Nicht nur ältere Patienten bevorzugen natürlich eher Tabletten als Insulinspritzen. Wenn aber trotz angemessener Ernährung und Tabletten der Zucker morgens nüchtern > 180 mg/dl liegt oder der sogenannte Langzeitzuckerwert > 7,5 %, wird man bei geeigneten Patienten mit diesen die Vor- und Nachteile der Insulintherapie besprechen müssen. Bei gebrechlichen Patienten werden auch höhere HbA1c-Werte akzeptiert (→ Kap. 34.2.2).

Wenn der Patient nach einem Schlaganfall oder bei der Parkinsonkrankheit eine Schluckstörung hat und Tabletten nicht mehr eingenommen werden können, kann ebenfalls über die Therapie mit Insulin nachgedacht werden. Auch bei der fortgeschrittenen Nierenschwäche im Stadium IV oder darüber sind viele Tabletten nicht mehr geeignet. Das Gleiche gilt, wenn der Patient unter medikamentöser Therapie immer mehr austrocknet oder Gewicht/Muskelmasse verliert. Auch in einem Notfall, z. B. bei einer akuten Blutzuckerentgleisung nach oben (deutlich zu hoher Blutzuckerwert/Hyperglykämie mit entsprechenden Symptomen, → Kap. 34.2.4), wird Insulin eingesetzt.

Blutzuckermessung und Insulininjektion

- Beim Messen möglichst nur Mittel-, Ring- und kleinen Finger nutzen; Daumen und Zeigefinger schonen, da sie im Alltag häufiger benötigt werden
- Einstich an der seitlichen Fingerkuppe ist weniger schmerzhaft als in der Mitte der Fingerkuppe
- Nach Möglichkeit Stechtiefenregulierung bzw. Sicherheitslanzetten nutzen
- Insulin im Kühlschrank lagern, nicht im Gefrierfach
- Eine frisch angebrochene Insulinampulle hält bis zu 6 Wochen
- Mischinsulin durch vorsichtiges Rollen oder Schwenken (10- bis 20-mal) in der Hand vor dem Spritzen mischen
- Langsam spritzen, danach die Nadel noch 10 s in der Haut belassen
- Injektionsstellen im Abstand von 2–3 cm wechseln, um Gewebeschäden zu vermeiden
- In der Bauchdecke wirkt Insulin eher schneller, am Oberschenkel eher langsamer
- Hautfalte mit Daumen und Zeigefinger bilden und die Nadel senkrecht ins Unterhautfettgewebe einstechen.

34.2.4 Überzuckerung – Hyperglykämie

Ursache einer Hyperglykämie kann ein unbehandelter, noch nicht entdeckter Diabetes mellitus sein. Aber auch bei schon diagnostizierten Diabetikern kann es im Rahmen von „Diätfehlern“, Infektionen oder vergessenen Zuckertabletten oder Insulinspritzen zu einer Hyperglykämie kommen. Da der Körper die Überzuckerung spürt und weitere Zuckerzufuhr unterbinden will, reagiert er u. a. mit Übelkeit. Die Symptome sind in → Tab. 34.2 dargestellt

Bei Diagnose einer deutlichen Hyperglykämie wird man immer gemeinsam mit einem Arzt entscheiden müssen, ob die Hyperglykämie ambulant behandelt werden kann oder der Patient nicht doch stationär eingewiesen werden sollte.

34.2.5 Unterzuckerung – Hypoglykämie

Ursache einer Hypoglykämie ist in der Regel ein Zuviel an Medikamenten oder Insulin, was meist versehentlich passiert. So sollte vor jeder Einnahme von oralen Antidiabetika oder vor jeder Insulinspritze geprüft werden, ob der Patient denn heute überhaupt Nahrung in normaler Menge zu sich nehmen wird. Bei Übelkeit oder schwerer Krankheit ist z. B. davon auszugehen, dass der Patient wohl weniger als normal essen wird, die Tabletten- bzw. Insulindosierung sollte entsprechend angepasst werden.

Seltene Ursachen einer Unterzuckerung können absichtlich zu hohe Insulin- oder Tablettendosierungen sein, ggf. auch durch andere Personen. Selten sind auch insulinproduzierende Tumoren die Ursache.

Im Fall einer Unterzuckerung schaltet der Körper auf Alarm, da das Gehirn ausschließlich Zucker als Energiequelle nutzt. Dies ist auch der Grund für die sich entwickelnde Bewusstlosigkeit bei zunehmender Unterzuckerung. Um die Unterzuckerung zu vermeiden, reagiert der Körper wiederum logisch, zuerst mit Alarmsymptomen bzw. stressbedingten Anzeichen, dann mit Hungergefühl und anderen Symptomen (→ Tab. 34.3).

Bei Diagnose einer deutlichen Hypoglykämie bzw. bei den ersten stressbedingten Anzeichen sollte der Patient, solange er noch wach ist, etwas essen und umgehend Hilfe holen. Die Helfer werden dann wiederum am besten gemeinsam mit einem Arzt entscheiden, ob die Hypoglykämie ungefährlich ist und ambulant behandelt werden kann oder ob der Patient nicht doch stationär eingewiesen werden sollte.

Tab. 34.2 Symptomatik der Hyperglykämie.

Klassische Symptome	Unspezifische Zeichen
• Durst • Harndrang • Gewichtsabnahme • Müdigkeit, verminderte Leistungsfähigkeit • Infektionen	• Inkontinenz • Exsikkose • Gangverschlechterung • Nachlassende Hirnleistungsfähigkeit/Verwirrtheit • Übelkeit, Erbrechen

Tab. 34.3 Symptomatik de Hypoglykämie.

Stressbedingte Anzeichen	Gehirnbedingte Anzeichen
• Schwitzen • Zittern • Herzjagen • Blutdruckanstieg • Blässe • Weiche Knie	• Heißhunger • Seh-, Denk- und Sprachstörungen • Konzentrationsschwäche • Bewegungsstörungen • Pelziges Gefühl auf den Lippen • Bewusstseinstrübung, Verwirrtheit • Änderung der Stimmungs- und Gefühlslage (Aggressivität, Depression, Angst)

Ausführliche und aktuelle Informationen zur Therapie des Typ-2-Diabetes bietet die Nationale Versorgungsleitlinie „Therapie des Typ-2-Diabetes“ (1. Auflage 2013, Version 3, zuletzt geändert im April 2014, AWMF-Register-Nr. nvl-001 g). Ergänzungen und Modifikationen der Leitlinie sind über die Webseite http://www.diabetes.versorgungsleitlinien.de zugänglich.

SPICKZETTEL

Diabetes mellitus

- **Typ 1:** Autoimmunerkrankung mit Beginn in Kindheit oder Jugend, absoluter Insulinmangel mit großen Schwankungen im Blutzuckerspiegel
- **Typ 2:** familiäre Belastung, häufig Folge von Übergewicht und ungesunder Lebensweise, Beginn eher im höheren Alter; anfangs Insulinresistenz, später Insulinmangel
- **Symptome der Hyperglykämie:** Durst, Harndrang, Gewichtabnahme, verminderte Leistungsfähigkeit, ggf. Exsikkose, Verwirrtheit
- **Symptome der Hypoglykämie:** Schwitzen, Zittern, Herzjagen, Blutdruckanstieg, Blässe, ggf. Heißhunger, Bewusstseinsstörungen bis zur Bewusstlosigkeit
- **Therapie:** Schulung, angepasste Ernährung, körperliches und kognitives Training, medikamentöse Therapie (orale Antidiabetika, Insulin).

34.3 Erkrankungen der Schilddrüse

Hans-Christian Sänger

Schilddrüsenerkrankungen umfassen Funktionsstörungen der Schilddrüse (*Thyreoidea*) wie **Schilddrüsenunterfunktion** (*Hypothyreose*) und **Schilddrüsenüberfunktion** (*Hyperthyreose*) sowie Gewebeveränderungen mit und ohne Funktionsstörung.

Gewebeveränderungen werden allgemein unterteilt in

- Diffuse Vergrößerung der Schilddrüse (*Struma*)
- Knotige Veränderungen der Schilddrüse
- Bösartige Schilddrüsenerkrankungen
- Entzündungen der Schilddrüse (*Thyreoiditis*).

Schilddrüsenhormone regulieren den Zellstoffwechsel, steuern Aktivität, Kalorienbedarf und Sexualität und sind beteiligt am Wärmehaushalt. Weiterhin sind sie maßgeblich beteiligt an der körperlichen und geistigen Entwicklung in den verschiedenen Lebensphasen.

Funktionsstörungen der Schilddrüse treten häufig auf in Phasen der Lebensveränderung. Man spricht auch von **Hormonanpassungsphasen**. Beispiele sind Pubertät, Schwangerschaft und Wechseljahre.

Bei jungen Menschen sind **Autoimmunerkrankungen** (*Entzündungsreaktionen gegen den eigenen Körper*) der Schilddrüse häufiger. Bei älteren Menschen finden sich eher Gewebeveränderungen wie Schilddrüsenknoten und die damit einhergehenden Funktionsstörungen. Man spricht von typischen **Alterungsbegleiteffekten.**

Bei den meisten Hormonkreisläufen kommt es altersbedingt zu einer Abnahme der Funktion. Am bekanntesten ist hier der Abfall der Östrogenproduktion der Frau in der Menopause. Auch bei der Schilddrüse nehmen Synthese und Sekretion der Hormone (→ Abb. 34.5) im Laufe des Lebens ab. So werden das Thyreoidea-stimulierende Hormon (TSH) sowie das biologisch aktive Schilddrüsenhormon Trijodthyronin (T3) im Alter weniger synthetisiert. Dadurch werden die Stoffwechselprozesse insgesamt verlangsamt.

34.3.1 Diagnostik bei Schilddrüsenerkrankungen

Wie bei jedem anderen Krankheitsbild ist neben der **Anamnese** (Erfragung der aktuellen Symptome und Beschwerden sowie der zurückliegenden Krankengeschichte) auch eine **körperliche Untersuchung** essenziell. Bei dieser sollten eine optische Betrachtung der Größe der Schilddrüse, ein Betasten (Palpation) und auch ein Abhören mit dem Stethoskop (Schwirren?) erfolgen. Hierbei kann eine zu kleine Schilddrüse (Hashimoto), aber auch eine zu große Schilddrüse (Kropf bei Jodmangel) gefunden werden.

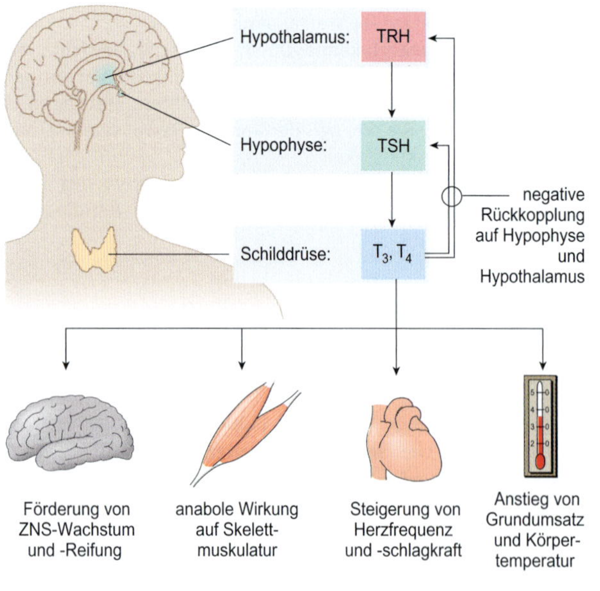

Abb. 34.5 Schilddrüsenhormone: Im Hypothalamus wird die aktuelle Konzentration der Schilddrüsenhormone gemessen. Sind die Hormonspiegel niedrig, gibt die Hypophyse das Thyreotropin-Releasing-Hormon (TRH) ab. Dies regt die Hypophyse zur Produktion des Thyreoidea-stimulierenden Hormons (TSH) an. Die Schilddrüse produziert daraufhin verstärkt Tri- und Tetrajodthyorin (T3, T4). [L190]

Labor

Anschließend werden die Schilddrüsenwerte im Blut gemessen, als Basiswert immer der **TSH-Wert**. Ist dieser außerhalb des Normbereichs, bestimmen die meisten Labore automatisch die eigentlichen Schilddrüsenhormone fT4 und fT3 (*f steht hier für frei, also nicht an Eiweiß gebundenes Hormon*). Danach können nach einem Schema Hinweise auf die Funktion gewonnen werden (→ Tab. 34.4). Weitere Laborparameter sind Antikörper gegen den TSH-Rezeptor (TR-Ak), die thyreoidale Peroxidase (TPO-Ak) und das Thyreoglobulin (TG-Ak).

Ultraschall

Im Anschluss an die Labordiagnostik kann der Ultraschall (*Sonografie*) Aufschluss über die **Morphologie** der Schilddrüse geben (→ Abb. 34.6). Der Untersucher kann u. a. die Organgröße bestimmen, die in ml angegeben wird (Frauen bis 18 ml, Männern bis 25 ml). Er kann auch sehen, ob Knoten vorhanden sind. Hinweise auf deren Funktion gibt im Anschluss die Szintigrafie.

Des Weiteren wird der Untersucher die sogenannte **Echogenität** beschreiben. Wirft das Schilddrüsengewebe den Schall schlecht zurück, erscheint die Schilddrüse eher dunkler als normal (echoarm). Reflektiert die Schilddrüse übermäßig, erscheint sie heller als normal (echoreich). Typisch für eine kleine, echoarme Schilddrüse ist der Zustand nach abgelaufener Hashimoto-Thyreoiditis, der in eine Schilddrüsenunterfunktion mündet und eine lebenslange Schilddrüsenhormongabe in Tablettenform erfordert. Dieser Verdacht kann dann durch den Nachweis von TR-Ak und TPO-Ak untermauert werden.

Nun wird untersucht, ob die Schilddrüse z. B. auffällig stark durchblutet ist, wie es etwa bei einer Entzündung der Fall ist. Hierzu besitzen die meisten Geräte eine sogenannte Dopplerfunktion, die Bewegungen farbig darstellen kann. Ist eine Schilddrüse auffällig stark durchblutet,

Tab. 34.4 Auswertung der Labordiagnostik für Schilddrüsenwerte.

TSH	fT4	fT3	Beurteilung
Niedrig	Erhöht	Erhöht	Manifeste Hyperthyreose
Niedrig	Normal	Normal	Latente Hyperthyreose
Erhöht	Niedrig	Niedrig	Manifeste Hypothyreose
Erhöht	Normal	Normal	Latente Hypothyreose
Erhöht	Erhöht	Erhöht	Sekundäre oder tertiäre Hyperthyreose
Niedrig	Niedrig	Niedrig	Sekundäre oder tertiäre Hypothyreose

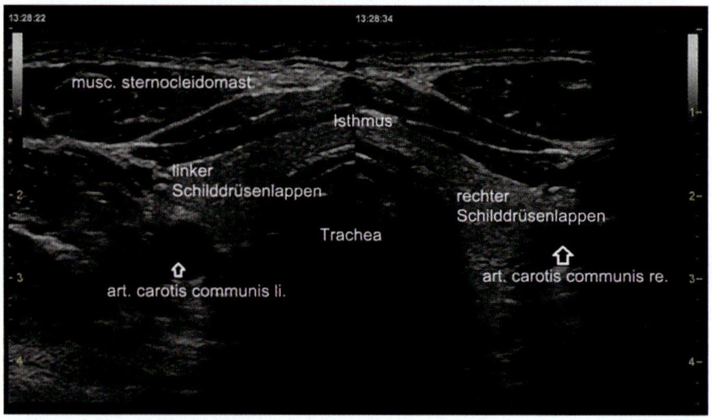

Abb. 34.6 Ultraschallbild der Schilddrüse. Im Bild oben ist die Halsseite von vorn zu sehen, im unteren Teil der Bereich hinter der Luftröhre. Isthmus: Verbindung zwischen rechtem und linkem Schilddrüsenlappen. [T1068]

ist viel Bewegung = Farbe darstellbar. Des Weiteren wird geprüft, ob sich das Schilddrüsengewebe gleichmäßig oder ungleichmäßig präsentiert. Für ungleichmäßige Bilder können Zysten, Verkalkungen und sogenannte Schilddrüsenknoten verantwortlich sein (→ Abb. 34.7). Schilddrüsenknoten können sich heller oder dunkler als das umliegende Gewebe präsentieren und sollten in ihrer Größenausdehnung vermessen werden. Knoten sollten ab einer Größe von 1 cm im Rahmen einer Schilddrüsenszintigrafie genauer abgeklärt werden.

Szintigrafie

Die Follikelzellen der Schilddrüse benötigen Jod für die Synthese der jodhaltigen Schilddrüsenhormone. Dies macht man sich bei der Schilddrüsenszintigrafie zunutze. Man benutzt bestimmte Radionuklide (instabiles, strahlendes Jod), die in ihren chemischen Eigenschaften mit dem stabilen Jod identisch sind oder ihm ähneln. Das Radionuklid wird dem Patienten in einer für ihn unschädlichen Menge intravenös verabreicht und reichert sich nach etwa 10 bis 20 Minuten in der Schilddrüse an. Die von den inkorporierten Radionukliden ausgesandte γ-Strahlung wird von einer speziellen Kamera aufgezeichnet, sodass die Schilddrüse dargestellt und die Schilddrüsenfunktion beurteilt werden kann. Die Szintigrafie gibt auch Aufschluss über die Aktivität von Knoten (→ Abb. 34.8)

Reichert ein Knoten in einer Schilddrüsenszintigrafie auffällig viel Radionuklid ein, wird er als warmer, „hyperfunktioneller", meist autonomer Knoten bezeichnet. Ein Bereich produziert hier unabhängig vom Regelkreis (→ Abb. 34.5) Schilddrüsenhormon. Dieser warme Knoten ist meist gutartig, kann aber eine Schilddrüsenüberfunktion auslösen. Warme, autonome Knoten sind die häufigsten Ursachen der Schilddrüsenüberfunktion im Alter neben einer falsch dosierten Einnahme von Schilddrüsentabletten.

Reichert ein Knoten in einer Schilddrüsenszintigrafie kaum oder kein Radionuklid an, wird er als kalter, „hypofunktioneller" Knoten bezeichnet. Ist er dann noch im Ultraschall als auffällig beschrieben worden (z. B. unscharfer Rand, Größenwachstum), dann wird man nun unter Ultraschallkontrolle eine Gewebeprobe aus dem Knoten (Feinnadelpunktion, FNP) entnehmen, um entscheiden zu können, ob es sich um einen bösartigen Knoten handelt.

SPICKZETTEL

Diagnostik der Schilddrüsenerkrankungen

- Anamnese, körperliche Untersuchung (Betrachtung, Palpation und Abhören der Schilddrüse)
- Labor (Schilddrüsenhormone TSH, fT3, fT4, Antikörper TR-Ak, TPO-Ak, Tg-AK)
- Ultraschall zur Bestimmung der Größe, Echogenität und Durchblutung der Schilddrüse sowie zur Feststellung von Zysten, Verkalkungen und Knoten.
- Szintigrafie zur Untersuchung von Schilddrüsenknoten
  - Warmer (hyperfunktioneller) Knoten: meist gutartig, Hyperthyreose ausschließen
  - Kalter (hypofunktioneller) Knoten: Verdacht auf eine bösartige Erkrankung; ggf. Gewebeprobe (Feinnadelpunktion) zur histologischen Untersuchung kalter Knoten.

34.3.2 Struma – Kropf

Eine **Struma** ist eine tastbare oder sichtbare Vergrößerung der Schilddrüse, im Volksmund auch Kropf genannt. Es handelt sich um eine häufige Auffälligkeit. Die weltweite Prävalenz wird auf 200 Mio. Menschen geschätzt [5]. Ein Kropf ist für sich keine eigentliche Krankheit, sondern ein Symptom, dem viele Ursachen zugrunde liegen können.

- **Jodmangel:** Die Schilddrüse benötigt zum Herstellen ihrer Hormone Jod. Fehlt das Jod, versucht die Schilddrüse, den Hormonmangel durch Größenwachstum auszugleichen.
- **Strumigene Substanzen** (*strumigen = kropferzeugend*) sind Stoffe, bei deren Zuführung die Schilddrüse mit Wachstum reagiert. Hierzu zählen Substanzen, die die Jodaufnahme in die Schilddrüse (*Jodination*) hemmen oder die Bildung organischer Jodverbindungen (*Jodisation*) behindern. In vielen Kohlarten kommen z. B. Senfölglykoside vor, deren Abbauprodukte die Jodaufnahme im Körper hemmen. Therapeutisch kann durch Jodgabe gegengesteuert werden. Teilweise wird die Jodisation gezielt durch Medikamente behindert, um die Schilddrüsenüberfunktion zu behandeln. Ebenfalls strumigen wirken Medikamente wie Lithium, Perchlorat, meeresalgenhaltige Produkte und Jod in hohen Dosen.

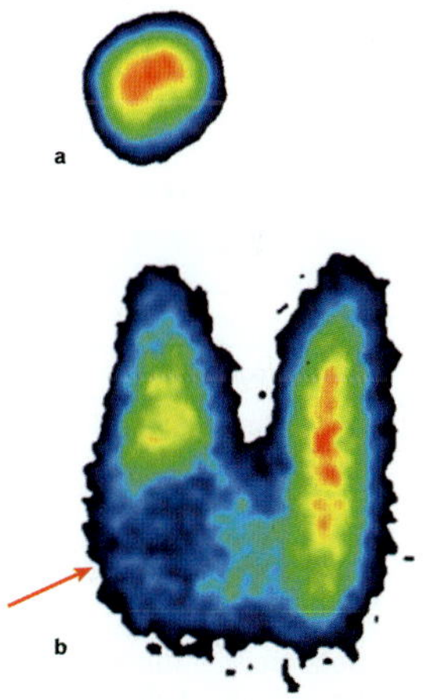

Abb. 34.8 Szintigrafie der Schilddrüse. [M478]
a) Warmer Knoten
b) Kalter Knoten

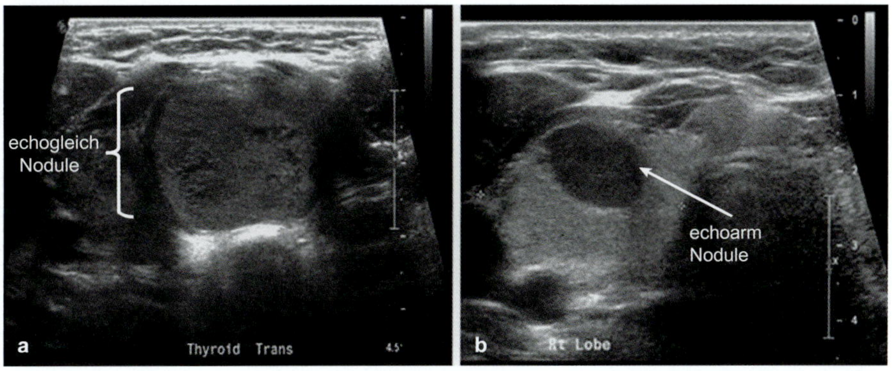

Abb. 34.7 Knoten in einer Schilddrüsensonografie. [G845]

- Im Rahmen von verschiedenen **Schilddrüsenentzündungen** (➔ Kap. 34.3.5) ist eine Kropfbildung möglich.
- **Bösartige Veränderungen der Schilddrüse** führen leider erst sehr spät zu einer Kropfbildung, sodass die Krebserkrankung meist erst in einem fortgeschrittenen Stadium erkannt wird.
- **Autoimmunerkrankungen** sind ebenfalls in der Lage, die Schilddrüse zu vergrößern, d. h. einen Kropf zu bilden. Die diesbezüglich bekannteste Krankheit ist der **Morbus Basedow** (➔ Kap. 34.3.5). Die Krankheit führt neben einer Kropfbildung auch zu einer Überfunktion der Schilddrüse (➔ Kap. 34.3.3).
- Nach einer **Bestrahlung des Halses** kann es ebenfalls zu einer Kropfbildung kommen.

Schwergrade

Die Kropfbildung kann in verschiedenen Ausprägungen vorliegen (➔ Tab. 34.5, ➔ Abb. 34.9). Untersucht wird die Struma optisch und durch Betasten, i. d. R. lässt man den Patienten den Kopf nach hinten nehmen (*Reklination*).

Symptome

Die Kropfbildung kann mit oder ohne Schilddrüsenfunktionsstörung und mit oder ohne Knotenbildung einhergehen.

Patienten ohne Schilddrüsenfunktionsstörung äußern oft ein Druck- und Engegefühl am Hals. Sie beschreiben beispielsweise, dass eine Halskette nicht mehr passt oder ein Rollkragenpullover sich auf einmal im Halsbereich zu eng anfühlt.

Bei immer größer werdendem Kropf kann dann im Verlauf auch das Atmen (die Schilddrüse grenzt unmittelbar an die Luftröhre!) behindert sein. Die Betroffenen können ein hörbares (pfeifendes oder zischendes) Atemgeräusch beim Einatmen aufweisen (*Stridor*). Das Pfeifen entsteht durch Beschleunigung der Luft in der stark zusammengedrückten Luftröhre. Wird zusätzlich die Speiseröhre komprimiert, kann auch das Schlucken beschwerlich sein.

Tab. 34.5 Stadieneinteilung der Struma.

Stadium	Merkmale
0	Keine Struma
I	Tastbare Struma
II	Auch ohne Reklination des Kopfes sichtbare Struma
Ia	Tastbare, aber auch bei Reklination des Kopfes nicht sichtbare Struma
Ib	Tastbare und unter Reklination des Kopfes auch sichtbare Struma
III	Sehr große Struma, die auch aus größerer Entfernung sichtbar ist und mit lokalen Komplikationen verbunden ist

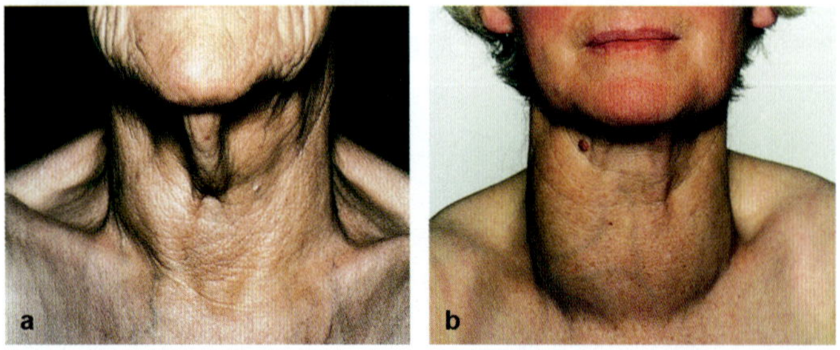

Abb. 34.9 Struma. [E273]
a) Stadium I
b) Stadium II–III

Weiterhin können Venen, die das Blut aus dem Kopf herzwärts leiten, eingeengt werden. Der Patient hat dann deutlich sichtbare Halsvenen, eine sogenannte **Einflussstauung.**

Auch Nerven können komprimiert werden: Betrifft dies den N. laryngeus recurrens, dann kommt es zu Heiserkeit. Auch ein sog. **Horner-Syndrom** bei Schädigung im Bereich des Sympathikus-Nervs ist möglich. Typisch dafür ist ein dreiteiliger Symptomkomplex (*Trias*), bestehend aus Pupillenverengung (*Miosis*), Herabhängen des Oberlids (*Ptosis*) und etwas in die Augenhöhle eingesunkenem Augapfel (*Enophthalmus*).

Patientenbeobachtung

Pflegefachpersonen achten auf:
- Auffällige, sichtbare Vergrößerung im Schilddrüsenbereich
- Klagen über Halsenge
- Auffällige Atemgeräusche
- Einflussstauung, Heiserkeit, fehlende Lidöffnung
- Schluckstörung.

Die Beobachtungen werden dokumentiert und einem Arzt mitgeteilt.

Therapie

Zur Behandlung der gleichmäßigen Schilddrüsenvergrößerung (*Struma diffusa*) und der Schilddrüsenvergrößerung mit Knotenbildung (*Struma nodosa*) gibt es wenig Empfehlungen, die auf Studien basieren.

Eine Möglichkeit ist die sogenannte „wait and watch"-Strategie, die v. a. bei Patienten ohne Beschwerden infrage kommt. Hier wird beobachtend zugewartet und eine mögliche Therapieentscheidung vom Verlauf abhängig gemacht.

Eine weitere Möglichkeit ist die **medikamentöse Behandlung.** Hier wird entweder Schilddrüsenhormon alleine, Jod alleine oder beides in Kombination verabreicht, um das weitere Kropfwachstum zu stoppen oder auch eine Rückbildung zu fördern.

Für Patienten, für die eine Operation nicht infrage kommt (Operationsrisiko zu hoch, Patientenwunsch etc.), kann die **Radiojodtherapie** eine Option sein. Die Patienten bekommen unter stationären Bedingungen radioaktives Jod (Jod-131) in eine Vene gespritzt. Dieses Jod wird von der Schilddrüse aufgenommen und gibt dann mit einer Halbwertszeit von acht Tagen überwiegend Beta-Strahlen an die Schilddrüsenzellen ab. Die Schilddrüsenzellen sterben ab, und das Organ wird kleiner. In Deutschland gibt es etwas über 100 Einrichtungen, die jährlich ca. 50.000 dieser Spezialbehandlungen durchführen.

Die operative Verkleinerung der Schilddrüse **(Strumaresektion)** ist die von vielen Patienten oft zuletzt in Betracht gezogene Möglichkeit. Geht es nur um die Behandlung eines gutartigen „Kropfs", ist darauf zu achten, dass ein Schilddrüsenrest verbleibt, der dann die Versorgung mit dem lebenswichtigen Schilddrüsenhormon übernehmen kann.

Struma bei geriatrischen Patienten

Prinzipiell wird bei geriatrischen Patienten davon auszugehen sein, dass ein evtl. vorhandener Kropf schon lange besteht. Dieser wird vom Patienten als zur Person gehörig empfunden. Wenn keine Beschwerden vorliegen, suchen ältere Patienten deswegen auch keinen Arzt auf. Spricht man eine evtl. mögliche Radiojodtherapie oder eine Operation als Möglichkeit der Kropfverkleinerung an, erntet man oft Erstaunen oder Ablehnung.

Gerade ältere Patienten haben oftmals ein erhöhtes Operationsrisiko. Daher wird besonders älteren Menschen die Radiojodtherapie angeboten (auch bei größeren Kröpfen). Hier besteht im Gegensatz zur Operation kein Risiko einer Nervenverletzung (Folge: Heiserkeit) oder einer versehentlichen Entfernung der Nebenschilddrüsen.

SPICKZETTEL

Struma

- **Ursachen:** Jodmangel, Aufnahme strumigener Substanzen, Schilddrüsenentzündungen, bösartige Veränderungen, Autoimmunerkrankungen, Bestrahlung
- **Symptome:** tastbare, ggf. sichtbare Verdickung der Schilddrüse, Engegefühl im Hals, gestaute Halsvenen, Atembeschwerden, ggf. Schluckstörungen, Heiserkeit, Veränderungen am Auge
- **Therapie:** Schilddrüsenhormone, Jodsubstitution, operative Verkleinerung der Schilddrüse, bei älteren Patienten bevorzugt Radiojodtherapie.

34.3.3 Schilddrüsenüberfunktion – Hyperthyreose

Ursachen

Zu den häufigeren Ursachen zählen der **Morbus Basedow** (→ Kap. 34.3.5) und die sogenannte **funktionelle Autonomie.** Bei der funktionellen Autonomie produzieren Teile der Schilddrüse überschießend Schilddrüsenhormone, ohne dass dies durch den Regelkreis so gefordert wird, diese Anteile „machen einfach, was sie wollen".

Zu den selteneren Ursachen zählt die irrtümliche Einnahme von zu viel Schilddrüsenhormontabletten. So kann ein Patient, der eine Unterfunktion hat und mit Schilddrüsenhormon behandelt wird, versehentlich eine zu hohe Dosis bekommen und im Verlauf eine Überfunktion entwickeln. Deswegen sollten bei diesen Patienten regelmäßig die Blutwerte kontrolliert werden. Im Zuge von **Schilddrüsenentzündungen** kann ebenfalls eine Schilddrüsenüberfunktion beobachtet werden.

Wird einer Jodmangelstruma plötzlich eine große Menge **Jod** angeboten, kann es zu einer Überfunktion kommen. Viel Jod enthalten beispielswiese Röntgenkontrastmittel, manche Medikamente (wie etwa Amiodaron, das bei Herzrhythmusstörungen verwendet wird) oder große Mengen an Seefisch. Seltene Ursachen sind TSH-produzierende Hypophysentumoren. Auch das Ovar kann fälschlicherweise Schilddrüsenhormon *(Struma ovarii)* bilden, genau wie ein metastasiertes Schilddrüsenkarzinom.

Symptome

- **Gewichtsverlust** trotz reichlicher Nahrungsaufnahme. Obwohl die Patienten oft überdurchschnittlich viele Kalorien zu sich nehmen, kann die Schilddrüsenüberfunktion dieses Angebot so „verheizen", dass die Betroffenen trotzdem abnehmen
- **Nervosität:** Die Patienten werden von ihrer Umwelt oft als getrieben, hektisch, aber auch als energiegeladen erlebt. Im Alter kann eine auffällige Zittrigkeit (*Tremor*) ein Hinweis sein
- **Tachykardie**: Da Schilddrüsenhormone generell antreibende Hormone sind, wird bei Überfunktion auch das Herz angetrieben, das wiederum mit schnellem Schlagen reagiert
- **Schwitzen** resultiert daraus, dass Schilddrüsenhormone den Temperaturhaushalt steuern. Menschen mit Schilddrüsenüberfunktion sind oft erstaunlich kälteresistent und halten sich bevorzugt in kühlen Räumen auf.

Anhand der Laborwerte (→ Kap. 34.3.1) kann zwischen einer latenten und einer manifesten Hyperthyreose unterschieden werden.

Hyperthyreose bei geriatrischen Patienten

Ältere Menschen haben andere, oft untypischere Symptome einer Hyperthyreose als jüngere Menschen, deswegen wird diese oft später erkannt. Oft findet sich auch nur ein einziges Symptom.

Im Alter bestehen oft nur Herzrhythmusstörungen, ein Gewichtsverlust, Müdigkeit und Vorhofflimmern. Die klassischen Symptome wie Tremor, motorische Unruhe, Tachykardie, Hypertonie oder Herzgeräusche treten bei über 60-Jährigen seltener auf. Häufiger zeigen sie dagegen Apathie, eine warme, feuchte Haut und Vorhofflimmern.

Bei einer neu auftretenden auffälligen Unruhe oder Verwirrtheit sollte immer an eine Schilddrüsenüberfunktion gedacht werden.

Therapie

Bei der Therapie der Hyperthyreose kann man zwischen Medikamenten (Thyreostatika), der Radiojodtherapie oder einer Operation wählen (vgl. → Kap. 34.3.2)

34.3.4 Schilddrüsenunterfunktion – Hypothyreose

Ursachen

In Gegenden, in denen Jod in ausreichendem Maße vorhanden ist, ist die **Hashimoto-Krankheit** (autoimmune Thyreoiditis, → Kap. 34.3.5) die Hauptursache für eine Hypothyreose. Hierbei wird Schilddrüsengewebe durch einen fehlgeleiteten Immunprozess durch eine chronische Entzündung zerstört und kann letztlich nicht mehr ausreichend Schilddrüsenhormon bilden. Die Erkrankung gilt als nicht heilbar, ist aber sehr gut behandelbar.

Des Weiteren kann es im Rahmen bestimmter Dauermedikationen wie Lithium, aber auch bei der Therapie der Hyperthyreose durch ein Thyreostatikum zu einer Unterfunktion der Schilddrüse kommen.

Eine in ihrer Häufigkeit nicht zu unterschätzende weitere Ursache ist das versehentliche Weglassen der notwendigen Schilddrüsenhormonersatztherapie. Durchlaufen bei längeren Krankenhausaufenthalten Patienten verschiedene Abteilungen, kommt es durchaus häufig vor, dass einzelne Medikationen in den jeweiligen Verlegungsarztbriefen vergessen werden. Da in der heutigen Krankenhauswelt teilweise aus Zeitgründen v. a. bei multimorbiden Patienten nicht alle Diagnosen bekannt sind oder erwähnt werden, fällt es oft spät auf (meist erst in der manifesten Hypothyreose), dass ein Patient in den letzten Wochen seine Schilddrüsenhormontabletten versehentlich nicht verabreicht bekommen hat.

Deutlich seltener sind die **sekundären und tertiären Hypothyreosen**, bei denen die darüber liegenden Ebenen – die Hypophyse bzw. der Hypothalamus – ursächlich für eine Schilddrüsenunterfunktion sein können.

Auch bei der Hypothyreose gibt es verschiedene Graduierungen anhand der Labordiagnostik: die latente und die manifeste Hypothyreose (→ Kap. 34.3.1).

Symptome

- **Müdigkeit,** Antriebslosigkeit trotz ausreichendem Schlafpensum.
- **Kälteintoleranz:** Es werden trotz primär hoher Raumtemperatur noch mehrere Kleidungsstücke übereinander getragen. Die Patienten frieren in nicht nachvollziehbarer Weise dauernd; dieses Symptom ist auch bei geriatrischen Patienten sehr häufig anzutreffen.
- **Leistungsminderung, Verlangsamung:** Die Patienten geben an, in der letzten Zeit ihr Tagwerk nicht mehr so gut bewältigen zu können und gleichzeitig auch körperlich weniger belastbar zu sein.
- **Bradykardie:** Die mangelnde kardiale Leistungsfähigkeit (Herzschwäche) kann oft mit einem durch die Hypothyreose bedingten langsamen Herzschlag verknüpft sein.

- **Depressive Verstimmung:** Manchmal wirken die antriebslosen Patienten depressiv, vor einer antidepressiven Therapie sollte auf jeden Fall eine Schilddrüsenunterfunktion ausgeschlossen sein.
- **Kognitive Defizite:** Eine leichte kognitive Beeinträchtigung bis hin zu einem demenziellen Bild kann Folge einer Schilddrüsenunterfunktion sein. Hier spricht man von einer sekundären Demenz, die in diesem Fall im Gegensatz zur primären Demenz durch Gabe von Schilddrüsenhormonen reversibel ist!
- **Obstipation:** Geriatrische Patienten geben dieses Symptom bei Hypothyreose in fast 90 % der Fälle an.
- **Weitere Symptome:** Trockene, kühle, schuppige Haut, Ödembildung, Haarausfall.

Hypothyreose bei geriatrischen Patienten

Die Hypothyreose ist eine häufige Alterskrankheit. Mindestens 2 % der älteren Patienten mit anamnestischer Schilddrüsenfunktionsstörung haben eine manifeste Hypothyreose, bis zu 15 % eine „subklinische" Hypothyreose [6]. Wiederum typisch für geriatrische Patienten ist es, dass sie bei einer Schilddrüsenunterfunktion die klassischen o. g. Symptome keineswegs durchgängig aufweisen. In der Literatur werden Angaben genannt, dass nur 1/3 der Patienten die klassischen Symptome angibt, die Mehrheit eher unspezifische Beschwerden wie ein allgemeines Krankheitsgefühl angibt oder mit der „Diagnose" schlechter Allgemeinzustand eingewiesen wird [6]. In jedes Aufnahmelabor für geriatrische Patienten gehört der Schilddrüsenscreeningparameter „TSH".

Therapie

Zur Therapie werden synthetische Schilddrüsenhormone (Levothyroxin – L-Thyroxin) eingesetzt.

SPICKZETTEL

Schilddrüsenfuktionsstörungen

- **Hyperthyreose**
  - **Ursachen:** funktionelle Autonomie, Morbus Basedow, Z. n. Jodexposition bei Jodmangelstruma
  - **Symptome:** Gewichtsverlust, Nervosität, Zittern, Tachykardie, Schwitzen, bei älteren Patienten oft Müdigkeit, Herzrhythmusstörungen, Verwirrtheit; bei alten Menschen oft untypische oder nur einzelne Symptome
- **Hypothyreose:**
  - **Ursachen:** Hashimoto-Thyreoiditis, Medikamente (Lithium, Thyreostatika), Weglassen/Vergessen der verordneten Schilddrüsenhormontabletten, seltener Störungen der Hypophyse/des Hypothalamus
  - **Symptome:** Müdigkeit, Leistungsminderung, Kälteintoleranz, Bradykardie, kognitive Defizite, depressive Verstimmung, Obstipation, Ödembildung, trockene Haut, Haarausfall
- **Therapie:** Schilddrüsenhormone (L-Thyroxin), bei Hyperthyreose Thyreostatika, Jodsubstitution, Radiojodtherapie, Operation.

34.3.5 Schilddrüsenentzündungen

Die Schilddrüsenentzündungen (Thyreoiditiden) sollen hier nur kurz angerissen werden. Die Erkrankungen können unterteilt werden in schmerzlose und schmerzhafte Erkrankungen, nach ihrem Verlauf (akut, subakut oder chronisch) oder wie folgt nach ihrer Ursache.

Thyreoiditiden immunologischer Genese

Die häufigste Ursache der Hypothyreose ist die sogenannte chronisch verlaufende **Hashimoto-Thyreoiditis.** Es handelt sich um eine Autoimmunreaktion, bei der fälschlicherweise Autoantikörper gegen die Thyreoperoxidase (TPO-Ak) und Thyreoglobulin (TG-Ak) gebildet werden. Ursächlich gibt es keine Therapie. Nach einer möglichen anfänglichen Überfunktion erfolgt die Kompensation der dann folgenden Unterfunktion der Schilddrüse durch Gabe von Schilddrüsenhormonen.

Bei der **Basedow-Thyreoiditis** (auch Morbus Basedow) handelt es sich ebenfalls um eine Autoimmunthyreoiditis. Durch Eiweiße im Körper (Antikörper) kommt es zu einer unkontrollierten Bildung von Schilddrüsenhormon, weil diese Antikörper (TR-Ak, oft auch TPO-Ak und TG-Ak) die TSH-Rezeptoren unkontrolliert stimulieren. Die Patienten haben oft drei Kardinalsymptome: eine Hyperthyreose, auffällig hervorstehende Augen (sog. endokrine Orbitopathie) und Tachykardie. Diese drei Symptome werden als **Merseburger Trias bezeichnet.** Der Morbus Basedow kann spontan ausheilen, kann aber wieder auftreten. Therapeutisch kommen u. a. Schilddrüsenblocker (Thyreostatika) zum Einsatz. Der Morbus Basedow kann prinzipiell auch im Alter auftreten, sein Häufigkeitsgipfel liegt jedoch zwischen dem 20–40. Lebensjahr.

Erregerbedingte Thyreoitiden

Bei der subakuten **Thyreoiditis de Quervain** ist die Ursache nicht sicher bekannt, ein möglicher Auslöser könnte eine vorausgehende Virusinfektion sein. Neben Schmerzen leiden die Patienten wie bei einem schweren viralen Infekt an allgemeinem Krankheitsgefühl, Fieber und Abgeschlagenheit. Laborchemisch findet sich anfänglich eine Hyperthyreose, im weiteren Verlauf der Erkrankung eine Hypothyreose. Therapeutisch gibt es keine ursächliche Therapie, nur eine Linderung der Symptome durch Salicylsäure oder Diclofenac bei einer leichten bzw. von Glukokortikoiden bei einer schweren Entzündung. Die Erkrankung kann ausheilen, danach kann die Schilddrüse wieder ihre normale Funktion haben.

Bei der **akuten eitrigen Thyreoiditis**, die sehr selten ist, können Bakterien, Pilze und Parasiten eine Rolle spielen. Die häufigste erregerbedingte Form ist die bakterielle Infektion, die bis zur Abszessbildung (eitrige Einschmelzung) führen kann. Hier haben die Patienten ebenfalls Schmerzen und ein ausgeprägtes Krankheitsgefühl.

Iatrogene Thyreoiditiden

Nach ärztlichen Eingriffen wie Punktionen, Operationen oder Bestrahlungen kann sich ebenfalls die Schilddrüse entzünden.

34.3.6 Schilddrüsenkrebs

Wie in →Kap. 34.3.2 beschrieben, kann es zu Knotenbildungen in der Schilddrüse kommen. Ab einer gewissen Knotengröße wird man eine Schilddrüsenszintigrafie (→Kap. 34.3.1) durchführen. Ausschließen oder nachweisen kann man das Vorliegen einer Krebserkrankung jedoch nur durch eine mikroskopische Gewebeuntersuchung, z. B. nach einer Feinnadelpunktion.

Glücklicherweise ist Schilddrüsenkrebs eine relativ seltene Erkrankung: Die standardisierte Erkrankungsrate bei Frauen beträgt 9,2:100.000 Einwohner, bei Männern 3,8:100.000 [7]. Das Risiko steigt, wenn man im Halsbereich oder im oberen Brustkorbbereich eine Bestrahlung hatte (z. B. aus medizinischen Gründen) oder aus anderer Quelle wie zum Beispiel durch einen Reaktorunfall Strahlung abbekommen hat.

Die Gewebeuntersuchung kann Schilddrüsenkrebs nachweisen und auch helfen, die Art des Schilddrüsenkrebses festzulegen. Dies ist sehr wichtig, da die verschiedenen Schilddrüsenkrebsarten deutlich unterschiedlich bösartig sind und eine unterschiedliche Prognose haben:

Papilläres Schilddrüsenkarzinom

Das papilläre Schilddrüsenkarzinom ist die am häufigsten gefundene Schilddrüsenkrebsform. Glücklicherweise hat dieses Karzinom als sogenanntes „differenziertes" Karzinom die beste Prognose. Es wird primär operiert und im Verlauf bestrahlt (Radiojodtherapie).

Anaplastisches Schilddrüsenkarzinom

Das anaplastische Schilddrüsenkarzinom ist kein „differenziertes" Karzinom und hat deswegen eine deutlich schlechtere Prognose. „Anaplasie" bedeutet, dass sich eine ursprünglich höher differenzierte Zelle in eine weniger differenzierte Zelle umgewandelt hat. Anaplastische Karzinome sind sehr bösartig, sie wachsen aggressiv und metastasieren oft bereits sehr früh durch das Blut und die Lymphe. Anaplastische Schilddrüsenkarzinome treten vorwiegend im höheren Alter auf. Es können eine Chemotherapie und eine Bestrahlung angeboten werden, in frühen Stadien auch eine Operation.

Medulläres Schilddrüsenkarzinom

Das medulläre Schilddrüsenkarzinom geht von Zellen im Bindegewebe der Schilddrüse aus, die das Hormon Calcitonin bilden. Deswegen werden diese Zellen oft als C-Zellen bezeichnet. Calcitonin ist ein Hormon für den Kalzium-Phosphat-Stoffwechsel. Die Höhe des Calcitoninspiegels im Blut kann beim medullären Schilddrüsenkarzinom als Tumormarker verwendet werden.

Das medulläre Schilddrüsenkarzinom bleibt lange Zeit „asymptomatisch" und kann folglich in dieser Zeit nicht diagnostiziert werden. Erst im Verlauf zeigen sich Symptome wie:

- Knotenbildung
- Schmerzhafte Lymphknotenschwellung
- Fixierte Haut
- Pfeifendes Einatemgeräusch (Stridor), Schluckbeschwerden, Heiserkeit
- Augen(lid)auffälligkeiten
- Bei stark hormonaktiven Karzinomen therapieresistente Durchfälle.

Das medulläre Schilddrüsenkarzinom kommt häufiger zusammen mit anderen hormonbildenden Tumoren vor. Risikofaktor ist hier v. a. eine erbliche Komponente.

Über die Lymphbahnen kann das medulläre Schilddrüsenkarzinom in Leber, Lunge und Knochen metastasieren. Therapeutisch wird die Schilddrüse komplett mit Lymphknoten entfernt. Eine Bestrahlung ist nicht wirksam, ggf. kann medikamentös unterstützt werden.

Patientenbeobachtung

- Schmerzen im Halsbereich (Thyreoiditis de Quervain?)
- Hervortretende Augäpfel (Morbus Basedow?)
- Antriebsarmut, kognitive Auffälligkeiten (Hypothyreose nach Hashimoto-Thyreoidits?)
- Mögliche Symptome eines Schilddrüsenkarzinoms?
  - Einseitige Vorwölbung der Schilddrüse
  - Tastbare Lymphknoten
  - Hautveränderungen
  - Stridor, Schluckbeschwerden, Heiserkeit
  - Augen(lid)auffälligkeiten
  - Therapieresistente Durchfälle.

SPICKZETTEL

Schilddrüsenentzündungen und Schilddrüsenkrebs

Schilddrüsenentzündungen

- **Hashimoto-Thyreoiditis:** Autoantikörper gegen TPO-Ak und TG-Ak; anfänglich Hyper-, dann Hypothyreose; Therapie mit Schilddrüsenhormonen
- **Morbus Basedow:** unkontrollierte Stimulation der TSH-Rezeptoren durch Antikörper; Symptom-Trias aus Hyperthyreose, hervorstehenden Augäpfeln und Tachykardie (Merseburger Trias); Therapie mit Thyreostatika
- **Thyreoiditis de Quervain:** vermutlich viral bedingt; allgemeines Krankheitsgefühl, Fieber, zunächst Hyper-, dann Hypothyreose; Therapie mit Salicylsäure, Diclofenac, Glukokortikoiden
- **Akute eitrige Thyreoiditis:** meist bakteriell bedingt mit Abszessbildung, Schmerzen und ausgeprägtem Krankheitsgefühl
- **Iatrogene Thyreoiditis:** durch z. B. Punktionen, Operationen oder Bestrahlung.

Schilddrüsenkrebs

- **Papilläres Schilddrüsenkarzinom:** gute Prognose; Therapie: operative Entfernung mit anschließender Bestrahlung
- **Anaplastisches Schilddrüsenkarzinom:** aggressives Wachstum und Metastasierung; Therapie: im Frühstadium Operation, sonst Chemotherapie und Bestrahlung
- **Medulläres Schilddrüsenkarzinom:** ausgehend von Calcitonin-produzierenden Zellen des Schilddrüsengewebes, Metastasierung in Lunge, Leber und Knochen; Therapie: komplette Entfernung der Schilddrüse samt Lymphknoten.

34.4 Gicht

Jens Trögner

DEFINITION

Gicht: Eine den ganzen Körper betreffende Krankheit des Eiweiß-Stoffwechsels, die zur Ablagerung von Harnsäure in Form von **Uratkristallen** im Gewebe führt. Typisches Merkmal ist die **Arthritis urika,** eine akut auftretende, äußerst schmerzhafte Gelenkentzündung.

Gicht ist die häufigste Form der **Arthritis**. Ihre **Prävalenz** steigt mit dem Alter deutlich an. In der Gesamtbevölkerung wird die Prävalenz auf 1,5 bis 2,5 % geschätzt. Ältere Männer (> 65 Jahre) haben mit 7 % ein erheblich höheres Risiko. Bei Frauen steigt die Prävalenz erst mit über 85 Jahren auf knapp 3 % an [8].

Die Hauptursache der Gicht ist in erblichen Besonderheiten des Stoffwechsels zu suchen (60 bis 75 %). Hinzu kommen weitere auslösende Faktoren. Im Alter häufige Erkrankungen wie die Niereninsuffizienz erhöhen das Risiko deutlich. Das metabolische Syndrom („Wohlstands-Krankheit"), bestehend aus Bauchfettsucht, Diabetes mellitus, Fettstoffwechselstörung und Bluthochdruck, begünstigt eine Gicht ebenso wie hoher Fisch-, Fleisch- und Alkoholkonsum (→ Tab. 34.6). Das höchste Risiko für das Auslösen eines Gichtanfalls haben Bier und Spirituosen. Den höchsten Schutzeffekt haben entrahmte Milch und Getreideflocken.

Die Gicht wird außerdem gefördert durch unerwünschte Wirkungen von Medikamenten, die ältere Menschen häufig verordnet bekommen. Besonders **Diuretika**, die v. a. zur Behandlung der Herzinsuffizienz (→ Kap. 30) eingesetzt werden, können Gichtanfälle auslösen.

Tab. 34.6 Gicht und Nahrungsmittel [9].

Fördernde Nahrungsmittel	Schützende Nahrungsmittel
Bier	Eier
Spirituosen	Erdnüsse
Wein	Getreideflocken („Müsli")
Kartoffeln	Entrahmte Milch
Geflügel	Käse
Gezuckerte Getränke	Dunkles Brot
Fleisch (Rind, Schwein, Lamm)	Margarine
Fisch	Früchte (außer Zitrusfrüchten)

Symptome

Harnsäure findet sich regelhaft im Blut. Bei Überschreiten einer Konzentration von 6,5 mg/dl wird die Grenze der Löslichkeit überschritten, und es kann zur Kristallbildung kommen. Diese Kristalle lagern sich v. a. in Geweben mit langsamem Stoffwechsel (Gelenke, Sehen, Bänder) ab und bilden später den Kristallisationskern für eine plötzlich auftretende, äußerst schmerzhafte **Monarthritis**. Im Unterschied dazu führen rheumatische Erkrankungen häufiger zu einer **Polyarthritis**, bei der mehrere Gelenke gleichzeitig entzündet sind (→ Kap. 35).

Besonders häufig ist bei der Gicht die **Großzehe** betroffen, gefolgt von Mittelfuß, Sprunggelenk, Achillessehne und Knie. Grundsätzlich kann jedes Gelenk befallen werden. Alle klassischen Entzündungszeichen sind meist präsent (Rötung, Überwärmung, Schmerz, Funktionsbeeinträchtigung). Unbehandelt entwickelt sich eine chronische Gicht mit großen **Tophi** aus verklumpten, weißlich-gelblich erscheinenden Uratkristallen, die letztlich zur **Gelenkzerstörung** führen.

Im Alter verläuft die Gicht häufiger atypisch: Statt einer Monarthritis können mehrere Gelenke gleichzeitig betroffen sein (**Polyarthritis**). Auch **ungewöhnliche Lokalisationen** (z. B. Schulter) sind im Alter häufiger. Problematisch ist die Komorbidität mit einer Niereninsuffizienz, da dies die Therapiemöglichkeiten stark einschränkt.

Diagnostik

Obwohl die Gicht ein häufiges Krankheitsbild ist, kann die Diagnosestellung schwierig sein. Sichtbare Gichttophi (→ Abb. 34.10) legen den Verdacht auf eine Gicht nahe. Beweisend ist der mikroskopische Nachweis von Uratkristallen im Gelenkpunktat. Die Höhe der Harnsäure im Blut kann nicht sicher verwertet werden, da diese im Gichtanfall in bis zu 15 % erniedrigt sein kann [8]. Weiteren Aufschluss können die Gelenksonografie und die Dual-Energy-Computertomografie geben. In der konventionellen Röntgen-Aufnahme oder der Kernspintomografie können Gelenktophi sichtbar sein [10]. Wichtigste Differenzialdiagnosen im Alter sind die aktivierte Arthrose und die bakterielle Gelenkinfektion.

Ablagerungen von Uratkristallen können in quasi allen Geweben vorkommen. Manchmal sind sie äußerlich als kleine Tophi z. B. an der Ohrmuschel sichtbar. Die Nieren sind bei 20 % der Gichtpatienten beteiligt. Da Harnsäure über die Nieren ausgeschieden wird, können sich Urat-Nierensteine bilden. Auch nichtbakterielle Entzündungen des Nierengewebes können ausgelöst werden und die Nierenfunktion verschlechtern [10]. Erhöhte Harnsäurewerte im Blut gelten auch als (schwacher) Risikofaktor für die Atherosklerose (→ Kap. 30.7).

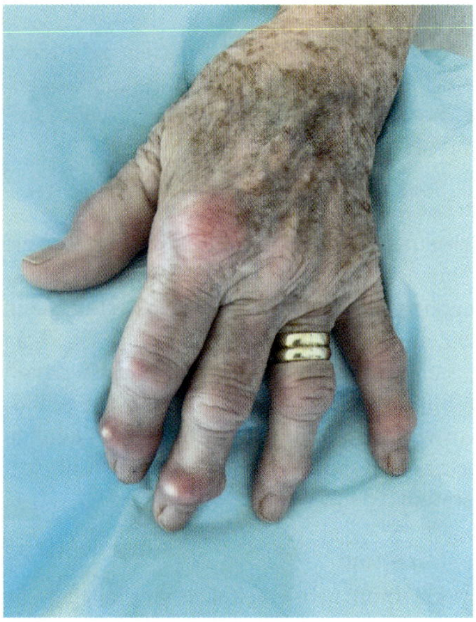

Abb. 34.10 Gichttophus. [T1064]

Therapie und Rezidivprophylaxe

Die **medikamentöse Therapie** des Gichtanfalls ist bei älteren und multimorbiden Menschen nicht einfach, da gut wirksame Medikamentengruppen wie NSAR und Colchicin häufig nicht eingesetzt werden können. Bewährt hat sich die Gabe von Kortison in Kombination mit einem Nicht-NSAR-Schmerzmittel (z. B. Metamizol). Einen Überblick gibt → Tab. 34.7. Zur Schmerztherapie im Alter siehe auch → Kap. 22.2.

Die **nichtmedikamentöse Therapie** besteht aus einer Lokaltherapie mit kühlenden Umschlägen. Es sollten farblose Lösungen bevorzugt werden, z. B. Polyhexanid *(Lavasept®)* oder ätherische Öl-Mischung *(Retterspitz®)*. Außerdem sollte das Gelenk geschont (ruhiggestellt) werden.

Achtung: Die kühlende Wirkung von Umschlägen ist nur vorhanden, wenn die Wickel feucht sind und abdampfen können!

Nach einem ersten Gichtanfall besteht eine 90-prozentige Wahrscheinlichkeit für einen erneuten Anfall in den nächsten fünf Jahren [3]. Daher ist eine **Dauerprophylaxe** erforderlich:

- **Vermeiden von Auslösern:** Vermeiden von Alkohol (v. a. Spirituosen und Bier), größeren Portionen von Fleisch, Fisch oder Schalentieren (purinarme Kost). Auch mit Fruchtzucker angereicherte Getränke erhöhen das Gichtrisiko. Kaffee, fettarme Milch und Folsäure wirken schützend [8]. Bei Übergewicht wird eine Gewichtsreduktion empfohlen. Vorsichtiger Einsatz von potenziell auslösenden Medikamenten wie Diuretika.
- **Harnsäuresenkende Therapie:** Am häufigsten wird **Allopurinol** *(Zyloric®)* eingesetzt. Das Medikament **Febuxostat** *(Adenuric®)* wird wegen teils schwerwiegender Nebenwirkungen seltener verwendet. Speziell Allopurinol muss zu Beginn in möglichst niedriger Dosis (z. B. 50 mg pro Tag) eingesetzt werden, um das gefürchtete Hypersensitivitäts-Syndrom (u. a. schwere allergische Hautschädigung) zu vermeiden. Ziel ist die Senkung der Harnsäure im Blut auf unter 6 mg/dl. Andere Medikamente wie Urikosurika werden nur sehr selten eingesetzt. **Colchicin** (→ Tab. 34.7) kann in niedriger Dosis (z. B. 0,5 mg pro Tag) über mehrere Monate zur Anfallsprophylaxe eingesetzt werden. Darüber hinaus können rekombinante Urikasen in Einzelfällen zum Einsatz kommen [11].

Tab. 34.7 Therapie des Gichtanfalls [8], [11].

Medikamente	Bemerkungen
Nichtsteroidale Antirheumatika (NSAR) Z. B. Ibuprofen *(Nurofen®)*, Diclofenac *(Voltaren®)*, Naproxen *(Dolormin®)*, Etoricoxib *(Arcoxia®)*, Celecoxib *(Celebrex®)*	Bei älteren Menschen können diese sehr gut schmerz- und entzündungshemmenden Medikamente oftmals nicht eingesetzt werden (z. B. Herz- und Niereninsuffizienz)
Nicht-NSAR-Schmerzmittel Z. B.: Metamizol *(Novalgin®)*	Metamizol wird auch von geriatrischen Patienten gut vertragen. Probleme sind Blutdruckabfall und eine sehr seltene Knochenmarksschädigung.
Kortison Z. B.: Prednisolon (*Decortin H®* oral oder *Solu Decortin®* i. v. oder intraartikulär)	Bei geriatrischen Patienten die häufigste Therapie. Wirkt stark entzündungshemmend und dadurch schmerzstillend. Probleme: Kann Infekte begünstigen, Verwirrtheitszustände auslösen (meist ab 40 mg) und den Blutzucker erhöhen.
Colchicin Z. B. *Colchicum Dispert®*	Gift der Herbstzeitlose. Nur geringe therapeutische Breite, daher Dosierung unbedingt genau einhalten. Unbedingt Dosisreduktion bei Niereninsuffizienz. Probleme: Einschränkung bei Niereninsuffizienz, schwergradige Knochenmarkschädigung, Durchfälle.
Interleukin-1-Blocker	Sind neue Medikamente bei Unverträglichkeit anderer Präparate. Werden speziell bei Älteren nur äußerst selten eingesetzt. Hohe Nebenwirkungsrate.

SPICKZETTEL

Gicht

- **Ursachen und Risikofaktoren:** Erbliche Veranlagung, Niereninsuffizienz, metabolisches Syndrom, hoher Fisch-, Fleisch- und Alkoholkonsum, Medikamente (v. a. Diuretika)
- **Symptome:** Entzündungszeichen (Rötung, Überwärmung und Schmerz) und Schwellungen (Gichttophi) an Gelenken (v. a. Großzehe, Mittelfuß, Sprunggelenk, Achillessehne und Knie)
- **Therapie:** Kortison, Metamizol als Schmerzmittel, kühlende Umschläge
- **Dauerprophylaxe:** Vermeidung von Auslösern, Harnsäuresenkung (Allopurinol, Febuxostat, Colchicin).

TRANSFERAUFGABEN

Die 84-jährige Witwe Sieglinde F. ist vor zwei Jahren ins Seniorenwohnheim gezogen, weil sie sich als insulinpflichtige Diabetikerin dort sicherer fühlt als in den eigenen vier Wänden. Die Bewohnerin ist geistig noch sehr rege, aber an manchen Tagen wirkt sie eher antriebsarm, besonders wenn die Gicht ihr wieder einmal zu schaffen macht. Eines Tages treffen Sie Frau F. auf dem Flur an, wo sie nacheinander alle Zimmertüren öffnet und nach ihrem Mann ruft.

1. Welche Ursachen kommen für die plötzliche Verwirrtheit von Frau F. infrage?
2. Erläutern Sie die vier Säulen der Therapie bei Diabetes mellitus.
3. Wie würde Ihrer Meinung nach die optimale Ernährung bei Frau F. aussehen?
4. Welche Symptome zeichnen eine Hyperthyreose aus, welche sprechen für eine Schilddrüsenunterfunktion?
5. Welche Medikamente sollten bei Frau F. im akuten Gichtanfall besser nicht gegeben werden?

35

BEWEGUNGSAPPARAT: RHEUMATOLOGIE UND OSTEOPOROSE

Jens Trögner

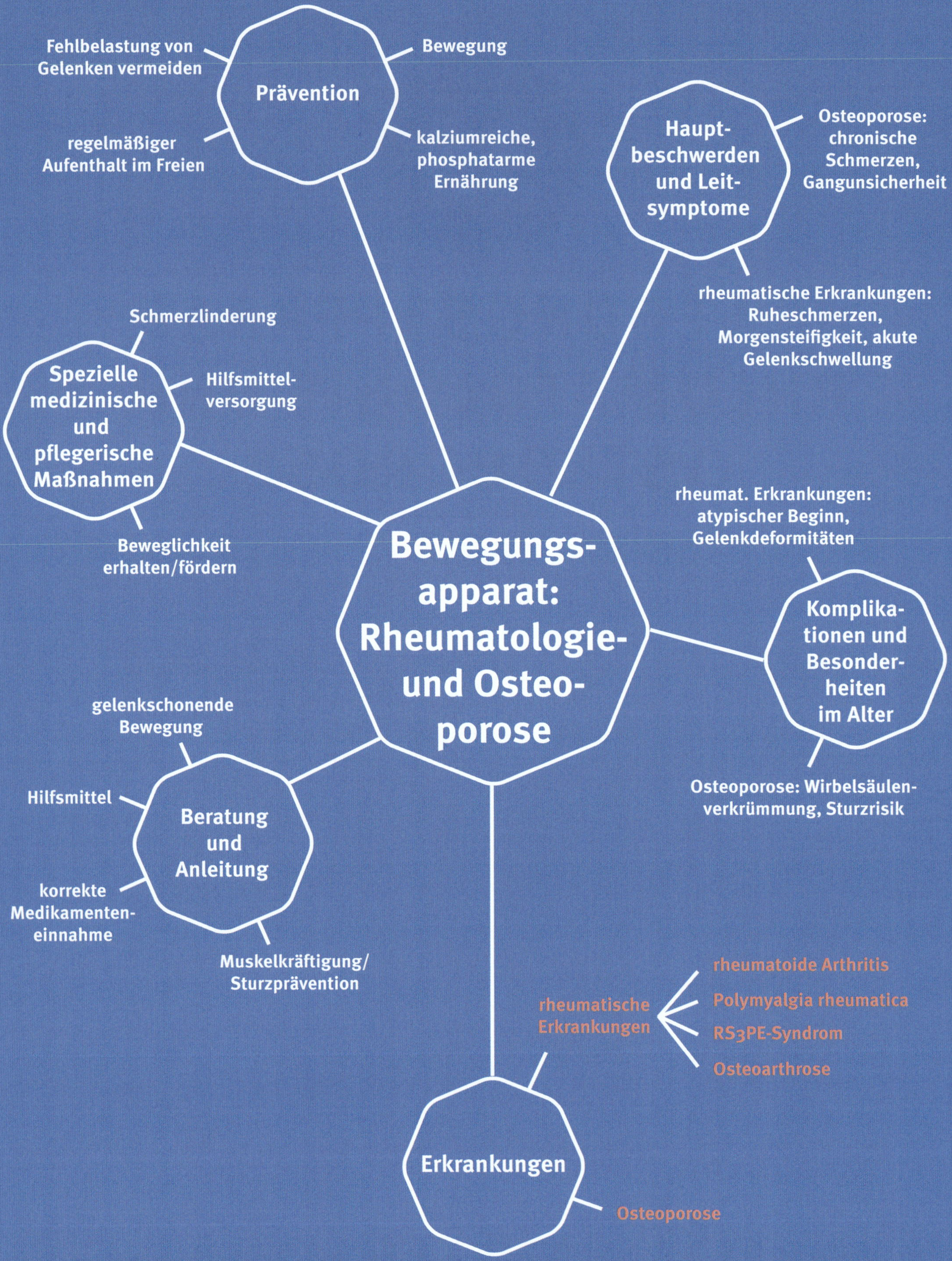

Bewegungsapparat: Rheumatologie- und Osteoporose
Prävention
Fehlbelastung von Gelenken vermeiden
Bewegung
regelmäßiger Aufenthalt im Freien
kalziumreiche, phosphatarme Ernährung
Hauptbeschwerden und Leitsymptome
Osteoporose: chronische Schmerzen, Gangunsicherheit
rheumatische Erkrankungen: Ruheschmerzen, Morgensteifigkeit, akute Gelenkschwellung
Spezielle medizinische und pflegerische Maßnahmen
Schmerzlinderung
Hilfsmittelversorgung
Beweglichkeit erhalten/fördern
Komplikationen und Besonderheiten im Alter
rheumat. Erkrankungen: atypischer Beginn, Gelenkdeformitäten
Osteoporose: Wirbelsäulenverkrümmung, Sturzrisik
Beratung und Anleitung
gelenkschonende Bewegung
Hilfsmittel
korrekte Medikamenteneinnahme
Muskelkräftigung/Sturzprävention
Erkrankungen
rheumatische Erkrankungen
rheumatoide Arthritis
Polymyalgia rheumatica
RS3PE-Syndrom
Osteoarthrose
Osteoporose

36.1 Übersicht

Mit dem Alter steigt die Sturz- und Frakturgefahr. Nach der Eingriffsstatistik des Statistischen Bundesamtes wurde im Jahr 2017 in Deutschland im Durchschnitt alle 60 Sekunden ein älterer Mensch (80 Jahre und älter) im Krankenhaus am Bewegungsapparat operativ behandelt [1]. Dazu kommt eine Vielzahl von Patienten, bei denen keine operative Behandlung notwendig war. Je nach Verletzungstyp und den patientenindividuellen Begleiterkrankungen und Risikoprofilen reicht das Spektrum von kurzen stationären Beobachtungsphasen bis hin zu komplizierten, lebensbedrohlichen oder gar tödlichen Verläufen.

Erst seit 2014 gibt es in Deutschland sogenannte **Alterstraumazentren.** In diesen Einrichtungen hat man sich auf die umfassende Behandlung von geriatrischen Patienten mit Verletzungen des Bewegungsapparates spezialisiert. Gemeinsames Kennzeichen dieser Zentren ist die interdisziplinäre Behandlung durch Unfallchirurgen und Geriater sowie die interprofessionelle Betreuung der Patienten durch ein geriatrisches Team, in dem der Stellenwert der Pflege von besonderer Bedeutung ist.

36.1.1 Prävention

Häufigste Ursache für Verletzungen älterer Menschen sind Stürze, wobei oft schon niedrige Energien, z. B. ein Stolpersturz in der Ebene, zu Verletzungen und ggf. Knochenbrüchen führen. Präventionsmaßnahmen haben zum Ziel, die Wahrscheinlichkeit eines Sturzes bzw. die Schwere der Sturzfolgen zu minimieren (Sturzprophylaxe → Kap. 28).

Weiterführende Informationen:
- Kostenlose Informationsbroschüren der Bundeszentrale für gesundheitliche Aufklärung (www.bzga.de):
  - *Gleichgewicht und Kraft – Einführung in die Sturzprävention*
  - *Gleichgewicht und Kraft – Das Übungsprogramm – Fit und beweglich im Alter*
- Nationaler Expertenstandard „Sturzprophylaxe in der Pflege“, www.dnqp.de.

36.1.2 Hauptbeschwerden und Leitsymptome

Etwa 30 % aller Menschen über 65 Jahre stürzen pro Jahr mindestens ein Mal, Heimbewohner noch deutlich häufiger [2]. Eine gezielte Sturzanamnese ist in der Alterstraumatologie unverzichtbar und oftmals richtungsweisend für einzuleitende Maßnahmen.

Glücklicherweise führt nicht jeder Sturz zu ernsten Verletzungen, diese aber müssen sicher ausgeschlossen werden. Oft treten bedingt durch die verletzlichere Haut im Alter Wunden auf. Die körperliche Untersuchung an Rumpf und Extremitäten sucht nach sicheren und unsicheren Frakturzeichen(→ Tab. 36.1).

VORSICHT! Haben sich im Laufe eines langen Lebens schon mehrere Knochenbrüche ereignet, so sind die klinischen Frakturzeichen evtl. unzuverlässig. In der Alterstraumatologie sieht man immer wieder Patienten mit beeindruckenden, teils grotesken Folgezuständen vorausgegangener Frakturen. Können diese nicht sicher als „alt“ eingestuft werden, erfolgt die Abklärung zum Ausschluss einer frischen Verletzung.

36.1.3 Komplikationen und Besonderheiten im Alter

Bei Menschen hohen Lebensalters besteht eine überproportional hohe verletzungsbedingte Sterblichkeits- und Komplikationsrate. Bedingt

Tab. 36.1 Sichere und unsichere Frakturzeichen.

Unsichere Frakturzeichen	Sichere Frakturzeichen
• Schmerz • Funktionsausfall • Schwellung • Hämatom	• Achsenfehlstellung (→ Abb. 36.1) • Abnorme Beweglichkeit • Krepitation *(schmerzhaftes, hör- und fühlbares Aneinanderreiben von Frakturfragmenten)*

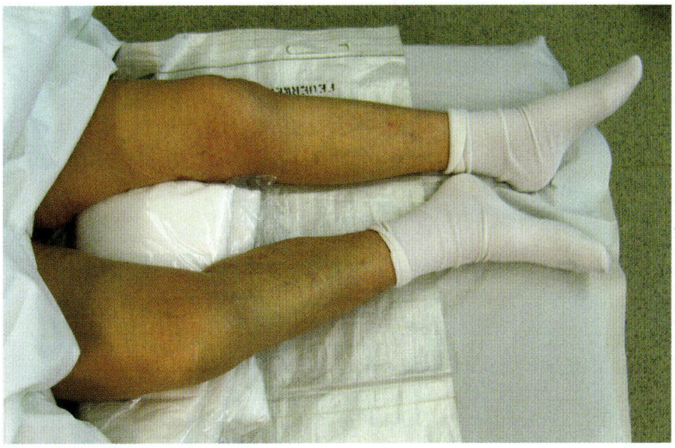

Abb. 36.1 Mediale Schenkelhalsfraktur mit Beinverkürzung und Außenrotationsfehlstellung. [M332]

durch organische Limitationen (z. B. bereits bestehende Herz- oder Niereninsuffizienz) und verringerte Kompensationsmechanismen treten häufig Komplikationen auf, die die Genesung des Patienten negativ beeinflussen oder verhindern können.

- Verletzungen des Bewegungsapparates führen häufig zu Mobilitätseinschränkungen. Dadurch wird das Risiko für die Entstehung eines **Dekubitus** (→ Kap. 39.3) deutlich erhöht [3]. Patienten mit Sensibilitätsstörungen, z. B. bei Diabetes mellitus, nehmen entsprechende Symptome und damit die Notwendigkeit eines Positionswechsels häufig nicht wahr [4]. Patienten mit kognitiven Einschränkungen können das Bedürfnis nach einem Positionswechsel unter Umständen nicht adäquat äußern [5].
- **Sturzangst** (→ Kap. 28) nach vorangegangenen Stürzen führt oft zu einer Verminderung der Aktivität [6]. Durch die damit verbundene Muskelatrophie und verminderte Balanceleistung erhöht sich das Risiko für weitere Stürze.
- Bei Patienten mit einer **Demenz** (→ Kap. 38.6) ist die Bereitschaft bzw. Fähigkeit zur Mitwirkung an therapeutischen Maßnahmen oft erheblich eingeschränkt, und oftmals sind sie nicht mehr in der Lage, neue Bewegungsabläufe (z. B. Teilbelastung eines Beines) sicher umzusetzen. Die Versorgung von Altersfrakturen sollte daher nach Möglichkeit so erfolgen, dass neue Bewegungsmuster oder -limitationen nicht notwendig sind.
- Im Gegensatz zur Demenz ist das **Delir** eine akute und im schlimmsten Falle lebensbedrohlich verlaufende Komplikation [7]. Da es gerade im Akutkrankenhaus schwierig ist, zwischen einer Demenz und einem Delir zu unterscheiden, sollten bei Anzeichen einer Verwirrtheit spezielle Tests zur Anwendung kommen (→ Kap. 38.7).
- **Depressionen** (→ Kap. 38.8) können auch in der Alterstraumatologie zusätzliche Probleme mit sich bringen. Ist die Operation erfolgreich verlaufen und organisch gut überstanden, der Schmerz gut

eingestellt und auch die kognitive Leistung vorhanden, kann allein die verringerte oder fehlende Motivation des Betroffenen den Rehabilitationsprozess verzögern und Komplikationen begünstigen [8].

36.1.4 Spezielle medizinische und pflegerische Maßnahmen

Das Hauptziel der Pflege in der Alterstraumatologie besteht darin, die Mobilität zu fördern und eine optimale Funktion zu erhalten. Zu diesem Zweck ist die **Frühmobilisation** ein Hauptaspekt im Therapieplan konservativ und operativ behandelter Patienten.

Grundsätzlich sollten Patienten mobilisiert werden, sobald sie medizinisch stabil sind, auch bei Operationen innerhalb von 12 bis 24 Stunden nach dem Eingriff. Die Anordnung zur Mobilisierung gibt jedoch immer der Arzt anhand seiner Einschätzung der individuellen Schwere und der erfolgten Versorgung der Fraktur.

Neben der Steigerung der physischen Leistungen zielt die Frühmobilisation darauf ab, durch Immobilität begünstigte Komplikationen wie Pneumonien, Thrombosen und Dekubiti beim älteren Patienten vorzubeugen.

Neben der physiologischen Komponente besitzt eine frühzeitige Mobilisation auch einen emotionalen Effekt: Das Wahrnehmen von Fortschritten hat einen deutlichen Einfluss auf die Motivation des Patienten.

Im weiteren Verlauf kommt der aktivierend-therapeutischen Pflege (→ Kap. 16.1) eine wichtige Rolle zu. Durch die Anwendung zielgerichteter Maßnahmen soll der Patient anhand seiner bestehenden Fähigkeiten dazu angehalten werden, so selbstständig wie möglich zu agieren. Der Grundsatz „So viel Hilfe wie nötig, so wenig Hilfe wie möglich" spielt eine elementare Rolle innerhalb dieses Konzepts. Speziell bei Patienten mit Demenz kann die Biografiearbeit (→ Kap. 15.2, → Kap. 16.6) den Rehabilitationsprozess zusätzlich unterstützen.

36.1.5 Beratung und Anleitung

Besonders Patienten, die beispielsweise durch eine kognitive Störung Beratungsangebote nur noch unzureichend wahrnehmen können, benötigen Unterstützung durch ihre Bezugspersonen. In diesem Kontext ist der Einbezug von Angehörigen oder Bevollmächtigten eine elementare Grundlage zur erfolgreichen Behandlung. Dabei ist eine ausführliche Anamnese die Basis, um den Beratungs- und Informationsbedarf der jeweiligen Betroffenen und der Bezugspersonen gezielt ermitteln zu können. In diesem Zusammenhang sollte die **Entlassungsplanung** bereits mit der Patientenaufnahme beginnen.

Häufig stellt sich jedoch die Frage, ob nach Abschluss des Krankenhausaufenthalts eine Rückkehr in das gewohnte Umfeld möglich ist. Diese veränderte Situation stellt sowohl für den Patienten als auch für die Bezugspersonen eine herausfordernde Situation dar. Ist ein notwendiger Unterstützungsbedarf nach Entlassung absehbar, müssen frühzeitige Strategien geplant werden. Die Pflegefachkraft hat dabei wegen ihrer Nähe zum Patienten eine wichtige Schlüsselrolle zur Entscheidungsfindung. Grundsätzlich ist darauf zu achten, die Autonomie des Patienten während des gesamten Prozesses zu wahren. Bestehen Diskrepanzen, ist es die Aufgabe des interdisziplinären Teams, einen geeigneten Lösungsansatz gemeinsam mit Patienten und Angehörigen zu ermitteln.

Wird der Patient nach dem Krankenhausaufenthalt von den Angehörigen zu Hause versorgt, stehen häufig Ängste und Unsicherheiten im Vordergrund. Diesen sollte durch frühzeitige Anleitungsangebote während der akutstationären Phase entgegengewirkt werden. Die Anleitung zur korrekten Durchführung eines sicheren Transfers oder spezieller Pflegehandlungen wie auch die Weitergabe von Informationen über Beratungsstellen und die Möglichkeit zur Teilnahme an Pflegekursen bei neuaufgetretener Pflegebedürftigkeit können den Bezugspersonen die Zuversicht geben, die neue Situation bewältigen zu können.

SPICKZETTEL

Frakturen im Alter

- **Prävention:** Sturzprophylaxe
- **Unsichere Frakturzeichen:** Schmerz, Funktionsausfall, Schwellung, Hämatom
- **Sichere Frakturzeichen:** Achsenfehlstellung, abnorme Beweglichkeit, Krepitationen
- **Komplikationen im Alter:** Erhöhtes Dekubitusrisiko, Sturzangst, eingeschränkte Bereitschaft oder Fähigkeit zur Mitwirkung aufgrund von Demenz, reduzierte Motivation des Patienten aufgrund von Depressionen
- **Pflege:** Frühmobilisation nach Arztanordnung, Aktivierend-therapeutische Pflege, Biografiearbeit bei Patienten mit Demenz, frühzeitige Entlassungsplanung, Beratung und Anleitung (Transfers, spezielle Pflegehandlungen), Kontaktvermittlung zu Beratungsstellen und Pflegekursen.

36.2 Häufige Verletzungen in der Alterstraumatologie

Frakturen im Alter treten gehäuft an bestimmten Lokalisationen auf (→ Abb. 36.2): **„Sollbruchstellen"** sind Knochenanteile mit vorwiegend **spongiösem Knochenaufbau.** Diese Areale finden sich an den gelenknahen Knochenabschnitten sowie an Wirbelsäule und Becken und sind bei einer gleichzeitig bestehenden Osteoporose (→ Kap. 35.3) besonders frakturgefährdet.

Strukturgeschwächter Knochen bricht nicht nur leichter, sondern bedeutet auch für die chirurgische Versorgung eine Herausforderung. So werden in der Frakturversorgung möglichst immer sog. **„winkelstabile Implantate"** eingesetzt, die eine überlegene Belastbarkeit in strukturgeschwächtem Knochen ermöglichen. Mitunter ist es auch notwen-

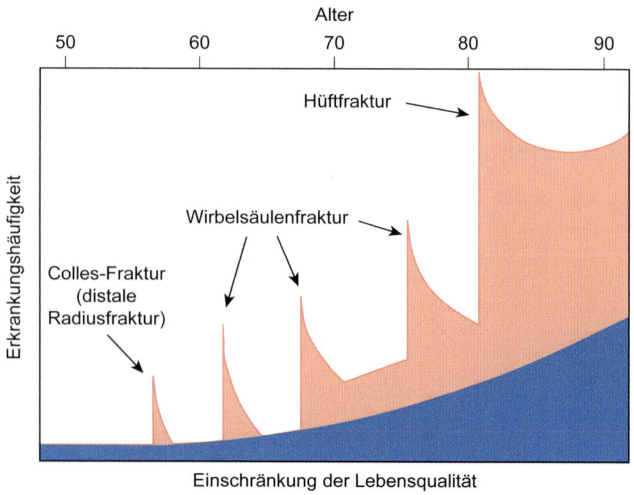

Abb. 36.2 Typische Sequenz von Altersfrakturen. [L143, H110–001]

37 ANÄMIE

Andreas H. Leischker, Gerald F. Kolb

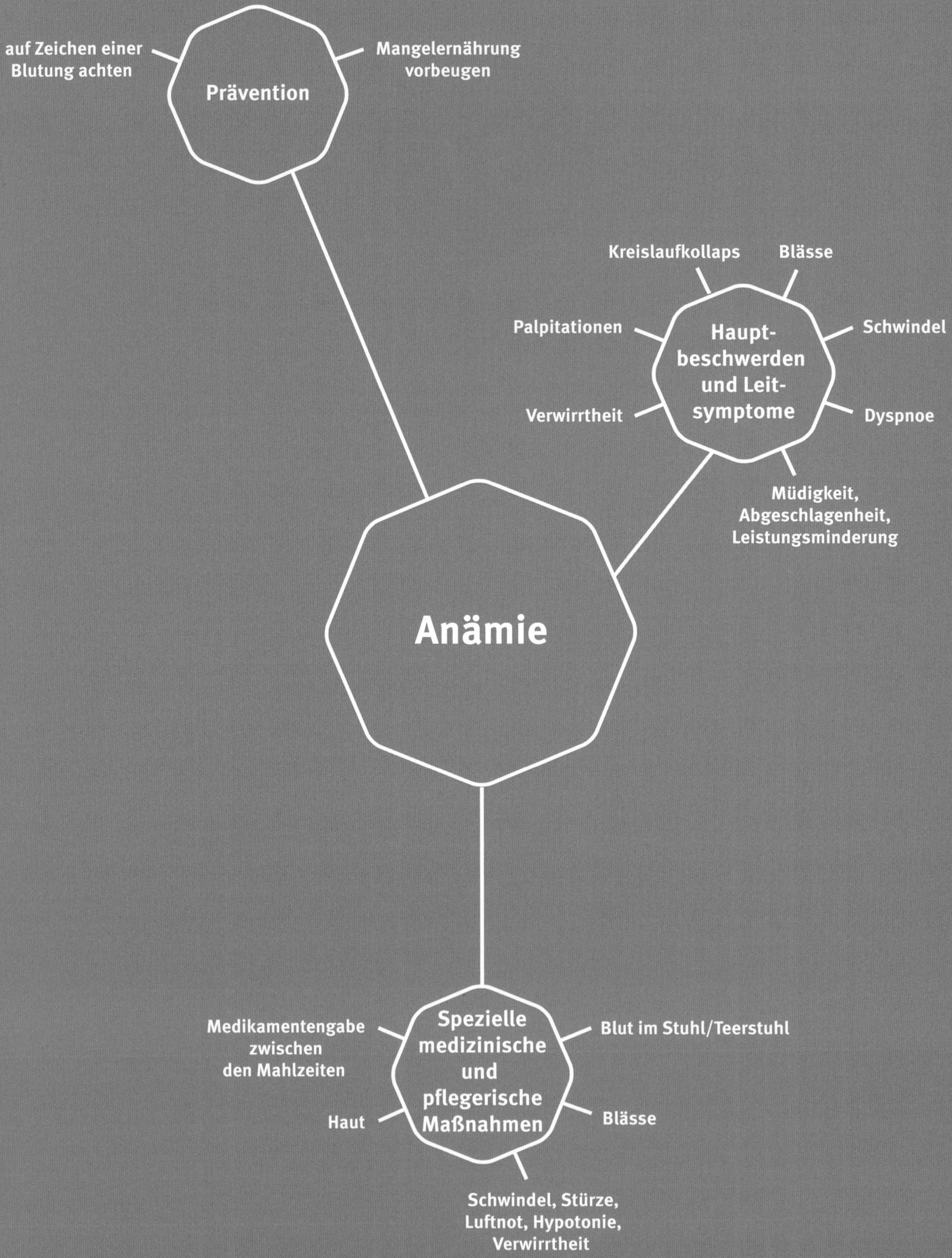
Prävention
auf Zeichen einer Blutung achten
Mangelernährung vorbeugen
Haupt-beschwerden und Leit-symptome
Kreislaufkollaps
Blässe
Palpitationen
Schwindel
Verwirrtheit
Dyspnoe
Müdigkeit, Abgeschlagenheit, Leistungsminderung
Anämie
Spezielle medizinische und pflegerische Maßnahmen
Medikamentengabe zwischen den Mahlzeiten
Blut im Stuhl/Teerstuhl
Haut
Blässe
Schwindel, Stürze, Luftnot, Hypotonie, Verwirrtheit

38.1 Übersicht

Jens Trögner

Neurologische Erkrankungen sind im Alter sehr häufig und verursachen teils schwerwiegende Funktionsbeeinträchtigungen, welche die Lebensqualität von Patienten und pflegenden Angehörigen nachhaltig belasten können. So ist beispielsweise die Demenz der mit Abstand häufigste Einzelgrund für den Umzug in ein Pflegeheim.

Schlaganfälle treten meist akut aus guter Gesundheit heraus auf, während andere Erkrankungen wie Demenz oder Parkinson-Erkrankung chronisch-progredient verlaufen und zunehmende Einschränkungen der Alltagsfunktionen verursachen. Besonders häufig werden professionell Pflegende mit den Auswirkungen der verschiedenen Demenzformen konfrontiert.

Auch bei psychischen Erkrankungen inkl. Sucht und Suizidalität ist es wichtig, Frühsymptome richtig zu deuten, um medizinische Behandlungen rechtzeitig anzustoßen. Pflegefachkräfte sollten die Grundzüge der häufigsten neurologischen und psychischen Erkrankungen im Alter kennen, um angemessen reagieren zu können.

Die meisten neurologischen und psychischen Erkrankungen erfordern viel Geduld und Einfühlungsvermögen. Erfolgreiche Behandlungen setzen oftmals einen Teamansatz voraus, in dem die Pflegefachkräfte eine herausgehobene Rolle spielen. Denn sie verbringen im Vergleich zu anderen Berufsgruppen die meiste Zeit mit den Patienten. Im Sinne der aktivierend-therapeutischen Pflege ist ein 24-Stunden-Konzept erforderlich, um Selbstständigkeit und Lebensqualität der Betroffenen zu steigern.

Viele Menschen mit neurologischen oder psychischen Erkrankungen entwickeln akut oder im Verlauf eine Schluckstörung (z. B. Schlaganfall, Demenz, Parkinson-Erkrankung). Die Nahrungsaufnahme und -eingabe ist eine Domäne der pflegerischen Versorgung und verlangt Erfahrung und Fachwissen (→ Kap. 24).

Erkrankungen wie Schlaganfall, Parkinson, Polyneuropathie und schwergradige Demenz gehen mit einem stark erhöhten Risiko für Wunden und Druckgeschwüre (Dekubiti) einher. Positionierungstechniken auch auf neurophysiologischer Grundlage (z. B. Bobath-Konzept, → Kap. 16.7) sind entscheidend, um die Patienten vor Schäden zu bewahren.

38.1.1 Prävention

Vorbeugung ist bei vielen neurologischen und teils auch psychiatrischen Erkrankungen möglich. Hauptrisikofaktoren sind Erkrankungen, die für die Entwicklung von Gefäßschäden im Sinne der Atherosklerose (→ Kap. 30.2) verantwortlich sind und zur Minderdurchblutung von Geweben führen. Die arterielle Hypertonie spielt in diesem Zusammenhang die größte Rolle. Durch gute Blutdruckeinstellung können nicht nur Schlaganfälle, sondern auch Demenzerkrankungen verhindert werden. Gleiches gilt für den Blutzucker und die Blutfette (→ Kap. 34). Regelmäßige Bewegung und ausgewogene Ernährung können ebenfalls zur Gefäßgesundheit beitragen. Besondere Bedeutung hat das Vorhofflimmern (→ Kap. 30.4), das im Alter oft auftritt und zu besonders schwerwiegenden Schlaganfällen führen kann. Eine Blutverdünnung (orale Antikoagulation) ist von größter Wichtigkeit und kann auch bei sehr alten und multimorbiden Menschen noch durchgeführt werden.

Auch Sucht und Abhängigkeit von Substanzen kann vorgebeugt werden durch Früherkennung und intensive Beratung. Speziell bei Medikamentenabhängigkeit kommt Ärzten, aber auch Pflegefachkräften eine hohe Bedeutung zu. Durch ihr Fachwissen können sie krankhaftes Verhalten frühzeitig erkennen und beratend tätig werden. Ähnliches gilt auch für emotionale Verstimmungen wie Depressionen.

38.1.2 Hauptbeschwerden und Leitsymptome

Die in diesem Kapitel dargestellten Erkrankungen führen zu einer Fülle von Symptomen und Beschwerden. Das Spektrum reicht von Lähmungen und Gefühlsstörungen über Bewegungsstörungen bis hin zur Beeinträchtigung der geistigen und emotionalen Gesundheit.

Gute Pflegequalität setzt die Kenntnis der spezifischen Symptome voraus, damit Beschwerden und Bedürfnisse der Kranken korrekt eingeordnet werden können. Immer wieder muss die Frage entschieden werden: „Kann der Patient nicht oder will er nicht?" Fehlendes medizinische Verständnis der teils komplexen Symptome und mangelndes Einfühlungsvermögen können zu Konflikten führen, die die Patienten und ihre Angehörigen nachhaltig belasten. Geschieht dies dauerhaft, sind emotionaler Rückzug und depressive Beeinträchtigung der Patienten die Folge.

Gerade neurologisch und psychiatrisch Kranke erfordern die volle Aufmerksamkeit und Geduld ihrer Pflegenden und Behandler.

38.1.3 Komplikationen und Besonderheiten im Alter

Wie alle anderen Körpersysteme altert auch das Nervensystem inklusive geistiger und emotionaler Funktionen (→ Kap. 9.2 und → Kap. 9.3). Schwindende Reservekapazität erhöht die Anfälligkeit für Erkrankungen. So sind Schwindel und Gangstörungen bei Älteren weit verbreitet. Begleiterkrankungen, die altersbedingt gehäuft sind, verschlimmern die Symptome zusätzlich und erschweren die Behandlung. Erfordern begleitende körperliche Erkrankungen bereits die Einnahme diverser Medikamente, so ist gerade bei Älteren die zusätzlich notwendige Einnahme von Parkinson-Präparaten streng nach festgelegten Uhrzeiten eine besondere Herausforderung.

Ältere Menschen sind überproportional anfällig für die Ausbildung eines Delirs. Dies hängt zusammen mit der verminderten körperlichen und geistigen Reservekapazität einerseits oder bereits evidenten geistigen Erkrankungen wie etwa einer Demenz oder einer Depression. Delirien stellen auch für die Pflegenden eine äußerst herausfordernde Problematik dar. Diese Patienten binden sehr viel Zeit und Ressourcen, die im Alltag oftmals nicht in erforderlichem Maß zur Verfügung stehen. Die Kenntnis auslösender Faktoren und der Grundzüge einer delirreduzierenden Behandlung ist für jeden wichtig, der sich mit der Behandlung älterer Menschen befasst.

Stürze und Schluckstörungen mit der Folge einer Mangelernährung sind besondere Probleme älterer Menschen mit neurologischen oder psychiatrischen Krankheiten. Haftungsrechtliche Fragen verdeutlichen die hohe Verantwortung, die Pflegefachkräften bei diesen Krankheitsbildern zukommt.

38.1.4 Spezielle medizinische und pflegerische Maßnahmen

Die Routinediagnostik umfasst Laboruntersuchungen (Blutbild, Elektrolyte, Entzündungs-, Nieren- und Leberwerte, Vitamin B_{12}, Folsäure, Schilddrüsenwerte, Nüchtern-Blutzucker, bei Fieber Blutkulturen), EKG, Erheben der Blutdruckwerte, ggf. Röntgen-Thorax und Messung der Sauerstoffsättigung. Bei der Erstdiagnostik sollte stets eine Bildgebung des Kopfes mittels MRT oder CT durchgeführt werden.

Gerade für neurologische und psychische Erkrankungen wurden in den letzten Jahrzehnten spezifische Pflegekonzepte erarbeitet. So entstanden das Bobath-Therapie-Konzept (→ Kap. 16.7) und die Kinästhetik (→ Kap. 16.4) zur physiologisch sinnvollen Versorgung von Schlaganfallpatienten. Patientenzentrierte Pflegekonzepte (→ Kap. 15 und

→ Kap. 16) und spezifische Kommunikationsmodelle (z. B. Validation, → Kap. 16.3) wurden und werden weiterentwickelt, um psychisch Kranke besser betreuen und fördern zu können.

Palliativmedizinische Maßnahmen sind besonders schwierig, wenn die Patienten selbst nicht mehr ihre Wünsche formulieren können (z. B. bei Aphasie nach Schlaganfall oder bei Demenz). Pflege und ärztliche Therapie stoßen hier an ethisch-moralische Grenzen, die auch für die professionell Handelnden eine Belastung darstellen können.

38.1.5 Beratung und Anleitung

Gerade bei psychischen Erkrankungen wie etwa der Demenz kommt der Beratung und Handlungsanleitung von Angehörigen eine besondere Bedeutung zu. Oftmals sind pflegende Angehörige überlastet, was zu Depressionen und auch zu gegenseitigen Aggressionen führen kann. Hier sind Aufklärung über die Symptome der Demenz, Beratung zur Gestaltung des Alltags und der Patientenumgebung sowie konkrete Handlungsanleitung eine wichtige Aufgabe von Pflegefachkräften, die im Idealfall gemeinsam mit Ärzten und therapeutischen Berufsgruppen realisiert wird.

Die Beratung zur Reduktion von Risikofaktoren für Gefäßerkrankungen kann helfen, bestimmte Erkrankungen wie Schlaganfälle und Demenzen zu verhindern. Auch Delirien lassen sich durch adäquate Kommunikation und Handlung verhindern oder zumindest vermindern. Suchtkrankheiten wie etwa Medikamentenabhängigkeit erfordern ein hohes Maß an Aufklärung und Beratung. Auch ältere Menschen können zu Verhaltensänderungen motiviert werden. Pflegekräfte haben diesbezüglich einen guten und niederschwelligen Zugang zu den Patienten.

38.2 Schlaganfall

Jens Trögner

Schlaganfälle sind der häufigste Grund für eine erworbene Behinderung älterer Menschen [1]. Pro Jahr treten in Deutschland etwa 250.000 Schlaganfälle auf [2]. Bei den meisten (85 %) handelt es sich um Durchblutungsstörungen (Ischämien) des Gehirns. Ischämien werden medizinisch auch **Apoplexie** genannt. Schlaganfälle werden daher häufig auch als „Apoplex" bezeichnet, was aber nicht ganz korrekt ist, da Apoplexien auch in anderen Organen vorkommen können. Außerdem wird damit nicht berücksichtigt, dass 15 % der Schlaganfälle durch Gehirnblutungen entstehen. Die korrekte Bezeichnung ist entweder Schlaganfall oder **Stroke** (*engl. Schlag*).

Schlaganfallrisiko

Über 40-Jährige haben ein Risiko von rund 3 %, im Laufe ihres Lebens einen Schlaganfall zu bekommen (*Lebenszeitprävalenz*). Mit zunehmendem Alter steigt das Risiko an, zwischen 70 und 79 Jahren liegt es bereits bei 6–8 % [3]. Über 80 % der Schlaganfälle ereignen sich bei Menschen, die 60 Jahre und älter sind. Typische Risikofaktoren für Schlaganfälle sind:

- Arterielle Hypertonie: Hauptrisikofaktor sowohl für Ischämien als auch für Blutungen
- Vorhofflimmern und -flattern: Ein kardialer Embolus (→ Kap. 30.4) verschließt eine der größeren Arterien im Gehirn. Sehr häufig ist die **Arteria cerebri media** (*mittlere Hirnarterie*) betroffen. Diese Schlaganfälle treten vermehrt bei älteren Menschen auf, da die Erkrankungsrate von Vorhofflimmern mit dem Alter zunimmt. Embolien können ihren Ursprung auch aus atherosklerotisch veränderten Gefäßen (*Aorta, Arteria cerebri communis*) haben.
- Rauchen
- Fettstoffwechselstörungen
- Übergewicht und Bewegungsmangel
- Diabetes mellitus (Zuckerkrankheit)
- Seltenere Ursachen: Sog. gekreuzte Embolie aus einer Vene infolge eines Lochs zwischen rechtem und linkem Herz (*z. B. offenes Foramen ovale*), Gefäßentzündung (*z. B. Amyloidangiopathie*), **Arterien-Dissektion** (*Einriss von Aorta, Hals- oder Hirnarterien*), bestimmte Formen der Migräne etc.

> **Warnsymptome für einen Schlaganfall**
> **Amaurosis fugax** bezeichnet die *vorübergehende Blindheit* (meist eines Auges). Sie ist ein Warnsymptom für Durchblutungsstörungen der Halsarterie.
> Eine **transitorische ischämische Attacke** (*TIA*) ist ein neurologischer Ausfall wie bei einem Schlaganfall, der sich jedoch innerhalb von 24 Stunden zurückbildet.

Diagnostik und Symptome

Wichtigste Diagnostik bei Schlaganfällen ist eine möglichst sofortige **kranielle Computertomografie** (CT). Ergänzt wird dies im Verlauf durch eine Ultraschalluntersuchung der Hals- und Hirnarterien (*Carotis-Duplex*), einen Herzultraschall (*Herzecho*) und ggf. um eine Magnetresonanztomografie (MRT).

Je nachdem, welches Gehirnareal geschädigt wird, entstehen verschiedene neurologische Ausfälle. Die Ausfälle finden sich meist auf der dem betroffenen Areal gegenüberliegenden Körperseite, da sich die Nervenfasern auf dem Weg in den Körper überkreuzen. Häufig ist das Versorgungsgebiet der Arteria cerebri media betroffen. Typische Ausfälle dabei sind:

- **Hemiparese/Hemiplegie:** Die Lähmung kann gesichts-, arm- oder beinbetont sein, je nach Lokalisation der Schädigung. Die Lähmung ist anfangs immer schlaff. Im Laufe der Zeit kann sich eine **Spastik** entwickeln.
- **Fazialisparese:** Betroffen ist der Nervus facialis, der die Gesichtsmuskulatur innerviert. Es entsteht eine halbseitige Lähmung des Gesichts. Im Unterschied zur peripheren Fazialisparese ist beim Schlaganfall der Lidschluss fast immer möglich. Manchmal ist nur der Mund gelähmt („schiefer Mund beim Zähnezeigen"), dann spricht man von einer Fazialis-Mundastparese.
- **Hemihypästhesie:** Sensibilität (Berührung, Kälte, Wärme) einer Körperseite gestört.
- **Apraxie:** Darunter versteht man eine Störung der Handlungsplanung und -abfolge. Betroffene können Bewegungsmuster und -folgen (beispielsweise beim Waschen) nicht mehr abrufen.
- **Aphasie:** Störung der *Sprachfunktion*, fast nur bei Schädigung der linken Gehirnhälfte. Es gibt verschiedene Arten. Grob wird unterschieden, ob das Verstehen der Sprache, die Produktion der Sprache oder beides betroffen ist.
- **Dysarthrie:** Störung der *Sprechfunktion* in den Ebenen der Artikulation, Phonation und Atmung. Sprachbildung und -verständnis sind im Unterschied zur Aphasie erhalten. Lesen und Schreiben ist normalerweise möglich.
- **Dysphagie:** Sehr häufig vor allem direkt nach Beginn des Schlaganfalls. **Achtung**: Etwa die Hälfte der Patienten hat eine stille Schluckstörung, sodass es zu unbemerkten Aspirationen von Nahrung oder Flüssigkeit in die Lunge kommt mit dem Risiko einer schwergradigen Lungenentzündung. Es sollte immer aktiv nach einer Schluckstörung gesucht werden, siehe → Kap. 24.

- **Neglect:** Der Patient nimmt die betroffene (gelähmte) Körperseite nicht wahr. Auffällig ist häufig, dass Personen nicht bemerkt werden, die auf der betroffenen Körperseite stehen. Eigene Extremitäten werden als fremd, nicht zum Körper gehörig empfunden.
- **Hemianopsie:** Ausfall eines Teils des Gesichtsfelds, sodass Gegenstände übersehen werden (z. B. Essen nur von einer Hälfte des Tellers, Lesen nur der Hälfte einer Textzeile, Anstoßen an Hindernisse auf einer Körperseite).
- **Chaos- und Pusher-Syndrom:** Besonders schwere Störung, bei der die Patienten ihre Position im Raum nicht mehr erfassen können. Sie wissen z. B. nicht, ob sie senkrecht oder schräg sitzen oder stehen, und fürchten, auf die gesunde Seite zu fallen. Zum Schutz **pushen** (*drücken*) sie sich aktiv auf die gelähmte Seite. Beim Chaos-Syndrom liegt eine zusätzliche räumlich-konstruktive Störung vor.
- **Anosognosie:** Nichterkennen von schlaganfallbedingten Ausfällen. Behandlung und Umgang mit den Betroffenen sind entsprechend schwierig.
- **Ataxie:** Störung der Koordination von Bewegungen und der Körperstellung. Ataxie kann auch den Mundraum (Zunge) betreffen.
- **Unspezifische Symptome:**
  - Gerade in der Anfangsphase, bei schweren Schlaganfällen und vorgeschädigten Gehirnen (Demenz) wird eine **Störung der Vigilanz** beobachtet. Die Patienten schlafen viel und sind kaum belastbar. Schwankungen innerhalb des Tages oder in längeren Zeiträumen sind häufig.
  - Ein **Delir** (→ Kap. 38.7) kommt ebenfalls besonders bei alten Patienten vor, speziell bei vorbestehender Demenz.
  - Oft tritt eine **Inkontinenz** für Urin und auch Stuhl auf.
  - Viele Schlaganfallpatienten entwickeln eine ausgeprägte, reaktive **Depression**, die die Rehabilitation erheblich behindern kann.

Therapie

VORSICHT! Schlaganfälle und die o. g. Warnsymptome sind unabhängig vom Alter ein **medizinischer Notfall** und sollten so rasch wie möglich in einer spezialisierten Abteilung (**Stroke Unit**) behandelt werden.

Die Behandlung auf einer Stroke Unit verringert nachweislich die Sterblichkeit, die verbleibende Behinderung und das Risiko, dauerhaft in einem Pflegeheim leben zu müssen [2]. Stroke Units verfügen über Monitorsysteme und können Blutdruck, Sauerstoffsättigung, Herzrhythmus und andere Vitalparameter engmaschig überwachen und optimieren.

Innerhalb eines Zeitfensters von 4,5 Stunden kann bei einer Ischämie versucht werden, den Gefäßverschluss aufzulösen. Dies kann medikamentös geschehen durch die **Lysetherapie** oder mechanisch. In letzterem Fall wird der Thrombus mithilfe von Kathetern „herausgezogen“ oder lokal aufgelöst. Im Übrigen richtet sich die Behandlung danach, ob es sich um eine Ischämie oder eine Blutung handelte.

Bei Ischämien, die durch eine Embolie entstanden sind, ist eine **orale Antikoagulation** (OAK) mit Vitamin-K-Antagonisten wie Marcumar® oder mit NOAK (→ Kap. 30.4) sinnvoll. Damit kann das Risiko für einen erneuten Schlaganfall um 60 bis 70 % gesenkt werden. Bei Älteren ist jedoch nicht nur das Risiko für Schlaganfälle am größten, sondern auch das Risiko für Blutungen infolge der OAK. Aus der Sorge um Blutungen sind ältere Menschen tendenziell untertherapiert, was die OAK betrifft [4]. Ist eine orale Antikoagulation nicht möglich, dann kommt ggf. der Verschluss des Vorhofohrs in Betracht (→ Kap. 30.4).

Bei **Atherosklerose** der Arteria carotis wird die Aggregationsfähigkeit der Thrombozyten medikamentös gehemmt (z. B. 100 mg Acetylsalicylsäure [*Aspirin*®, *ASS*®]). Da Menschen über 75 Jahren ein erhöhtes Risiko für Blutungen aus dem Magen-Darm-Trakt haben, sollte zusätzlich ein Magenschutz *(Protonenpumpenhemmer wie Pantoprazol)* gegeben werden. Bei einer hochgradigen Verengung der Arteria carotis (> 70 %) kann zusätzlich eine Operation der Arterie sinnvoll sein.

Handelt es sich um eine **Hirnblutung** als Ursache, dann stehen die rasche Senkung des Blutdrucks und die Beseitigung einer etwaigen Störung der Blutgerinnung im Vordergrund. Bei massiver Druckerhöhung im Schädel kann ein Teil des Schädelknochens entfernt werden, um das Gehirn vor Druckschäden zu bewahren. Außerdem muss nach der Ursache der Blutung gefahndet werden (z. B. Gefäßmissbildung).

Grundsätzlich ist die Behandlung aller Risikofaktoren für Atherosklerose sowohl in der Primärprävention als auch in der Sekundärprävention nach einem Schlaganfall sinnvoll. Durch Senken des Blutdrucks lässt sich das Risiko für Schlaganfälle um rund 30–40 % senken. Eine Reduktion erhöhter Cholesterinwerte vermindert das Risiko um rund 20–30 % [1], [2]. Erhöhter Blutzucker sollte konsequent gesenkt werden. Rauchstopp (–50 %), regelmäßige Bewegung (–30 %) und Vermeiden erheblichen Übergewichts tragen ebenfalls zur Risikominderung bei [2].

Pflege von Schlaganfallpatienten

Pflegefachkräften kommt bei der Versorgung von Schlaganfall-Patienten eine hohe Bedeutung zu. Im Rahmen des 24-Stunden-Konzepts der aktivierend-therapeutischen Pflege (→ Kap. 16.1) werden von anderen Berufsgruppen angebahnte Funktionen weiter gefördert. Anleitung zu größtmöglicher Selbstständigkeit und Vermeidung von Komplikationen stehen dabei ganz im Vordergrund. Elemente des Bobath-Konzepts (→ Kap. 16.7) haben sich in der Behandlung des Schlaganfalls bewährt. Speziell muss auf die korrekte Positionierung gelähmter Extremitäten geachtet werden (→ Abb. 38.1), um langfristigen Schäden vorzubeugen, wie etwa einer schmerzhaften Schulter durch Verstärkung einer Subluxation des Humeruskopfs.

Pflegefachkräfte müssen gerade in der Anfangsphase bei der Nahrungsaufnahme auf Anzeichen für eine **Dysphagie** achten (→ Kap. 24). Bei Fieber nach einem Schlaganfall sollte immer auch an eine Aspiration mit Lungenentzündung gedacht werden.

Nach einem Schlaganfall ist das Risiko für das Auftreten einer **Epilepsie** erhöht. Es sollte daher bei der pflegerischen Versorgung auf rhythmische Muskelzuckungen geachtet werden. Manchmal sind diese sehr diskret (z. B. zuckender Mundwinkel oder Finger). Epilepsien können auch nonkonvulsiv auftreten. Dabei sind die Patienten in ihrer Wachheit getrübt, Muskelzuckungen fehlen gänzlich. Nach entsprechender Diagnostik kann der Einsatz von Medikamenten (Antiepileptika) sinnvoll sein.

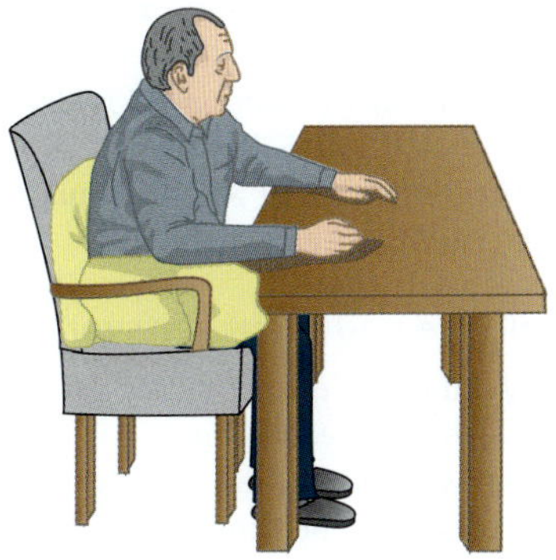

Abb. 38.1 Korrekte Unterstützung eines Menschen mit Halbseitenlähmung zum Sitzen am Tisch. Die gelähmte Seite wird mit Kissen unterstützt. [L138]

Da sich Patienten nach schwergradigen Schlaganfällen nur unzureichend selbst mobilisieren können, ist das Risiko für die Ausbildung eines **Dekubitus** und einer **Pneumonie** stark erhöht. Entsprechende pflegerische Prophylaxen sind daher sehr wichtig.

Nicht wenige Patienten entwickeln nach einem Schlaganfall eine **Depression**. Ihr Leben hat sich schlagartig geändert, und die Aussichten, ein behinderungsfreies Leben führen zu können, sind gerade am Anfang stark eingeschränkt. Neben der medikamentösen Therapie kommt Pflegefachkräften eine wichtige Rolle zu bei der Motivation der Patienten.

Künstliche Ernährung

Viele ältere Menschen haben in ihrer **Patientenverfügung** eine „künstliche Ernährung" über Sonden oder Venen ausgeschlossen. Dieser Wunsch ist in einer *Palliativsituation* selbstverständlich zu respektieren. Im Rahmen der *Akutbehandlung* kann jedoch eine künstliche Ernährung über eine überschaubare Phase von einigen Wochen sinnvoll sein, um die Chance auf Rückbildung der neurologischen Defizite zu erhalten. Erlangt der Patient dann im Verlauf der Behandlung seine Sprachfähigkeit wieder, kann er selbst entscheiden. Ansonsten muss mit dem oder den Bevollmächtigten des Patienten der mutmaßliche Wille unter Berücksichtigung der aktuellen Situation erforscht werden. Bei ausbleibender Verbesserung oder sogar Verschlechterung im Verlauf kann es notwendig sein, das Therapieziel auf eine palliative Begleitung zu ändern und dem Patienten ein Versterben in Würde zu ermöglichen (→ Kap. 17).

SPICKZETTEL

Schlaganfall

- **Warnsymptome:** Amaurosis fugax, transitorische ischämische Attacke
- **Symptome:** halbseitige Lähmungen und Taubheitsgefühle, Störungen der Handlungsplanung, Sprach- und Sprechstörungen, Schluckstörung, Neglect, Gesichtsfeldausfälle u. a.
- **Therapie:** Behandlung auf einer Stroke Unit, Lysetherapie, orale Antikoagulation, bei Atherosklerose Acetylsalicylsäure, bei Hirnblutungen Blutdrucksenkung
- **Pflege:** Aktivierend-therapeutische Pflege, Bobath-Therapie, umsichtige Positionierung, Dekubitus- und Pneumonieprophylaxe, Beobachtung auf Zeichen von Dysphagie, Epilepsie, Depression.

38.3 Parkinson-Erkrankung

Jens Trögner

Die Parkinson-Erkrankung ist die zweithäufigste neurodegenerative Erkrankung (*Untergang von Nervenzellen*) nach der Alzheimer-Krankheit [5]. Durch den Zerfall von Nervenzellen in bestimmten Hirnarealen (*v. a. Substantia nigra*) entsteht eine Verarmung an Dopamin, einem Botenstoff, der für die Weiterleitung von Nervensignalen sorgt.

Zwei Drittel der Parkinson-Erkrankten sind über 70 Jahre alt. 60- bis 69-Jährige sind zu 0,5 % betroffen, 70- bis 79-Jährige bereits zu 1,6 % und über 80-Jährige zu 3 %. In Deutschland gibt es etwa 250.000 bis 300.000 Parkinson-Patienten [6].

Symptome und Krankheitsverlauf

- **Bradykinesie:** Verlangsamung der willkürlichen Bewegung vor allem auch bei Wiederholung.
- **Rigor:** Muskelstarre mit erhöhter Muskelspannung. Beim Bewegen von Armen und Beinen durch den Untersucher fällt ein *„wächserner Widerstand"* oder ein Ruckeln (*„Zahnradphänomen"*) auf.
- **Ruhetremor:** In Ruhe besteht ein anfangs meist einseitiges Zittern der Unterarme und Hände im Sinne einer Drehbewegung (*„Pillendrehtremor"*). Das Zittern nimmt bei willentlicher Bewegung ab.
- **Posturale Instabilität:** Beim Anschubsen des Oberkörpers durch den Untersucher können sich Parkinson-Patienten schlecht abfangen und drohen zu stürzen.
- **Kleinschrittiges und schlurfendes Gangbild** (→ Abb. 38.2)
- **Gebundene Körperhaltung** mit geringer Mitbewegung der Arme beim Gehen
- **Stark erhöhte Schrittzahl beim Wenden** um 180 Grad (mehr als 3–4 Schritte nötig)
- **Mimische Starre**
- **Salbenartig glänzendes Gesicht**
- **Kleines, zittriges Schriftbild**
- **Akinese:** Störung der Bewegungsanbahnung. Die Patienten trippeln auf der Stelle und können den ersten Schritt nicht auslösen, oder sie stoppen vor optischen Grenzen (z. B. Türschwelle).

VORSICHT! Parkinson-Patienten haben ein sehr hohes Sturzrisiko.

Der Erkrankung gehen häufig **Depressionen**, **Riechstörungen** und **Störungen des REM-Schlafs** voraus. Bei Letzterem kommt es zu lebhaften, mit Bewegungen ausagierten Träumen. Erst im weiteren Verlauf der Erkrankung kommt es zu **Störungen autonomer Funktionen:** Harnblase, orthostatische Dysregulation mit Blutdruckabfall im Stehen (→ Kap. 30.2), Obstipation, Störung der Magenmotilität (→ Kap. 32.3.2).

60 % aller Parkinson-Patienten entwickeln im Verlauf eine **Demenz** [7]. Tritt die Demenz vor den motorischen Symptomen oder innerhalb des ersten Jahres nach Diagnosestellung auf, dann liegt vermutlich eine **Lewy-Körperchen-Demenz** (*LKD*, → Kap. 38.6) vor, die inhaltlich mit der Parkinson-Erkrankung verwandt ist. Halluzinationen (v. a. nächtlich) treten im Unterschied zur LKD erst spät auf.

Die Diagnose wird anhand der klinischen Symptome gestellt und durch einen positiven **L-Dopa-Test** bestätigt (Gabe von 100–200 mg

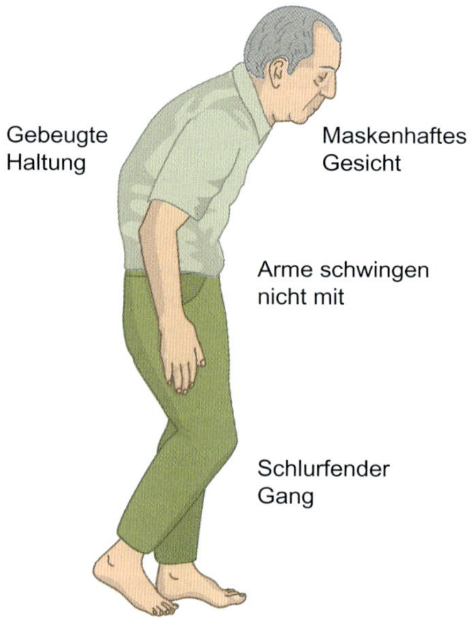

Abb. 38.2 Gangbild eines an Morbus Parkinson erkrankten alten Menschen. [L138]

Häufigkeit

Für die Häufigkeit der Demenz finden sich in der Literatur folgende Angaben [16]:

In Deutschland leben derzeit 1,7 Millionen Menschen mit Demenz. Jährlich treten mehr als 300.000 Neuerkrankungen auf. Es kommt aufgrund der demografischen Entwicklung zu mehr Neuerkrankungen als zu Sterbefällen unter den bereits Betroffenen. Daher nimmt die Zahl der Demenzkranken kontinuierlich zu. Bis zum Jahr 2050 wird sich die Zahl der Demenzkranken nach der zu erwartenden Bevölkerungsentwicklung auf 3 Millionen erhöhen. Dies entspricht einem mittleren Anstieg der Zahl der Erkrankten um 40.000 pro Jahr.

Eine Demenz kann selten schon vor dem 50. Lebensjahr auftreten. Weniger als 2 % der Demenzkranken sind jünger als 65 Jahre, aktuell mehr als 25.000 Menschen.

Die Häufigkeit steigt stetig mit dem Lebensalter an und verdoppelt sich im Abstand von jeweils etwa fünf Altersjahren (→ Abb. 38.3). Insgesamt ist jeder zehnte über 65-Jährige von einer Demenz betroffen. ⅔ aller Erkrankten sind Frauen, ⅓ sind Männer. Grund hierfür ist die längere Lebenserwartung der Frauen.

Die **Überlebenszeit** ist umso geringer, je später die Erkrankung eintritt, je schwerer die Symptome sind und je mehr körperliche Begleiterkrankungen bestehen. Die **mittlere Krankheitsdauer** bis zum Tod beträgt 3–6 Jahre. Die Dauer schwankt jedoch sehr stark. Überlebenszeiten von 20 und mehr Jahren sind bekannt.

Eine Alzheimer-Demenz dauert in der Regel geringfügig länger an als eine vaskuläre Demenz. Manche seltenen Formen wie zum Beispiel die Creutzfeldt-Jakob-Erkrankung können sehr rasch, innerhalb von Monaten, zum Tode führen.

Demenz ist heute die häufigste Einzelursache der Aufnahme in ein Pflegeheim. In Deutschland haben 45–90 % aller Heimbewohner (im Mittel 69 %) eine Demenz. Jedoch werden ⅔ aller Demenzkranken zuhause von Angehörigen und Pflegepersonen versorgt [17].

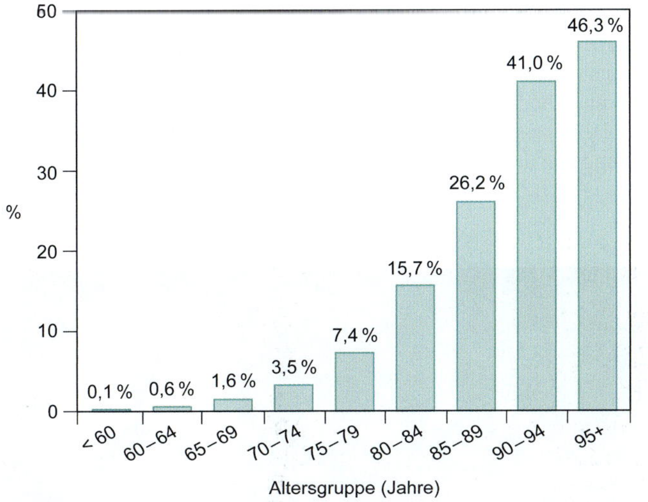

Abb. 38.3 Häufigkeit der Demenz nach Altersgruppen in Europa [18], [18a]. Mit zunehmendem Alter steigt die Wahrscheinlichkeit, dass eine Demenz auftritt, exponentiell an. Von den 65-jährigen sind etwa 1 % und von den über 90-Jährigen über 40 % von einer Demenz betroffen. [L143,W1100-001]

Symptomatik

Folgende **Symptome** treten im Rahmen einer Demenz auf [12], [14]:

Kognitive Störungen

- **Gedächtnisstörungen** (Merkfähigkeit, Kurz- und Langzeitgedächtnis)
- **Störungen der Orientierung** (Beeinträchtigung der Orientierung zu Zeit, Ort, eigener Person und aktueller Situation; Fragen an den Patienten: Welches Datum haben wir heute? Welche Jahreszeit ist gerade? In welcher Stadt sind wir? Wie alt sind Sie? Wann wurden Sie geboren?)
- **Störung der Sprache** (Sprachfluss stockend, Suche nach Worten, sprachliche Vereinfachungen, Aphasie mit Beeinträchtigung des Sprachverständnisses)
- **Räumlich-konstruktive Störungen** beim Zeichnen einer Uhr (Uhrentest, → Kap. 11.4.5) oder einer geometrischen Figur
- **Schwierigkeiten bei konkreten Handlungsabläufen** (Apraxie, z. B. Anziehen von zwei ungleichen Schuhen oder Haare kämmen mit der Zahnbürste)
- **Störung des Denkens und des Problemlösens** (Beeinträchtigung der Kritik- und Urteilsfähigkeit)
- **Störung des Erkennens von Gegenständen und Personen** (Agnosie).

Die kognitiven Störungen werden vor allem von den Angehörigen im Sinne einer Zustandsverschlechterung bemerkt. Um diese nicht offensichtlich werden zu lassen, entwickeln die Patienten **Vermeidungsstrategien.**

Nichtkognitive Störungen

- **Störungen der Stimmungslage** (Stimmungsschwankungen, Angst, Reizbarkeit, Ratlosigkeit oder gedrückte Stimmung)
- **Veränderung des Antriebs, der Psychomotorik und des Sozialverhaltens** (sozialer Rückzug, Distanzlosigkeit, Apathie oder Überaktivität in nicht vorhersehbarem Wechsel, Störung der Impulskontrolle mit plötzlichen Wutausbrüchen)
- **Störungen des Denkens und der Wahrnehmung** (wahnhafte Überzeugungen und optische und/oder akustische Halluzinationen – Delir, → Kap. 38.7)
- **Störungen des Schlaf-Wach-Rhythmus** (Schlafstörungen bis zur völligen Schlaflosigkeit, mit oder ohne Schläfrigkeit am Tage oder Umkehr des Schlaf-Wach-Rhythmus mit nächtlicher Verschlimmerung der Symptomatik).

Diagnostik

Die Diagnose einer Demenz sollte so früh wie möglich gestellt werden:

- Je früher die Diagnose gestellt wird, umso wirksamer ist die medikamentöse und nichtmedikamentöse Therapie.
- Ca. 5–10 % der Demenz-Erkrankungen sind bei früher Diagnose behandelbar.
- Die Patienten und ihre Angehörigen können sich frühzeitig über Erkrankung und Therapie informieren, den weiteren Lebensweg planen und rechtzeitig Vorsorge treffen – zu einem Zeitpunkt, an dem die Patienten noch mitentscheiden können.

Spezialisiert auf eine **demenzielle Frühdiagnostik** sind die sog. **Gedächtnisambulanzen** (Adressenverzeichnis: www.deutsche-alzheimer.de/unser-service/gedaechtnissprechstunden).

Für die Diagnostik der Demenz kommen zahlreiche Verfahren zum Einsatz [13], [14], [19]. Am Anfang steht neben einer genauen Befragung des Patienten zur **Anamnese** eine **Fremdanamnese** von Angehörigen oder Pflegepersonen, da die Patienten dazu tendieren, ihre

Defizite zu verharmlosen. Insbesondere sollte nach Beginn, Verlauf, Art der kognitiven Beeinträchtigungen und dem aktuellen Medikamentenplan gefragt werden.

Zur Abklärung organischer Ursachen sowie der demenziellen Risikofaktoren gehören eine **körperlich-neurologische Untersuchung,** die Routinediagnostik (→ Kap. 38.1.4) und die **Erhebung des aktuellen psychischen Befundes**, d. h. der vorhandenen psychischen Symptome.

Neuropsychologische Diagnostik

Bereits normales Altern geht mit einem Abbau kognitiver Funktionen einher. Daher ist zur sicheren Diagnose einer Demenz eine **neuropsychologische Testdiagnostik** erforderlich. Häufig angewendete **Screeningverfahren** sind [19], [20]:

- **Mini Mental State Examination (MMSE):** Überprüfung von Orientierung, Merkfähigkeit (Worte), Aufmerksamkeit und Rechenfähigkeit, Erinnerungsfähigkeit (Worte), Sprachverständnis, konstruktiver Praxis (geometrische Figur nachzeichnen) (→ Kap. 11.4.5)
- **DemTect:** Prüfung von Merkfähigkeit (Wortliste und Zahlen rückwärts nachsprechen), Wortflüssigkeit (Aufzählen von Artikeln in einem Supermarkt), Fähigkeit, Zahlen in Buchstaben und umgekehrt umzuwandeln
- **Uhrentest**: Prüfung konstruktiver Leistungen. In einen vorgezeichneten Kreis sollen die Ziffern eines Uhrenblatts und eine bestimmte Zeigerstellung („zehn Minuten nach elf Uhr") eingetragen werden (→ Kap. 11.4.5).

Im Gegensatz zu den **Screeningverfahren** erlauben **neuropsychologische Testverfahren** die Unterscheidung zwischen normalen und pathologischen kognitiven Alterungsprozessen in den entsprechenden kognitiven Leistungsbereichen, eine Beschreibung des kognitiven Leistungsprofils sowie eine Schweregradeinschätzung. Das bekannteste neuropsychologische Testverfahren ist die **CERAD-Neuropsychologische Testbatterie** [19].

Funktionelle Bildgebung

Im Gegensatz zur routinemäßig durchgeführten Bildgebung des Gehirns, in der die anatomische Gestalt der Gehirnstrukturen dargestellt wird, wird bei der **funktionellen Bildgebung** versucht, die Stoffwechselaktivität im Gehirn mithilfe schwach radioaktiv markierter Substanzen, die dem Patienten zuvor verabreicht werden, sichtbar zu machen (Positronenemissionstomografie, PET). Zwei Verfahren kommen in der Diagnostik der Demenz zum Einsatz:

- **Fluordesoxyglucose-PET (FDG-PET):** Anwendung in der Frühdiagnostik zur diagnostischen Abgrenzung einer Alzheimer-Demenz. Diagnostisch hinweisend ist der verminderte Glukoseumsatz im Bereich des Schläfenlappens [21] (→ Abb. 38.4).
- **Amyloid-PET:** Mit dieser Untersuchung können im Gehirn die **Amyloidplaques** als pathologisches Hauptkriterium der Alzheimer-Krankheit in Abgrenzung zur frontotemporalen Demenz dargestellt werden [21] (→ Abb. 38.5).

Liquor-Untersuchung

Eine **Lumbalpunktion** zur Gewinnung von Liquor (=*Nervenwasser*) ist in der **Erstdiagnostik** u. a. bei jüngeren Patienten, bei Patienten mit ungewöhnlichem oder schnellem Krankheitsverlauf sowie bei Patienten mit kognitiver Störung sinnvoll. Sie dient zur Abklärung eines Verdachts auf eine entzündliche Gehirnerkrankung [22] und zur Unterscheidung zwischen primär neurodegenerativen und anderen Demenzursachen Eine gleichzeitige Erniedrigung von Beta-Amyloid 1–42 und Erhöhung der Tau-Proteine sprechen für eine Alzheimer-Demenz [13].

Einteilung der Demenzen

Einteilung nach Subtypen [14]

- **Kortikale Demenz** mit Störung von Gedächtnis, Denkvermögen, Sprache, Ausführung von Bewegungen und Handlungen sowie räumlicher Leistung bei geringer Veränderung der Persönlichkeit
- **Subkortikale Demenz** mit Verlangsamung des psychomotorischen Tempos, Beeinträchtigung der Aufmerksamkeit und affektiven Störungen (vermehrte Reizbarkeit, Apathie, Initiativlosigkeit) bei geringer Beeinträchtigung des Gedächtnisses
- **Frontale Demenz** mit Wandel der Persönlichkeit, des Sozialverhaltens (Störung der Impulskontrolle) sowie des planenden und organisierenden Denkens bei vergleichsweise gut erhaltenen Fähigkeiten des Gedächtnisses, der Orientierungsfähigkeit und der räumlichen Leistung.

Einteilung nach Schweregrad [23]

- **Leicht**: Fähigkeit, selbstständig zu leben, weitgehend erhalten, trotz Beeinträchtigungen in sozialen Aktivitäten und der Arbeit
- **Mittelgradig**: selbstständige Lebensführung nur unter Schwierigkeiten möglich, Pflege ist zu einem gewissen Grad nötig
- **Schwer**: permanente Pflege notwendig.

Einteilung nach Ursachen [13], [21]

Hierbei wird unterschieden zwischen **primären Demenzformen**, bei denen die Ursache der Erkrankung im Gehirn selbst liegt und die bisher nicht heilbar sind, und **sekundären Demenzformen**, bei welchen ein Demenzsyndrom Ausdruck einer körperlichen Grunderkrankung ist und von denen einige behandelbar sind (→ Abb. 38.6)

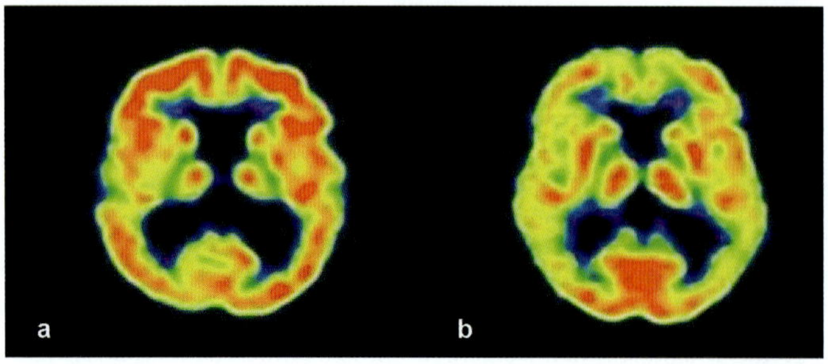

Abb. 38.4 FDG-PET mit hoher Glukose-Aufnahme (rote Gebiete) beim kognitiv Gesunden (a) und mit verminderter Glukose-Aufnahme (gelb-grüne Gebiete) beim Alzheimer-Patienten (b) im Stirn-, Schläfen- und Scheitellappenbereich. [F210-028]

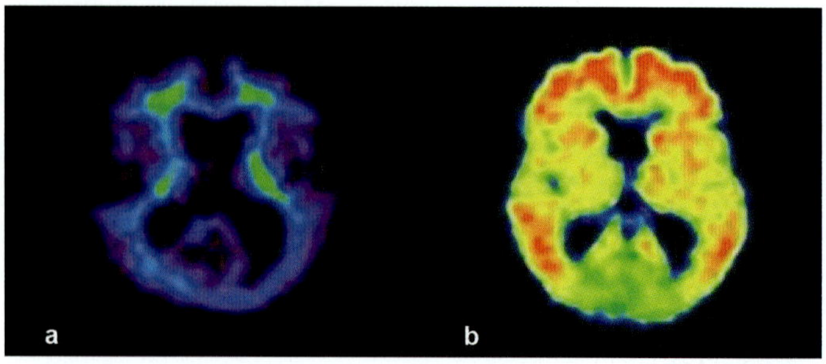

Abb. 38.5 Amyloid-PET mit geringen Amyloidablagerungen (violett-grüne Gebiete) beim kognitiv Gesunden (a) und ausgeprägten Amyloidablagerungen (gelb-rote Gebiete) beim Alzheimer-Patienten (b). [F210-028]

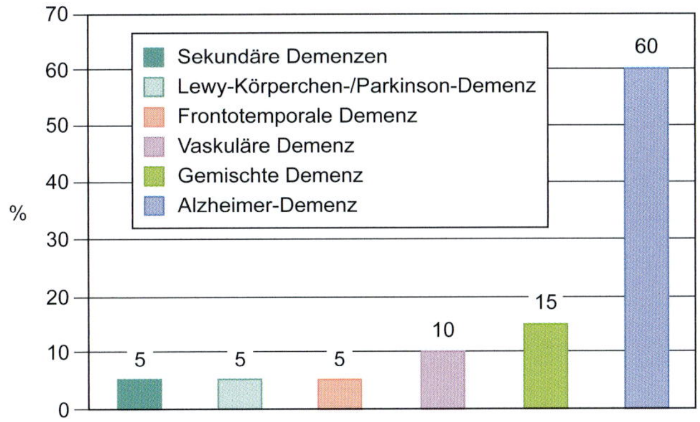

Abb. 38.6 Die wichtigsten Ursachen von Demenzen (Zirkaangaben in %) [14]. [L143]

- **Primäre Demenzen** (hirnorganisch bedingt, 90 %)
  - **Neurodegenerative Demenzen**
    - Alzheimer-Krankheit (50–60 %)
    - Frontotemporale Demenz (5–10 %)
    - Lewy-Körperchen-Demenz/Parkinson-Demenz (5–10 %)
  - **Vaskuläre Demenz** (10–15 %)
  - **Mischformen von Demenzen** (ca. 15 %)
  - **Seltene Ursachen** wie Creutzfeld-Jakob-Krankheit oder Chorea Huntington
- **Sekundäre Demenzen** (nicht hirnorganisch bedingt, 5–10 %)
  - **Erkrankungen des Stoffwechsels:** Erkrankungen der Schilddrüse (z. B. Unterfunktion) und der Nebenschilddrüse, Leber- und Niereninsuffizienz
  - **Vitaminmangel:** Vitamin-B_{12}-Mangel, Vitamin-B_1-Mangel, Folsäuremangel
  - **Hirntumoren:** z. B. Meningeom *(gutartiger Tumor der Hirnhäute)*
  - **Entzündungen:** HIV, Neuro-Syphilis
  - **Normaldruckhydrozephalus** mit Demenz, Gangstörung und Inkontinenz
  - **Traumatische Schädel-Hirn-Verletzungen** (Hirnkontusion, subdurales Hämatom)
  - **Toxische Ursachen** (Alkoholkrankheit, Medikamentenabhängigkeit)
  - **Depressionen** mit „depressiver Pseudodemenz".

Unterscheidung Depression und Demenz

Beide Erkrankungen treten im Alter häufig gleichzeitig auf. Zum einen haben ältere Patienten mit depressiven Störungen im Vergleich zu Gleichaltrigen ohne depressive Erkrankung ein 2- bis 5-fach erhöhtes Risiko für die Entwicklung einer Demenz. Zum anderen sind bei Patienten mit demenziellen Störungen depressive Symptome sehr häufig (20–50 %) [24].

Eine **Depression** kann als **Frühsymptom einer Demenz** vorkommen oder im Frühstadium als psychologische **Reaktion auf die nachlassende kognitive Leistungsfähigkeit** auftreten.

Kompliziert wird es, wenn sich ein depressives Syndrom in Form einer sog. **„depressiven Pseudodemenz"** äußert. Es handelt sich hierbei um eine Depression, bei der die kognitiven Leistungseinbußen so ausgeprägt sind, dass die Unterscheidung zu einem Demenzsyndrom schwierig sein kann. Die Diagnose kann hier nur durch den weiteren Verlauf geklärt werden. Merkmale, die die Unterscheidung zwischen Depression und Demenz ermöglichen, sind in → Tab. 38.2 aufgeführt.

Die wichtigsten Demenzformen

Alzheimer-Demenz

Die Diagnose Alzheimer-Demenz wird bei **Vorliegen eines Demenzsyndroms** durch den weitgehenden **Ausschluss** anderer Demenz-Ursachen gestellt. Typisch ist die Alzheimer-Demenz mit sog. spätem Beginn (ab 65 Jahren), die mit einem langsamen Beginn und einem allmählichen Fortschreiten einhergeht.

Nach modernen Kriterien ist bei einem demenzkranken Patienten eine **Positivdiagnose** durch den Nachweis **Alzheimer-typischer biologischer Marker** möglich (vgl. Abschnitt *Diagnostik*).

Neuropathologisch ist die Alzheimer-Erkrankung gekennzeichnet durch Amyloidplaques (→ Abb. 38.5), Tau-Fibrillen, synaptische Dysfunktion mit Verminderung des Gehaltes an Acetylcholin und erhöhter Aktivität von Glutamat sowie durch einen zunehmenden Verlust von Nervenzellen, der bereits 15–30 Jahre vor dem ersten Auftreten von Gedächtnisstörungen beginnt [26].

Vaskuläre Demenz

Eine Demenz als **Folge von Durchblutungsstörungen** des Gehirns wird als **vaskuläre Demenz** bezeichnet. Die Durchblutungsstörungen entstehen entweder langsam fortschreitend durch Arteriosklerose (→ Kap. 30.2) kleinerer Blutgefäße in tieferen Strukturen des Gehirns unterhalb der Hirnrinde *(subkortikal)* oder akut durch Schlaganfälle (→ Kap. 38.2).

Die vaskuläre Demenz ist im Gegensatz zur Alzheimer-Demenz durch einen plötzlichen Beginn sowie einen treppenförmigen, stark wechselhaften **Verlauf** gekennzeichnet. Beidseitige Thalamusinfarkte können zu sehr ausgeprägten Gedächtnisstörungen führen. Infarkte im Bereich der Hirnrinde können je nach Lokalisation neben den kognitiven Beeinträchtigungen Halbseitenlähmungen oder Sprachstörungen zur Folge haben [26].

Frontotemporale Demenz

Bei der **frontotemporalen Demenz** (FTD) unterscheidet man die **Verhaltensvariante** (behaviorale FTD) und zwei sprachbezogene Varianten, die **primär progressive Aphasie** und die **semantische Demenz** [26].

Der **behaviorale Typus** ist gekennzeichnet durch **Verhaltensveränderungen** mit Enthemmung und Apathie, Verlust von Empathie, stereotypem Verhalten, Hyperoralität *(Tendenz, Dinge in den Mund zu stecken)* und Vergröberung im sozialen Verhalten. Die Verhaltensstörungen treten zumeist vor den Gedächtnisstörungen auf. In Verbindung mit der meist fehlenden Krankheitseinsicht führen die Symptome häufig zu Konflikten mit dem sozialen Umfeld. Von diesem Typus sind mehr Männer als Frauen betroffen [20].

Bei der **primär progressiven Aphasie** bestehen ein Agrammatismus *(Fehlen grammatischer Strukturen mit vereinfachtem Satzbau im „Telegramm-Stil")* und eine vermehrte Sprachanstrengung mit Aussprachefehlern. Das Verstehen der Sprache ist hierbei zunächst intakt.

Die **semantische Demenz** ist durch gestörtes Wortverständnis und beeinträchtigte Benennung gekennzeichnet. Agrammatismus oder veränderte Sprache bestehen hierbei nicht [26].

Lewy-Körperchen-Demenz

Bei der **Lewy-Körperchen-Demenz** handelt es sich um einen kortikalen Nervenzellabbau in Verbindung mit sog. Lewy-Körperchen, runden Einschlusskörperchen in den Nervenzellen. Neben den Lewy-Körperchen finden sich häufig Amyloidplaques und Tau-Proteine wie bei der Alzheimer-Krankheit.

Tab. 38.2 Abgrenzung der Demenz von der Depression (mod. nach [14], [24], [25]).

Merkmal	Demenz	Depression
Alter	Höheres Lebensalter	Jedes Lebensalter
Beginn des Auftretens von kognitiven Beeinträchtigungen	Schleichend	Rasch, relativ plötzlich
Verlauf	Langsam fortschreitende Beschwerden	Rasch zunehmende Beschwerden
Belastungsfaktoren	Oft nicht fassbar	Oft vorhanden
Leidensdruck	Gering	Stark; Krankheitseinsicht vorhanden
Beschwerdeschilderung	Patient bagatellisiert Beschwerden	Patient klagt, stellt Defizite besonders heraus
Orientierung	Beeinträchtigt zu Zeit, Ort, Person	Zumeist intakt
Stimmung	Schwankend zwischen ängstlich-gedrückt-gereizt, euphorisch oder unauffällig	Gedrückt und oft sehr ängstlich
Aufmerksamkeit/Konzentration	Im Tagesverlauf relativ konstant	Im Tagesverlauf schwankend
Gedächtnis	Merkfähigkeit stärker beeinträchtigt als Altgedächtnis	Altersentsprechend
Wahnvorstellungen	Beziehungs- und Beeinträchtigungswahn	Verarmungswahn
Urteilsfähigkeit	Zunehmend eingeschränkt	Weitgehend erhalten
Alltagskompetenz	Eingeschränkt	Erhalten
Reaktion auf antidepressive Medikation	Rückbildung der depressiven, aber nicht der kognitiven Beschwerden	Parallele Rückbildung von kognitiven und depressiven Beschwerden
Dauer	Chronisch	Vorübergehend

Die Symptomatik ist gekennzeichnet durch eine fortschreitende Demenz mit Parkinson-Symptomatik (→Kap. 38.3), wobei beides innerhalb eines Jahres auftritt. Die Ausprägung der kognitiven Beeinträchtigung, insbesondere der Aufmerksamkeit, kann stark fluktuieren. Zusätzlich treten optische Halluzinationen (Delir, →Kap. 38.7) sowie Stürze auf. Es besteht eine **Überempfindlichkeit auf Antipsychotika.** [20], [26]

Demenz bei Parkinson-Krankheit

Die Diagnose **Parkinson-Demenz** wird bei Entwicklung eines Demenzsyndroms im Verlauf eines Morbus Parkinson (→Kap. 38.3) gestellt. Die kognitiven Defizite entwickeln sich im Laufe von 10–20 Jahren nach Diagnose eines Morbus Parkinson. Bis zu 75 % der Parkinson-Patienten sind von einer Demenz betroffen. Bei der Parkinson-Demenz breiten sich **Lewy-Körperchen** vom Hirnstamm bis in kortikale Strukturen des Gehirns aus.

Die Parkinson-Demenz ist gekennzeichnet durch Störungen der Aufmerksamkeit und exekutiver Funktionen *(gezieltes Planen und Lösen von Problemen)*, aber auch durch Gedächtnis- und Sprachstörungen. Die Informationsverarbeitungsgeschwindigkeit ist verlangsamt. Häufige psychische und Verhaltenssymptome sind Apathie, visuelle Halluzinationen und starke Tagesmüdigkeit. [20], [26]

Krankheitsverlauf der Demenz

Zeitlicher Verlauf

Es gibt einen erheblichen Unterschied zwischen dem zeitlichen Verlauf der neuropathologischen Veränderungen im Gehirn und der Entwicklung der klinischen Symptomatik der Alzheimer-Demenz. Die pathologischen Veränderungen im Gehirn beginnen 15–30 Jahre vor den ersten demenziellen Symptomen. Erste Krankheitszeichen treten erst dann auf, wenn bereits große Teile der Großhirnrinde geschädigt sind (→Abb. 38.7).

Vom Einsetzen der ersten Symptome an ist der Verlauf der Demenz sehr variabel. Krankheitsverläufe zwischen wenigen Monaten und über 20 Jahren sind bekannt. →Tab. 38.3 zeigt die Symptome einer Demenz im frühen, mittleren und fortgeschrittenen Stadium.

Psychische und Verhaltenssymptome

Die **nichtkognitiven Symptome** (vgl. Abschnitt *Symptomatik*) treten insbesondere **im mittleren Stadium der Demenz** häufig auf. Sie werden in der Literatur auch als psychische und Verhaltenssymptome, herausforderndes Verhalten oder Verhaltensstörungen bezeichnet. Depression, Angst, Wahn und Aggressivität sind die **häufigsten demenziellen Verhaltensstörungen** (→Abb. 38.8). Sie hängen mit einer reduzierten Lebensqualität des Patienten sowie einer erhöhten Belastung

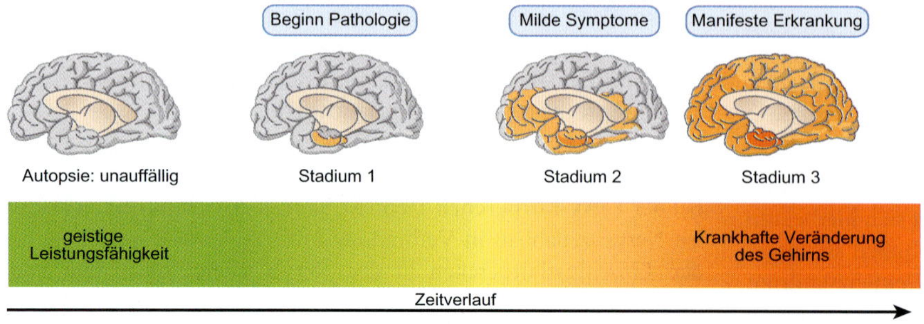

Abb. 38.7 Zeitlicher Verlauf der Alzheimer-Krankheit [27]. [L138]

Tab. 38.3 Stadien der Demenz.

Frühes Stadium	Mittleres Stadium	Fortgeschrittenes Stadium
• Im Vordergrund stehen Vergesslichkeit und Merkfähigkeitsstörungen • Wortfindungsstörungen • Zeitliche Orientierungsstörung • Beeinträchtigung im Alltag, zunächst bei komplizierteren Aufgaben • Krankheitseinsicht besteht: Die Betroffenen sind sich meist über das Nachlassen der Leistungsfähigkeit bewusst	• Zunehmende Beeinträchtigung bei der Bewältigung des Alltags mit Hilfebedarf beim Einkaufen, Kochen, Baden, Aufsuchen der Toilette • Zeitliche und örtliche Orientierungsstörung • Abnahme der sprachlichen Verständigungsmöglichkeiten • Abnahme der Krankheitseinsicht • Harninkontinenz • Psychische und Verhaltenssymptome – Motorische Unruhe mit Weglauftendenzen – Ständiges Stellen derselben Fragen – Gereiztes und aggressives Verhalten – Wahnhaftes Erleben – Sinnestäuschungen	• Reduktion der Sprache auf wenige Wörter • Hilfe bei allen Verrichtungen des täglichen Lebens erforderlich • Stuhlinkontinenz • Bettlägerigkeit • Schluckstörungen • Erhöhte Anfälligkeit für Infektionen • Häufigste Todesursache: Lungenentzündung

des pflegenden Angehörigen zusammen. Psychische und Verhaltenssymptome sind häufig die Ursache für den Übergang in ein Pflegeheim [13], [23].

Therapie

Therapie der psychischen und Verhaltenssymptome

Die Therapie besteht aus einer Kombination aus nichtmedikamentösen Therapieansätzen mit individuell angepassten medikamentösen Interventionen [13].

Die nichtmedikamentösen Maßnahmen entsprechen im Wesentlichen denen der Delir-Prävention (→ Kap. 38.7) und der allgemeinen Therapie der Demenz.

Vor einer medikamentösen Therapie sollte geklärt werden, ob zeitnah neue Medikamente verabreicht wurden. Insbesondere sollte auf anticholinerge Substanzen (→ Kap. 38.7) wegen der damit häufig verbundenen Verschlechterung der psychischen Symptome und der Kognition geachtet werden.

Bei der Verordnung der Medikamente gilt der Grundsatz, möglichst niedrig zu dosieren und die Dosierung nur langsam zu erhöhen: **„start low, go slow"**.

- **Ängstliche und depressive Verstimmungen** können mit Antidepressiva wirksam behandelt werden. Vorzugsweise werden selektive Serotonin-Wiederaufnahme-Hemmer (SSRI) wie *Sertralin* oder *Citalopram* eingesetzt, die eine gute Verträglichkeit aufweisen und die kognitiven Leistungen nicht beeinträchtigen. *Mirtazapin* hat neben der antidepressiven auch eine schlafanstoßende Wirkung. Zu beachten ist bei den Antidepressiva der verzögerte Wirkeintritt nach etwa 14 Tagen.
- Bei **Enthemmung**, u. a. im Rahmen der **frontotemporalen Demenz**, kann ein Behandlungsversuch mit *Sertralin* oder *Citalopram* erfolgen.
- **Aggression, psychomotorische Unruhe, Wahn und Halluzinationen** erfordern eine Behandlung mit Antipsychotika wie *Risperidon (Risperdal®), Aripiprazol (Abilify®)* oder *Quetiapin (Seroquel®)*. Quetiapin wird in niedriger Dosis auch bei Wahn und Halluzinationen im Rahmen der Parkinson- und der Lewy-Körperchen-Demenz eingesetzt. An **Nebenwirkungen** kann es zu Verlangsamung der Bewegungsabläufe, zu Gangstörungen mit erhöhter Sturzgefahr und zu Bewegungsunruhe (Akathisie) kommen. Unter antipsychotischer Dauertherapie verdoppelt sich das Risiko für Schlaganfälle und die Sterblichkeit.
- **Unruhe und Schlafstörungen** können mit sedierenden Antidepressiva wie *Mirtazapin* und *Trazodon* oder sedierenden Antipsychotika wie *Melperon* oder *Pipamperon* behandelt werden.
- Da **Benzodiazepine** die Kognition verschlechtern und das Sturzrisiko erhöhen können, sollten nur kurzwirksame Substanzen wie *Lorazepam (Tavor®)* für kurze Zeit zur Behandlung von Angst und Unruhe eingesetzt werden. [17], [29]

Ausführliche Informationen zu den einzelnen Wirkstoffen, ihrer Dosierung, ihren Wirkungen und Nebenwirkungen finden sich in → Kap. 21.3.

Therapie der Demenz

Allgemeine Therapieprinzipien sind [17]:

- Kausale Therapie, so weit und so früh wie möglich
- Der möglichst lange Erhalt alltagsrelevanter Fähigkeiten
- Die Verlangsamung der Progression der Demenz
- Förderung von Lebensqualität trotz fortschreitender Erkrankung
- Verbesserung der Versorgungssituation von Erkrankten und Angehörigen.

Die Therapie von Demenzen umfasst die medikamentöse Behandlung, die nichtmedikamentöse Therapie und psychosoziale Interventionen für Betroffene und Angehörige.

Medikamentöse Behandlung

Polypharmazie, die Verordnung anticholinerg wirksamer Substanzen und im Alter möglicherweise ungeeigneter Medikamente (siehe Pri-

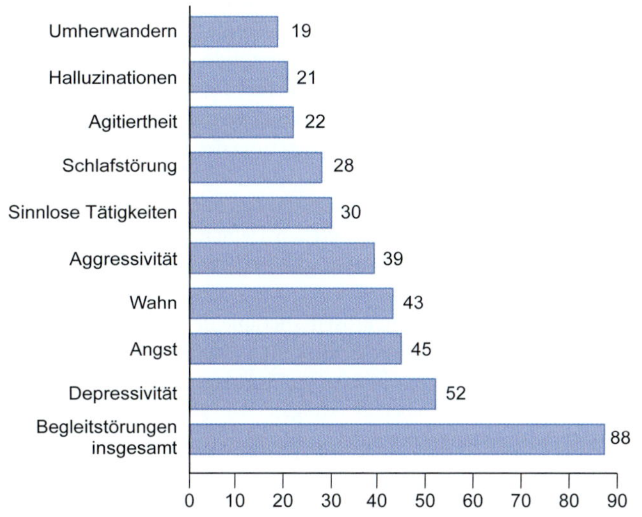

Abb. 38.8 Psychische und Verhaltenssymptome bei Alzheimer-Demenz [28]. [L143]

scus-Liste, www.priscus.net) sollten, wie beim Delir, auch in der Behandlung von Demenzkranken vermieden werden. Dies gilt insbesondere für **anticholinerg wirksame Medikamente** (vgl. → Kap. 38.7). Sie führen zur Abnahme von Acetylcholin in bestimmten Hirnregionen, verschlechtern damit die Gedächtnisfunktion und wirken der antidementiven Behandlung mit Acetylcholinesterase-Hemmern, die den zerebralen Acetylcholin-Spiegel erhöhen sollen, entgegen.

Eine möglichst frühe kausale Behandlung der sekundären Demenzen und ihrer Risikofaktoren (vgl. Abschnitt *Einteilung der Demenzen*) ist anzustreben. Eine kausale Therapie der primären Demenzen steht heute noch nicht zur Verfügung. Die antidementive Behandlung erfolgt in Abhängigkeit von Diagnose und Stadium [13].

Antidementiva wie die Acetylcholinesterasehemmer (AChE-Hemmer) *Donepezil, Galantamin* und *Rivastigmin* und der Glutamat-Antagonist *Memantin* können den Verlauf einer Demenz positiv beeinflussen. Sie wirken im Gehirn auf die acetylcholinerge und die glutamaterge Neurotransmission.

Unter der **Behandlung mit Antidementiva,** die im Allgemeinen eine gute Verträglichkeit zeigen und daher auch langfristig verordnet werden können, ist mit folgenden Wirkungen zu rechnen [17], [29], [30]:

- Sie verbessern die kognitiven Leistungen und die Alltagsbewältigung.
- Sie können im Rahmen der Demenz auftretende Verhaltensstörungen wie Wahn, Halluzinationen und Unruhe bessern.
- Sie verzögern das Fortschreiten der Demenz. So mussten Patienten, die mit AchE-Hemmern alleine behandelt wurden, im Laufe der Jahre signifikant seltener in ein Pflegeheim als die unbehandelten Patienten. Noch ausgeprägter war dieser Effekt bei den Patienten, die mit einer Kombination aus AChE-Hemmer und Memantin behandelt wurden [31].
- Der Nutzen der Acetylcholinesterasehemmer ist für das leichte und mittelschwere Stadium einer Alzheimer-Demenz, bei Rivastigmin zusätzlich für die Parkinson-Demenz nachgewiesen. Der Nutzen von Memantin wurde für das moderate und das Spätstadium einer Alzheimer-Demenz gezeigt.
- Zu den Nebenwirkungen von AchE-Hemmern zählen Übelkeit, vermehrte Blasentätigkeit und Bradykardie. Unter Memantin-Gabe können Kopfschmerzen, Unruhe und Verstopfung auftreten.
- Das Absetzen einer wirksamen antidementiven Therapie kann innerhalb weniger Wochen zu einem erheblichen Verlust an Leistungsvermögen führen, der durch erneutes Ansetzen der Medikation nicht wieder ausgeglichen werden kann.
- Eine kognitive Verschlechterung unter antidementiver Medikation entspricht dem langfristigen Verlauf einer Demenz-Erkrankung und ist nicht zwangsläufig Anlass zum Absetzen der Medikation, da trotz kognitiven Abbaus eine Verzögerung der Krankheitsprogression eingetreten sein kann.
- Es gibt Hinweise für eine Wirksamkeit der Antidementiva bei der vaskulären und der Lewy-Körperchen-Demenz.
- Für die frontotemporale Demenz gibt es derzeit keine Therapieempfehlung.

Neue Wege in der medikamentösen Therapie der Demenzen sind seit Jahren Gegenstand intensiver Erforschung. Studien mit Antikörpern, welche die Alzheimer-typischen Amyloid-Ablagerungen im Gehirn beseitigen sollten, waren ebenso erfolglos wie Studien, mithilfe eines Impfstoffs vorhandene Amyloid-Plaques abzubauen.

Nichtmedikamentöse Behandlung

Zur Stabilisierung des sozialen Gefüges ist die **Einbeziehung der pflegenden Angehörigen** in den therapeutischen Prozess immer wichtig. Die Aufklärung über die Erkrankung und die möglichen zu erwartenden Probleme *(Psychoedukation)*, ein konfliktarmer Umgang durch Erlernen geeigneter Kommunikationsformen (z. B. **Validation** nach Naomi Feil, → Kap. 16.2), die einfache Gestaltung der Umwelt (**Milieutherapie**) und die Herstellung adäquater Beschäftigungsmöglichkeiten (z. B. **Ergotherapie,** → Kap. 16.8) können zur Stärkung des Selbstwertgefühls und zur Symptomreduktion beitragen. [30]

Folgende nichtmedikamentöse Strategien zur Behandlung der Demenz werden empfohlen [13], [32]. In der Praxis werden die genannten Verfahren häufig kombiniert eingesetzt:

- **Kognitiv aktivierende Verfahren:** Die Anregung kognitiver Tätigkeit, z. B. über die Aktivierung von Altgedächtnisinhalten, ist positiv wirksam. Dazu gehört auch die Erinnerungstherapie mit Aktivierung von autobiografischen und emotional positiv besetzten Gedächtnisinhalten. Gedächtnistraining ist bei leichter Demenz, Realitäts-Orientierungs-Training (ROT) bei moderater bis schwerer Demenz angezeigt.
- **Ergotherapeutische Maßnahmen** können bei Patienten mit leichter bis mittelschwerer Demenz im häuslichen Umfeld unter Einbeziehung der Bezugspersonen zum Erhalt der Alltagsfunktion beitragen.
- **Körperliche Aktivierung** ist über alle Demenzstadien hinweg positiv für kognitive Funktionen, Alltagsfunktionen, psychische und Verhaltenssymptome sowie die Beweglichkeit.
- **Musiktherapie** wirkt positiv auf psychische und Verhaltenssymptome. Keine Empfehlung gibt es hingegen für die Kunsttherapie.
- **Sensorische Verfahren: Aromatherapie** zeigt geringe Effekte auf unruhiges Verhalten und allgemeine Verhaltenssymptome. **Multisensorische Verfahren** (Snoezelen, → Kap. 16.5) zeigen positive Wirkungen auf Freude, Aktivität und Apathie bei Patienten mit moderater bis schwerer Demenz. Für Lichttherapie und Massagen gibt es keine Empfehlung.
- **Angehörigenbasierte Verfahren:** Schulungen von Angehörigen zum Umgang mit psychischen und Verhaltenssymptomen zeigen positive Effekte. Auch für das Angehörigentraining gibt es Hinweise auf einen längeren Verbleib von Patienten im häuslichen Umfeld.
- Auch **Psychoedukation** mit Aufklärung über die Erkrankung, Beratung über Wohnformen, Vorsorgevollmacht bzw. gesetzliche Betreuung, ehrenamtliche Demenzbegleitung, Pflegegradeinstufung oder Fahrtauglichkeit tragen zur Symptomreduktion bei.

Demenz-Prävention

Insbesondere für die Vorbeugung demenzieller Erkrankungen ist es erforderlich, sich möglicher Risikofaktoren für die Entstehung einer Demenz bewusst zu sein. Alzheimer- und vaskuläre Demenz, die beiden häufigsten Demenzformen, zeigen eine breite Überschneidung ihrer Risikofaktoren [13].

- **Alter** ist der wichtigste Risikofaktor für die Entwicklung einer Demenz. Weitere Risikofaktoren sind niedrige Schulbildung, körperliche und geistige Inaktivität, Rauchen, Adipositas und chronischer Alkoholmissbrauch.
- Besondere Aufmerksamkeit verdienen **kardiovaskuläre Risikofaktoren** wie Bluthochdruck, Diabetes mellitus und hoher Cholesterinspiegel sowie Vitamin-B_{12}- und Folsäuremangel [33].
- **Genetisches Risiko:** Personen mit einem an Alzheimer-Demenz erkrankten Elternteil haben ein doppelt so hohes Risiko, selbst an der Alzheimer-Demenz zu erkranken, wie Personen, deren Eltern nicht betroffen sind. Bei der sehr seltenen **familiären Form der Alzheimer-Demenz** treten erste demenzielle Symptome in der Regel bereits vor dem 60. Lebensjahr auf [34].

Die Gabe von Antidementiva bei Patienten mit einer leichten kognitiven Störung konnte den Übergang in eine Demenz nicht verhindern.

Daher kann eine medikamentöse Demenz-Prävention aktuell nicht empfohlen werden [13].

Ein **gesunder Lebensstil** senkt nicht nur das kardiovaskuläre Risiko im Alter für Bluthochdruck, Diabetes mellitus Typ 2 und Schlaganfälle, sondern kann auch einer demenziellen Entwicklung vorbeugen:

- **Ausgewogene Ernährung:** Mediterrane Diät reduzierte in Studien das Alzheimer-Demenz-Risiko signifikant. Sie besteht aus Fisch, Olivenöl, Knoblauch, Obst, Gemüse, Getreide und wenig Alkohol und ist gekennzeichnet durch B-Vitamine, Folsäure, Antioxidanzien und ungesättigte Fettsäuren (z. B. Omega-3-Fettsäuren, → Kap. 23.2).
- **Regelmäßige körperliche Bewegung und Sport:** Bei älteren Menschen schrumpft das Volumen des Hippocampus um ein bis zwei Prozent pro Jahr. Bei den Teilnehmern eines Fitnessprogramms nahm das Volumen des Hippocampus um zwei Prozent zu [35].
- **Regelmäßige geistige und soziale Aktivität:** Aktivitäten, die eine geistige Anstrengung erfordern und zugleich Freude bereiten, beinhalten ein breites Betätigungsspektrum wie Tanzen (erfordert Gedächtnisleistung, körperliche Aktivität und soziale Interaktion), Erlernen eines Musikinstruments, Lösen von Sudoku-Rätseln und Erlernen einer Sprache.

SPICKZETTEL

Demenz

- **Symptome:**
  - **Kognitive Störungen** in Bezug auf Gedächtnis, Orientierung, Sprache, konstruktive Fähigkeiten, konkrete Handlungsabläufe, Denken und Problemlösung, Erkennen von Gegenständen und Personen
  - **Nichtkognitive Störungen** in Bezug auf Stimmungslage, Antrieb, Psychomotorik, Sozialverhalten, Denken und Wahrnehmung, Schlaf-Wach-Rhythmus
- **Diagnostik:** Routinediagnostik, neuropsychologische Testverfahren, funktionelle Bildgebung, Liquordiagnostik
- **Einteilung:** nach Subtypen (kortikal, subkortikal, frontal), nach Schweregrad und nach Ursachen (primär – hirnorganisch bedingt, sekundär als Folge anderer Erkrankungen)
- **Alzheimer-Demenz:** meist später, langsamer Beginn mit allmählichem Fortschreiten; Diagnosestellung durch Ausschluss anderer Demenz-Ursachen und durch Nachweis Alzheimer-typischer Biomarker
- **Vaskuläre Demenz:** plötzlicher Beginn und wechselhafter Verlauf; Folge von Durchblutungsstörungen im Gehirn durch Arteriosklerose oder Schlaganfall
- **Frontotemporale Demenz:** Subtypen sind behavorialer Typus (Verhaltensstörungen), primär progressive Aphasie (Agrammatismus und Aussprachefehler) und semantische Demenz (gestörtes Wortverständnis)
- **Lewy-Körperchen-Demenz und Demenz bei Parkinson-Krankheit:** fortschreitende Demenz mit Parkinson-Symptomen, Störungen der Aufmerksamkeit und exekutiver Funktionen, Gedächtnis- und Sprachstörungen, Apathie, optische Halluzinationen, Stürze
- **Therapie:**
  - **Behandlung der psychischen und Verhaltensstörungen** mit Antidepressiva, Antipsychotika, kurzwirksamen Benzodiazepinen
  - **Medikamentöse Therapie der Demenz** mit Acetylcholinesterasehemmern und Memantin, bei sekundärer Demenz frühzeitige Behandlung der Grunderkrankung, Vermeidung von Polypharmazie
  - **Nichtmedikamentöse Verfahren:** kognitiv aktivierende Verfahren, Ergotherapie, körperliche und sensorische Aktivierung, Musiktherapie, Schulung und Psychoedukation von Angehörigen.

38.7 Akute Verwirrtheit (Delir)

Raimund Steber

Definitionen

Das **Delir** ist charakterisiert durch gleichzeitig bestehende Störungen des Bewusstseins und der Aufmerksamkeit, der Wahrnehmung, des Denkens, des Gedächtnisses, der Psychomotorik, der Emotionalität und des Schlaf-Wach-Rhythmus [12]. Synonyme Begriffe wie *„Durchgangssyndrom"* und *„hirnorganisches Psychosyndrom"* sind ungenau und veraltet und sollten im klinischen Alltag nicht mehr verwendet werden.

Ein **Wahn** ist eine gedankliche Überzeugung, die nicht der Wirklichkeit entspricht, von der der Patient jedoch unkorrigierbar überzeugt ist. Beispiele sind Beeinträchtigungs- oder Verfolgungswahn, Schuldwahn oder Größenwahn.

Halluzinationen sind Wahrnehmungserlebnisse ohne entsprechenden Außenreiz, die als wirkliche Sinneseindrücke aufgefasst werden. Sie können in allen Sinneskanälen vorkommen:

- Sehen von Gegenständen oder Personen = optische Halluzinationen
- Hören von Stimmen oder Geräuschen = akustische Halluzinationen
- Wahrnehmen von Berührungen = taktile Halluzinationen
- Wahrnehmungen von Gerüchen = olfaktorische Halluzinationen
- Den Geschmack betreffende Wahrnehmungen = gustatorische Halluzinationen.

VORSICHT! Das **Delir** ist ein **medizinischer Notfall**, der vermieden oder zeitnah diagnostiziert und therapiert werden muss. Ein mehrmals täglich durchgeführtes **Screening** erhöht die Delir-Erkennung und kann die Folgen deutlich vermindern. Bei rechtzeitiger Diagnose ist ein Delir gut behandelbar.

Symptome

Das **Delir** ist ein Syndrom, das

- akut auftritt,
- eine organische Ursache hat,
- mit gestörter Aufmerksamkeit einhergeht,
- im Tagesverlauf fluktuiert,
- weniger als 6 Monate andauert.

Folgende **Symptome** treten im Rahmen eines Delirs auf (→ Abb. 38.9; [12], [36]):

- **Bewusstseinsstörungen:** Verminderte Klarheit der Wahrnehmung der Umgebung
- **Aufmerksamkeitsstörungen:** Verminderte Fähigkeit, die Aufmerksamkeit auf eine Person, einen Gegenstand oder einen Gedanken zu richten und aufrechtzuerhalten (*Prüfung der Aufmerksamkeit:* Fortlaufendes Abziehen einer Zahl, z. B. 100–7=93–7=86–7=79–7=72–7=65, oder Aufsagen der Monate rückwärts: Dezember – November – Oktober …)
- **Störungen der Kognition:** Beeinträchtigung insbesondere des Kurzzeitgedächtnisses
- **Störungen der Orientierung:** Beeinträchtigung der Orientierung zu Zeit, Ort, eigener Person und aktueller Situation (*Fragen an den Patienten:* Welches Datum haben wir heute? Welche Jahreszeit ist gerade? In welcher Stadt sind wir? Wie alt sind Sie? Wann wurden Sie geboren?)
- **Störungen des Denkens und der Wahrnehmung:** Flüchtige wahnhafte Überzeugungen und optische Halluzinationen
- **Psychomotorische Störungen:** Apathie oder Überaktivität in nicht vorhersehbarem Wechsel

- **Störungen der Stimmungslage:** Angst, Reizbarkeit, Ratlosigkeit oder gedrückte Stimmung
- **Störungen des Schlaf-Wach-Rhythmus:** Schlafstörungen bis zur völligen Schlaflosigkeit, mit oder ohne Schläfrigkeit am Tage oder Umkehr des Schlaf-Wach-Rhythmus mit nächtlicher Verschlimmerung der Symptomatik.

Häufigkeit

Das Delir ist die häufigste psychische Störung bei älteren Menschen. Ein Delir kann grundsätzlich in jedem Alter auftreten, tritt jedoch am häufigsten bei Personen jenseits des 65. Lebensjahres in Erscheinung und nimmt mit zunehmendem Alter an Häufigkeit zu.

Außerhalb des Krankenhauses entwickeln 1–2 % der über 65-Jährigen ein Delir, bei den über 85-Jährigen steigt die Häufigkeit auf bis zu 10 % an [36].

Innerhalb eines Krankenhauses ist die Häufigkeit eines Delirs abhängig von der untersuchten Patientengruppe [36], [37]:

- 56 % der hospitalisierten Patienten mit einer Demenz entwickeln ein Delir.
- Am häufigsten ist ein Delir bei älteren Personen nach chirurgischen Eingriffen. Bis zu 65 % der Patienten zeigen postoperativ ein Delir, vor allem wenn vorbestehende kognitive Störungen vorhanden sind.
- Etwa ein Drittel aller internistischen Patienten jenseits des 70. Lebensjahres entwickelt ein Delir.
- 30–80 % aller Patienten auf der Intensivstation entwickeln ein Delir.

30–60 % der Delirien bleiben unerkannt [38] und unbehandelt oder werden falsch behandelt.

Diagnostik

Für die **Diagnose eines Delirs** sind neben der Routinediagnostik (→ Kap. 38.1) eine genaue Befragung und körperliche Untersuchung sowie eine Fremdanamnese von Angehörigen oder Pflegepersonen notwendig.

Im Krankenhaus sollte bei allen über 70-jährigen Patienten ein standardisiertes **Delir-Screening** z. B. mit der **Confusion Assessment Method (CAM,** → Kap. 11.4.5) erfolgen [39], [40].

Pathologische Veränderungen: Die psychischen Symptome eines Delirs sind Folge von Neurotransmitter-Veränderungen im Gehirn, wobei die **Zunahme von Dopamin** und die **Abnahme von Acetylcholin** im Vordergrund stehen. Eine Zunahme der dopaminergen Übertragung ist für die wahnhafte und halluzinatorische Symptomatik verantwortlich, eine Abnahme von Acetylcholin hat Störungen von Orientierung, Aufmerksamkeit und Gedächtnis sowie Unruhe zur Folge.

Formen des Delirs

Grundsätzlich wird bei der Diagnostik zwischen drei Subtypen des Delirs unterschieden [36], [37]:

- Das **hyperaktive Delir** (5 %) ist gekennzeichnet durch eine gesteigerte Ruhelosigkeit (z. B. durch Umherwandern) und innere Unruhe, gesteigerte Aggressivität sowie das Auftreten von Stimmungsschwankungen, Halluzinationen und **vegetativen Veränderungen** wie Tachykardie, arterielle Hypertonie, Unruhe, Tremor oder Schwitzen.
- Das **hypoaktive Delir** (30 %) ist geprägt von Bewegungsarmut, Passivität und Apathie. Halluzinationen und Desorientiertheit können ebenfalls auftreten, werden aber häufig nicht erkannt, da hierzu gezieltes **Screening** erforderlich ist.

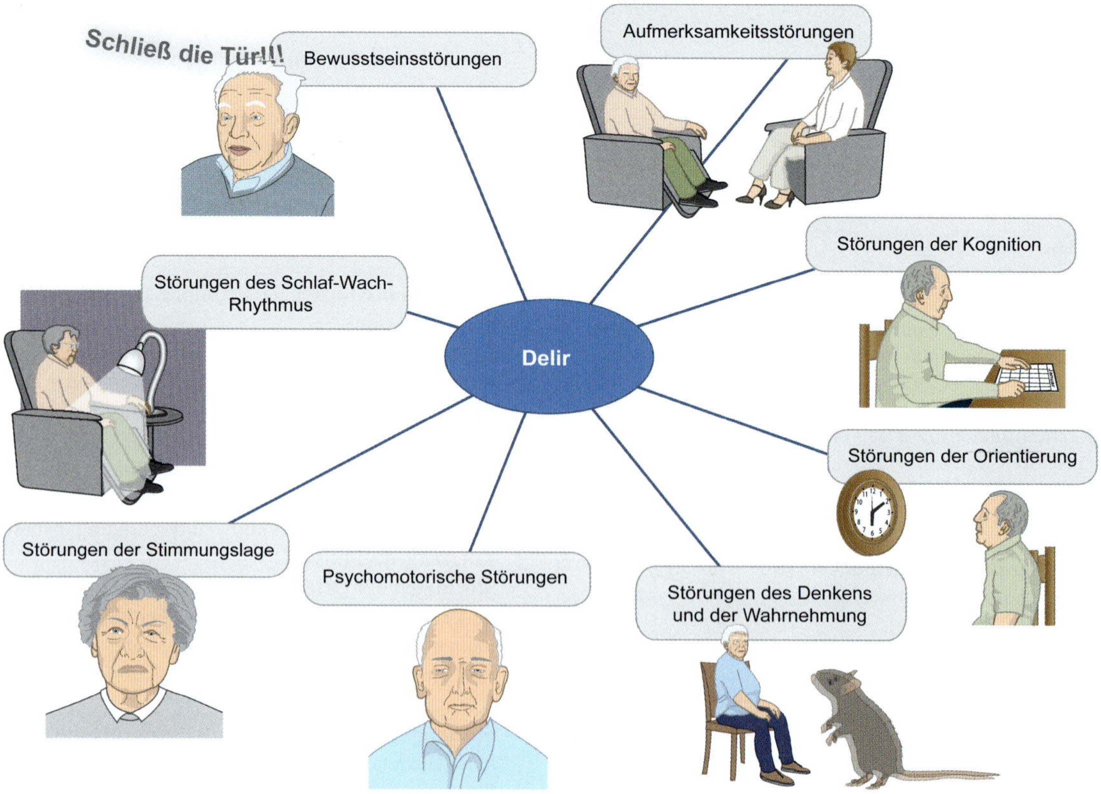

Abb. 38.9 Übersicht über mögliche Symptome des Delirs. [L138]

- Beim **gemischten Delir** (65 %) zeigen sich Symptome sowohl der hyperaktiven als auch der hypoaktiven Form, die im Wechsel auftreten.

Unterscheidung Delir – Demenz

Bei Demenzerkrankten ist das Risiko, an einem Delir zu erkranken, deutlich erhöht. Studien zeigen, dass bis zu 22 % der Demenzkranken ein Delir entwickeln [36]. Die Abgrenzung eines Delirs von einer Demenz ist schwierig, insbesondere wenn anamnestische Informationen zur kognitiven Verfassung des Patienten fehlen. Auch ist die Diagnose einer Demenz bei Vorliegen eines akuten Delirs deutlich erschwert. Merkmale, die die Unterscheidung zwischen Delir und Demenz ermöglichen, sind in → Tab. 38.4 aufgeführt.

Risikofaktoren und Delir-Entstehung

Insbesondere für die Präventionsarbeit ist es unerlässlich, sich möglicher Risikofaktoren für die Entstehung eines Delirs bewusst zu sein. → Tab. 38.5 zeigt, welche Faktoren bei vorbestehenden Risikofaktoren im Alter ein Delir auslösen können. Das Delir entsteht dabei aus einem Zusammenspiel von begünstigenden und auslösenden Faktoren.

Einen großen Risikofaktor stellen **Medikamente** dar, insbesondere wenn sie **anticholinerge Nebenwirkungen** aufweisen. In Deutschland steht mit der **PRISCUS-Liste** eine Aufstellung potenziell unpassender Medikamente für ältere Menschen zur Verfügung, die als Orientierung dienen kann (www.priscus.net) [41]. Als besonders risikobehaftet gelten:

- **Benzodiazepine** wie *Diazepam (Valium®)*: Sie wirken anxiolytisch, sedierend, muskelrelaxierend, schlaffördernd und antikonvulsiv, aber auch anticholinerg. Wegen des hohen Abhängigkeitspotenzials sollten Benzodiazepine stets nur kurze Zeit angewendet werden.
- **Anticholinerg wirkende Antihistaminika** wie *Diphenhydramin (Vivinox®, Hoggar Night®)* oder *Promethazin (Atosil®)*: Sie wirken auch antiallergisch, antiemetisch und sedierend.
- **Anticholinerg wirkende trizyklische Antidepressiva** wie *Amitriptylin (Saroten®)*: Sie wirken stimmungsaufhellend, angstlösend und antriebssteigernd und werden zur Behandlung von Patienten mit Depressionen, Angst- und Zwangsstörungen eingesetzt.
- **Opiate** wie *Fentanyl (Durogesic®)* und *Morphin (Capros®, MSI®)*: Sie wirken analgetisch und sedierend, aber auch atemdepressiv, pulsverlangsamend, blutdrucksenkend, verstopfend und euphorisierend. Sie fallen unter das deutsche Betäubungsmittelgesetz (BtMG), das den Umgang mit Betäubungsmitteln (BtM) regelt.
- **Anticholinerg wirkende Antipsychotika** wie *Clozapin (Leponex®)* oder *Olanzapin (Zyprexa®)*: Sie reduzieren psychotische Symptome wie Wahn, Halluzinationen oder Denkzerfahrenheit bei Menschen mit Schizophrenie, Depression oder Demenz.

Tab. 38.4 Abgrenzung des Delirs von der Demenz (modifiziert nach [40]).

Merkmal	Delir	Demenz
Beginn	Akut (Stunden bis Tage)	Schleichend
Tagesschwankungen	Häufig	Gering
Bewusstsein	Gestört	Ungestört
Aufmerksamkeit	Eingeschränkt	Wenig eingeschränkt
Halluzinationen	Optisch und akustisch	Selten
Wahn	Häufig	Zu Beginn selten, im Verlauf möglich
Psychomotorik	Vermindert oder gesteigert	Meist ungestört
Vegetative Symptome	Vorhanden	Meist nicht vorhanden

Mögliche Folgen und Komplikationen

Ein Delir ist grundsätzlich reversibel, d. h., eine vollständige Wiederherstellung der kognitiven Funktionen ist möglich, sofern die Ursachen rechtzeitig erkannt und behandelt werden.

Je länger ein Delir unbehandelt besteht, desto höher ist das Risiko für folgende **Komplikationen** [40], [42]:

- Mortalität von ca. 35–40 % innerhalb eines Jahres nach Auftreten des Delirs
- Sinken der Wahrscheinlichkeit bei Intensivpatienten, nach dem Delir ein Jahr zu überleben, um circa 10 % mit jedem Delirtag [37]
- Verlängerung des Krankenhausaufenthaltes
- Erhöhtes Risiko für Stürze, Harnabflussstörungen, Dekubitalulzera und Infektionen
- Entwicklung einer Demenz im Verlauf bei 65 % der Delir-Patienten
- Einweisung in ein Pflegeheim bei 30 % der Delir-Patienten.

Delir-Prävention

Studien haben gezeigt, dass **nichtmedikamentöse Maßnahmen** einer Delir-Entwicklung vorbeugen und die Delirrate um 44 % senken können [37], [39]:

- Eine fremde Umgebung wie etwa im Krankenhaus führt bei älteren Menschen häufig zu Orientierungsstörungen. Dementsprechend muss nach Entwicklung eines Delirs rasch mit **Maßnahmen zur Reorientierung** begonnen werden. Hierbei gilt es, Zimmerwechsel zu vermeiden, den Nachtschlaf zu verbessern, für Konstanz bei den Pflegepersonen zu sorgen, Kalender und Uhren für eine zeitliche Orientierung sichtbar aufzustellen und das Hören und Sehen durch die eigene Brille und die eigenen Hörgeräte zu verbessern.
- Auch **Maßnahmen zur Angstvermeidung** wirken einem Delir entgegen. Hierbei sind die frühzeitige Einbindung von Angehörigen und eine Kontinuität in der professionellen Betreuung durch Pflegepersonen ebenso wichtig wie eine adäquate Schmerztherapie und die Reduktion von Lärm oder Kältereizen. Schmerzhafte Untersuchungen sollten vorher angekündigt und gemeinsam mit dem Pa-

Tab. 38.5 Delir – Entstehung (modifiziert nach [40]).

Begünstigende Faktoren	Auslösende Faktoren
• Alter (> 70 Jahre) • Demenz • Depression • Seh-/Hörstörung • Multimorbidität • Verminderte Mobilität • Soziale Isolation • Polypharmazie (> 5 Medikamente pro Tag) • Substanzabhängigkeit (Alkohol, Benzodiazepine, Opiate)	• Fieber bei Entzündungen (z. B. Harnwegsinfekt, Lungenentzündung) • Schmerzen (z. B. durch Harnverhalt, Stuhlverstopfung) • Schlaflosigkeit • Stress (z. B. durch Ortswechsel in ein Krankenhaus) • Operationen • Anticholinerg wirksame Medikamente • Flüssigkeitsmangel (Exsikkose) • Stürze • Alkohol- oder Medikamentenentzug

tienten durchgesprochen werden. Katheterisierung und Fixiermaßnahmen sollten möglichst vermieden werden.

- Weitere **allgemeine Maßnahmen** umfassen Frühmobilisierung, die Förderung geistiger Aktivitäten unter Vermeidung von Reizüberflutung, ausreichende Sauerstoff- sowie Nahrungs- und Flüssigkeitszufuhr. Polypharmazie und die Verordnung anticholinerg wirksamer Substanzen sollten vermieden werden.
- Entscheidend ist die frühzeitige Erkennung eines Delirs durch regelmäßige Screeningmaßnahmen bei allen über 70-jährigen Patienten im Krankenhaus, idealerweise einmal pro Schicht.

Medikamentöse Delir-Prävention?

Die Gabe von Antipsychotika wie Haloperidol oder von Antidementiva bei Patienten mit einem hohen Delirrisiko konnte weder die Delir-Häufigkeit senken noch das Behandlungsergebnis verbessern. Daher kann eine medikamentöse Delirprävention aktuell nicht empfohlen werden [39], [43].

Ein bewährtes Interventionsprogramm zur Delir-Prävention und Verbesserung der Versorgungsqualität älterer Patienten ist das sogenannte **Hospital Elder Life Program (HELP)**. Dieses Programm beinhaltet Handlungsanleitungen zu Risikoeinstufungen, allgemein-strukturellen Präventionsmaßnahmen, Screeningverfahren sowie zu Behandlungs- und Aktivierungskonzepten. Umgesetzt wird das Programm von einem interdisziplinären Team mit Unterstützung durch freiwillige Helfer. Die Wirksamkeit des Programms ist hinreichend belegt [43].

Therapie

Im Sinne einer kausalen Therapie eines Delirs wird zunächst versucht, die auslösende Erkrankung (→ Tab. 38.5) zu behandeln und mitverursachende Medikamente abzusetzen. Parallel muss rasch eine **nichtmedikamentöse Therapie** erfolgen, die den nichtmedikamentösen Maßnahmen der Delir-Prävention entspricht

Für die symptomatische **medikamentöse Delirtherapie** stehen Substanzen zur Verfügung, die unter engmaschiger Überprüfung von Laborwerten, Dosierung, Wechselwirkungen und Nebenwirkungen nur so kurz und so niedrig dosiert wie möglich angewendet werden sollen. Bei Abklingen der Delir-Symptomatik sind die Medikamente schleichend abzusetzen [36].

Folgende Substanzen stehen zur Verfügung [39], [40]:

- **Haloperidol** *(Haldol®)* ist das einzige für die Delir-Behandlung in Deutschland zugelassene Medikament, gilt als Mittel der 1. Wahl und wird in einer Dosierung von 1–2 mg/Tag verordnet.
- Alternativ stehen Risperidon und Quetiapin „off label" zur Verfügung.
- Da **Benzodiazepine** häufig selbst ein Delir verursachen können (s. o.), sollten nur kurzwirksame Substanzen wie *Lorazepam (Tavor®)* für kurze Zeit zur Behandlung von Angst, Unruhe und vegetativen Symptomen eingesetzt werden. Dabei muss auf Nebenwirkungen wie Atemdepression und zu starke Sedierung geachtet werden.
- Im **Alkohol- und Medikamenten-Entzugsdelir** sind Benzodiazepine wie Diazepam indiziert (→ Kap. 38.12).

! VORSICHT! Potenzielle **Nebenwirkungen der Antipsychotika** wie Haloperidol und Risperidon betreffen das Herz-Kreislauf-System, den Glukosestoffwechsel, das Sturzrisiko und Parkinson-ähnliche Symptome (→ Kap. 38.3). Unter antipsychotischer Dauertherapie verdoppelt sich das Risiko für Schlaganfälle und die Sterblichkeit [44].

SPICKZETTEL

Delir

- **Charakteristik:** Organische Ursache, akutes Auftreten, zeitlich begrenzt, Symptome im Tagesverlauf fluktuierend
- **Symptome:** Störungen des Bewusstseins, der Aufmerksamkeit, der Kognition und Orientierung, des Denkens und der Wahrnehmung (Wahnvorstellungen, Halluzinationen), der Stimmungslage, des Schlaf-Wach-Rhythmus, psychomotorische Störungen
- **Mögliche Auslöser:** Fieber, Schmerzen, Schlaflosigkeit, Stress, Operationen, Medikamente (Anticholinergika, Benzodiazepine, Opiate), Exsikkose, Alkohol-/Medikamentenentzug
- **Prävention:** Unterstützung der Orientierung, Einbeziehung von Angehörigen, Kontinuität in der pflegerischen Betreuung, adäquate Schmerztherapie, Frühmobilisierung, Förderung geistiger Aktivität, adäquate Sauerstoff-, Nahrungs- und Flüssigkeitszufuhr, Vermeidung von Katheterisierung, Fixierung, Polypharmazie und Reizüberflutung
- **Therapie:** nichtmedikamentöse Verfahren wie bei Demenz; medikamentöse Therapie mit Haloperidol und kurzwirksamen Benzodiazepinen.

38.8 Depression

Raimund Steber

Eine **Depression** ist eine häufige, schwere, oft gefährliche (Suizidalität) Erkrankung, die jeden treffen kann. Eine Depression

- kann auch noch im Alter erstmals auftreten
- kann sich besonders in körperlichen Beschwerden zeigen
- ist oft durch Belastungen mitverursacht, die unerwartet auftreten (z. B. Verluste), unveränderbar sind (z. B. Krankheiten) oder sich der Kontrolle entziehen (z. B. fehlende Anerkennung)
- ist häufig von Gefühlen der Hilflosigkeit und Hoffnungslosigkeit begleitet.

Häufigkeit

Depressionen zählen zu den häufigsten Erkrankungen. Die Anzahl neuer Erkrankungsfälle innerhalb eines Jahres *(Jahresinzidenz)* liegt bei ein bis zwei Erkrankungen auf 100 Personen.

Das Risiko, im Laufe des Lebens an einer Depression zu erkranken *(Lebenszeitprävalenz)*, liegt bei 16–20 %. Die Anzahl der Betroffenen in Deutschland, die in einem Zeitraum von 12 Monaten an einer Depression erkrankt sind, liegt bei ca. 6,2 Mio. Bei ca. einem Fünftel der Patienten, die an depressiven Episoden erkranken, treten auch **manische Episoden** auf.

Frauen sind doppelt so häufig betroffen wie Männer. Die Erkrankung betrifft alle Altersgruppen. Die Mehrzahl der Depressionen entsteht erstmals vor dem 30. Lebensjahr. Bei Patienten über 75 Jahren beträgt die Wahrscheinlichkeit, an einer Depression zu erkranken, 4–7 %. Darüber hinaus entwickeln bis zu 40 % der über 75-Jährigen eine depressive Symptomatik, die die Diagnosekriterien einer Depression (→ Tab. 38.6) nicht erfüllt. Im höheren Lebensalter sind Depressionen die häufigste psychische Störung. Bis zu 50 % der Bewohner von Pflegeheimen sind von einer depressiven Symptomatik betroffen.

Depressionen bleiben oft unerkannt (→ Abb. 38.10). Viele Betroffene erkennen die eigene Depression nicht, da die körperliche Symptomatik, v. a. bei älteren Menschen, häufig die Depression überdeckt. Außerdem werden Depressionen unzureichend behandelt, da viele Betroffene aufgrund von Vorbehalten gegenüber Psychopharmaka Angst haben, sich in psychiatrische Behandlung zu begeben. Selbst bei geeigneter

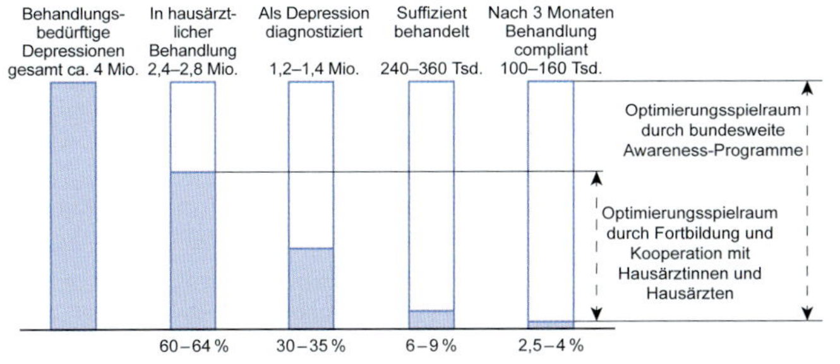

Abb. 38.10 Depression: Diagnostisches und therapeutisches Defizit [47] (*suffizient* = ausreichend; *compliant* = kooperativ). [L143]

Medikation erfolgt häufig eine zu niedrige Dosierung oder ein zu frühes Absetzen der Medikation. [46], [47]

Diagnostik

Die Diagnose einer Depression erfolgt anhand klinischer Kriterien nach ICD-10 (→Tab. 38.6). Studien zeigen, dass sich Depressionen bei Älteren häufiger mit körperlichen, v. a. mit gastrointestinalen (Magen-Darm-Trakt) Symptomen zeigen [45], [46].

Für die Diagnose einer Depression sind eine genaue Befragung des Patienten zur **Anamnese** sowie eine **Fremdanamnese** von Angehörigen oder Pflegepersonen notwendig, da die Wahrnehmung der Symptomatik sich mitunter erheblich unterscheidet. Insbesondere sollte nach Beginn, Verlauf, Art der depressiven Beeinträchtigungen und dem aktuellen Medikamentenplan gefragt werden.

Zur **Abklärung organischer Ursachen** gehören eine körperlich-neurologische Untersuchung und die Erhebung des aktuellen psychischen Befundes. Im Rahmen der **Routinediagnostik** (→Kap. 38.1) können organische Ursachen für die Entwicklung einer Depression abgeklärt und ggf. ausgeschlossen werden. Dazu gehören Hypothyreose, Herz-Kreislauf-Erkrankungen, Schlaganfälle, entzündliche Gehirnerkrankungen, Hirntumoren, Fehlernährung, Tumorerkrankungen und chronischer Alkoholabusus.

Mögliche **depressiogen wirkende Medikamente** sind u. a. Antihypertensiva, Antibiotika, Antikonvulsiva, Kortison, Analgetika, Benzodiazepine und Immunsuppressiva wie Interferon.

Zunehmend werden **Depressionsskalen** als Hilfsmittel bei der Diagnostik eingesetzt, wie z. B. die weitverbreitete Geriatrische Depressionsskala (GDS). Eine gute Alternative ist die Depression-im-Alter-Skala (DIA-S, [48]). Beide sind in →Kap. 11.4.5 ausführlich beschrieben.

Symptomatik

Ältere Patienten mit depressiven Störungen suchen den Arzt typischerweise nicht wegen erlebter Symptome einer Depression auf. Diese werden häufig verharmlost oder gar nicht angesprochen.

Stattdessen finden sich neben der allgemeinen Kraftlosigkeit und Erschöpfung häufig weitere somatische Symptome, die im sog. **somatischen Syndrom** zusammengefasst werden [49]:

- Verlust von Interesse und Freude
- Mangelnde Fähigkeit, auf freundliche Umgebung oder freudige Ereignisse emotional zu reagieren
- Morgentief
- Psychomotorische Hemmung oder Agitation
- Appetitminderung; bedeutsamer Gewichtsverlust
- Libidoverlust.

Weiter klagen die Patienten häufig über **unspezifische körperliche Beschwerden** wie Herzklopfen, Beklemmungen in der Brust, Magenbeschwerden, Schwindel, Bauchschmerzen, Nackenverspannungen, Rückenschmerzen oder Kopfschmerzen.

Tab. 38.6 Diagnostische Kriterien der Depression nach ICD-10 [12].

A	Hauptsymptome (mindestens 2 der folgenden 3 Symptome liegen vor): • Gedrückte, depressive Stimmung • Interessenverlust, Freudlosigkeit • Antriebsmangel, erhöhte Ermüdbarkeit
B	Zusatzsymptome • Verminderte Konzentration und Aufmerksamkeit • Vermindertes Selbstwertgefühl und Selbstvertrauen • Gefühle von Schuld und Wertlosigkeit • Negative und pessimistische Zukunftsperspektiven • Suizidgedanken/-handlungen • Schlafstörungen • Verminderter Appetit
C	Dauer der Symptomatik: mindestens 2 Wochen
D	Schweregradeinteilung • Leicht: 2 Symptome von A und ≥ 2 Symptome von B • Mittelgradig: 2 Symptome von A und ≥ 3–4 Symptome von B • Schwer: 3 Symptome von A und ≥ 4 Symptome von B
E	Die Episode ist nicht auf einen Missbrauch psychotroper Substanzen oder auf eine organische psychische Störung zurückzuführen

Die **Diagnostik der Depression** bei älteren Menschen wird durch die geschilderten körperlichen Beschwerden erheblich erschwert. **Haupt- und Zusatzsymptome** einer Depression müssen daher meist **aktiv erfragt** werden. Je nach Zusammensetzung der Symptome können unterschiedliche **Syndrome** im Vordergrund stehen:

- **Gehemmte Depression** mit Antriebsminderung bis hin zu Stupor und Entschlussunfähigkeit
- **Agitierte Depression** mit Unruhe, starker Angst, Grübeln, Ambivalenz, d. h. einer starken inneren Zerrissenheit mit Entscheidungsunfähigkeit
- **Wahnhafte Depression** mit nicht der Wirklichkeit entsprechenden Ängsten und Überzeugungen, zu verarmen, an einer unheilbaren Erkrankung erkrankt zu sein oder Schuld auf sich geladen zu haben.

Depression geht häufig mit **Angst** einher: Angst fand sich in einer europäischen Studie bei 87 % der älteren Patienten mit einer Depression [49].

Bei ausgeprägter subjektiv erlebter kognitiver Beeinträchtigung kann die **Abgrenzung zwischen Depression und Demenz** sehr schwierig sein (→Kap. 38.6).

Entstehung

An der Entstehung einer Depression sind sowohl belastende psychosoziale Ereignisse als auch körperlich-neurobiologische Faktoren beteiligt, die wechselseitig miteinander in Beziehung stehen (→Abb. 38.11).

Zu **belastenden psychosozialen Ereignissen** gehören lebensbedrohende Erkrankungen, ein beeinträchtigtes Seh- und Hörvermögen, der Tod naher Angehöriger, Traumatisierungen, Einsamkeit oder Berentung.

Auch kann **chronischer Stress** zu einer Depression führen, wobei die Konzentration des Stresshormons **Cortisol** im Körper erhöht bleibt und sich nicht normalisiert. Die Stresshormonachse steht mit vielen anderen körperlichen Prozessen in engem Zusammenhang, sodass sich so die wechselseitigen Zusammenhänge zwischen Depression und Diabetes, Entzündungsprozessen, Schmerzen sowie kardiovaskulären Erkrankungen erklären lassen [49].

Nach der sog. **Monoamin-Hypothese** führt eine veränderte Neurotransmission aufgrund des Mangels bzw. Ungleichgewichts von Monoaminen (z. B. Noradrenalin und Serotonin) im Gehirn zur Entstehung einer Depression [50].

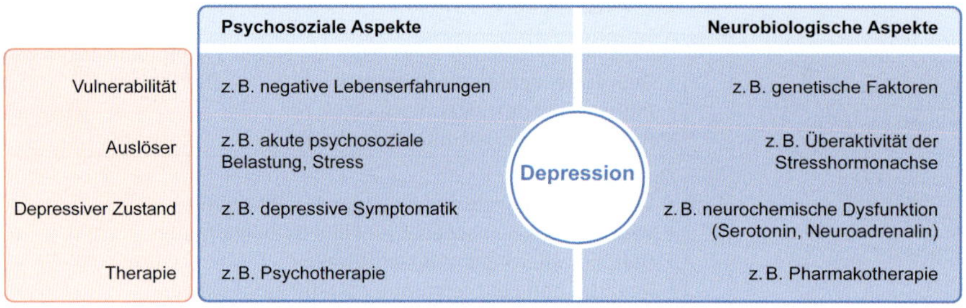

Abb. 38.11 Psychische und körperliche Ursachen der Depression: zwei Seiten der gleichen Medaille [51]. [L143]

Genetik: Studien haben gezeigt, dass depressive Störungen familiär gehäuft auftreten. Verwandte ersten Grades von Menschen mit Depressionen haben ein etwa 50 % höheres Risiko als die Allgemeinbevölkerung, selbst an einer depressiven Störung zu erkranken. Es wird davon ausgegangen, dass Veränderungen auf verschiedenen Genen dafür verantwortlich sind [45].

Komorbidität

Ältere Menschen mit Depression haben im Vergleich zu Gesunden doppelt so viele **Arztkontakte**. Die Wahrscheinlichkeit für **Polypharmazie** ist doppelt so hoch. Auch das **Sturzrisiko** und die **Sterblichkeit** sind erhöht [49].

Die Depression kann sowohl mit anderen psychischen Störungen als auch mit somatischen Erkrankungen einhergehen.

- **Komorbidität mit psychischen Störungen:** Depressive Störungen treten im Verlauf gehäuft gemeinsam mit Angststörungen, posttraumatischen Belastungsstörungen (PTBS) und Suchterkrankungen auf. Depressionen sind außerdem die psychischen **Störungen mit dem höchsten Suizidrisiko!**
- **Komorbidität mit somatischen Erkrankungen** [52]:
  - **Diabetes mellitus Typ 2:** Diabetes erhöht das Risiko für Depression, und Depression erhöht das Risiko für Diabetes.
  - **Ischämische Herzkrankheit:** Eine vorausgehende Depression erhöht das Risiko für eine ischämische Herzkrankheit und umgekehrt.
  - **Schlaganfall:** Eine sog. *„post-stroke depression"* tritt bei etwa jedem dritten Schlaganfallpatienten auf. Umgekehrt erhöht eine vorbestehende Depression das Schlaganfallrisiko um 40 %.
  - **Parkinson-Krankheit:** Depressionen sind mit einem erhöhten Risiko verbunden, später an der Parkinson-Krankheit zu erkranken. Der Vorlauf beträgt bis zu zwei Jahrzehnte. Bei eingetretener Parkinson-Krankheit treten Depressionen bei etwa 50 % der Patienten auf.

Krankheitsverlauf der Depression

Durchschnittlich dauert eine **depressive Episode unbehandelt** 6–8 Monate [45]. Die mittlere Episodendauer bei Patienten mit **behandelter depressiver Störung** beträgt etwa 4 Monate. Bei älteren Patienten dauern die depressiven Phasen bis zu dreimal länger als bei Jüngeren, und es kommt häufiger zu Rezidiven [46].

Vollständige Remission bedeutet, dass der Patient tatsächlich symptomfrei ist. Nach der ersten depressiven Krankheitsepisode besteht ein **Wiedererkrankungsrisiko** von mindestens 50 %, wobei das freie (gesunde) Intervall zwischen den Krankheitsphasen mehrere Jahrzehnte betragen kann. Durchschnittlich werden bei depressiven Patienten 4–6 Krankheitsepisoden beobachtet.

Hält eine depressive Episode **länger als zwei Jahre** ohne Besserung bzw. Remission an, spricht man von einer **chronischen depressiven Episode**.

Bei der **manisch-depressiven Erkrankung** treten neben depressiven Phasen manische Zustände von übermäßiger Aktivität, gehobener Stimmung, Angetriebenheit und manchmal Gereiztheit auf.

Einen Überblick über die unterschiedlichen Verläufe zeigt → Abb. 38.12.

Therapie

Im Rahmen der **Psychoedukation** sollte noch vor Beginn einer Therapie unter **Einbeziehung der Angehörigen** eine Aufklärung über die Erkrankung und die zur Verfügung stehenden Behandlungsmöglichkeiten erfolgen. Angestrebt wird eine partizipative Entscheidungsfindung. Insbesondere sollte der Patient über folgende Aspekte aufgeklärt werden:

- 60–80 % der Betroffenen kann mit einer antidepressiven Behandlung entsprechend den gültigen Richtlinien gut geholfen werden.
- Häufig ist eine Kombinationsbehandlung aus Psychotherapie und medikamentöser Therapie sinnvoll.
- Antidepressiva machen nicht abhängig. Sie wirken gezielt gegen die in der Depression gestörten Funktionsabläufe im Gehirn und verändern nicht die Persönlichkeit.
- Phasenprophylaxe sowie Psychotherapie reduzieren das Wiedererkrankungsrisiko.

Therapiephasen

Die Behandlung der Depression erfolgt in drei Therapiephasen (Akut- und Erhaltungstherapie sowie Rezidivprophylaxe, [45]):

Akuttherapie: Nach Beginn der antidepressiven Behandlung benötigen alle Antidepressiva (AD) bis zum Wirkeintritt mindestens 14 Tage. Man spricht von der Wirklatenz der AD. Von einem **Ansprechen auf die Behandlung** wird bei einer mindestens 50-prozentigen Abnahme der depressiven Symptomatik gesprochen, bei Symptomfreiheit von einer **Remission**.

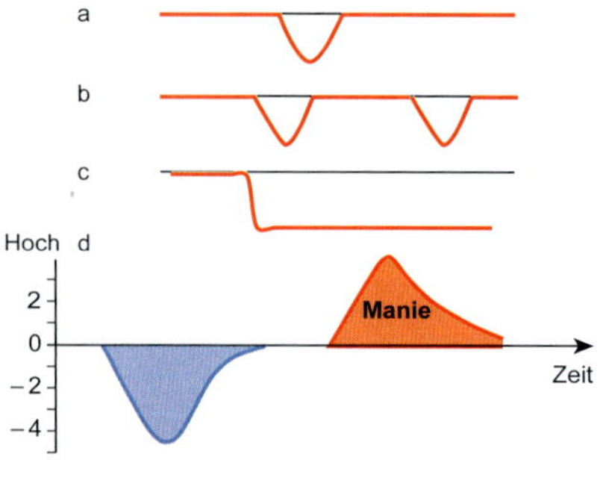

Abb. 38.12 Verlauf einer Depression (modifiziert nach [45]). [L143]
a) Depressive Episode, vollständige Remission
b) Rezidivierende Depression
c) Chronifizierte (> 2 Jahre) depressive Episode
d) Manisch-depressive Erkrankung (bipolare affektive Störung)

Tab. 38.9 Diagnostische Kriterien der posttraumatischen Belastungsstörung nach ICD-10 [12].

A	Die Betroffenen sind einem kurz- oder langhaltenden Ereignis oder Geschehen von außergewöhnlicher Bedrohung oder mit katastrophalem Ausmaß ausgesetzt, das nahezu bei jedem tiefgreifende Verzweiflung auslösen würde. (**Traumakriterium**)
B	Anhaltende Erinnerungen oder Wiedererleben der Belastung durch aufdringliche Nachhallerinnerungen (Flashbacks), lebendige Erinnerungen, sich wiederholende Träume oder durch innere Bedrängnis in Situationen, die der Belastung ähneln oder mit ihr in Zusammenhang stehen.
C	Umstände, die der Belastung ähneln oder mit ihr im Zusammenhang stehen, werden tatsächlich oder möglichst vermieden. Dieses Verhalten bestand nicht vor dem belastenden Erlebnis.
D	Entweder 1. oder 2. 1. Teilweise oder vollständige Unfähigkeit, einige wichtige Aspekte der Belastung zu erinnern. 2. Anhaltende Symptome einer erhöhten psychischen Sensitivität und Erregung (nicht vorhanden vor der Belastung) mit zwei der folgenden Merkmale: a. Ein- und Durchschlafstörungen b. Reizbarkeit oder Wutausbrüche c. Konzentrationsschwierigkeiten d. Hypervigilanz e. Erhöhte Schreckhaftigkeit.
E	Die Kriterien B., C. und D. treten innerhalb von sechs Monaten nach dem Belastungsereignis auf.

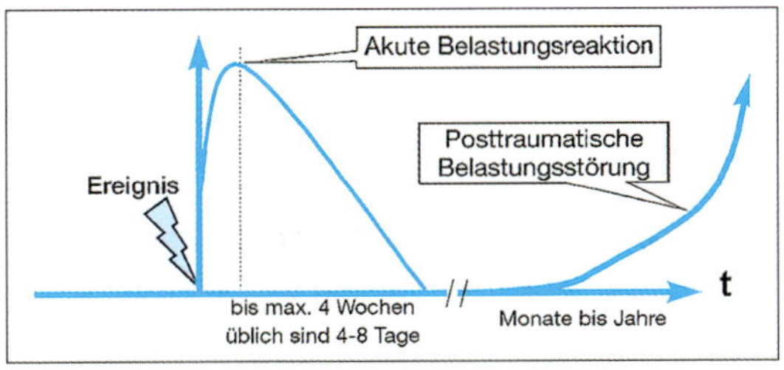

Abb. 38.14 Akute Belastungsreaktion versus posttraumatische Belastungsstörung. [M234]

Komorbidität und Häufigkeit

Komorbidität: Je nach Untersuchung liegen bei 50–100 % der Patienten mit PTBS eine oder mehrere Begleit- oder Folgeerkrankungen vor. Die häufigsten sind [60]:

- Angststörungen
- Depressionen
- Suizidalität
- Medikamenten-, Alkohol- und Drogensucht
- Herz-Kreislauf-Erkrankungen.

Die **Häufigkeit** von PTBS ist abhängig von der **Art des Traumas**. Laut Studien entwickeln nach einer Vergewaltigung bis zu 80 % der Betroffenen eine PTBS, Konfrontationen mit Krieg und Vertreibung lösen bei bis zu 70 % der Betroffenen eine PTBS aus, während 15–39 % der Opfer eines Verkehrsunfalls diese Symptomatik entwickeln [61].

Der größte Teil der Bevölkerung erlebt im Laufe des Lebens ein schwerwiegendes Ereignis, welches das Trauma-Kriterium der PTBS erfüllt. Studien fanden eine Lebenszeitprävalenz von 1–9 % PTBS in der Bevölkerung mit geringerer Häufigkeit in Deutschland bzw. Europa (1–3 %) und höherer in den USA (5–9 %). Demnach entwickeln die meisten Traumatisierten keine PTBS, sondern zeigen Spontanerholung.

Zwar erleben Männer häufiger ein Trauma (mit der Ausnahme sexualisierter Gewalt) als Frauen, insgesamt ist die PTBS jedoch doppelt so häufig bei Frauen wie bei Männern ausgebildet. In Deutschland wurde eine dreifach höhere PTBS-Häufigkeit bei Älteren festgestellt, die im Wesentlichen durch Erlebnisse des Zweiten Weltkriegs bedingt war. [62]

PTBS bei älteren Menschen

Ältere Menschen sehen sich mit Veränderungen konfrontiert, die mit möglichen Traumata kollidieren und sich demnach negativ auf die PTBS-Symptomatik auswirken können. Dazu gehören eine eingeschränkte Mobilität, finanzielle Sorgen, Verlust von sozialen Kontakten und mögliche zusätzliche körperliche und kognitive Erkrankungen. Da in Studien Personen mit kognitiven Defiziten häufig ausgeschlossen werden, gibt es kaum Befunde zum Einfluss von Demenz auf die Symptomatik der PTBS.

Bei älteren Menschen lassen sich **drei PTBS-Typen** voneinander unterscheiden [63]:

- **PTBS aufgrund eines aktuellen Traumas:** Aktuelle Traumata, die besonders in Verbindung mit einem höheren Lebensalter stehen, können der plötzliche Verlust eines nahestehenden Menschen, bei pflegebedürftigen Personen aber auch Vernachlässigung und Misshandlung sein.
- **Chronische PTBS:** Bei einer chronischen PTBS trat das belastende Ereignis in einer früheren Lebensphase auf, konnte jedoch nicht ausreichend verarbeitet werden. In der Generation der über 65-Jährigen ist davon auszugehen, dass kollektiv erlebte Extremereignisse wie Verfolgung, Holocaust und Zweiter Weltkrieg hier eine vorherrschende Rolle einnehmen. Erschwerend kommt hinzu, dass das Sprechen über Kriegserlebnisse jahrzehntelang tabuisiert war.
- **Verzögert auftretende PTBS:** Eine PTBS mit verzögertem Beginn liegt vor, wenn das Traumaereignis mindestens 6 Monate zurückliegt. Bei der Kriegskindergeneration können nach jahrzehntelanger Symptomfreiheit plötzlich PTBS- Symptome auftreten. Gefühle von Hilflosigkeit und Ausgeliefertsein, bedingt durch körperliche Einschränkungen oder Einsamkeit, können an die ursprüngliche traumatische Situation erinnern und PTBS-Symptome auslösen. Ältere Menschen haben, vor allem nach Beendigung der Erwerbstätigkeit, vermehrt Zeit, sich mit dem Erlebten auseinanderzusetzen, wodurch lange verdrängte Erinnerungen an die Oberfläche gelangen können [64].

Therapie

Therapieverfahren, die häufig bei einer PTBS angewendet werden, sind [63], [64]:

- **Expositionsverfahren:** Bei Expositionsverfahren wird der Betroffene entweder durch Erinnerungen oder durch konkretes Aufsuchen von Situationen und Orten mit dem belastenden Ereignis konfrontiert. Diese erneute Auseinandersetzung soll zu einer Gewöhnung mit abgeschwächter Reaktion bei Konfrontation mit den Erinnerungen an das Trauma und damit zur Verarbeitung des Traumas führen.
- **Kognitive Therapien:** Ziel der kognitiven Therapie ist, eine Veränderung der persönlichen negativen Bedeutungen des Traumas und seiner Folgen hin zu einer hilfreicheren Perspektive zu dem Erlebten zu erreichen.

- **EMDR** *(Eye Movement Desensitizitation and Reprocessing):* Das EMDR ist ein speziell für die Behandlung der PTBS entwickeltes Konfrontationsverfahren, bei dem in einem Gespräch belastende Lebenserfahrungen durchgesprochen werden und durch gleichzeitige schnelle Änderung der Blickrichtung eine Verarbeitung der traumatischen Erfahrung erreicht werden soll.
- **Lebensrückblicktherapie:** In der Lebensrückblicktherapie wird die eigene Lebensgeschichte geordnet und bewertet, um ihre positiven Aspekte hervorzuheben und das Trauma zu integrieren.

Im Vergleich zu Psychotherapieverfahren sind **Psychopharmaka** bei der Behandlung einer PTBS nicht vorrangig indiziert. Als bisher einzige Medikamente sind die selektiven Serotonin-Wiederaufnahmehemmer (SSRI) Sertralin und Paroxetin für die Behandlung der PTBS in Deutschland zugelassen und Mittel der ersten Wahl [61]. SSRI wirken vor allem auf den Botenstoff Serotonin im Gehirn und können Ängste verringern sowie die Stimmung und den Antrieb verbessern. Sie wirken sich auch positiv auf belastende Erinnerungen und das Vermeidungsverhalten aus und können dazu beitragen, Verarbeitungsprozesse in der Psychotherapie zu unterstützen. In manchen Fällen machen sie eine Therapie erst möglich.

SPICKZETTEL

Posttraumatische Belastungsstörung

- **Definition:** Folgestörung nach Erleben einer außergewöhnlich belastenden Situation
- **Im Alter häufig:** PTBS aufgrund eines aktuellen Traumas, chronische PTBS aufgrund eines früheren, unzureichend verarbeiteten Traumas, verzögerte PTBS nach jahrzehntelanger Symptomfreiheit
- **Symptome:**
  - Wiedererleben (ungewollte quälende Erinnerungen an das traumatische Ereignis)
  - Vermeidung von Orten, Gedanken und Gefühlen, die mit dem Ereignis in Verbindung stehen
  - Chronische Übererregung mit erhöhter Wachsamkeit und Schreckhaftigkeit, Konzentrationsstörungen und Schlafstörungen
- **Komorbidität:** Angststörungen, Depressionen, Suizidalität, Suchterkrankungen, Herz-Kreislauf-Erkrankungen
- **Therapie:** Expositionsverfahren, kognitive Therapie, EMDR, Lebensrückblicktherapie, ggf. medikamentöse Therapie mit SSRI.

38.12 Sucht

Christine Derr

Eine **Abhängigkeit** kann sich auch noch im höheren Lebensalter entwickeln, oder abhängige Menschen altern mit einer Suchterkrankung. Das Abhängigkeitssyndrom ist ein Krankheitsbild und wird nach ICD-10 [12] folgendermaßen definiert:

DEFINITION

Abhängigkeitssyndrom: Eine substanzgebundene Abhängigkeit nach ICD-10 liegt vor, wenn in dem letzten Jahr mindestens drei der folgenden Kriterien erfüllt wurden:

- Starker Wunsch oder Zwang, die Substanz zu konsumieren (Verlangen, *craving*)
- Verminderte Kontrollfähigkeit bezogen auf den Beginn, die Beendigung oder die Menge des Konsums (Kontrollverlust)
- Körperliches Entzugssyndrom bei Beendigung oder Reduktion des Konsums (Abstinenzverlust)
- Nachweis einer Toleranz (um die ursprünglich durch niedrigere Dosen erreichten Wirkungen hervorzurufen, sind zunehmend höhere Dosen erforderlich)
- Fortschreitende Vernachlässigung anderer Interessen zugunsten des Substanzkonsums, erhöhter Zeitaufwand, um die Substanz zu beschaffen, zu konsumieren oder sich von den Folgen zu erholen (Rückzug aus dem Sozialleben)
- Anhaltender Substanzkonsum trotz schädlicher Folgen.

38.12.1 Suchtentwicklung

Abhängigkeitserkrankungen haben viele Ursachen, und die Suchtentwicklungen sind sehr individuell. Entscheidend für die Suchtentstehung sind vor allem komplexe Zusammenhänge zwischen Person, Umwelt und Droge ([64], → Abb. 38.15). Alkohol- und Medikamentenkonsum bei älteren Menschen ist nicht selten ein Versuch, belastende Herausforderungen des Älterwerdens erträglicher zu machen. Mögliche **Risikofaktoren** bzw. **Auslöser** für eine Abhängigkeitsentwicklung im höheren Lebensalter sind in → Abb. 38.16 dargestellt [65], [66].

Sucht im Alter ist oft schwer zu erkennen. Folgende Anzeichen können auf eine Alkohol- oder Medikamentenabhängigkeit hindeuten [66]:

- Stürze
- Schwindel, Ataxie, motorische Unsicherheit, Gleichgewichtsstörungen
- Gesichtsröte
- Tremor
- Durchfälle
- Kognitive Defizite (mangelnde Konzentration und Aufmerksamkeit, nachlassende geistige Leistungsfähigkeit)
- Sprechstörungen, z. B. verwaschene Sprache
- Stimmungsschwankungen, depressive Verstimmungen, Ängste
- Interesselosigkeit/Interesseverlust
- Rückzug aus familiären und freundschaftlichen Beziehungen
- Appetitverlust, Fehlernährung
- Vernachlässigung des Äußeren/des Haushalts.

38.12.2 Alkoholabhängigkeit im Alter

Genaue Angaben zu Verbreitung von Alkoholmissbrauch und -abhängigkeit im höheren Lebensalter liegen nicht vor. Sicher ist, dass der durchschnittliche Alkoholkonsum im Alter zurückgeht. Gründe dafür liegen in der altersphysiologisch nachlassenden Toleranz (ältere Menschen „vertragen weniger"), verminderten Zugangsmöglichkeiten

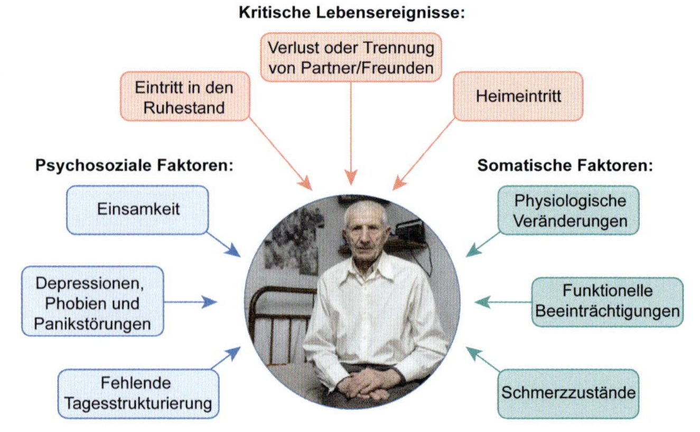

Abb. 38.15 Faktoren für die Entstehung einer Sucht. [L143, J787]

VI

RECHTLICHE ASPEKTE IM ALTER

42

RECHTLICHE UND FINANZIELLE RAHMENBEDINGUNGEN IN DER GERIATRISCHEN VERSORGUNG

Thorsten Siefarth

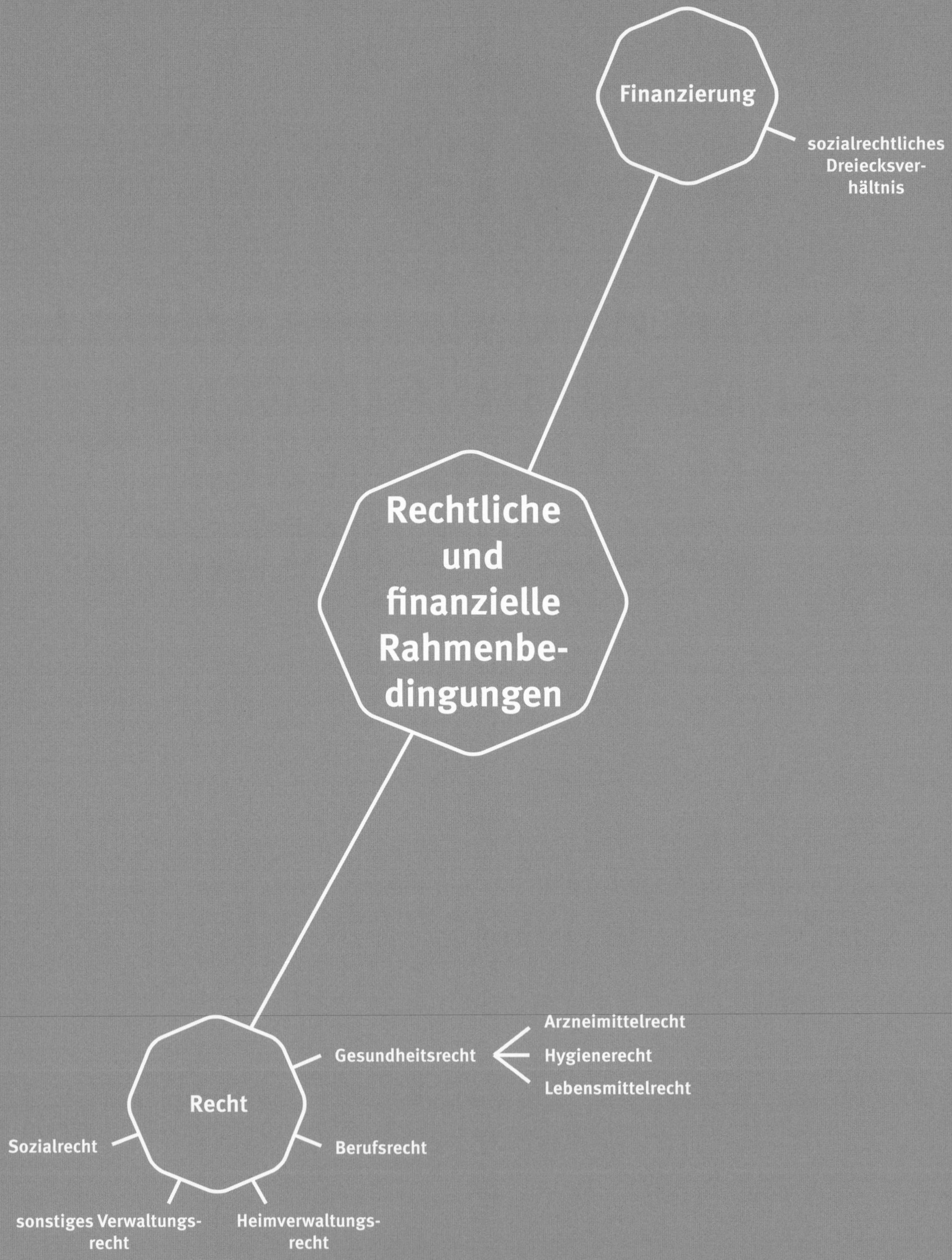
Finanzierung
sozialrechtliches Dreiecksverhältnis
Rechtliche und finanzielle Rahmenbedingungen
Recht
Gesundheitsrecht
Arzneimittelrecht
Hygienerecht
Lebensmittelrecht
Sozialrecht
Berufsrecht
sonstiges Verwaltungsrecht
Heimverwaltungsrecht

42.1 Rechtliche Vorschriften

In der geriatrischen Versorgung sind sehr viele und sehr unterschiedliche Akteure tätig. Sie werden durch ein komplexes Netz rechtlicher Vorschriften miteinander verbunden (→ Abb. 42.1). Die meisten dieser Vorschriften sind dabei dem öffentlichen Recht zuzuordnen. Das wiederum hat zur Folge, dass die geriatrische Versorgung sehr stark durch zwingende Vorschriften bestimmt wird. Selbst an sich frei verhandelbare Verträge zwischen Patienten und Pflegeunternehmen (Zivilrecht) werden stark reglementiert, so beispielsweise der Pflegevertrag durch § 120 SGB XI oder der Wohn- und Betreuungsvertrag durch das Wohn- und Betreuungsvertragsgesetz (WBVG).

Bei einer näheren Analyse der in → Abb. 42.1 genannten Rechtsgebiete lässt sich feststellen, dass die geriatrische Versorgung sehr stark durch das Verwaltungsrecht geprägt ist. Besonders wichtige Anwendungsbereiche sind:

- **Gesundheitsrecht:** Umfasst vor allem das Arzneimittelrecht (z. B. Arzneimittelgesetz [AMG], Arzneimittel-Verschreibungsverordnung [AMVV]), Betäubungsmittelrecht (z. B. Betäubungsmittelgesetz [BtMG], Betäubungsmittel-Verschreibungsverordnung [BtMVV]), Hygienerecht (z. B Infektionsschutzgesetz [IfSG]) und Lebensmittelrecht
- **Berufsrecht:** Regelt den Zugang zu einem Beruf und die Berufsausübung (z. B. Pflegeberufegesetz [PflBG])
- **Heimverwaltungsrecht:** Normiert die Ordnung in Pflegeeinrichtungen (Gesetze der Bundesländer, z. B. Wohn- und Teilhabegesetz in Nordrhein-Westfalen)
- **Sozialrecht:** Regelt die Gewährung von Sozialleistungen (vor allem in den Sozialgesetzbüchern SGB I bis SGB XII)
- **Sonstiges Verwaltungsrecht**, z. B. baurechtliche Vorgaben für Pflegeeinrichtungen oder ambulante Versorgungsformen.

Tipp

Wer Gesetze benötigt, der wird unter www.gesetze-im-internet.de oder unter www.dejure.org fündig (beides ist kostenlos). In den Bundesländern gibt es außerdem eigene Portale für das dort geltende Landesrecht, z. B. www.landesrecht-bw.de in Baden-Württemberg.

Die nun folgenden Kapitel in diesem Abschnitt knüpfen an einige der zuvor genannten Rechtsgebiete an:

Die Pflegestärkungsgesetze I – III (→ Kap. 43) sowie die Erläuterungen zur Kranken- und Pflegeversicherung (→ Kap. 45) sind vor allem im **Sozialrecht** verankert. Dorthin gehört auch der Medizinische Dienst der Krankenversicherung (MDK). Er wird neben der Heimaufsicht in → Kap. 44 behandelt. Bei der Heimaufsicht handelt es sich um eine Aufsichtsbehörde über stationäre Pflegeeinrichtungen. Sie ist deswegen dem Heimordnungsrecht (der Bundesländer) zuzuordnen, es handelt sich also um eine **verwaltungsrechtliche Materie**. Das Betreuungsrecht (→ Kap. 46), die Ausführungen zur Vorsorgevollmacht und Patientenverfügung (→ Kap. 48) sowie die Zwangsmaßnahmen (→ Kap. 47) finden ihre Rechtsgrundlage hingegen im **Zivilrecht,** also im Bürgerlichen Gesetzbuch. Ein Teil der Zwangsmaßnahmen wird im **Öffentlichen Recht** geregelt, insbesondere im Unterbringungsrecht der Bundesländer.

Die unterschiedliche rechtliche Verortung der geriatrischen Versorgung führt nicht nur zu völlig unterschiedlichen rechtlichen Regelungen, sondern auch zu unterschiedlichen Zuständigkeiten der Gerichte:

- Für die verwaltungsrechtlichen Angelegenheiten sind die Verwaltungsgerichte zuständig.
- Eine besondere Zuständigkeit in diesem weiten Bereich gibt es für das Sozialrecht. Hier herrschen die Sozialgerichte, ein eigener Gerichtszweig.
- In Angelegenheiten des Betreuungsrechts hingegen sind die Zivilgerichte zuständig.

SPICKZETTEL

Relevante Rechtsgebiete

- Zivilrecht (v. a. Betreuungsrecht, Haftungsrecht)
- Verwaltungsrecht (v. a. Heimverwaltungsrecht, Gesundheitsrecht, Berufsrecht)
- Sozialrecht
- Arbeitsrecht

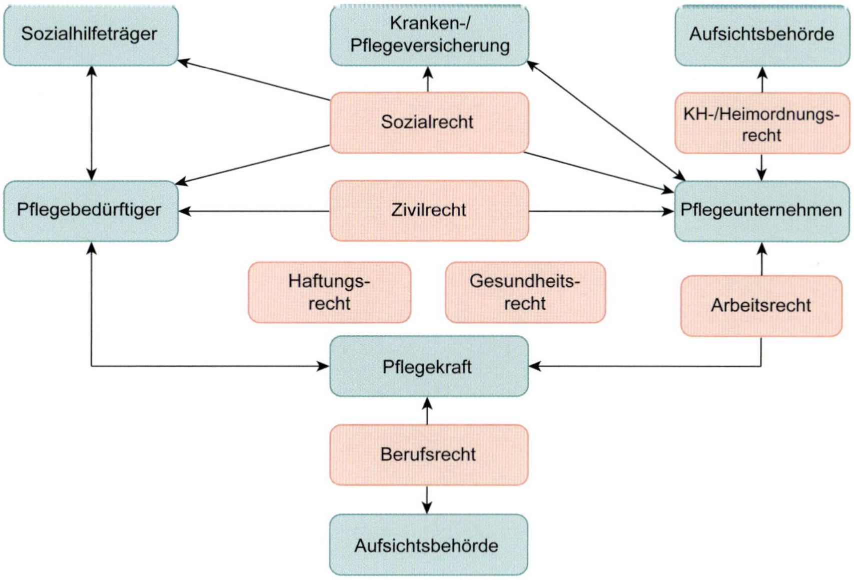

Abb. 42.1 Netzwerk der geriatrischen Versorgung. [L143]

42.2 Finanzierung

Das Netzwerk in der geriatrischen Versorgung wird jedoch nicht nur durch rechtliche Vorschriften zusammengehalten. Schließlich muss es auch in finanzieller Hinsicht funktionieren. Dabei geht es vor allem um die Frage: Wie werden die Leistungen in der geriatrischen Versorgung bezahlt?

Grundsätzlich kommt dafür zunächst der Leistungsempfänger infrage, also derjenige, der die Versorgung bestellt und in Anspruch nimmt – der Patient selbst. Dieses Modell greift vor allem dann, wenn der Patient die Versorgung aus eigenen Mitteln aufbringen kann. In Reinform greift dieses Konzept in den sogenannten Einrichtungen für Selbstzahler.

Allerdings können sich das nur finanzstarke Privatleute leisten. Deswegen wird die Finanzierung der geriatrischen Versorgung aus den Töpfen der Träger von Sozialleistungen zumindest mitfinanziert, wenn nicht gar komplett übernommen. Hier tritt also der Sozialstaat auf den Plan und entlohnt die Versorgungsunternehmen „im Namen" des Patienten. Diesen Konstellationen liegt das sogenannte sozialrechtliche Dreiecksverhältnis (→ Abb. 42.2) zugrunde: Der Patient hat gegenüber den Kostenträgern (z. B. Kranken-/Pflegekassen oder Trägern der Sozialhilfe) einen Anspruch auf Verschaffung von Leistungen in der geriatrischen Versorgung. Diesen Anspruch nehmen die Kostenträger wahr, indem sie mit den Leistungserbringern (z. B. Krankenhäusern, Pflegeeinrichtungen oder -diensten) Verträge abschließen. In Erfüllung dieser Vereinbarungen erbringen diese dann ihre Dienste am Patienten, bekommen aber nicht von diesem, sondern von den Kostenträgern das ihnen dafür zustehende Entgelt.

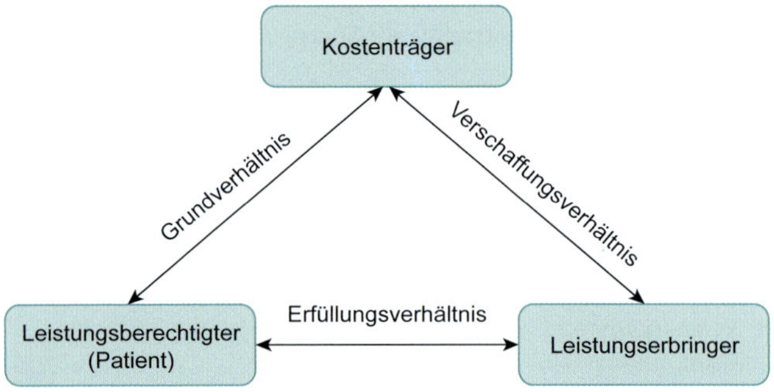

Abb. 42.2 Sozialrechtliches Dreiecksverhältnis. [L143]

Im Prinzip findet sich das sozialrechtliche Dreiecksverhältnis in allen Zweigen der geriatrischen Versorgung. Allerdings wird es durch komplizierte Vertragswerke auf den unterschiedlichsten Ebenen und durch gesetzliche Vorgaben auf Landes- und Bundesebene deutlich abgewandelt und ausgestaltet.

So sind beispielsweise im Bereich der sozialen Pflegeversicherung die Beziehungen der Pflegekassen zu den Leistungserbringern in den §§ 69 ff. SGB XI geregelt. Dort ist insbesondere der zentrale Versorgungsvertrag geregelt, also die Zulassung von Pflegeunternehmen, damit diese für die Pflegekassen Leistungen erbringen und auch abrechnen dürfen. Ergänzt wird dieser Vertrag durch die Vereinbarung von Pflegesätzen (Vergütungsvereinbarungen), die gesondert ausgehandelt werden müssen. Die Pflegevergütung ist geregelt in den §§ 82 ff. SGB XI. Ergänzend kommen auf Landesebene Rahmenverträge und auf Bundesebene Empfehlungen hinzu.

SPICKZETTEL

Finanzierung im sozialrechtlichen Dreiecksverhältnis

- Leistungsempfänger (Pflegebedürftiger) hat Anspruch an den Kostenträger (Pflegeversicherung) auf die Verschaffung der Pflegeleistung
- Kostenträger verschafft die Leistung, indem er einen Vertrag mit dem Leistungserbringer (Pflegeeinrichtung) schließt
- Pflegeeinrichtung erfüllt den Vertrag durch Erbringung von Pflegeleistungen für den Pflegebedürftigen
- Pflegeversicherung vergütet die Leistungen der Pflegeeinrichtung.

43

PFLEGESTÄRKUNGS-GESETZE I–III

Florian Kröner

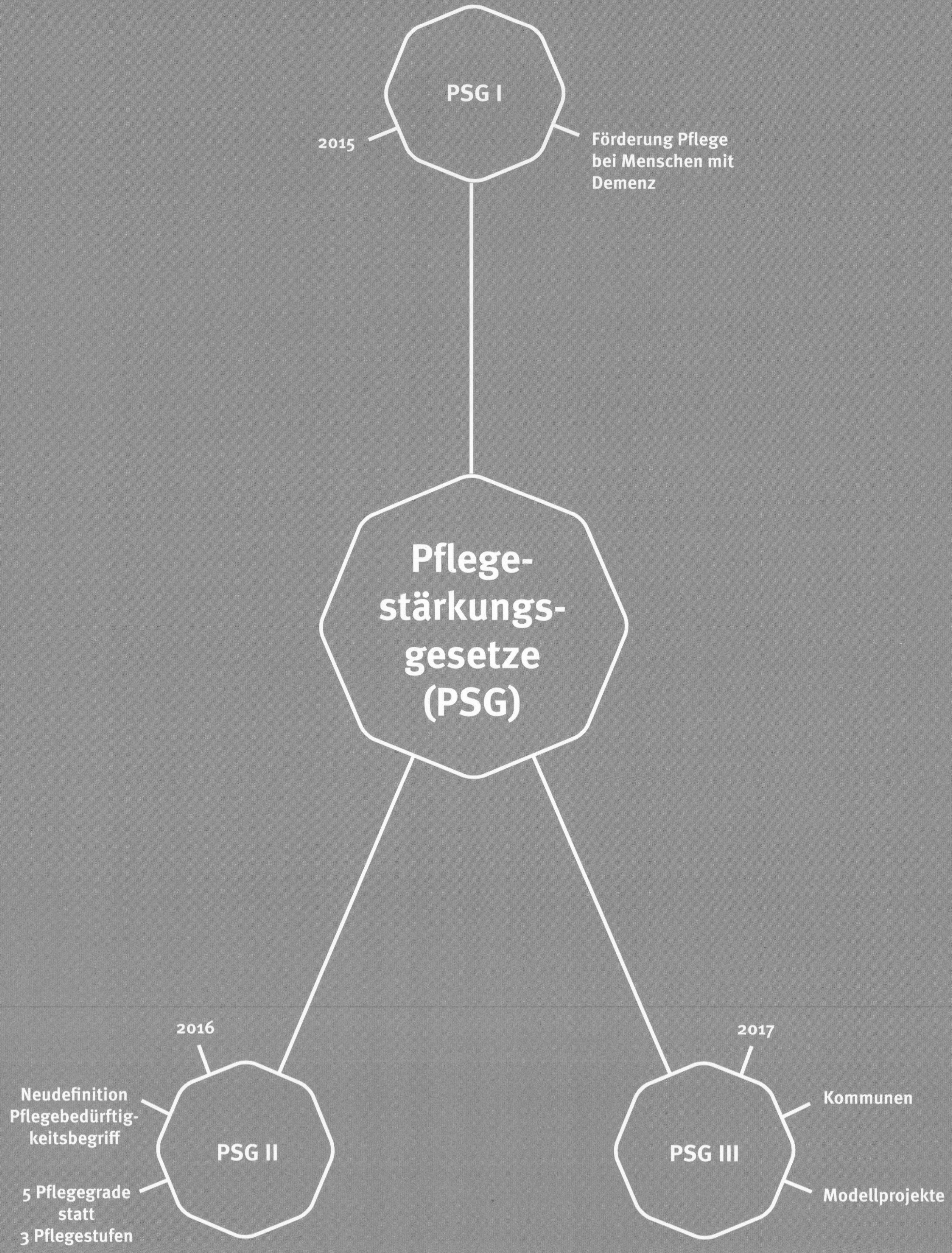
PSG I
2015
Förderung Pflege bei Menschen mit Demenz
Pflege-stärkungs-gesetze (PSG)
2016
Neudefinition Pflegebedürftig-keitsbegriff
PSG II
5 Pflegegrade statt 3 Pflegestufen
2017
Kommunen
PSG III
Modellprojekte

Das nachfolgende Kapitel beschäftigt sich mit den Pflegestärkungsgesetzen I bis III, welche zwischen 2015 und 2017 in Kraft getreten sind. Die Zahl der Pflegebedürftigen steigt stetig an, das Fachkräftepotenzial sinkt. Familiäre Pflegekapazitäten entwickeln und verändern sich, und die Finanzierung der Pflege soll nachhaltiger werden. Diese Überlegungen lagen der Einführung der Pflegestärkungsgesetze zugrunde.

43.1 Erstes Pflegestärkungsgesetz (PSG I)

Die Pflegestärkungsgesetze I und II sollten in erster Linie Menschen mit Demenz dieselben Leistungen aus der sozialen Pflegeversicherung gewähren wie dauerhaft körperlich Kranken.

Das erste Pflegestärkungsgesetz wurde Anfang 2015 eingeführt und bewirkt vor allem Mehrausgaben der Pflegeversicherung. Davon profitieren in erster Linie Leistungsempfänger mit anerkannter Pflegebedürftigkeit. Die Förderung von Tages- und Nachtpflege wurde verbessert sowie die Betreuung in Alten- und Pflegeheimen ausgebaut und erweitert. Die Pflegereform sollte sowohl Pflegebedürftige als auch die für die Pflege zuständigen Personen entlasten und für bessere Rahmenbedingungen sorgen, indem zum Beispiel die Zahl der Betreuer und Pflegekräfte erhöht wird. Darüber hinaus wurde ein Pflegevorsorgefonds eingeführt, welcher zum Ziel hat, mögliche Beitragssteigerungen abzufedern. [1] Die beiden Regierungsparteien CDU und SPD verabschiedeten das erste Pflegestärkungsgesetz im Bundestag gegen die Stimmen der Opposition am 17. Oktober 2014. Der Bundesrat stimmte dem Pflegestärkungsgesetz I zu.

Erhöhung der Leistungen

Die meisten Leistungssätze für Versicherte mit anerkannter Pflegestufe sind um durchschnittlich vier Prozent gestiegen. Die erst 2012 mit dem Pflegeneuausrichtungsgesetz eingeführten Ausgaben z. B. für Demenzkranke wurden um lediglich 2,67 Prozent angehoben. Die Leistungen aus der Pflegeversicherung sind in → Tab. 43.1 zusammengefasst.

SPICKZETTEL

Erstes Pflegestärkungsgesetz
- Einführung im Januar 2015
- Verbesserte Förderung der Tages- und Nachtpflege für Menschen mit Demenz
- Ausbau der Betreuung in Alten- und Pflegeheimen
- Entlastungen für Pflegebedürftige und pflegende Angehörige
- Erhöhung der Zahl von Betreuern und Pflegekräften
- Einführung eines Pflegevorsorgefonds.

43.2 Zweites Pflegestärkungsgesetz (PSG II)

Der neue Pflegebedürftigkeitsbegriff

Im Zentrum des zweiten Pflegestärkungsgesetzes steht die Neuordnung des Pflegebedürftigkeitsbegriffes [2]. Bis dahin wurde er so definiert:

„Pflegebedürftig sind Personen, die wegen einer körperlichen, geistigen oder seelischen Krankheit oder Behinderung in erheblichem oder höherem Maße der Hilfe bedürfen."

Tab. 43.1 Leistungen der Pflegeversicherung bei Anerkennung einer Pflegestufe.

Pflegegeld für häusliche Pflege	Wird ein Pflegebedürftiger von der Familie oder ehrenamtlichen Helfern betreut, erhält er dafür Zuschüsse von der Pflegekasse. Wie hoch diese ausfallen, hängt vor allem von der jeweiligen Pflegestufe ab.
Pflegesachleistungen für häusliche Pflege	Pflegesachleistungen bekommen Pflegebedürftige, die zu Hause von Angehörigen oder Ehrenamtlichen gepflegt werden. Darunter fallen auch ambulante Pflegedienste.
Pflege bei Verhinderung einer Pflegeperson	Wenn bei der häuslichen Pfleg eine pflegende Person verhindert ist, werden die Kosten für eine Ersatzperson von der Pflegeversicherung übernommen.
Pflegehilfsmittel – Verbrauchsprodukte	Unter Verbrauchsprodukte fallen zum Beispiel Einmalhandschuhe, Inkontinenzprodukte wie Windelhosen und saugende Bettschutzeinlagen.
Teilstationäre Leistungen der Tages-/Nachtpflege und Leistungen der Kurzzeitpflege	Ist die eigentliche Pflegeperson berufstätig, kann der Pflegebedürftige in diesem Zeitraum auch in einer Versorgungseinrichtung wie etwa einem Krankenhaus gepflegt werden. Auch für diesen Bereich wurden die Leistungen erhöht.
Zusätzliche Leistungen für Pflegebedürftige in ambulant betreuten Wohngruppen	Die vorherigen Neuerungen spielten in erster Linie bei der häuslichen Pflege eine Rolle. Eine Alternative stellen ambulant betreute Wohngruppen dar. Hier leben Pflegebedürftige zusammen mit Menschen in Wohngemeinschaften, die sich in einer ähnlichen Situation befinden. Die Pflege leisten hierbei ambulante Pflegedienste. Die Neuerungen in diesem Bereich sind vor allem für Menschen der Pflegestufe 0 mit Demenz eine Erleichterung: Diese haben seither Anspruch auf einen Zuschuss von 205 Euro monatlich, während vorher kein Anspruch gegeben war. Für Menschen der Pflegestufen 1–3 hat sich der monatliche Beitrag von 200 auf 205 Euro monatlich erhöht.
Wohnumfeld-verbessernde Maßnahmen	Möchten Pflegebedürftige zu Hause wohnen bleiben, ist oft eine Verbesserung des Wohnumfelds notwendig. Dazu gehören beispielsweise die Verbreiterung von Türen oder der Einbau von Treppenlifts. Auch die Höhe dieser Zuschüsse ist angehoben worden.
Leistungen bei vollstationärer Pflege	Die vollstationäre Pflege richtet sich an diejenigen Personen, die dauerhaft in einem Seniorenheim wohnen. Mit Ausnahme von Menschen mit der Pflegestufe 0, die weiterhin keinen Anspruch auf eine Bezuschussung haben, wurden auch hier die Leistungen angehoben.
Zusätzliche Betreuungs- und Entlastungsleistungen	Allgemein richten sich Betreuungsleistungen an Pflegebedürftige, die: • an einer psychischen Erkrankung leiden, • eine geistige Behinderung haben oder • an Demenz erkrankt sind. Der genaue Beitrag hängt nicht nur von der Pflegestufe, sondern auch vom Umfang der Einschränkungen durch die genannten Erkrankungen ab. Das Pflegestärkungsgesetz I hat diese Betreuungsleistungen erhöht und um die Möglichkeit zusätzlicher Entlastungsleistungen ausgeweitet.

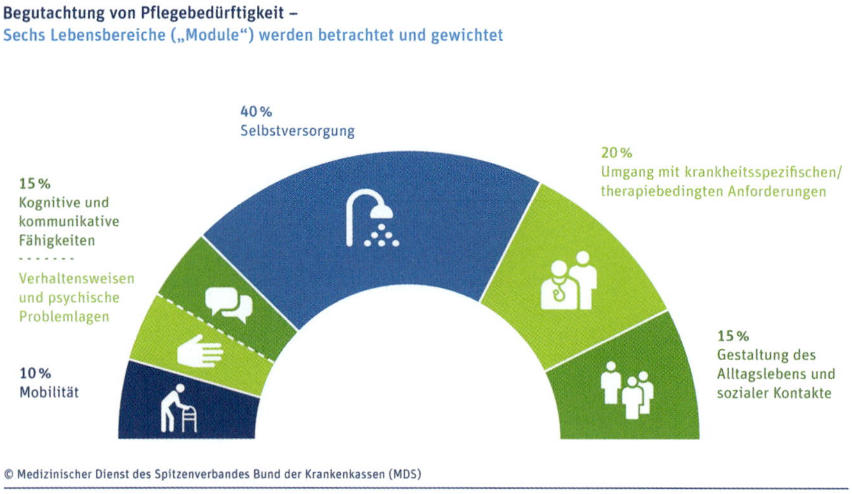

Abb. 43.1 Die sechs Module des Neuen Begutachtungsassessments nach [3]. [W295]

Nach der Definition des Pflegeversicherungsgesetzes sind damit Personen erfasst, die wegen einer körperlichen, geistigen oder seelischen Krankheit oder Behinderung im Bereich der Körperpflege, der Ernährung, der Mobilität und der hauswirtschaftlichen Versorgung auf Dauer – voraussichtlich für mindestens sechs Monate – in erheblichem oder höherem Maße der Hilfe bedürfen.

Im Zuge der Neudefinition wurde zum 1. Januar 2017 eine pflegebedürftige Person wie folgt definiert:

„Eine Person ist als pflegebedürftig zu bezeichnen, wenn sie infolge fehlender personaler Ressourcen, mit denen körperliche oder psychische Schädigungen, die Beeinträchtigung körperlicher, kognitiver/psychischer Funktionen, gesundheitlich bedingte Belastungen und Anforderungen kompensiert oder bewältigt werden können, dauerhaft oder vorübergehend zu selbstständigen Aktivitäten im Lebensalltag, selbstständiger Krankheitsbewältigung oder selbstständiger Gestaltung von Lebensbereichen und sozialer Teilhabe nicht in der Lage und daher auf personelle Hilfe angewiesen ist.“

Durch diese Definition ist gewährleistet, dass körperlich-somatische, psychisch-kognitive und sozial-kommunikative Hilfebedarfe gleichberechtigt anerkannt werden können.

Neues Begutachtungsassessment (NBA)

Neben der Neudefinition des Pflegebedürftigkeitsbegriffs wurde mit dem zweiten Pflegestärkungsgesetz auch das Begutachtungsassessment neu gestaltet.

Mit dem „Neuen Begutachtungsassessment“ (NBA) prüfen Gutachter des Medizinischen Dienstes der Krankenversicherung (MDK) bei allen gesetzlich Versicherten und Gutachter von MEDICPROOF, dem Gegenstück des MKDs bei privat Versicherten, seit Januar 2017 anhand von sechs Kriterien, wie selbstständig ein Hilfs- und Pflegebedürftiger tatsächlich noch ist.

Das neue NBA misst das Ausmaß der Selbstständigkeit in pflegerelevanten Lebensbereichen und teilt diese in sogenannte Module ein. Damit wird der Umfang der Abhängigkeit von personeller Hilfe festgelegt. Mit der Umstellung auf den neuen Pflegebedürftigkeitsbegriff im Zuge der Pflegereform 2017 gibt es keine Pflegestufen mehr. An deren Stelle rücken die fünf Pflegegrade. Für die Pflegeeinstufung ist dann nicht mehr der Grad der Hilfebedürftigkeit entscheidend, sondern der Grad der individuellen Selbstständigkeit.

Die Feststellung von einem der fünf Pflegegrade erfolgt aufgrund der Bewertung von Einzelitems, deren Gesamtsumme 100 Punkte sein kann, und einer Gewichtung der einzelnen Module. Im Begutachtungsverfahren werden in sechs Modulen (→ Abb. 43.1) insgesamt 64 Teilbereiche bewertet, um den Grad der Selbstständigkeit und die Fähigkeiten einer Person im Alltag sowie ihre Einschränkungen bei der Bewältigung von psychischen Problemlagen und den Auswirkungen ihrer Erkrankung zu erfassen. Damit sind nun auch explizit Menschen mit demenziellen Tendenzen in den neuen Pflegebedürftigkeitsbegriff mit einbezogen. Neben den sechs Modulen werden auch außerhäusliche Aktivitäten und Haushaltsführung bewertet.

Von Pflegestufen zu Pflegegraden

Zum 30.9.2016 wurden die drei Pflegestufen in die fünf neuen Pflegebedarfsgrade übergeleitet (→ Abb. 43.2). Die Überleitung erfolgte fix zum Ende September, sodass es keine doppelten Anspruchsrechte und Überschneidungsphasen gab. Die Zuordnung der Pflegegrade erfolgt nach der im neuen Begutachtungsassessment erzielten Punktezahl (→ Abb. 43.3). Die einzelnen Pflegegrade unterscheiden sich im Grad der Selbstständigkeit voneinander → Tab. 43.2.

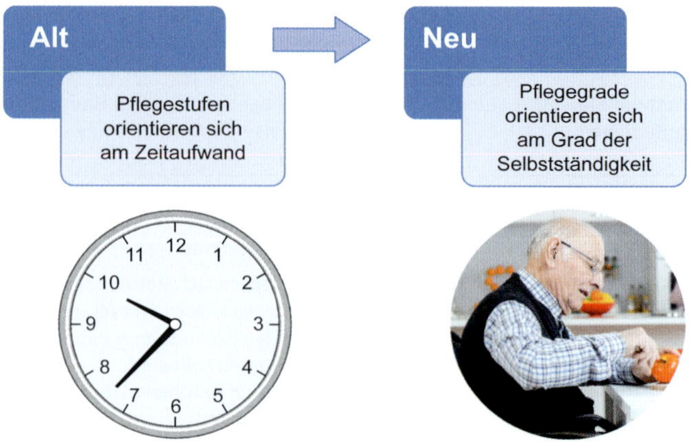

Abb. 43.2 Unterschied von Pflegestufen zu Pflegegraden. [L143, J787]

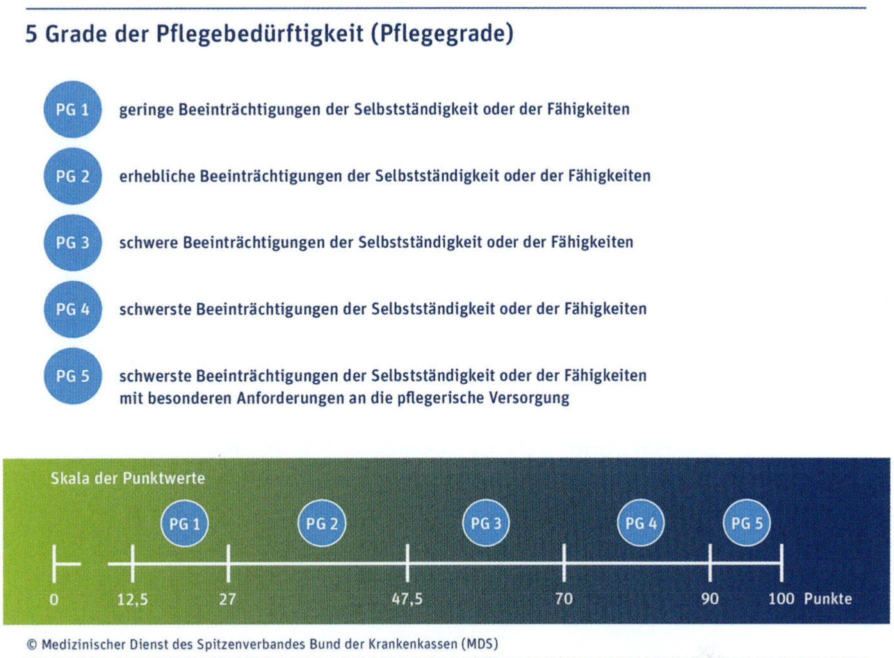

Abb. 43.3 Einordnung der fünf neuen Pflegegrade auf der Skala des Neuen Begutachtungsassessments [3]. [W295]

Die Überleitung der Pflegebedürftigen, welche vor dem 31.12.2016 eingestuft wurden, erfolgte nach bestimmtem Muster. Es wurde streng darauf geachtet, ob die Personen, welche umgruppiert werden mussten, eine eingeschränkte Alltagskompetenz haben oder nicht. Lag eine eingeschränkte Alltagskompetenz nicht vor, wurde ein einfacher Stufensprung vollzogen.

Lag eine eingeschränkte Alltagskompetenz vor, wurde ein doppelter Stufensprung ausgeführt (→ Abb. 43.4). Eine eingeschränkte Alltagskompetenz wird Pflegebedürftigen zugeschrieben, die aufgrund von demenzbedingten Fähigkeitsstörungen, einer geistigen Behinderung oder von psychischen Erkrankungen Aktivitäten des täglichen Lebens auf Dauer nur beeinträchtigt ausführen können und deswegen dauerhaft beaufsichtigt und betreut werden müssen.

Bei der Überleitung von Pflegestufen in die neuen Pflegegrade wurden Nach- und Neubegutachtungen bereits eingestufter Versicherter vermieden. Wer bereits Leistungen der Pflegeversicherung bezog, gelangte ohne weiteren Antrag und ohne weitere Begutachtung aus der bisherigen Pflegestufe in den neuen Pflegegrad.

Auch wurde darauf geachtet, dass es Bestandsschutz für alle Leistungsbezieher gab. Das heißt, dass es keine Schlechterstellung der Versicherten geben durfte. Alle, die bereits Leistungen von der Pflegeversicherung erhalten, bekommen diese weiterhin mindestens im gleichen Umfang. Die allermeisten Pflegebedürftigen erhalten sogar mehr Leistungen.

Ebenfalls war der Vertrauensschutz sehr wichtig. Bei Pflegebedürftigen in vollstationärer Pflege ab Pflegegrad 2 hat sich der von ihnen zu tragende pflegebedingte Eigenanteil bei einer Höherstufung nicht erhöht.

Tab. 43.2 Einteilung der Pflegegrade nach dem Grad der Selbstständigkeit.

Pflegebedarfsgrad	Grad der Selbstständigkeit
Pflegegrad 1	Geringe Beeinträchtigung der Selbstständigkeit
Pflegegrad 2	Erhebliche Beeinträchtigung der Selbstständigkeit
Pflegegrad 3	Schwere Beeinträchtigung der Selbstständigkeit
Pflegegrad 4	Schwerste Beeinträchtigung der Selbstständigkeit
Pflegegrad 5	Schwerste Beeinträchtigung der Selbstständigkeit mit besonderen Anforderungen an die pflegerische Versorgung

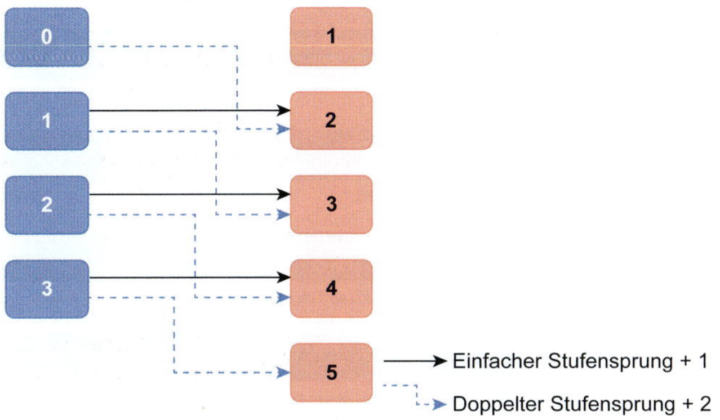

Abb. 43.4 Einfache und doppelte Stufensprünge bei der Umstellung von Pflegestufen auf Pflegegrade (in Anlehnung an [2]). [W266][L143]

Der Umfang der Leistungen hängt aber auch weiter vom Pflegegrad ab, und das bisherige Leistungsniveau wurde nicht gesenkt. Dennoch erfolgte die Festlegung der Höhe der Leistungen durch politische Entscheidung.

Finanzierung des Pflegestärkungsgesetzes II

Durch das Pflegestärkungsgesetz II wurden circa 2,4 Milliarden Euro zusätzlich für die Pflege bereitgestellt. Diese Summe muss aber auch refinanziert werden.

Durch moderate und paritätisch finanzierte Beitragserhöhung soll ein Teil der erhöhten Kosten gedeckt werden. Der Satz der Pflegeversicherung steigt um 0,2 auf 2,55 beziehungsweise 2,8 Prozentpunkte für Kinderlose. Die Beiträge zur Pflegeversicherung bleiben auf diesem Level bis 2022 stabil.

Die Bundesregierung zog zudem die gesetzlich vorgeschriebene Dynamisierung der Leistungen um ein Jahr auf 2017 vor. So konnten weitere 1,2 Milliarden Euro für die Finanzierung des PSG II zur Verfügung gestellt werden.

Ein Teil der Gelder geht in einen Pflegevorsorgefonds, welcher bis 2034 pro Jahr um circa 1,2 Milliarden Euro wachsen wird. Die Mittel stehen für die Jahre 2035 bis 2055 bereit, um dann mögliche Beitragssatzsteigerungen abzumildern.

Leistungen des Pflegestärkungsgesetzes II

Die Strukturen der Leistungen wurden nicht verändert (→ Abb. 43.5), doch die jeweilige Höhe und Spreizung der Leistungen blieben offen. So sollte dem sozialpolitischen Trend hin zur Stärkung niederschwelliger,

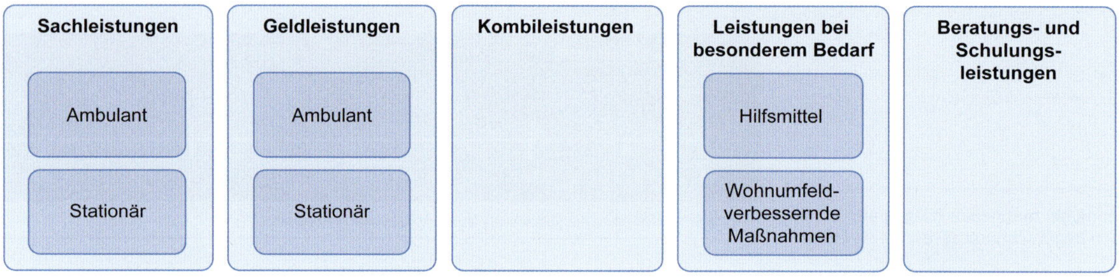

SPV - Pflegeleistungen nach Pflegegraden (PG)
in EUR pro Monat
2019

vdek Die Ersatzkassen

Leistungen / Pflegegrade (PG)	PG 1	PG 2	PG 3	PG 4	PG5
Häusliche Pflege Pflegesachleistungen	Anspruch nur über Entlastungsbetrag	689	1.298	1.612	1.995
Häusliche Pflege Pflegegeld	-	316	545	728	901
Pflegevertretung durch nahe Angehörige Aufwendungen bis 6 Wochen im Kalenderjahr	-	474	817,50	1.092	1.351,50
Pflegevertretung erwerbsmäßig Aufwendungen bis 6 Wochen im Kalenderjahr	-	1.612	1.612	1.612	1.612
Kurzzeitpflege Aufwendungen bis 8 Wochen im Kalenderjahr	Anspruch nur über Entlastungsbetrag	1.612	1.612	1.612	1.612
Teilstationäre Tages- und Nachtpflege	Anspruch nur über Entlastungsbetrag	689	1.298	1.612	1.995
Entlastungsbetrag	125	125	125	125	125
Zusätzliche Leistungen für Pflegebedürftige in ambulant betreuten Wohngruppen	214	214	214	214	214
Anschubfinanzierung zur Gründung von ambulant betreuten Wohngruppen	2.500	2.500	2.500	2.500	2.500
Vollstationäre Pflege	125	770	1.262	1.775	2.005
Pflege in vollstationären Einrichtungen der Hilfe für behinderte Menschen	-	266	266	266	266
Zum Verbrauch bestimmte Pflegehilfsmittel	40	40	40	40	40
Maßnahmen zur Verbesserung des individuellen Wohnumfeldes Aufwendungen in Höhe von bis zu	4.000	4.000	4.000	4.000	4.000
Umwandlungsanspruch Übertragung des ambulanten Sachleistungsbetrages (40 vom Hundert) auf Leistungen von Angeboten zur Unterstützung im Alltag	-	275,60	519,20	644,80	798

Ausführliche Informationen (Kosten, Qualität und Lage) zu ambulanten und stationären Pflegeeinrichtungen finden Sie unter: http://www.pflegelotse.de
Quelle: vdek.

Abb. 43.5 Strukturen der Leistungen beim PSG II werden unverändert übernommen. [W266][L143]

44.1 Der Medizinische Dienst der Krankenversicherung

DEFINITION

MDK: Sozialmedizinischer Beratungs- und Begutachtungsdienst der gesetzlichen Kranken- und Pflegeversicherung in Deutschland.

44.1.1 Aufgaben

Es ist bedeutsam, dass die Leistungen der Kranken- und der Pflegeversicherung nach objektiven medizinischen Kriterien von allen Versicherten zu gleichen Bedingungen in Anspruch genommen werden können und eine bedarfsgerechte Versorgung der Versicherten gewährleistet wird. Hierfür ist es notwendig, Unter-, Über- sowie Fehlversorgung zu vermeiden sowie die vorhandenen Ressourcen nur für qualitativ hochwertige und wissenschaftlich gesicherte Leistungen einzusetzen. Gemäß § 275 SGB V sind die **Hauptaufgaben** des MDK daher die Begutachtung und die Beratung. Welche Aufgaben im Detail hierunter fallen, wird in den nachfolgenden Abschnitten erläutert.

Pflegebegutachtung

Fallbeispiel
Josefine Eber ist 77 Jahre alt und stellt einen Antrag auf Pflegeleistungen bei der Pflegekasse. Deshalb erhält sie einen Termin für eine **Pflegebegutachtung.** Durch diese wird geklärt, inwiefern eine Pflegebedürftigkeit vorliegt.

Die Gutachter des MDK sind in ihrer medizinischen und pflegerischen Bewertung unabhängig. Sie handeln nach ihrem ärztlichen und pflegefachlichen Gewissen sowie nach fachlichen Qualitätsstandards und sozialrechtlichen Bestimmungen. Die letztendliche Entscheidung über eine Leistung liegt nicht beim MDK, sondern bei den Kranken- und Pflegekassen [1].

Pflegequalität

Knapp drei Millionen pflegebedürftige Menschen in Deutschland benötigen pflegerische Versorgung. Damit die Qualität der Versorgung gesichert ist, prüft der MDK die Einhaltung verbindlicher Qualitätsstandards in Pflegeeinrichtungen [2]. Zudem berät er die Einrichtungen, um Qualitätsmängeln vorzubeugen und die Pflegeeinrichtungen in der Sicherung und Weiterentwicklung der **Pflegequalität** zu stärken [1].

Abrechnungsfälle im Krankenhaus

Im Auftrag der Krankenkassen prüft der MDK ausgewählte **Abrechnungsfälle im Krankenhaus.** Dies ist notwendig, da Krankenhausfinanzierung sehr komplex ist und das Spannungsverhältnis zwischen Behandlungsqualität und Budget stets im Blick behalten werden muss. Die Versicherten bekommen von dieser nachträglichen Prüfung nichts mit [1].

Patientenschutz

Fallbeispiel
Josefine Eber hat den Verdacht auf einen **Behandlungsfehler.** Sie denkt, dass ihrem Arzt bei der Behandlung ein Fehler unterlaufen ist. Mit ihrem Anliegen kann sie sich an den MDK wenden. Dieser unterstützt sie bei der Klärung ihres Verdachts.

Zudem bekam Frau Eber von ihrem Hausarzt eine Untersuchung zur Früherkennung des grünen Stars (Glaukom) empfohlen. Hierbei handelt es sich um eine individuelle Gesundheitsleistung (IGeL), die sie selbst bezahlen müsste. Frau Eber ist sich nicht sicher, ob sie die Untersuchung durchführen lassen sollte. Ihre Tochter erzählt ihr zuhause vom **IGeL-Monitor** des MDS. Dieser berät Patienten bei der Bewertung von Nutzen und Schaden individueller Gesundheitsleistungen (www.igel-monitor.de).

Neue Untersuchungs- und Behandlungsmethoden

Wenn der medizinische Nutzen von diagnostischen und therapeutischen Verfahren noch nicht eindeutig geklärt ist, wird von **neuen Untersuchungs- und Behandlungsmethoden** gesprochen. Im Auftrag der Krankenkasse prüft der MDK, ob es im Einzelfall dennoch empfehlenswert ist, eine solche Methode anzuwenden [1].

Arbeitsunfähigkeit

Die gesetzliche Krankenkasse kann den MDK beauftragen, zu einer **Arbeitsunfähigkeit** sozialmedizinisch Stellung zu nehmen. Ziel ist es, den Behandlungserfolg sicherzustellen sowie die Arbeitsfähigkeit zu erhalten oder wiederherzustellen. Der MDK kann auch mit einer Stellungnahme beauftragt werden, wenn Zweifel an der Arbeitsunfähigkeit bestehen oder eine missbräuchliche Inanspruchnahme von Leistungen der Krankenkasse (z. B. Krankengeld) vermutet wird [1].

Rehabilitation

Fallbeispiel
Frau Eber ist in ihrer Wohnung gestürzt. Daher bekommt sie eine orthopädische Rehabilitation verordnet. Der MDK nimmt daraufhin Stellung zu den Erfolgsaussichten dieser Rehabilitationsleistung.

Hilfsmittel

Der MDK berät Krankenkassen zu den qualitativen Anforderungen im Hinblick auf **Hilfsmittel** [1].

SPICKZETTEL

Aufgabenbereiche des MDK
- Pflegebegutachtung und Prüfung der Pflegequalität
- Abrechnungsfälle im Krankenhaus
- Patientenschutz
- Bewertung neuer Untersuchungs- und Behandlungsmethoden
- Prüfung von Arbeitsunfähigkeit
- Beratung zu Rehabilitation und Hilfsmitteln.

44.1.2 Gliederung und Organisation

In seiner jetzigen Form gibt es den MDK seit 1989. Getragen wird er durch die Landesverbände der Kranken- und Pflegekassen, welche ihn jeweils zur Hälfte finanzieren. In der Regel gibt es in jedem Bundesland einen MDK (→ Abb. 44.1). Ausnahmen sind Nordrhein-Westfalen mit zwei MDK, Berlin und Brandenburg, welche sich einen gemeinsamen MDK teilen, sowie Hamburg und Schleswig-Holstein, für die der MDK Nord verantwortlich ist. Der Medizinische Dienst des Spitzenverbandes Bund der Krankenkassen e. V. **(MDS)** hat seinen Sitz in Essen. Die 15 MDK und der MDS bilden die MDK-Gemeinschaft [3].

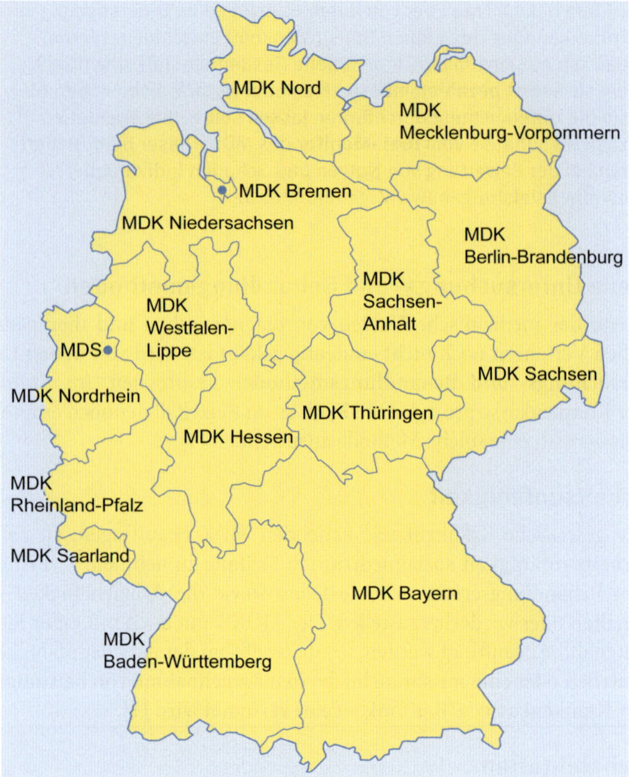

Abb. 44.1 Verteilung der MDK in Deutschland [3]. [L143]

Der MDS koordiniert und fördert die bundesweite Zusammenarbeit. Für einige sozialmedizinische Themen gibt es sogenannte Kompetenz-Centren. Ein solches Centrum gibt es auch für die Altersmedizin [3].

In jedem Bundesland untersteht der MDK der Aufsicht des jeweiligen Sozialministeriums [3]. Die Rechtsform ist in den östlichen Bundesländern und beim MDS der eingetragene Verein, in den westlichen Bundesländern die Körperschaft des öffentlichen Rechts [4].

44.1.3 Die MDK-Prüfung in einer Einrichtung

In einer Einrichtung gibt es zwei unterschiedliche Gründe für den Besuch des MDK: die MDK-Pflege-Qualitätsprüfung sowie die Pflegebegutachtung.

Die MDK-Pflege-Qualitätsprüfung

Mindestens einmal jährlich prüft der MDK in ambulanten, stationären und teilstationären Pflegeeinrichtungen die Qualität der Pflege und die Einhaltung der vorgeschriebenen Pflegestandards (Regelprüfung). In den Qualitätsprüfungsrichtlinien ist festgelegt, nach welchen Kriterien diese **Qualitätsprüfung** durchgeführt wird. Die Prüfung erfolgt hierbei ohne Voranmeldung. Die Ergebnisse werden im Internet veröffentlicht. Falls die Einrichtungen den vom MDK gestellten Forderungen nicht entsprechen, fällt eine kostenpflichtige Wiederholungsprüfung an. Außerdem können Prüfungen aus bestimmten Anlässen (z. B. Beschwerden) durchgeführt werden (Anlassprüfung [2]). Im Jahr 2018 wurden insgesamt 13.100 stationäre Pflegeeinrichtungen durch den MDK geprüft (→ Abb. 44.2).

Seit dem 1.11.2019 wird ein neues Prüfsystem angewandt, das die sogenannten Pflegenoten ablöst. Verbesserungen zum vorherigen System bestehen hauptsächlich in der Anwendung eines mehrstufigen Prozesses, welcher internes Qualitätsmanagement und externe Überprüfungen vereint. Die Pflegeheime müssen halbjährlich interne Qualitätsdaten melden, die in die Bewertung einfließen. Es gibt insgesamt 10 Qualitätsindikatoren; dazu zählen beispielweise Daten zu Stürzen, Druckgeschwüren und Gewichtsverlust sowie zum Erhalt von Mobilität und Selbstständigkeit. Analog zum bisherigen Verfahren besichtigen externe Prüfer einmal jährlich die Einrichtungen. Hierbei werden die Qualitätsprüfer auch als Berater tätig und sprechen mit den Bewohnerinnen und Bewohnern. Die Ergebnisse werden in vier Kategorien eingeteilt:

a. Keine Auffälligkeiten oder Defizite
b. Auffälligkeiten, die keine Risiken erwarten lassen
c. Defizit mit Risiko negativer Folgen
d. Defizit mit eingetretenen negativen Folgen. [5]

Buchtipp

Im Buch „100 Tipps für die MDK-Prüfung" von Jutta König und Manuela Raiss ist ausführlich beschrieben, was bei einer MDK-Prüfung alles beachtet werden sollte und wie sich Beteiligte bestmöglich darauf vorbereiten können.

Die Pflegebegutachtung

Zudem kommt der MDK immer dann in ein Heim, wenn eine **Pflegebegutachtung** notwendig ist. Dies ist immer dann der Fall, wenn eine Person in einen Pflegegrad eingestuft werden soll oder sich ihr Pflegegrad ändert. Wie bereits in → Kap. 43.2 aufgeführt, wird beim Erfassen des Pflegegrades entlang von sechs Modulen erörtert, wie selbstständig eine Person ist [7]. Im Jahr 2018 wurden durch den MDK insgesamt ca. 2,52 Millionen Begutachtungen zur Feststellung von Pflegebedürftigkeit vorgenommen (→ Abb. 44.3).

Mitwirkungspflichten

Fallbeispiel

Josefine Eber hat bei der Pflegebegutachtung sogenannte Mitwirkungspflichten. Das bedeutet unter anderem, dass sie Auskunft zur Pflegesituation geben oder zustimmen muss, dass Auskünfte bei ihren Ärzten oder anderen an der Pflege Beteiligten eingeholt werden dürfen.

Nach § 18 Abs. 5 SGB XI haben neben dem Antragsteller auch Pflege- und Krankenkassen sowie professionell Pflegende **Mitwirkungspflichten.** Sie müssen dem MDK daher für die Begutachtung erforderliche Unterlagen vorlegen und notwendige Auskünfte erteilen. Zu den erforderlichen Unterlagen zählen innerhalb ambulanter Dienste oder stationärer Einrichtungen beispielsweise:

- Pflegedokumentationen
- Pflegeberichte, z. B. Überleitungsberichte von ambulanten und stationären Einrichtungen
- Bereits vorliegende sozialmedizinische Gutachten, z. B. zur Feststellung von Pflegebedürftigkeit, Rehabilitationsgutachten
- Krankenhaus-, Rehabilitations- und Arztberichte
- Eventuell vorliegende Aufzeichnungen wie Pflegetagebücher, Anfallkalender etc.

45.1 Krankenkassen

45.1.1 Geschichtliche Entwicklung

Die **gesetzliche Krankenversicherung** ist der älteste Zweig der Sozialversicherung. Bereits 1881 verlas Reichskanzler Otto von Bismarck vor dem Reichstag die Kaiserliche Botschaft. 1883 verabschiedete dann der Deutsche Reichstag das Gesetz zur Krankenversicherung.

Mit der Gründung der gesetzlichen Krankenversicherung wurde die Versicherungspflicht eingeführt. Vor allem waren Personen, die gegen Lohn oder Gehalt beschäftigt waren, gegen Krankheit versichert. Folgende Leistungen waren damals bereits enthalten

- Freie ärztliche Behandlung
- Freie Arzneimittel
- Kleinere Heilmittel
- Krankengeld ab dem 3. Tag i. H. v. 50 Prozent des Lohnes (max. 26 Wochen)
- Sterbegeld in Höhe des 20-fachen Lohns
- Wöchnerinnenunterstützung für vier Wochen nach Niederkunft.

Während der Herrschaft des Nationalsozialismus wurde die **Selbstverwaltung der gesetzlichen Krankenversicherung** abgeschafft. Den Krankenversicherungsträgern wurden staatlich anerkannte Leiter zugewiesen, wodurch die Organisation, Finanzierung und Aufsicht fundamental geändert wurden. Nachdem der Gründung der Bundesrepublik Deutschland wurde im Jahr 1952 die Selbstverwaltung der Krankenkassen wiederhergestellt.

Die gesetzliche Krankenversicherung wurde stets weiterentwickelt und den gesellschaftlichen, politischen und wirtschaftlichen Änderungen angepasst. Beispielsweise wurde das Lohnfortzahlungsgesetz eingeführt, welches die Lohnfortzahlung im Krankheitsfall regelt. Ebenso wurde die Versicherungspflicht auf Studierende, Menschen mit Einschränkungen in geschützten Einrichtungen sowie auf selbstständige Landwirte und Künstler ausgeweitet. 1989 wurde das Krankenversicherungsrecht von der Reichsversicherungsordnung in das Sozialgesetzbuch (Fünfter Teil, SGB V) überführt. Es wurden Leistungen für die Förderung der Gesundheit und die Früherkennung von Krankheiten sowie Leistungen bei Schwerpflegebedürftigkeit eingeführt.

45.1.2 Prinzipien

Das deutsche Sozialversicherungswesen basiert auf grundlegenden **Prinzipien,** welche sich aus der christlichen Maxime der Nächstenliebe, den Konzepten des aufgeklärten Absolutismus, den Werten der Arbeiterbewegung sowie den Leitsätzen der sozialen Unterstützungssysteme, der Zünfte und der Armenbetreuung der Städte zusammensetzen.

In der gesetzlichen Krankenversicherung besteht bereits seit deren Gründung das **Solidaritätsprinzip,** welches nach dem Motto „Einer für alle, alle für einen" funktioniert. Damit unterscheidet sich das System grundlegend von der privaten Krankenversicherung, in der das Äquivalenzprinzip besteht.

DEFINITION

Solidaritätsprinzip: Jeder Versicherte zahlt Beiträge entsprechend seiner finanziellen Leistungsfähigkeit, die Leistungen werden jedoch nach der Bedürftigkeit an die Versicherten verteilt. Das Solidaritätsprinzip bedeutet, dass die Einkommensstarken für die Einkommensschwachen, junge Versicherte für die älteren bzw. alten Versicherten und die gesunden für die kranken Versicherten aufkommen.

Äquivalenzprinzip: In der privaten Krankenversicherung werden die Beiträge für jeden Versicherten entsprechend seinem individuellen Risiko bemessen (Alter, Geschlecht, Gesundheitszustand bei Versicherungseintritt). Die Beiträge werden so kalkuliert, dass über die Gesamtlaufzeit die Kosten der individuell zu erwartenden Versicherungsleistungen durch die gezahlten Versicherungsbeiträge annähernd gedeckt sind.

Aufgrund des in der gesetzlichen Krankenversicherung vorherrschenden Solidaritätsprinzips nennt man die Versichertengemeinschaft auch **Solidargemeinschaft.** Die Beitragshöhe richtet sich nach der Höhe des Einkommens (*sogenanntes Leistungsfähigkeitsprinzip*). Das Alter, Geschlecht oder der Gesundheitsstatus haben für die Beitragshöhe keine Bedeutung. Der Zugang zur medizinischen Versorgung hingegen ist vom gesundheitlichen Bedarf eines jeden einzelnen Versicherten abhängig (*sogenanntes Bedarfsprinzip*). Weitere zentrale Prinzipien der gesetzlichen Krankenversicherung sind:

- **Gesetzlich geregelte Ansprüche:** Diese sind im Sozialgesetzbuch festgelegt und können ggf. bei den Sozialgerichten eingeklagt werden.
- **Sachleistungsprinzip:** In der Regel werden die Leistungen aus der gesetzlichen Krankenversicherung als Sachleistung und nicht als Geldleistung zur Verfügung gestellt. Eine Ausnahme ist das Krankengeld.
- **Subsidiaritätsprinzip:** beschreibt die Hierarchie der Verantwortlichkeit für die Versorgung des Einzelnen, beginnend beim Individuum selbst über dessen Familie, seine Gemeinde, die vorhandenen sozialen Unterstützungssysteme bis hin zum Staat.
- **Prinzip der freien Arztwahl:** Die Versicherten können sich aus der Gesamtheit der Vertragsärzte einen Arzt aussuchen.

Auch die **Selbstverwaltung** der Leistungserbringer und der Sozialversicherungen sowie die vielfache **Aufgliederung** des gesamten Spektrums der Erbringer und Trägerorganisationen stellen wichtige Merkmale des deutschen Sozialversicherungssystems dar.

45.1.3 Aufgaben

Die **Aufgabe** der gesetzlichen Krankenversicherung ist in § 1 SGB V geregelt. Die Krankenversicherung hat die Aufgabe, die Gesundheit der Versicherten zu erhalten, wiederherzustellen oder ihren Gesundheitszustand zu verbessern. Das umfasst auch die Förderung der gesundheitlichen Eigenkompetenz und Eigenverantwortung der Versicherten.

45.1.4 Organisation

Die gesetzliche Krankenversicherung ist in mehrere einzelne **Organisationseinheiten** gegliedert. Es gibt keinen einheitlichen Versicherungsträger. Stattdessen gibt es verschiedene Kassenarten unterschiedlicher Ausrichtung. Diese gliedern sich nach regionalen, berufsständischen oder branchenspezifischen Ausrichtungen. In Deutschland gibt es zurzeit sechs unterschiedliche Kassenarten:

- Allgemeine Ortskrankenkassen
- Betriebskrankenkassen
- Innungskrankenkassen
- Ersatzkassen
- Sozialversicherung für Landwirtschaft, Forsten und Gartenbau
- Deutsche Rentenversicherung Knappschaft-Bahn-See.

Die Anzahl der Krankenkassen in Deutschland hat sich stetig verringert (→ Abb. 45.1). Die Gründe für den Rückgang der Krankenkassenanzahl liegen vor allem in Fusionen verschiedener Kassen.

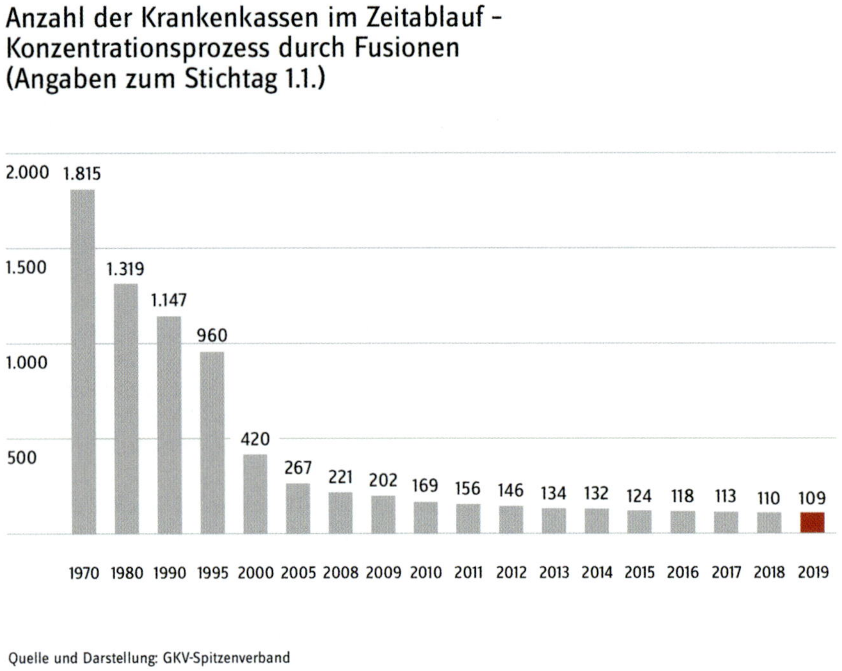

Abb. 45.1 Entwicklung der Anzahl der Krankenkassen von 1970 bis 2019 *(GKV-Spitzenverband 2019)*. [W944]

Im Juni 2018 waren insgesamt 72,8 Millionen Menschen in der gesetzlichen Krankenkasse versichert. Nur 8,8 Millionen Menschen waren in einer privaten Krankenversicherung versichert. Die Verteilung der Versicherten der gesetzlichen Krankenversicherung auf die unterschiedlichen Kassen ist in → Abb. 45.2 zu ersehen.

Im Juli 2007 wurde der **Spitzenverband Bund der Krankenkassen** (GKV-Spitzenverband) eingeführt. Er besteht aus den Krankenkassen und ist eine Körperschaft des öffentlichen Rechts. Seit Juli 2008 übernimmt er alle gesetzlichen Aufgaben der zuvor bestehenden einzelnen Spitzenverbände. Dazu zählen die Abschlüsse von Rahmenverträgen und Vergütungsvereinbarungen für die stationäre, ambulante und zahnärztliche Versorgung auf der Bundesebene mit den jeweiligen Leistungserbringern.

Der GKV-Spitzenverband vertritt außerdem die Interessen der Krankenkassen. Er trifft in grundsätzlichen Fach- und Rechtsfragen Entscheidungen zum Beitrags- und Meldeverfahren sowie zur einheitlichen Beitragserhebung. Zudem trifft er Entscheidungen zu den Rahmenbedingungen des Qualitäts- und Wirtschaftlichkeitswettbewerbs der Krankenkassen untereinander.

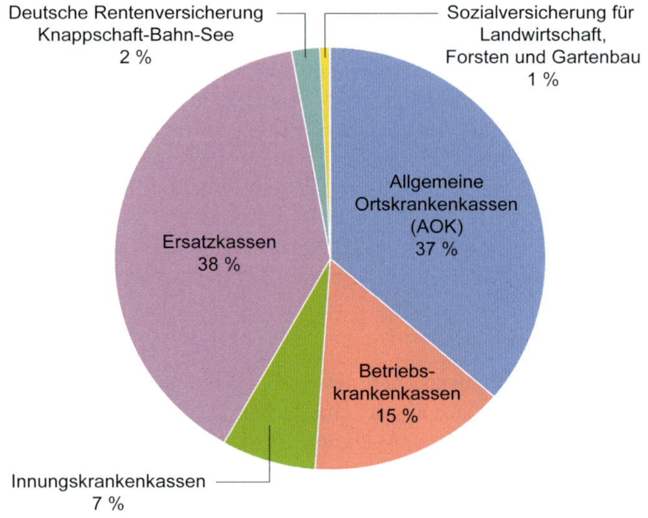

Abb. 45.2 Verteilung aller gesetzlich Versicherten auf die unterschiedlichen Kassenarten *(Verband der Ersatzkassen 2018)*. [L143]

45.1.5 Finanzierung

Wie sich die **Finanzierung** der Krankenkassen zusammensetzt, kann aus → Abb. 45.3 entnommen werden.

Der **Beitragssatz** beträgt seit 2015 14,6 Prozent der beitragspflichtigen Einnahmen der Mitglieder. Diesen Beitrag tragen Arbeitgeber und Arbeitnehmer je zur Hälfte (7,3 Prozent). Die Krankenkassen können einen einkommensabhängigen Zusatzbeitrag erheben, um ihre Kosten zu decken. Für 2019 wurde ein durchschnittlicher Zusatzbeitrag von 0,9 % ermittelt.

Zu den **beitragspflichtigen Einnahmen** zählen Arbeitsentgelt, Renten der gesetzlichen Rentenversicherung, sogenannte Versorgungsbezüge (zum Beispiel Betriebsrenten) sowie Arbeitseinkommen aus selbstständiger Tätigkeit, das neben einer Rente der gesetzlichen Rentenversicherung oder Versorgungsbezügen gezahlt wird. Freiwillige Mitglieder zahlen zusätzlich Beiträge aus sonstigen Einnahmen wie zum Beispiel aus Einnahmen aus Kapitalvermögen oder aus Einkünften aus Vermietung und Verpachtung. Die Beitragsbemessungsgrenze liegt im Jahr 2019 bei einem Einkommen von 54.450 Euro jährlich oder 4.537,50 Euro monatlich. Wer mehr verdient, dem bleibt jeder Euro,

Mit zunehmendem Alter steigt das Risiko, dass der Mensch komplexe Aufgaben und Entscheidungen nicht mehr allein bewältigen kann und dafür Hilfe benötigt. Die helfende Person muss dann z. B. darüber entscheiden, ob eine bestimmte medizinisch-pflegerische Maßnahme durchgeführt werden soll oder ob und mit wem ein Krankenhaus-, Pflege- oder Wohn- und Betreuungsvertrag ("Heimvertrag") abgeschlossen wird.

Für einen derartige Beistand kann der Betroffenen **einen anderen bevollmächtigen** (und zwar per Vorsorgevollmacht, → Kap. 48) Scheidet diese Möglichkeit aus, so kann ein Gericht für den Betroffenen von Gesetzes wegen einen **Betreuer** einsetzen. Dieser soll den Betreuten zum einen unterstützen, ihn andererseits aber auch schützen (gegenüber Dritten und manchmal sogar gegenüber sich selbst). Es geht hier allerdings nicht um pflegerische, soziale oder fürsorgliche Tätigkeiten (soziale Betreuung), sondern um rechtsverbindliches Tätigwerden des gerichtlich eingesetzten Betreuers (rechtliche Betreuung).

Das gesamte Betreuungsrecht ist im **Familienrecht** geregelt. Der Gesetzgeber wollte die Betreuung nämlich vor allem in die Hände der Familienangehörigen legen. Die zentralen Regelungen dazu stehen im vierten Buch des Bürgerlichen Gesetzbuchs (BGB). Das Betreuungsrecht findet sich dort in den §§ 1896–1908i BGB. Die Vorschriften zum formellen Recht (insbesondere zum Verfahrensrecht) stehen in den §§ 271–311 des Gesetzes über das Verfahren in Familiensachen und in den Angelegenheiten der freiwilligen Gerichtsbarkeit (FamFG). Außerdem gibt es noch das Betreuungsbehördengesetz und das Vormünder- und Betreuungsvergütungsgesetz.

Das Kernanliegen des Gesetzgebers war es, das **Selbstbestimmungsrecht des Betreuten** so weit als irgend möglich zu wahren. Das war auch der Grund dafür, warum die Vormundschaft abgelöst und ab 1992 durch das völlig neue Rechtsinstitut der Betreuung ersetzt wurde. Heutzutage gibt es die Vormundschaft nur noch für Minderjährige.

46.1 Voraussetzungen zur Einsetzung eines Betreuers

Damit ein Betreuer eingesetzt werden kann, müssen formelle und inhaltliche Voraussetzungen erfüllt sein. **Formell** ist zunächst ein Antrag bei dem Betreuungsgericht notwendig, in dessen Zuständigkeitsbereich der Betroffene wohnt. Den Antrag kann nur der Betroffene selbst stellen. Alle anderen können sich lediglich mit Anregungen an das Betreuungsgericht wenden (also z. B. auch Krankenhäuser und Pflegeeinrichtungen). Auch den Anregungen muss das Gericht nachgehen (es wird dann „von Amts wegen" tätig). Nur der Antragsteller hat jedoch Verfahrensrechte (z. B. ein Beschwerderecht).

Die **inhaltlichen Voraussetzungen** zur Einsetzung eines Betreuers sind folgende:

- Volljährigkeit des Betroffenen
- Psychische Krankheit oder körperliche, geistige, seelische Behinderung (medizinischer Befund)
- Unfähigkeit zur Aufgabenbesorgung
- Erforderlichkeit
- Betreuung entspricht dem Willen des Betroffenen.

Bei dem **medizinischen Befund** ist zu beachten, dass nur solche Krankheiten zu einer Betreuung führen können, durch welche die Fähigkeit zur Willensbildung oder zur Willensbetätigung beeinträchtigt ist. Zu den psychischen Krankheiten zählt z. B. eine demenzielle Erkrankung. Bloße Altersstarrsinnigkeit reicht nicht aus. Jeder hat ein „Recht auf Unvernunft". Zentral ist weiterhin die **Erforderlichkeit** der Betreuung:

- So scheidet eine Betreuung zunächst dann aus, wenn es anderweitige Hilfen gibt, mit denen sich die anliegenden Aufgaben bewerkstelligen lassen (z. B. Essenslieferungen oder Putzhilfen). Eine Betreuung ist auch dann nicht erforderlich, wenn es bereits einen Bevollmächtigten gibt. Dieser hat nämlich die gleichen rechtlichen Kompetenzen wie ein Betreuer. Mehr dürfte ein Betreuer auch nicht.
- Außerdem darf eine Betreuung nur für solche Aufgabenkreise eingerichtet werden, für die eine Betreuung überhaupt notwendig ist. Die Betreuung wird also grundsätzlich nicht als Totalbetreuung ausgestaltet (was im Einzelfall aber möglich sein kann).
- Schließlich darf die Betreuung nur so lange angeordnet werden, wie sie zeitlich notwendig ist.

Wichtig ist außerdem: Eine Betreuung darf nicht gegen den Willen des Betroffenen eingerichtet werden. Dadurch ist eine **„Zwangsbetreuung"** also grundsätzlich ausgeschlossen. Allerdings gilt das nur so lange, wie der Betroffene (noch) einwilligungsfähig ist. Er muss also die relevanten Fakten zu seiner Situation erfassen, abwägen und seine Entscheidung danach ausrichten können. Ist das nicht (mehr) der Fall, dann kommt eine Betreuung auch gegen den Wunsch des Betroffenen in Betracht.

46.2 Die Person des Betreuers

Grundsätzlich muss eine **natürliche Person** als Betreuer bestellt werden (§ 1897 Abs. 1 BGB). Dazu zählen vor allem die ehrenamtlichen Betreuer oder die Berufsbetreuer. Grundsätzlich ist ein ehrenamtlicher Betreuer einzusetzen (meist Familienangehörige). Wenn es einen solchen nicht gibt (oder wenn z. B. innerfamiliäre Konflikte dagegen sprechen), so kommen die Berufsbetreuer ins Spiel. Im Ausnahmefall werden auch Betreuungsvereine oder Betreuungsbehörden (bzw. deren Mitarbeiter) als Betreuer eingesetzt.

Die **Qualifikation** der Betreuer ist nicht besonders geregelt. Immerhin macht § 1897 Abs. 1 BGB zwei Vorgaben: Zum einen muss der Betreuer ausreichend kompetent sein, um den zu übertragenden Aufgabenkreis zu bewältigen. Des Weiteren sollte der Betreuer zur persönlichen Kontaktaufnahme (in angemessenen Zeitabständen) in der Lage sein.

Interessenkonflikte sind auszuschließen. Das kann bei der Auswahl von Familienangehörigen eine wichtige Rolle spiele. Ein Spezialfall wird in § 1897 Abs. 3 BGB geregelt: Danach dürfen Mitarbeiter in Pflegeeinrichtungen nie zum Betreuer der dort versorgten Patienten eingesetzt werden. Dieses Verbot erstreckt sich sogar auf alle Personen, die irgendwie in einem Abhängigkeitsverhältnis zur Pflegeeinrichtung stehen, also z. B. auch auf Verwaltungsangestellte.

> Generell gilt: Als Betreuer scheidet aus, wer in einem Abhängigkeitsverhältnis oder einer anderen engen Beziehung zu einem Heim oder einer vergleichbaren Einrichtung steht, in welcher der Betroffene untergebracht ist oder wohnt.

Bei der Auswahl des Betreuers müssen die Betreuungsgerichte außerdem die **Wünsche des Betroffenen** berücksichtigen (§ 1897 Abs. 4 BGB). Dieser kann bestimmte Personen als Betreuer vorschlagen oder aber auch ablehnen. Hat der Betroffene niemanden vorgeschlagen, so wird das Gericht vorrangig prüfen, ob z. B. Eltern, Kinder, Ehegatten oder Lebenspartner als Betreuer infrage kommen. Dabei ist auf die Gefahr von Interessenkonflikten Rücksicht zu nehmen (§ 1897 Abs. 5 BGB).

SPICKZETTEL

Voraussetzungen der Betreuung

- Volljährigkeit der zu betreuenden Person
- Erkrankung oder Behinderung, durch welche die Fähigkeit zur Willensbildung oder zur Willensbetätigung beeinträchtigt ist
- Unfähigkeit zur Aufgabenbesorgung
- Erforderlichkeit
  - Keine anderweitige Hilfe verfügbar, kein Bevollmächtigter benannt
  - Begrenzung auf definierte Aufgabenkreise
  - Zeitliche Begrenzung nach Notwendigkeit
- Betroffener willigt in die Betreuung ein (Betreuung gegen den Willen des Betroffenen bei fehlender Einwilligungsfähigkeit möglich)
- Betreuer ist grundsätzlich natürliche Person (ehrenamtlicher oder Berufsbetreuer), ausnahmsweise Betreuungsverein oder Betreuungsbehörde
- Berücksichtigung von Interessenkonflikten und den Wünschen des Betroffenen bei Auswahl des Betreuers
- Betreuer muss über Kompetenzen für die zugewiesenen Aufgabenkreise und Möglichkeiten der persönlichen Kontaktaufnahme zum Betreuten verfügen.

46.3 Aufgabenkreise der Betreuer

Der Betroffene darf nur in den Bereichen eine Betreuung erhalten, in denen er nicht in der Lage ist, seine Angelegenheiten zu regeln. Die Betreuung muss also auf die erforderlichen Aufgabenkreise beschränkt werden **(bereichsspezifische Betreuung).**

Nur zwei Aufgabenkreise sind im Gesetz geregelt: „die Entscheidungen über den Fernmeldeverkehr“ und „die Entgegennahme, das Öffnen und das Anhalten seiner Post“ (§ 1896 Abs. 4 BGB). Die meisten Aufgabenkreise stehen also nicht im Gesetz, sie werden vom Betreuungsgericht je nach Lage der Dinge bestimmt. Klassiker sind z. B.: Gesundheitssorge, Aufenthaltsbestimmung, Vermögenssorge, Wohnungsangelegenheiten, Vertretung in gerichtlichen Verfahren oder gegenüber Behörden. Möglich sind auch:

- Beantragung, Entgegennahme und Einteilung von Rente/Sozialhilfe, sonstigen Sozialleistungen und Arbeitslohn
- Vertretung gegenüber Gläubigern (Schuldentilgung)
- Vertretung in gerichtlichen und Verwaltungsverfahren
- Abwehr einer Wohnungskündigung
- Abschluss von Wohn- und Betreuungsverträgen
- Sicherstellung der ärztlichen Heilbehandlung
- Entscheidung über freiheitsentziehende Maßnahmen.

Für alle Aufgabenkreise gilt: Der Betreuer muss nicht selbst Hand anlegen, er muss aber dafür sorgen, dass die Angelegenheiten in seinem Aufgabenkreis erledigt werden. Nur ausnahmsweise darf eine Betreuung für alle Aufgabenkreise angeordnet werden **(Totalbetreuung)**.

Außerdem kann ein **Kontrollbetreuer** eingesetzt werden (§ 1896 Abs. 3 BGB). In dieser Konstellation gibt es zunächst einmal gar keinen Betreuer, sondern allein einen Bevollmächtigten. Wenn aber der Verdacht besteht, dass dieser seine Vollmacht missbraucht, dann kann das Betreuungsgericht einen Kontrolleur einsetzen, eben den Kontrollbetreuer. Nach außen tritt weiterhin der Bevollmächtigte auf, im Hintergrund wird dieser aber vom Kontrollbetreuer überwacht. Im Extremfall kann der Kontrollbetreuer dem Bevollmächtigten sogar die Vollmacht entziehen.

46.4 Einsetzung mehrerer Betreuer

Es ist nicht unbedingt notwendig, dass nur ein einziger Betreuer eingesetzt wird. Es können auch **mehrere Personen** als Betreuer bestellt werden (für gleiche oder verschiedene Aufgabenkreise). Allerdings darf maximal einer von ihnen ein Berufsbetreuer sein.

Das sind **die vier wichtigsten Konstellationen:**

- **Nebenbetreuer** (§ 1899 Abs. 1 S. 2 BGB): Sie teilen sich die Aufgaben in unterschiedlichen Aufgabenkreisen. *Beispiel:* Die Tochter des Betreuten ist Steuerberaterin, sie übernimmt deswegen die Vermögenssorge. Der Sohn wohnt mit dem Betreuten in einem Haus und kümmert sich um die Gesundheitssorge.
- **Mitbetreuer** (§ 1899 Abs. 3 BGB): Sie arbeiten gleichberechtigt im gleichen Aufgabenkreis und kontrollieren sich wechselseitig. Sie können den Aufgabenkreis grundsätzlich nur gemeinsam bewerkstelligen.
- **Verhinderungsbetreuer** (§ 1899 Abs. 4 BGB): Dieser nimmt ein Geschäft des Betreuten vor, das der Hauptbetreuer nicht erledigen kann. Das kann aus tatsächlichen Gründen sein, z. B. wegen Krankheit oder Urlaub des Hauptbetreuers, oder aus rechtlichen Gründen (dann spricht man auch vom Ergänzungsbetreuer). Im Hintergrund stehen in diesem Fall meist Interessenkonflikte.
- **Gegenbetreuer** (§ 1908i Abs. 1 S. 1, § 1792 BGB): Dieser unterstützt das Betreuungsgericht bei der Aufsicht über den Betreuer. Der Gegenbetreuer darf in die Betreuung nicht selbst eingreifen, er ist auch nicht gesetzlicher Vertreter des Betreuten. Er hat eine reine Kontrollfunktion und muss dementsprechend das Gericht bei Pflichtwidrigkeiten des Betreuers benachrichtigen.

46.5 Kostenerstattung

Wer die **Betreuung ehrenamtlich** übernimmt, der erhält einen **Kostenersatz.** Der ehrenamtliche Betreuer kann entweder eine pauschale Aufwandsentschädigung in Höhe von 399 Euro jährlich geltend machen, oder er sammelt alle Belege für sämtliche Ausgaben und erhält diese dann ersetzt (§§ 1835, 1835a BGB). Eine regelrechte Vergütung („Lohn“) erhält er grundsätzlich nicht. Das ist nur dann möglich, wenn z. B. ein großes Vermögen aufwändig verwaltet werden muss. Diese sogenannte Ermessensvergütung muss aber vom Betreuungsgericht genehmigt werden.

Berufsbetreuer erhalten eine **Vergütung.** Diese ist im Gesetz über die Vergütung von Vormündern und Betreuern (VBVG) geregelt. Sie erhalten eine monatliche Pauschale. Diese richtet sich nach der Qualifikation des Betreuers, der Dauer der Betreuung, dem gewöhnlichen Aufenthaltsort des Betreuten und dem Vermögensstatus des Betreuten. In bestimmten Fällen gibt es Sonderpauschalen (wenn z. B. großes Geldvermögen zu verwalten ist).

Beispiel: Ab dem zweiten Jahr erhält der Betreuer eines mittellosen Betreuten, der in einer stationären Einrichtung lebt, maximal 141 Euro. Ist der Betreute nicht mittellos, so gibt es maximal 149 Euro.

Die Kosten für den Betreuer (gleich ob ehrenamtlicher oder Berufsbetreuer) werden grundsätzlich aus dem Vermögen des Betreuten beglichen. Es gibt aber ein Schonvermögen, das nach den Grundsätzen des Sozialhilferechts berechnet wird. Bei Mittellosigkeit springt der Staat ein (§§ 1836c, 1836d BGB).

Seit einigen Jahren hat in der geriatrischen Pflege ein Umdenken eingesetzt: Zunehmend gelingt es, auf Zwangsmaßnahmen zu verzichten. Das ist eine sehr erfreuliche Entwicklung. Gleichwohl gibt es immer noch Situationen, in denen Zwangsmaßnahmen zumindest infrage kommen. Für diesen Fall sollten sich alle Beteiligten aber darüber klar sein, dass sie damit elementar in Grundrechtspositionen der Patienten eingreifen.

Artikel 2 Grundgesetz

(1) Jeder hat das Recht auf die freie Entfaltung seiner Persönlichkeit, soweit er nicht die Rechte anderer verletzt und nicht gegen die verfassungsmäßige Ordnung oder das Sittengesetz verstößt.
(2) Jeder hat das Recht auf Leben und körperliche Unversehrtheit. Die Freiheit der Person ist unverletzlich. In diese Rechte darf nur auf Grund eines Gesetzes eingegriffen werden.

Art. 104 Grundgesetz

(1) Die Freiheit der Person kann nur auf Grund eines förmlichen Gesetzes und nur unter Beachtung der darin vorgeschriebenen Formen beschränkt werden. Festgehaltene Personen dürfen weder seelisch noch körperlich misshandelt werden.
(2) Über die Zulässigkeit und Fortdauer einer Freiheitsentziehung hat nur der Richter zu entscheiden. Bei jeder nicht auf richterlicher Anordnung beruhenden Freiheitsentziehung ist unverzüglich eine richterliche Entscheidung herbeizuführen. Die Polizei darf aus eigener Machtvollkommenheit niemanden länger als bis zum Ende des Tages nach dem Ergreifen in eigenem Gewahrsam halten. Das Nähere ist gesetzlich zu regeln.
(3) […]
(4) Von jeder richterlichen Entscheidung über die Anordnung oder Fortdauer einer Freiheitsentziehung ist unverzüglich ein Angehöriger des Festgehaltenen oder eine Person seines Vertrauens zu benachrichtigen.

Wer einen Menschen einsperrt oder auf andere Weise der Freiheit beraubt, erhält nach § 239 StGB Freiheitsstrafe von bis zu fünf Jahren oder eine Geldstrafe. In schweren Fällen ist sogar eine Freiheitsstrafe von bis zu zehn Jahren möglich.

47.1 Überblick über freiheitseinschränkende Maßnahmen

Die Freiheit von Menschen kann auf zweierlei Art und Weise eingeschränkt werden. Eine **Freiheitsbeschränkung** liegt vor, wenn in die Bewegungsfreiheit nur geringfügig eingegriffen wird. Um eine **Freiheitsentziehung** hingegen handelt es sich, wenn jemand an einem bestimmten eng umgrenzten Ort festgehalten wird. Hierhin gehört zum einen die Unterbringung. Der zweite Fall der Freiheitsentziehung sind die freiheitsentziehenden Maßnahmen (→ Abb. 47.1).

Die **Unterbringung** wird nach den drei möglichen Rechtsgrundlagen differenziert (→ Abb. 47.2): Bei der **strafrechtlichen Unterbringung** geht es nicht um die Vollziehung von Freiheitsstrafen, sondern von Maßregeln der Sicherung und Besserung (z. B. die Sicherungsverwahrung). In der Pflege hingegen sind die **öffentlich-rechtliche und die betreuungsrechtliche Unterbringung** relevant. Zur ersten Konstellation zählt die Unterbringung in den psychiatrischen Krankenhäusern, zur zweiten die Unterbringung auf „beschützenden Stationen" oder im „beschützten Wohnen". Dabei sind die Begriffe etwas missverständlich, weil sie den Schutz des Pflegebedürftigen in den Vordergrund stellen. Gleichwohl handelt es sich regelmäßig um eine Freiheitsentziehung und damit um eine Unterbringung.

Bei der **betreuungsrechtlichen Unterbringung** gibt es zwei Möglichkeiten:

- **Unterbringung wegen Eigengefährdung** (§ 1906 Abs. 1 Nr. 1 BGB): Wenn auf Grund einer psychischen Krankheit oder geistigen oder seelischen Behinderung die Gefahr besteht, dass der Betreute sich selbst tötet oder sich erheblichen gesundheitlichen Schaden zufügt.
- **Unterbringung wegen „Heilungsgefährdung"** (§ 1906 Abs. 1 Nr. 2 BGB): Wenn zur Abwendung eines drohenden erheblichen gesundheitlichen Schadens eine Untersuchung des Gesundheitszustands, eine Heilbehandlung oder ein ärztlicher Eingriff notwendig ist und der Betreute die Notwendigkeit der Unterbringung nicht erkennen oder nicht nach dieser Einsicht handeln kann.

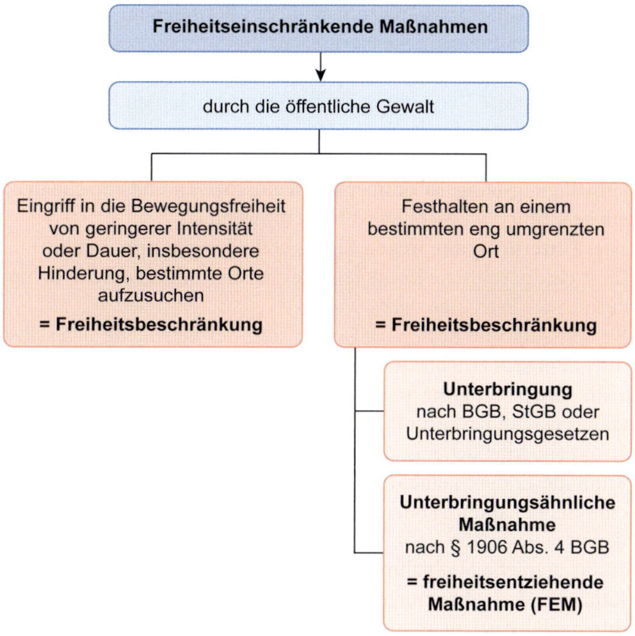

Abb. 47.1 Überblick über freiheitseinschränkende Maßnahmen. [L143]

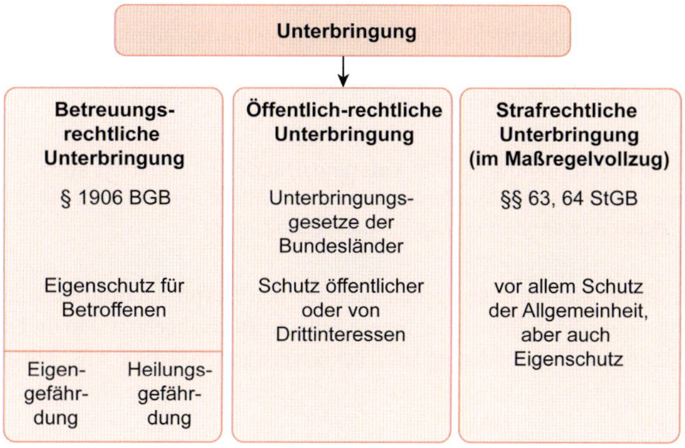

Abb. 47.2 Die Unterbringung im Überblick. [L143]

Freiheitsentziehende Maßnahmen liegen nach § 1906 Abs. 4 BGB vor, wenn der Betreute
- sich in einem Krankenhaus, einem Heim oder einer sonstigen Einrichtung aufhält und
- ihm durch mechanische Vorrichtungen, Medikamente oder auf andere Weise
- über einen längeren Zeitraum oder regelmäßig
- die Freiheit entzogen werden soll.

47.2 Die betreuungsrechtliche Unterbringung

Durch die betreuungsrechtliche Unterbringung wird der Patient auf der Grundlage von § 1906 BGB geschlossen untergebracht. Dafür ist ein gerichtlicher Beschluss notwendig. Dazu müssen folgende **Voraussetzungen** geprüft werden:
- Handelt es sich um eine Unterbringung, die mit einer Freiheitsentziehung verbunden ist?
- Erfolgt die Unterbringung zum Wohl des Betroffenen?
- Ist der Verhältnismäßigkeitsgrundsatz gewahrt, gibt es insbesondere kein milderes Mittel? Ein milderes Mittel wäre z. B., wenn die medikamentöse Versorgung durch einen ambulanten Pflegedienst sichergestellt werden kann.
- Ist der Betroffene einwilligungsunfähig? Ist der Betroffene hingegen einwilligungsfähig, so kann er selbst einschätzen und entscheiden, ein gerichtlicher Beschluss ist nicht notwendig.

Bei der **Unterbringung wegen Eigengefährdung** kommt hinzu:
- Liegt eine psychische Krankheit oder geistige oder seelische Behinderung des Betreuten vor?
- Besteht aufgrund dessen die Gefahr, dass der Betroffene sich selbst tötet oder sich erheblichen gesundheitlichen Schaden zufügt?

Für die **Unterbringung wegen „Heilungsgefährdung“** muss zu den eingangs geschilderten Voraussetzungen außerdem geprüft werden:
- Droht ein erheblicher gesundheitlicher Schaden?
- Kann dieser durch eine Untersuchung des Gesundheitszustandes, eine Heilbehandlung oder einen ärztlichen Eingriff abgewendet werden?
- Ist die ärztliche Maßnahme wirklich notwendig?
- Kann die Maßnahme nicht ohne die Unterbringung des Betreuten durchgeführt werden?
- Kann der Betreute aufgrund einer psychischen Krankheit oder geistigen oder seelischen Behinderung die Notwendigkeit der Unterbringung weder erkennen noch nach dieser Einsicht handeln?

Genehmigt das Betreuungsgericht schließlich die Unterbringung, so ordnet es damit jedoch die Unterbringung noch nicht an. Für die Anordnung ist ausschließlich der **Betreuer** zuständig, denn nur er kennt die konkrete Situation des Betroffenen. Der Gerichtsbeschluss ist für ihn lediglich die Rückendeckung.

> Eine Unterbringung in einer **Notstandsituation** ist zunächst auch ohne gerichtliche Genehmigung möglich. Allerdings muss die Genehmigung dann unverzüglich nachgeholt werden.

Sämtliche Ausführungen gelten auch für den **Bevollmächtigten.** Allerdings muss die Vollmacht in diesem Fall schriftlich abgefasst sein und die Befugnis zur Unterbringung ausdrücklich erwähnen (§ 1906 Abs. 5 BGB).

SPICKZETTEL

Voraussetzungen für die betreuungsrechtliche Unterbringung
- Unterbringung erfolgt zum Wohl des Betroffenen
- Unterbringung ist verhältnismäßig (mildere Mittel nicht ausreichend)
- Betroffener ist einwilligungsunfähig
- Unterbringung wegen Eigengefährdung (Vorliegen einer psychischen Krankheit bzw. geistigen oder seelischen Behinderung mit dem Risiko der Selbstverletzung oder Selbsttötung)
- Unterbringung wegen Heilungsgefährdung (drohender erheblicher gesundheitlicher Schaden, der nur durch Heilbehandlung oder ärztlichen Eingriff im Rahmen der Unterbringung abgewendet werden kann)
- Anordnung der Unterbringung durch Betreuer oder Bevollmächtigten.

47.3 Freiheitsentziehende Maßnahmen

Sowohl die betreuungsrechtliche Unterbringung als auch die freiheitsentziehenden Maßnahmen sind in einer einzigen Vorschrift, nämlich in § 1906 BGB, geregelt. Auch hier ist ein **gerichtlicher Beschluss** notwendig, wobei über die konkrete Anordnung der freiheitsentziehenden Maßnahmen erneut nicht das Gericht, sondern der **Betreuer bzw. Bevollmächtigte** entscheidet.

Definition freiheitsentziehender Maßnahmen

Für die Frage, ob überhaupt eine **freiheitsentziehende Maßnahme** vorliegt, fordert § 1906 Abs. 4 BGB zunächst, dass die Freiheit durch **mechanische Vorrichtungen, Medikamente oder auf andere Weise** entzogen werden soll. Dadurch soll möglichst jede Art der Freiheitsentziehung erfasst werden. Entscheidend ist immer die Sicht des Betroffenen: Wird aus seiner Sicht die Freiheit entzogen? *Beispiele:*
- Körperliche Fixierung: Freiheitsentziehung in Bett oder Stuhl (auch über Gurte), Anbringen von Bettseitenteilen („Bettgitter“) oder eines Vorsatztisches
- Räumliche Fixierung: Wegnehmen von Gehhilfen, Wegsperren von Kleidung, Benutzung von Trickschlössern, Einschließen, Feststellen der Rollstuhlbremsen (die der Bewohner nicht selbst lösen kann)
- Medikamente: Gabe von Medikamenten, bei denen die Sedierung im Vordergrund steht (nicht, wenn die Sedierung lediglich eine Nebenwirkung ist).

Des Weiteren muss die **Freiheit über einen längeren Zeitraum oder regelmäßig entzogen** werden. Damit werden also nicht nur länger andauernde Freiheitsentziehungen erfasst, sondern auch solche, die immer wieder unterbrochen werden, letztlich aber doch regelmäßig stattfinden.

Beispiel: Bettseitenteile werden nur nachts angebracht, das aber immer wieder, also regelmäßig.

Schließlich muss sich der Betroffene in **einem Heim oder einer vergleichbaren Einrichtung** aufhalten. Damit wollte der Gesetzgeber den privaten (ambulanten) Bereich aus der Genehmigungsbedürftigkeit heraushalten. Das ist jedoch problematisch, da die Freiheitsgrundrechte nicht nur im stationären Bereich gelten, sondern immer und überall, also auch bei den Patienten zu Hause. Die Rechtsprechung hält freiheitsentziehende Maßnahmen im ambulanten Bereich jedoch – entsprechend dem Willen des Gesetzgebers – weiterhin für nicht genehmigungsbedürftig.

Wer nicht mehr in der Lage ist, Entscheidungen zu treffen bzw. umzusetzen, der muss auf andere zurückgreifen. Für solche Situationen kommen zwei Dokumente ins Spiel: zum einen die Vorsorgevollmacht und zum anderen die Patientenverfügung. Auch ein drittes Dokument ist noch wichtig: die Betreuungsverfügung. Alle drei sind sehr unterschiedlich und haben ganz unterschiedliche Zielrichtungen (→ Tab. 48.1).

48.1 Abgrenzung

Wird es für ältere Menschen notwendig, sich durch einen anderen vertreten zu lassen, dann gibt es zwei Möglichkeiten. Zum einen kann jeder selbst einen Vertreter bestimmen. Das geschieht über eine **Vollmacht** (Vertreter kraft eigenen Willens). Die zweite Art der Vertretung ist die **Betreuung** (→ Kap. 46). In diesem Fall wird der Vertreter durch das Betreuungsgericht eingesetzt (gesetzlicher Vertreter). Mit einer Vollmacht erreicht man zweierlei: Einerseits bestimmt der Vollmachtgeber selbst, wen er gerne als seinen Vertreter hätte. Zum anderen verhindert er damit, dass ein Betreuungsgericht einen Betreuer einsetzt. Denn die Vollmacht sperrt die Betreuung. Es gibt durch die Vollmacht schließlich jemanden, der für den Betroffenen handeln darf.

Etwas völlig anderes ist die **Patientenverfügung.** Hier geht es nicht um eine Vertretung. Vielmehr erklärt der Verfügende mit diesem Dokument, welche medizinisch-pflegerischen Maßnahmen er wünscht, und zwar für solche Situationen, in denen er seinen Willen nicht mehr selbst zum Ausdruck bringen kann. Die Patientenverfügung ist deswegen nichts anderes als eine vorweggenommene Einwilligungserklärung.

Schließlich noch zur **Betreuungsverfügung.** Mit ihr äußert derjenige, für den eine Betreuung eingerichtet werden soll, Wünsche und trifft Anordnungen. Vor allem hält er in dieser Verfügung fest, wen er sich als Betreuer wünscht (oder wen gerade nicht) und wie die Betreuung durchgeführt werden soll.

Es wird empfohlen, neben einer Vorsorgevollmacht immer auch eine Betreuungsverfügung zu verfassen. Das erscheint auf den ersten Blick widersprüchlich, da ein Bevollmächtigter doch die Betreuung sperrt. Der Grund liegt unter anderem darin, dass der Bevollmächtigte im Bedarfsfall womöglich nicht zur Verfügung steht oder sogar bereits verstorben ist. Oder er kommt nur für bestimmte Teilaufgaben in Betracht. In diesem Fall bedarf es dann doch einer Betreuung. Und genau für diesen Fall können die Betroffenen in der Betreuungsverfügung ihre Wünsche und Anordnungen formuliert haben.

48.2 Die Vorsorgevollmacht

DEFINITION

Vorsorgevollmacht: Ermächtigt eine Person für den Fall, dass man selbst nicht mehr in der Lage ist, seine Angelegenheiten zu erledigen. Diese Person wird dadurch in die Lage versetzt, für den Vollmachtgeber Rechtsgeschäfte abzuschließen oder für ihn Entscheidungen im gesundheitlichen oder höchstpersönlichen Bereich zu treffen.

48.2.1 Inhalt und Arten

Eine Vorsorgevollmacht ermächtigt zum **Abschluss von Rechtsgeschäften** mit Wirkung für den Vollmachtgeber (§§ 164 ff. BGB). Dadurch kann z. B. ein bevollmächtigter Ehegatte für seinen Ehepartner einen Pflegevertrag abschließen.

VORSICHT! Die Eheschließung verleiht den Ehepartnern keine wechselseitigen Vollmachten. Wollen sie für den anderen Rechtsgeschäfte abschließen, so müssen auch sie dazu eine eigens erstellte Vollmacht vorweisen können. Gleiches gilt, wenn Kinder für ihre Eltern ein Rechtsgeschäft vornehmen.

Der rechtsgeschäftliche Teil einer Vorsorgevollmacht unterscheidet sich in nichts von einer normalen Vollmacht. Nun kommt aber noch ein zweiter Teil hinzu. Erst dieser macht die einfache Vollmacht zur Vorsorgevollmacht. Hierin wird der Bevollmächtigte berechtigt, für den Vollmachtgeber die **Einwilligung bei gesundheitlichen und höchstpersönlichen Angelegenheiten** zu erteilen (oder sie zu entziehen).

Eine Vorsorgevollmacht kann für sämtliche Aufgabenkreise erteilt werden **(Generalvollmacht)**. Allerdings ist es möglich, diese auf einzelne Bereiche zu beschränken **(Spezialvollmacht)**.

Die Vollmacht kann auch auf **mehrere Personen** aufgeteilt werden. Entweder kann jede dieser Personen eigene Aufgabenbereiche erhalten. Oder jede bevollmächtigte Person ist für die gleichen Aufgabenbereiche zuständig. Dann ist aber wichtig, dass die Bevollmächtigten unabhängig voneinander tätig werden können. Ansonsten müssten sie stets gemeinsam entscheiden. Dann droht die Gefahr, dass der eine Bevollmächtigte den anderen hemmt, etwa wenn er nicht rechtzeitig verfügbar ist.

48.2.2 Vor- und Nachteile

Eine Vorsorgevollmacht hat viele **Vorteile:** Zum einen kann der Vollmachtgeber selbst bestimmen, wen er in welchem Umfang als seinen Vertreter einsetzen möchte. Nicht zuletzt kann er dadurch eine Betreuung vermeiden. Diese wäre ohnehin viel bürokratischer und unflexibler. Außerdem können durch eine Betreuung Kosten anfallen.

Auf der anderen Seite stehen die **Risiken.** So muss der Betroffene zunächst einmal eine (noch dazu vertrauenswürdige) Person finden. Denn grundsätzlich kann der Bevollmächtigte, sobald er die Vollmacht in den Händen hält, für den Vollmachtgeber tätig werden – auch zu dessen Nachteil! Abhilfe schaffen kann hier zwar die Kontrollbetreuung (→ Kap. 46.3), dazu muss sich aber jemand finden, der diese bei Gericht auf den Weg bringt.

48.2.3 Errichtung

An sich schreibt das BGB keine besondere **Form** für eine Vollmacht vor. Nicht zuletzt aus Beweisgründen ist aber unbedingt eine schriftliche Vollmacht zu empfehlen. Das Dokument muss nicht handschriftlich sein (wie ein Testament). Es kann ein Vordruck verwendet werden, der dann nur noch ausgefüllt und unterschrieben werden muss. Die Beurkundung bei einem Notar ist möglich, aber grundsätzlich nicht

Tab. 48.1 Vorsorgevollmacht, Betreuungsverfügung und Patientenverfügung im Überblick.

	Vorsorgevollmacht	Betreuungsverfügung	Patientenverfügung
Zweck	Einsetzung eines Vertreters, Vermeidung einer Betreuung	Umsetzung von Anordnungen für den Fall einer Betreuung	Umsetzung des Patientenwillens
Form	Keine besondere Form vorgeschrieben	Keine besondere Form vorgeschrieben	Schriftform notwendig
Inhalt	1. Bevollmächtigung zu Rechtsgeschäften 2. Übertragung von Entscheidungsbefugnissen im gesundheitlichen und höchstpersönlichen Bereich	Wünsche und Anordnungen für den Fall der Betreuung (insbesondere zur Person des Betreuers und zur Durchführung der Betreuung)	Einwilligung bzw. Versagung der Einwilligung für medizinisch-pflegerische Maßnahmen

notwendig. Vorteil der notariellen Beurkundung ist unter anderem, dass der Notar die Geschäftsfähigkeit des Vollmachtgebers prüft und ihn berät.

In inhaltlicher Hinsicht ist man völlig frei. Damit aber nichts vergessen wird, sollte der Vollmachtgeber auf Formulare zurückgreifen (z. B. vom Bundesjustizministerium, kostenloser Download unter www.bmjv.de). Neben den üblichen Aufgabenkreisen ist vor allem auf die Regelung folgender Aspekte zu achten:

- Einwilligung in gefährliche medizinische Behandlungen
- Unterbringungsmaßnahmen
- Entgegennahme und Öffnen von Post
- Vertretung des Vollmachtgebers in Verwaltungs- und Gerichtsverfahren
- Befugnis zur Erteilung von Untervollmachten.

Grundsätzlich gilt eine Vollmacht **auch über den Tod hinaus** (es sei denn, in der Vollmacht ist es anders vermerkt).

Beim **Einsatz der Vorsorgevollmacht** ist zu beachten: Damit sie später auch tatsächlich aufgefunden wird, kann der Vollmachtgeber sie direkt nach der Erstellung an den Bevollmächtigten übergeben. Damit kann sie aber sofort verwendet werden. Deswegen ist ein besonderes Vertrauen gegenüber dem Bevollmächtigten notwendig. Wer vorsichtiger ist, der kann die Vollmacht bei einem Vertrauten (z. B. Freund, Hausarzt oder Notar) hinterlegen und diesen beauftragen, die Vollmacht erst dann an den Bevollmächtigten herauszugeben, wenn es an der Zeit ist. Außerdem kann die Vollmacht beim Zentralen Vorsorgeregister angemeldet werden (www.vorsorgeregister.de). Dort wird aber nur eingetragen, dass es eine Vollmacht gibt, nicht deren Inhalt. Immerhin wird dadurch erleichtert, dass die Existenz einer Vorsorgevollmacht überhaupt bekannt wird.

SPICKZETTEL

Vorsorgevollmacht

- Ermächtigt den Bevollmächtigten zum Abschluss von Rechtsgeschäften und zur Einwilligung oder Ablehnung bei gesundheitlichen oder höchst persönlichen Angelegenheiten für den Vollmachtgeber
- Erteilung als Generalvollmacht für alle Aufgabenkreise oder als Spezialvollmacht für einzelne Bereiche möglich
- Aufteilung der Vollmacht auf mehrere Personen möglich
- Gültigkeit über den Tod des Vollmachtgebers hinaus
- Schriftliche Form und ggf. notarielle Beurkundung empfehlenswert
- Sicherstellung des Einsatzes der Vollmacht durch Übergabe direkt an den Bevollmächtigten, Hinterlegung bei einer Vertrauensperson und/oder Anmeldung beim zentralen Vollmachtregister.

48.3 Die Patientenverfügung

DEFINITION

Patientenverfügung Willenserklärung für den Fall, dass eine Person ihren Willen nicht mehr selbst wirksam erklären kann (vorweggenommene Willenserklärung). Sie bezieht sich auf lebensbedrohliche Situationen und erteilt die Einwilligung in medizinisch-pflegerische Maßnahmen oder entzieht diese.

Erst seit 2009 ist die Patientenverfügung in den §§ 1901a und 1901b BGB gesetzlich verankert. Spätestens seit dieser Zeit ist klar: **Die Patientenverfügung ist für alle Beteiligten verbindlich** und muss in allen Situationen beachtet und umgesetzt werden. Das Stadium einer Erkrankung ist nicht entscheidend, schon gar nicht muss der Tod nahe bevorstehen. Außerdem darf die Patientenverfügung durchaus auch älteren Datums sein.

Wer gegen eine Patientenverfügung verstößt, der verletzt damit das Selbstbestimmungsrecht des Betroffenen – mit allen haftungsrechtlichen Konsequenzen. Auf der anderen Seite ist aber anzuerkennen, dass trotz guter gesetzlicher Regelung ein Problem verbleibt: Liegt tatsächlich die Situation vor, die der Verfügende in seiner Patientenverfügung gemeint hat? Die **Auslegung einer Patientenverfügung** kann im Einzelfall also durchaus schwierig sein.

An dieser Stelle sei auch auf die Problematik hingewiesen, dass **Notärzte** in der Regel alles tun (müssen), um einen Patienten vor dem Tod zu bewahren oder ihn gar wieder „zurückzuholen". Und das, obwohl der Patient in seiner Patientenverfügung womöglich niedergelegt hat, dass er genau das nicht will. Vonseiten der Pflege lässt sich dieses Dilemma nur dadurch lösen, indem *vorab* geklärt wird, in welchen Situationen und unter welchen Umständen überhaupt ein Notarzt verständigt werden soll.

48.3.1 Wirksamkeitsvoraussetzungen

Eine Patientenverfügung kann nur von einer **volljährigen Person** errichtet werden. Diese muss **einwilligungsfähig** sein. Das bedeutet: Sie muss die Fakten und Umstände der Patientenverfügung erfassen, daraufhin die Risiken abwägen und eine daran ausgerichtete Entscheidung treffen können.

Inhaltlich muss der Verfügende sich dazu äußern, ob er in (noch nicht unmittelbar bevorstehende) **medizinische Maßnahmen** einwilligt oder sie untersagt. Und zwar freiwillig und ohne Druck von außen. Konkret geht es in Patientenverfügungen um

- Untersuchungen des Gesundheitszustands
- Heilbehandlungen
- Ärztliche Eingriffe.

Außerdem muss die Einwilligung bzw. Untersagung für den Fall erfolgen, dass der **Erklärende nicht mehr einwilligungsfähig** ist.

Für die Patientenverfügung ist die **Schriftform** zwingend. Eine Bezeichnung von Ort und Datum ist nicht notwendig, aber durchaus empfehlenswert.

Darüber hinaus empfiehlt es sich, eine Patientenverfügung in einem bestimmten Rhythmus, z. B. alle drei Jahre, erneut zu unterschreiben. Auch eine ältere Patientenverfügung ist jedoch voll wirksam. Mit der regelmäßigen Unterschrift bekräftigt der Verfügende immerhin, dass er an seinem Willen festhält. Das kann die Durchsetzungskraft der Patientenverfügung stärken.

Wichtig für die Umsetzung der Patientenverfügung ist es, dass sie möglichst **klar, konkret und detailliert** abgefasst wird. Am besten werden dazu Situationen beschrieben, für die man die entsprechenden Maßnahmen festlegt. Dabei können nur solche Maßnahmen umgesetzt werden, die die Rechtsordnung deckt. Der Wunsch nach aktiver Sterbehilfe (strafbar nach § 216 StGB) ist also unbeachtlich.

Schließlich kann eine Patientenverfügung jederzeit **widerrufen** werden. Dafür ist keine Schriftform notwendig, der Widerruf kann also auch mündlich oder aus den Umständen heraus (konkludent) erfolgen. Es muss lediglich klar erkennbar sein, dass sich der Wille des Patienten geändert hat.

48.3.2 Umsetzung der Patientenverfügung

Eine Patientenverfügung wird erst dann relevant, wenn sich der Patient nicht mehr äußern kann. Andernfalls ist er noch selbst in der Lage, seinem Willen Ausdruck zu verleihen. Der so geäußerte Wille geht auf jeden Fall vor.

Zuständig für die Umsetzung der Patientenverfügung ist immer der **Betreuer (bzw. der Bevollmächtigte).** Das wird häufig verkannt. Weit verbreitet ist immer noch der Irrglaube, dass Ärzte, Ehepartner oder Angehörige die notwendigen Entscheidungen treffen. Wenn es keinen Betreuer oder Bevollmächtigten gibt, dann muss auf jeden Fall vom Betreuungsgericht (notfalls im Eilverfahren) ein Betreuer eingesetzt werden.

Die **Umsetzung erfolgt in folgenden Schritten** (§§ 1901a Abs. 6, 1901b Abs. 3 BGB):

- Die behandelnden Ärzte prüfen, welche Maßnahmen indiziert sind.
- Der Betreuer ermittelt den Willen des Patienten:
  - Liegt eine Patientenverfügung vor, so prüft der Betreuer, ob und inwieweit die Festlegung dort auf die aktuelle Lebens- und Behandlungssituation zutrifft.
  - Liegt keine Patientenverfügung vor oder treffen die Festlegungen dort nicht zu, so hat der Betreuer den Willen des Patienten anderweitig festzustellen:
    - Dazu muss er zunächst konkrete Willensäußerungen des Patienten ermitteln (z. B. Äußerungen gegenüber Angehörigen).
    - Fehlt es an konkreten Willensäußerungen, so hat er den mutmaßlichen Willen des Patienten festzustellen (z. B. frühere mündliche oder schriftliche Äußerungen zu ethischen oder religiösen Überzeugungen oder persönlichen Wertvorstellungen).
    - Auf jeden Fall soll der Betreuer nahen Angehörigen und sonstigen Vertrauenspersonen des Patienten Gelegenheit zu Äußerungen geben.
- Der Betreuer bespricht den Willen des Patienten mit den behandelnden Ärzten, die wiederum den Betreuer dazu beraten. Auf Grundlage der Patientenverfügung und der Beratung durch den Arzt trifft der Betreuer eine Entscheidung.
- Sind die Ärzte mit der Entscheidung des Betreuers einverstanden, so ist diese von den Ärzten und Pflegekräften umzusetzen. Einer gerichtlichen Entscheidung bedarf es nicht, selbst wenn die Gefahr besteht, dass der Patient aufgrund der Maßnahme stirbt oder einen schweren und länger dauernden gesundheitlichen Schaden erleidet (§ 1904 Abs. 4 BGB). Anders sieht das aus, wenn die Ärzte ein Veto einlegen. In diesem Fall – und nur in diesem Fall – muss das Betreuungsgericht die Entscheidung des Betreuers überprüfen.

Obwohl es im Gesetz nicht ausdrücklich vorgesehen ist, können auch Dritte, z. B. Angehörige oder Pflegende, ihre Bedenken dem Gericht mitteilen. Auch dem wird das Gericht nachgehen und die Einwände überprüfen.

SPICKZETTEL

Patientenverfügung

- Vorweggenommene Willenserklärung bezüglich medizinisch-pflegerischer Maßnahmen in lebensbedrohlichen Situationen
- Möglichst konkrete und detaillierte Festlegungen: In welchen Situationen welche Maßnahmen?
- Widerruf jederzeit möglich
- Für alle Beteiligten verbindlich, in der Auslegung jedoch u. U. schwierig.

Wirksamkeitsvoraussetzungen

- Volljährigkeit und Einwilligungsfähigkeit des Verfügenden zum Zeitpunkt der Erstellung
- Schriftform zwingend.

Umsetzung

- Ärzte prüfen, welche medizinischen Maßnahmen indiziert sind
- Betreuer ermittelt den Patientenwillen (Patientenverfügung, konkrete Willensäußerungen oder mutmaßlicher Wille)
- Ärzte und Betreuer beraten über das Vorgehen, Betreuer trifft eine Entscheidung
- Bei Einverständnis der Ärzte Umsetzung der Entscheidung des Betreuers, anderenfalls Prüfung durch das Betreuungsgericht.

TRANSFERAUFGABEN

Eine Patientin befindet sich der präfinalen Phase, ihr Sterben steht nahe bevor. In dieser Situation erleidet sie einen Herzinfarkt.

1. Rufen Sie nun den Notarzt?
2. Was ist für Sie dabei maßgeblich? Äußerungen des Patienten? Eine Patientenverfügung? Der Wille des Ehepartners oder der Kinder?
3. Welche Rolle spielt dabei ein Bevollmächtigter bzw. Betreuer?

49.7 Schlaganfall

Apoplex/Schlaganfall (→ Kap. 38.2)

Woran erkenne ich es?

Zur schnellen Einschätzung und Erkennung eines Schlaganfalls eignet sich das **FAST**-Schema (→ Abb. 49.1)
Die Abkürzung steht für:

F = Face (Gesicht)
A = Arms (Arme)
S = Speech (Sprache)
T = Time (Zeit).

Was tue ich?

- Sofortiger Notruf
- Lagerung
  - Blutdruck > 160 mmHg: Oberkörperhochlagerung 15°–30°
  - Aktive Blutdrucksenkung erst bei Werten > 220/120 mmHg (Ausnahme: Komplikationen wie Luftnot, Angina pectoris, Nasenbluten, starker Schwindel)
  - Blutdruck < 120 mmHg: Flachlagerung
- Sauerstoffgabe
- Wärmeerhalt
- Betreuung und wiederholte Kontrolle der Vitalzeichen
- Bei Bewusstlosigkeit stabile Seitenlage.

49.8 Aspiration

Aspiration: Eindringen von flüssigen oder festen Stoffen in die Atemwege während des Einatmens.

Woran erkenne ich es?

- **Nach „Verschlucken“:**
- Husten
- Stridor
- Luftnot bis hin zu
  - Zyanose
  - Atemstillstand.

ACHTUNG! Bitte abklären, ob eine Schluckstörung vorliegt! (→ Kap. 24)

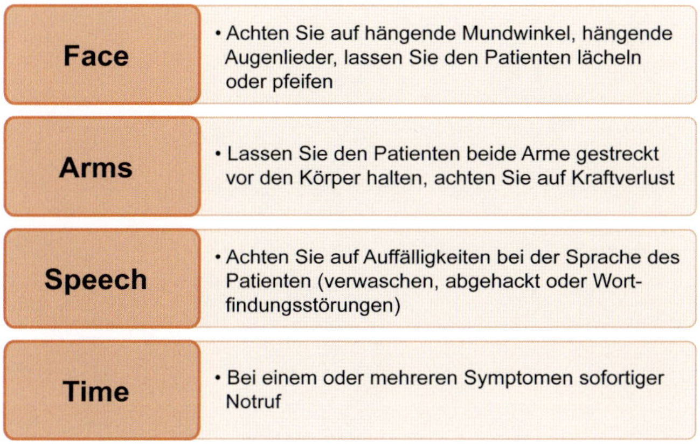

Abb. 49.1 FAST-Schema. [L143]

Was tue ich?

- Weitere Zufuhr stoppen
- Nahrungsreste aus Mund und Rachen entfernen (Finger, Zange)
- Patienten husten lassen, dabei den Rücken (seitlich der Wirbelsäule) beklopfen
- Wenn Absauggerät vorhanden, evtl. Nahrungsreste absaugen
- Bei Bolus-Aspiration: Heimlich-Manöver
- Sauerstoffgabe bei Luftnot
- Eher selten müssen Fremdkörper bronchoskopisch entfernt werden! Information an den Arzt oder Rettungsdienst
- Ggf. sind Thorax-Röntgen und Antibiotikagabe erforderlich, wenn es zu einer Aspirationspneumonie kommt.

Zur Aspirationsprophylaxe:

- Oberkörper bei Nahrungsaufnahme für mindestens 20–30 Minuten hoch lagern
- Absauggerät bereitstellen
- Patienten ausreichend Zeit lassen
- Während der Mahlzeiten beim Patienten bleiben
- Nach dem Essen Essensreste aus den Wangentaschen entfernen (lassen).

ACHTUNG! Wird die Aspiration nicht sofort erkannt, entwickelt sich bei vielen Patienten eine Aspirationspneumonie. Besonders gefährlich ist die Magensaftaspiration, die zu einem akuten toxischen Lungenödem führen kann.

49.9 Feuer und Evakuierung

Woran erkenne ich es?

- Brandgeruch
- Rauch z. B. unter dem Türspalt.

Was tue ich?

Präventiv:

- Brandschutztüren geschlossen halten
- Rettungswege dauerhaft freihalten
- Auf die Benutzung von Kerzen im Zimmer (besonders in Advents- und Weihnachtszeit) achten
- Herdplatten, Heizdecken, Fernseher und anderen Elektrogeräte nicht im Dauereinsatz nutzen.

Jede Pflegeeinrichtung hat eigene Brandschutz- und Evakuierungskonzepte, die im Notfall eingehalten werden. Diese sollten u. a. folgende Informationen beinhalten:

- Vorhalten von Hilfsmitteln zur Evakuierung (Rollstühle, Tragetücher und Tragen)
- Angaben, wie sichere von betroffenen Abschnitten getrennt werden (Brandschutztüren)
- Festlegung von Sammelplätzen
- Definierte Alarmierungswege (Schneeballsystem)
- Kenntnis aller Mitarbeiter über ihre Aufgaben im Schadensfall
- Regelmäßige Übungen mit Personal und Bewohnern, am besten mit örtlicher Feuerwehr
- Vorbeugende Suche nach einer provisorischen Unterbringungsstätte für die erste Zeit nach dem Brand.

Achtung! Wichtig ist, dass jeder Mitarbeiter den individuellen Brandschutz- und Evakuierungsplan kennt und dieser regelmäßig geübt wird!

Kapitel 27

[1] Bergman H, Ferrucci L, Guralnik J et al. Frailty: an emerging research and clinical paradigm issues and controversies. J Gerontol A Biol Sci Med Sci 2007;62(7):731–737.
[2] Muehlberg W, Sieber CC. Sarcopenia and frailty in geriatric patients: Implications for training and prevention. Z Gerontol Geriat 2004;37:2–8.
[3] Braun T, Thiel C, Schulz RJ, Grüneberg C. Diagnostik und Behandlung physischer Frailty. Dtsch Med Wochenschr 2017;142:117–122.
[4] Fried LP, Tangen CM, Walston J et al. Frailty in older adults: evidence for a phenotype. J Gerontol A Biol Sci Med Sci 2001;56(3):M146–M156.
[5] Braun T, Thiel C, Schulz R-J, Grüneberg C. Diagnose- und Screening-Instrumente der Frailty bei älteren Menschen. Physioscience 2016;12(04):142–151.
[6] Fuchs J, Scheidt-Nave C, Gaertner B et al. Frailty in Deutschland: Stand und Perspektiven. Ergebnisse eines Workshops der Deutschen Gesellschaft für Epidemiologie, Z Gerontol Geriat 2016;49(8):734–742.
[7] Rockwood K, Song X, MacKnight C et al. A global clinical measure of fitness and frailty in elderly people, CMAJ, 2005;172(13):1700–1702.
[8] Hager K, Krause O. Frailty – Neuer Begriff – altes Problem. Allgemeinarzt 2016;38(20):48–52.
[9] Drey M, Wehr H, Wehr G, Uter W et al. The frailty syndrome in general practitioner care. A pilot study, Z Gerontol Geriat 2011;44:48–54.
[10] Ritt M, Gaßmann K-G, Sieber CC. Significance of frailty for predicting adverse clinical outcomes in different patient groups with specific medical conditions. Z Gerontol Geriat 2016;49:567–572.

Kapitel 28

[1] Skelton DA, Becker C, Lamb SE et al. Prevention of Falls Network Europe: a thematic network aimed at introducing good practice in effective falls prevention across Europe. Eur J Ageing. 2004;1:89–94.
[2] Benzinger P, Becker C, Todd C et al. The impact of preventive measures on the burden of femoral fractures – a modelling approach to estimating the impact of fall prevention exercises and oral bisphosphonate treatment for the years 2014 and 2025. BMC Geriatr 2016;16:75.
[3] Rapp K, Becker C, Cameron ID et al. Femoral fracture rates in people with and without disability. Age Ageing 2012;41:653–658.
[4] Rapp K, Becker C, Cameron ID, König HH, Büchele G. Epidemiology of falls in residential aged care: analysis of more than 70,000 falls from residents of bavarian nursing homes. J Am Med Dir Assoc 2012;13:187-e1.
[5]Davison J, Bond J, Dawson P, Steen IN, Kenny RA. Patients with recurrent falls attending accident & emergency benefit from multifactorial intervention-a randomised controlled trial. Age Ageing 2005;34:162–168.
[6] Deandrea S, Lucenteforte E, Bravi F et al. Risk factors for falls in community-dwelling older people: a systematic review and meta-analysis. Epidemiol Camb Mass 2010;21:658–668.
[7] Lord SR, Menz HB, Sherrington C. Home environment risk factors for falls in older people and the efficacy of home modifications. Age Ageing 2006;35 suppl 2:ii55-ii59.
[8] Bäßgen K, Westphal T, Haar P et al. Population-based prospective study on the incidence of osteoporosis-associated fractures in a German population of 200,413 inhabitants. J Public Health Oxf Engl 2013;35(2):255–261.
[9] Zijlstra GAR, van Haastregt JCM, van Eijk JTM et al. Prevalence and correlates of fear of falling, and associated avoidance of activity in the general population of community-living older people. Age Ageing 2007;36:304–309.
[10] Panel on Prevention of Falls in Older Persons, American Geriatrics Society and British Geriatrics Society. Summary of the updated American Geriatrics Society/British Geriatrics Society clinical practice guideline for prevention of falls in older persons. J Am Geriatr Soc 2011;59:148–157.
[11] Becker C, Blessing-Kapelke U. [Recommended guidelines for physical exercise to prevent falls in elderly people living at home]. Z Gerontol Geriatr 2011;44:121–128.
[12] Rapp K, Lamb SE, Erhardt-Beer L et al. Effect of a statewide fall prevention program on incidence of femoral fractures in residents of long-term care facilities. J Am Geriatr Soc 2010;58:70–75.

Kapitel 29

[1] Deutsches Netzwerk für Qualitätsentwicklung in der Pflege (DNQP). Expertenstandard „Förderung der Harnkontinenz in der Pflege". Osnabrück: DNQP 2014.
[2] Abrams P, Cardozo L, Fall M et al. The Standardisation of Terminology of Lower Urinary Tract Function: Report from the standardisation sub-committee of the International Continence Society. Neurology and Urodynamics 2002;21(2):167–178.
[3] Robert Koch-Institut (Hrsg.). Gesundheitsberichtserstattung des Bundes, Heft 39, Harninkontinenz. Berlin: RKI 2007.
[4] Deutsche Gesellschaft für Geriatrie. S2e-Leitlinie Harninkontinenz bei geriatrischen Patienten, Diagnostik und Therapie (Stand: 01/2019). AWMF-Register-Nr. 084/001. www.awmf.org/leitlinien/detail/ll/084-001.html (letzter Zugriff: 18.11.2019)

Kapitel 30

[1] Peeters A, Barendregt JJ, Willekens F et al. NEDCOM Research Group. Obesity in adulthood and its consequences for life expectancy: A life-table analysis. Ann Intern Med 2003;138(1):24–32.
[2] Samieri C, Periern MC, Gaye B et al. Association of cardiovascular health level in older age with cognitive decline and incident dementia. JAMA 2018;320(7):657–664.
[3] Angermann CE, Störk S, Gelbrich G et al. Competence Network Heart Failure. Mode of action and effects of standardized collaborative disease management on mortality and morbidity in patients with systolic heart failure. The Interdisciplinary Network for Heart Failure (INH) Study. Circ Heart Fail 2012;5:25–35.
[4] The Task Force for the management of arterial hypertension of the European Society of Hypertension (ESH) and of the European Society of Cardiology (ESC). 2013 ESH/ESC Guidelines for the management of arterial hypertension. Eur Heart J 2013;34:2159–2219.
[5] Williams B, Mancia G et al. Guidelines for the management of arterial hypertension. Eur Heart J 2018; 39(33):3021–3104.
[6] Ekundayo OJ, Allman RM, Sanders PW et al. Isolated systolic hypertension an incident heart failure in older adults: a propensity-matched study, Hypertension 2009;53(3):458–465.
[7] Abell JG, Kivimaki M, Dugravot A et al. Association between systolic blood pressure and dementia in the Whitehall II cohort study: role of age, duration and threshold used to define hypertension. Eur Heart J 2018;39(33):3119–3125.
[8] Ettehad D, Emdin CA, Kiran A et al. Blood pressure lowering for prevention of cardiovascular disease and death: a systematic review and meta-analysis. Lancet 2016;387(10022):957–967.
[9] Deutsche Gesellschaft für Kardiologie – Herz- und Kreislaufforschung, Deutsche Hochdruckliga. Leitlinien für das Management der arteriellen Hypertonie. ESC Pocket Guidelines 2013. www.hochdruckliga.de/tl_files/content/dhl/downloads/2014_Pocket-Leitlinien_Arterielle_Hypertonie.pdf (letzter Zugriff: 14.10.2019).

[10] Benetos A, Bulpitt CJ , Petrovic M, Ungar A et al. An expert opinion from the European Society of Hypertension–European Union Geriatric Medicine Society Working Group on the management of hypertension in very old, frail subjects. Hypertension 2016;67:820–825.
[11] Brunk J, Poppe D, Weil J. Herz und Kreislauf. In: Willkom M (Hrsg.). Praktische Geriatrie, 2. Aufl., Stuttgart: Thieme 2017.
[12] Statistisches Bundesamt. Gesundheit – Todesursachen. Fachserie 12, Reihe 4 2015.
[13] Santhanakrishnan R, Wang N, Larson MG et al. Artial fibrillation begets heart failure and vice versa: temporal associations and differences in preserved versus reduced ejection fraction. Circulation 2016;133:484–492.
[14] Bundesärztekammer (BÄK), Kassenärztliche Bundesvereinigung (KVB), Arbeitsgemeinschaft der Wissenschaftlichen Medizinischen Fachgesellschaften (AWMF). Nationale Versorgungsleitlinie Chronische Herzinsuffizienz. 2. Aufl. 2017, Version 3. www.leitlinien.de/nvl/html/nvl-chronische-herzinsuffizienz/kapitel-1 (letzter Zugriff: 15.10.2019).
[15] Gonska BD. Implantierbarer Kardioverter-Defibrillator, kardiale Resynchronisationstherapie: Update 2018. Herzmedizin 2018;34:7–13.
[16] Grange J. The role of nurses in the management of heart failure. Heart 2005;91(Suppl II):39–42.
[17] Angermann CE, Rosenkranz S. Telemonitoring und Pulmonalisdruck-geführte Therapie der Herzinsuffizienz. Internist 2018;59:1041–1053.
[18] Schnabel RB, Wilde S, Wild PS et al. Vorhofflimmern. Prävalenz und Risikofaktorenprofil in der Allgemeinbevölkerung. Dtsch Arztebl Int 2012;109(16):293–299.
[19] Skurk C, Hartung JJ, Leistner DM, Landmesser U. Der katheterbasierte Vorhofohrverschluss – aktuelle Daten und künftige Entwicklungen. Internist 2018;59:1028–1040.
[20] Kirchhof P, Benussi S, Kotecha D et al. Guidelines for the management of atrial fibrillation developed in collaboration with EACTS. Eur Heart J 2016;37:2893–2962.
[21] N. N. Vorhofflimmern bei Herzinsuffizienz: Verbesserung der Prognose durch Ablationsbehandlung möglich? Arzneimittelbrief 2018;52:19.
[22] Kleinecke C, Zintl K, Kögler K et al. Schlaganfallprophylaxe. Hat sich der Einsatz des Vorhofohrokkluders in der klinischen Praxis bewährt? Klinikarzt 2018;47:230–237.
[23] Busch MA, Kuhnert R. 12-Monats-Prävalenz einer koronaren Herzkrankheit in Deutschland. Journal of Health Monitoring 2017;2(1):64–68.
[24] Dai X, Busby-Whitehead J, Alexaner KP. Acute coronary syndrome in the older adults. J Geriatr Cardiol 2016;13(2):101–108.
[25] Müller-Werdan U, Norman K. Aktuelle Aspekte kardiologischer Therapien beim älteren Menschen, Dtsch Med Wochenschr 2018;143:460–464.
[26] Nkomo VT, Gardin JM, Skelton TN et al. Burden of valvular heart diseases: a population-based study. Lancet 2006;368:1005–1011.
[27] Joint Task Force on the Management of Valvular Heart Disease of the European Society of Cardiology (ESC), European Association for Cardio-Thoracic Surgery (EACTS), Vahanian A, Alfieri O, Andreotti F, Antunes MJ et al. Guidelines on the management of valvular heart disease (version 2012). Eur Heart J 2012;33(19):2451–2496.
[28] Herold G (Hrsg.). Innere Medizin. Köln: Herold 2015.

Kapitel 31

[1] Heppner HJ, Sehlhoff B, Niklaus D, Pientka L, Thiem U. Pneumonie-Schwere-Index (PSI), CURB-65 und Mortalität bei hospitalisierten geriatrischen Patienten mit Aspirationspneumonie. Z Gerontol Geriat 2011;44:229–234.
[2] Koch A, Behr. J. Husten – Differenzialdiagnosen. Dtsch Med Wochenschr 2018;143:1258–1271.
[3] Ewig S, Birkner N, Strauss R, Schaefer E et al. New perspectives on community-acquired pneumonia in 388 406 patients. Results from a nationwide mandatory performance measurement programme in healthcare quality. Thorax 2009;64(12):1062–1069.
[4] Deutsche Gesellschaft für Pneumologie und Beatmungsmedizin et al. S3-Leitlinie Behandlung von erwachsenen Patienten mit ambulant erworbener Pneumonie und Prävention – Update 2016. AWMF-Register-Nr. 020–020. www.awmf.org/leitlinien/detail/ll/020-020.html (letzter Zugriff: 21.10.2019).
[5] Abholz HH, Gillisen A, Magnusen H et al. Nationale Versorgungsleitlinie COPD, Version 1.9 (Stand:01/2012). www.leitlinien.de/nvl/copd (letzter Zugriff: 21.10.2019).
[6] Herold G. Innere Medizin 2017. www.herold-innere-medizin.de (letzter Zugriff: 21.10.2019).
[7] Vogelmeier C, Buhl R, Criée CP, Gillissen A. et al. Leitlinie der Deutschen Atemwegsliga und der Deutschen Gesellschaft für Pneumologie und Beatmungsmedizin zur Diagnostik und Therapie von Patienten mit chronisch obstruktiver Bronchitis und Lungenemphysem (COPD). Pneumologie 2007;61(5):e1–40.
[8] Hörold M. Selbstmanagementförderung bei Patienten mit chronisch obstruktiver Lungenerkrankung im ambulanten Umfeld – eine Beobachtungsstudie. Dissertation, Medizinische Fakultät, Martin-Luther-Universität, Halle-Wittenberg 2014.
[9] Zwick RH, Burghuber OC, Dovjak N, Hartl S, Kössler W, Lichtenschopf A. Der Effekt von einem Jahr ambulanter pneumologischer Rehabilitation auf Patienten mit COPD. Wiener klinische Wochenschrift 2009;121(5–6):189–195.
[10] Larsen R, Ziegenfuß T. Beatmung. Berlin: Springer, 2013.
[11] Bausewein C, Roller S, Voltz R. Leitfaden Palliative Care: Palliativmedizin und Hospizbegleitung. München: Elsevier 2018.
[12] Corbin JM, Strauss AL. (2010): Weiterleben lernen – Verlauf und Bewältigung chronischer Krankheit. Bern: Hans Huber 2010.

Kapitel 32

[1] Moss C, Dhillo WS, Frost G et al. Gastrointestinal hormones: the regulation of appetite and the anorexia of ageing. J Hum Nutr Diet 2012;25:3–15.
[2] Kandulski A, Malfertheiner P. Einfluss des Alterns auf die Mukosa von Ösophagus und Magen. In: Mayet WJ (Hrsg.). Geriatrische Gastroenterologie. Berlin: De Gruyter 2017, S. 47–52.
[3] Soumekh A, Schnoll-Sussman FH, Katz PO. Reflux and acid peptic diseases in the elderly. Clin Geriatr Med 2014;30:29–41.
[4] Savarino E et al. Microscopic esophagitis distinguishes patients with non-erosive reflux disease from those with functional heartburn. J Gastroenterol, 2013;48:473–482.
[5] Malfertheiner P et al. Management of Helicobacter pylori infection – the Maastricht IV/Florence Consensus Report. Gut 2012;61:646–664.
[6] Tack J, Carbone F, Rotondo A. Gastroparesis. Curr Opin Gastroenterol. 2015;31:499–505.
[7] Frieling T. Motilitätsstörungen. In: Mayet WJ (Hrsg.). Geriatrische Gastroenterologie. Berlin: De Gruyter 2017, S. 157–199.
[8] Kucharzik T, Maaser C. Effekt des Alterns auf den Dünn- und Dickdarm – Klinische Implikationen. In: Mayet WJ (Hrsg.). Geriatrische Gastroenterologie. Berlin: De Gruyter 2017, S. 53–70.
[9] Biagi E, Candela M, Fairweather-Tait S et al. Aging of the human metaorganism: the microbial counterpart. Age 2012;34:247–267.
[10] Hopkins MJ, Macfarlane GT. Changes in the predominant bacterial populations in human faeces with age and with Clostridium difficile infection. J Med Microbiol 2002;51:448–454.
[11] Charpentier C, Salleron J, Savoye G et al. Natural history of elderly-onset inflammatory bowel disease: a population-based cohort study. Gut 2014;63:423–432.
[12] Pardi DS. Microscopic colitis. Clin Geriatr Med 2014;30:55–65.

Richtungsbezeichnungen des menschlichen Körpers

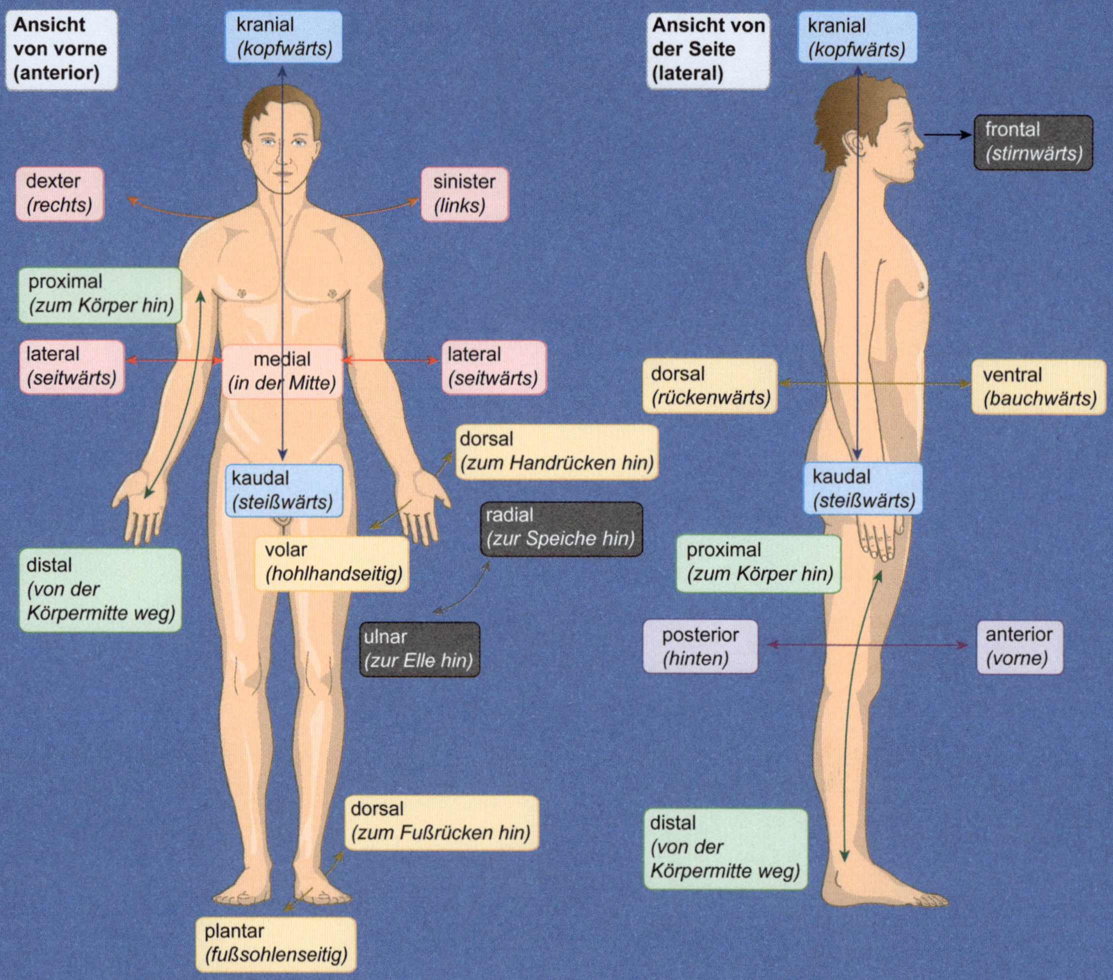

Ebenen- und Achsenbezeichnungen

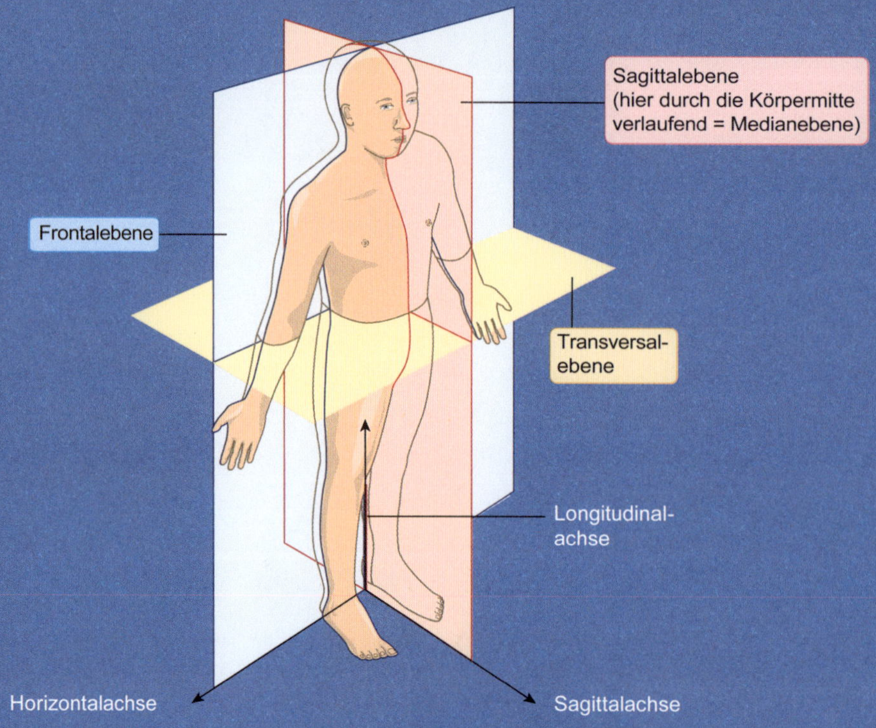